Emergências em Bucomaxilofacial

Clínicas, Cirúrgicas e Traumatológicas

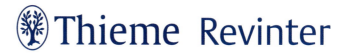

Emergências em Bucomaxilofacial
Clínicas, Cirúrgicas e Traumatológicas

Segunda Edição

Cláudio Valente
Especialista em Cirurgia e Traumatologia Bucomaxilofaciais (HSN - FOA)
Especialista em Estomatologia pelo Conselho Federal de Odontologia (CFO)
Mestre em Odontologia na Área de Cirurgia e Traumatologia Bucomaxilofaciais (UNICASTELO)
Doutor em Odontologia na Área de Estomatologia (UFPB)
Ex-Reitor da Universidade Iguaçu (UNIG)
Professor Responsável pela Disciplina de Cirurgia e Traumatologia Bucomaxilofaciais do Curso de Odontologia do Centro Universitário de Volta Redonda, (UniFOA) RJ
Coordenador e Professor das Áreas de Concentração e de Domínio Conexo do Curso de Especialização em Cirurgia e Traumatologia Bucomaxilofaciais do
Centro Universitário de Volta Redonda, (UniFOA) RJ
Cirurgião e Traumatologista Bucomaxilofacial do Hospital São João Batista (HSJB) – Volta Redonda, RJ
Coordenador e Professor do Curso de Aperfeiçoamento em Cirurgia Bucal do Centro Universitário de Volta Redonda (UniFOA) RJ
Membro Titular do Colégio Brasileiro de Cirurgia e Traumatologia Bucomaxilofacial
Diretor da Associação Brasileira de Cirurgiões Dentistas do Rio de Janeiro (ABCD-RJ)

Thieme
Rio de Janeiro • Stuttgart • New York • Delhi

**Dados Internacionais de
Catalogação na Publicação (CIP)**

V154e

Valente, Cláudio
Emergências em Bucomaxilofacial: Clínicas, Cirúrgicas e
Traumatológicas / Cláudio Valente – 2. Ed. – Rio de Janeiro –
RJ: Thieme Revinter Publicações, 2019.

448 p.: il; 21 x 28 cm.
Inclui Bibliografias & Índice Remissivo.
ISBN 978-85-5465-033-9

1. Emergências – Endodontia e Periodontia.
2. Hemorragias. 3. Estomatites. 4. Traumatismos. I. Título.

CDD: 617.522059
CDU: 617.31-089

Contato com o autor:
valente-cv@bol.com.br

Nota: O conhecimento médico está em constante evolução. À medida que a pesquisa e a experiência clínica ampliam o nosso saber, pode ser necessário alterar os métodos de tratamento e medicação. Os autores e editores deste material consultaram fontes tidas como confiáveis, a fim de fornecer informações completas e de acordo com os padrões aceitos no momento da publicação. No entanto, em vista da possibilidade de erro humano por parte dos autores, dos editores ou da casa editorial que traz à luz este trabalho, ou ainda de alterações no conhecimento médico, nem os autores, nem os editores, nem a casa editorial, nem qualquer outra parte que se tenha envolvido na elaboração deste material garantem que as informações aqui contidas sejam totalmente precisas ou completas; tampouco se responsabilizam por quaisquer erros ou omissões ou pelos resultados obtidos em consequência do uso de tais informações. É aconselhável que os leitores confirmem em outras fontes as informações aqui contidas. Sugere-se, por exemplo, que verifiquem a bula de cada medicamento que pretendam administrar, a fim de certificar-se de que as informações contidas nesta publicação são precisas e de que não houve mudanças na dose recomendada ou nas contraindicações. Esta recomendação é especialmente importante no caso de medicamentos novos ou pouco utilizados. Alguns dos nomes de produtos, patentes e design a que nos referimos neste livro são, na verdade, marcas registradas ou nomes protegidos pela legislação referente à propriedade intelectual, ainda que nem sempre o texto faça menção específica a esse fato. Portanto, a ocorrência de um nome sem a designação de sua propriedade não deve ser interpretada como uma indicação, por parte da editora, de que ele se encontra em domínio público.

© 2019 Thieme Revinter Publicações Ltda.
Rua do Matoso, 170, Tijuca
20270-135, Rio de Janeiro – RJ, Brasil
http://www.ThiemeRevinter.com.br

Thieme Medical Publishers
http://www.thieme.com
Capa: Thieme Revinter Publicações

Impresso no Brasil por Zit Editora e Gráfica Ltda.
5 4 3 2 1
ISBN 978-85-5465-033-9

Dedicatória

A todos que se dedicam à Cirurgia e Traumatologia Buco-maxilofaciais com responsabilidade e competência.

Aos meus mestres, muitos que já foram para o oriente eterno como o saudoso Prof. Dr. Antonio Baptista, meu amigo e preceptor, através do qual homenageio a todos os meus professores; e outros ainda em exercício da profissão e do magistério, como o Prof. Dr. Jairo Conde Jogaib, por meio de quem agradeço a todos em vida.

A toda minha família, em especial minha mãe Enice e meus irmãos Cristine e Carlos, minha esposa Kátia, meus filhos Anna Isaura, Claudio e Arthur e meus netos João Vitor, Miguel, Vitor Hugo e Antônio, por me manterem no caminho do bem e por me fazerem uma pessoa realizada e feliz.

Aos mais de 10.000 cirurgiões-dentistas e aos 88 especialistas em Cirurgia e Traumatologia Bucomaxilofaciais que ajudei a formar nestes 35 anos de dedicação ao exercício e ensino da Odontologia e da Especialidade de Cirurgia e Traumatologia Bucomaxilofaciais.

À Fundação Oswaldo Aranha e ao Centro Universitário de Volta Redonda, onde tenho o orgulho de estar presente há 39 anos, sendo 33 como professor, sempre em um convívio harmonioso, prazeroso e familiar.

Agradecimentos

Agradeço sempre a Deus por fazer de mim uma pessoa tão feliz e realizada; por fazer de minha profissão o meu prazer e a minha satisfação. O agradeço também por operar por minhas mãos, ver por meus olhos, falar por minha boca, agir em meus pensamentos e antecipar minhas atitudes, desta forma integrando-me à cirurgia, ao magistério, à minha família e à sociedade em que vivo.

Agradeço aos amigos dirigentes e coordenadores, como a Profa. Rosileia H. Habibe e o Dr. Eduardo Prado, da Fundação Oswaldo Aranha, e o Dr. José Geraldo Barros, do Hospital São João Batista, através dos quais agradeço a todos os colaboradores dos locais em que trabalho pelo carinho e pela tolerância dedicados às nossas funções e aos bons trabalhos oferecidos à população necessitada em geral.

Agradeço a amigos como Onaldo Aguiar, Talvane Sobreira, Vasco Araújo e vários outros que me ensinam sobre a Cirurgia e Traumatologia Bucomaxilofaciais.

Agradeço aos alunos por superarem os mestres, aos pacientes por se curarem, aos educadores por se doarem e aos cientistas pela insistência.

Agradeço à minha família, esposa, filhos e netos; à minha mãe e meus irmãos; aos tios e tias, primos e todos aqueles que têm paciência e tolerância com a convivência, fazendo dela harmoniosa e prazerosa.

Agradeço a você, leitor, por estar prestigiando este trabalho e pela certeza que, de uma forma ou de outra, ele será muito útil em sua formação e no seu sucesso profissional e pessoal.

Aceitem meu afetuoso e fraternal abraço.

Prefácio da 1ª Edição

Os Restauradores de Vidas

Com bilhões de células, nervos ultrassensíveis, ossos multiarticulados, tecidos e órgãos vitais, todos meticulosamente interligados entre si num conjunto harmônico e poderoso, o Corpo Humano sempre foi uma busca incessante e infindável de grandes cientistas no mundo inteiro, em todas as eras da História.

Mesmo com todo avanço da ciência, inúmeros detalhes ainda permanecem obscuros. Não é fácil explicar a "parte mecânica do Corpo Humano", de um coração ativo, comprimindo-se e descomprimindo-se milhões de vezes, enviando milhares de litros de sangue por centenas de quilômetros de artérias, veias e capilares, fazendo funcionar uma infinidade de órgãos, cada um com a sua função especial. E o que dizer do Sistema Nervoso, do Cérebro Humano, do Sistema Respiratório...?

Ora, se é difícil falar sobre a "parte mecânica do Corpo Humano", o mesmo se dirá da "parte elétrica"? Qual a força motriz de tudo isso? Que bateria poderosa é essa? O que dosa perfeita e harmonicamente cada componente desse todo, variável de ser para ser, cada qual com suas individualidades?

O Corpo Humano é a máquina mais interessante e espetacular que já existiu...

Agora, deveria vir impresso na pele, sua "embalagem", duas inscrições pertinentes: 1. Máquina de duração limitada. 2. Cuidado, frágil!

Sim, cada Corpo Humano é como uma obra de arte pura e rara, preciosa e sensível, que se quebra, que se parte, que se deteriora... E quando a arte se quebra, é importante correr, quanto mais rápido possível, a juntar todos os pedacinhos, por menores que sejam, para colar um a um, para não se perder nenhuma parte da peça. E por muitas vezes o resultado é muito bom, a obra continua bela e as quebraduras imperceptíveis. Ao bom restaurador, o que resolve com competência e mestria a questão, três virtudes são imprescindíveis: carinho, talento e técnica.

Com o Corpo Humano, esta máquina infinitamente mais preciosa e valiosa que os homens podem construir, acontece o mesmo. Pode ser frágil, quebra-se facilmente, e os primeiros socorros são fundamentais, para evitar-se perdas ou ocasionar lesões mais sérias e irreparáveis. Ao bom "Restaurador de Vidas", o profissional que desempenha esta função de suma importância para a existência de muitos seres humanos, exige-se as mesmas três virtudes essenciais: carinho, talento e técnica.

Carinho e talento, impossível de instruir-se ou ensinar-se, são inerentes a cada personalidade... mas a técnica, a forma correta de agir, o que deve fazer e como fazer nas mais diversas e variadas situações que possam vir a acontecer, isso sim pode-se (e deve-se) aprender.

Por isso, este livro foi feito, com muito cuidado e responsabilidade, para dar mais subsídios e informações para o "Restaurador de Vidas" reparar a sua preciosa "obra de arte", o Corpo Humano, da forma mais precisa, deixando-o perfeito e valioso como antes...

A todos os que se dedicam a essa importante função, é imprescindível conhecê-lo...

Carlos Valente

Prefácio

Há 35 anos, quando começava a estudar odontologia, meu pai, que já era dentista há mais de 50 anos, me ensinava a extrair dentes no início de minha vida acadêmica. Eu, curioso e espantado, olhava os pacientes que sentavam na cadeira, ainda acionada por pedal e regulada por manivelas e mancais; abriam a boca e se submetiam aos procedimentos sem reclamar, por causa da necessidade de se livrar da dor que os afligira à noite, que era maior que o medo.

Com o passar dos dias, das aulas, matérias, provas e práticas, fui me familiarizando com minha nova vida profissional e me adequando aos procedimentos novos, nos tratos com pessoas, aprendendo como cuidar de gente. Coisa que não tinha tido contato tão íntimo até então, com sentimentos tão profundos como a participação direta no alívio da dor. Naquela época, não se usavam luvas, nem mesmo procedimentos higiênicos. Atendíamos com as mãos nuas, diretamente no paciente, sem nos importarmos com a contaminação de nossos próprios organismos em detrimento da cura deles. Não havia oxigênio disponível em garrafas portáteis para uso ambulatorial, assim como medicamentos anti-hipertensivos, anticonvulsivantes, antialergênicos, antiespasmódicos brônquicos, muito menos oxímetros de pulso ou até mesmo um esfigmomanômetro. Tudo era bruto. Mas tínhamos o coração e a vontade de curar e atender. Nunca deixamos de nos preocupar com as formas de prevenir e tratar as urgências e emergências nos procedimentos ambulatoriais em cirurgia bucomaxilofacial.

Passou o tempo e essa preocupação se traduziu de forma espetacular neste trabalho que se completa pela 2ª edição, magistralmente escrita por meu amigo Cláudio Valente, que traduz sua experiência vivida ao longo de quase 40 anos do exercício da especialidade, e que sem nenhuma reserva desmistifica o tratamento das urgências e emergências possíveis dentro dos atendimentos em ambiente ambulatorial e hospitalar, atendendo tanto a estudantes como a profissionais que atuam nos incontáveis PSF's e CEOs e tantos outros sistemas que atendem aos que procuram nossa especialidade.

Existirão sempre novos alunos que, curiosos como fui um dia, estarão espantados, olhando seus mentores tratando uma simples lipotimia ou realizando uma RCP, porém, desta vez, certos de que o conhecimento está à mão como agora, nesta grande obra.

Talvane Sobreira
Mestre em Odontologia na Área de Diagnóstico Bucal pela Universidade Federal da Bahia (UFPB) Coordenador do Curso de Especialização em CTBMF da Universidade João Pessoa (Unip)

Texto sem "A"

De: Prof. Onaldo Aguiar
Para: Prof. Cláudio Valente

Meu digníssimo professor
Dr CV
Por mim ilustríssimo Professor, vou ter como orgulho o brilho de te ver vitorioso em prol deste outro livro, outro vencedor. Teu terceiro livro.

Nesse momento te dirijo um verbo simples e despretensioso, cumprindo somente o desejo de exprimir o júbilo de que me possuo por ter sido colhido no teu doce e útil convívio, quer como docente quer no coleguismo.

Quem és?

És um tronco do bem, sobretudo honesto, cheio de virtudes, com espírito generoso e simples, porém muito benevolente.

És professor e mentor de numerosos, reconhecidos e imensos líderes científicos e cirúrgicos.

Teus livros, muito bons, ótimos, de muito conteúdo, fortes, objetivos e completos, envolventes de verdade, ouro puro, como o melhor dos vinhos, sendo fonte e espelho do bem, produtor de frutos firmes em horizontes cheios de luz e conhecimento.

Teus livros, sementes do conhecimento, refletem teu presente e futuro vitoriosos.

Todo homem consegue o que pretende expondo seus estilos, tu conseguiste bem e excelentemente, como difícil de outro atingir.

Louvo,

Sinceros beijos no teu cérebro de privilégios; és vencedor e orgulho dos que te seguem.

O

Colaboradores

ALEXANDRE DIAS MOREIRA
Cirurgião-Dentista
Especialista em Endodontia pela Associação
Brasileira de Odontologia (ABO-VR)

ANDERSON LUIZ ZEFIRO
Cirurgião-Dentista
Especialista em Cirurgia e Traumatologia
Bucomaxilofaciais pelo UniFOA – Volta Redonda, RJ
Especialista em Estomatologia pela Policlínica Geral do
Rio de Janeiro
Especialista em Periodontia pela Universidade de Nova
Iguaçu (UNIG)
Especialista em Implantodontia pelo Instituto Brasileiro de
Implantodontia
Especialista em Anatomia pela IBMR
Professor da UNIVERSO, RJ

ANNA ISAURA KOZLOWSKI VIANA
Bacharel em Odontologia

CARLOS AUGUSTO BAPTISTA
Cirurgião-Dentista
Especialista em Cirurgia e Traumatologia
Bucomaxilofaciais pelo UniFOA – Volta Redonda, RJ
Mestrando em Odontologia na Área de Imagenologia na
Faculdade São Leopoldo Mandic – Rio de Janeiro, RJ

CARLOS MARQUES DE SOUZA
Cirurgião-Dentista
Especialista em Cirurgia e Traumatologia
Bucomaxilofaciais pelo UniFOA – Volta Redonda, RJ
Especialista em Implantodontia e Periodontia pela
Universidade Estácio de Sá (Unesa)

CARLOS NEVES
Cirurgião-Dentista
Especialista em Cirurgia e Traumatologia
Bucomaxilofaciais pelo UniFOA – Volta Redonda, RJ
Especialista em Ortodontia pelo Núcleo de Excelência em
Ensino Odontológico, MG
Mestre em Ciências da Motricidade Humana pela
Universidade Castelo Branco (UCB)
Cirurgião e Traumatologista Bucomaxilofacial do Hospital
Nossa Senhora das Mercês e da Clínica São Lucas –
São João Del Rei, MG

DAGOBERTO MARTINS DE OLIVEIRA
Cirurgião-Dentista
Especialista em Cirurgia e Traumatologia
Bucomaxilofaciais pela Associação Brasileira de
Odontologia (ABO) – Volta Redonda, RJ
Especialista em Docência para o Ensino Superior pelo
Centro Universitário de Volta Redonda (UniFOA)
Mestre em Ensino de Ciências da Saúde e do Meio
Ambiente pelo UniFOA
Professor-Assistente de Cirurgia e Traumatologia
Bucomaxilofaciais do UniFOA – Volta Redonda, RJ

EUGÊNIO ARCADINOS LEITE
Cirurgião-Dentista
Especialista em Cirurgia e Traumatologia
Bucomaxilofaciais pelo UniFOA – Volta Redonda, RJ
Especialista em Implantodontia pela Universidade
Federal da Bahia (UFBA)
Mestre em Odontologia na Área de Clínica
Odontológica pela UFBa
Professor de Cirurgias I e II do Curso de Odontologia da
UNIME, BA
Preceptor da Residência em CTBMF da UFBa/OSID

FELIPE CONDÉ SALAZAR
Cirurgião-Dentista
Especialista em Cirurgia e Traumatologia
Bucomaxilofaciais pelo UniFOA – Volta Redonda, RJ
Mestre em Morfologia pela Escola Paulista de Medicina (EPM)
Doutor em Odontologia na Área de Laserterapia pela
Universidade Cruzeiro do Sul (Unicsul), SP
Cirurgião e Traumatologista do Hospital São João Batista
(HSJB/PMVR) – Volta Redonda, RJ
Professor Titular de Anatomia da Cabeça e do Pescoço do
Curso de Odontologia do UniFOA
Membro Titular do Colégio Brasileiro de Cirurgia e
Traumatologia Bucomaxilofacial

FERNANDO DOS SANTOS PEREIRA
Cirurgião-Dentista
Especialista em Endodontia
Doutor em Endodontia pela Universidade de São Paulo (USP)
Professor Adjunto de Endodontia do UniFOA – Volta
Redonda, RJ
Coordenador do Curso de Endodontia da Associação
Brasileira de Odontologia (ABO-VR) – Volta Redonda, RJ

FLÁVIO PORTUGAL DE CARVALHO
Cirurgião-Dentista
Especialista em Implantodontia pela Associação
Brasileira de Odontologia de Barra Mansa, RJ
Mestre em Cirurgia e Traumatologia Bucomaxilofaciais pela
UniCastelo, SP
Coordenador de Curso de Especialização em Periodontia da
Associação Paulista de Cirurgiões Dentistas (APCD/SBC)

KÁTIA KOZLOWSKI VIANA
Cirurgiã-Dentista
Especialista em Cirurgia e Traumatologia
Bucomaxilofaciais pelo UniFOA – Volta Redonda, RJ
Bióloga, Especialista em Análises Clínicas pela Fundação
Educacional Rosemar Pimentel – Volta Redonda, RJ
Professora-Assistente do Curso de Especialização em
Cirurgia e Traumatologia Bucomaxilofaciais da
UniFOA – Volta Redonda, RJ
Responsável pelo Serviço de Cirurgia e Traumatologia
Bucomaxilofacial da Santa Casa de Barra do Piraí, RJ

LEONARDO TAVARES PEIXOTO
Cirurgião-Dentista
Especialista em Cirurgia e Traumatologia
Bucomaxilofaciais pelo UniFOA – Volta Redonda, RJ
Mestre em Patologia Bucal pela Universidade Federal
Fluminense (UFF)
Professor de Patologia, Anatomia e Diagnóstico Oral da
Universidade de Iguaçu (UNIG – Itaperuna, RJ) e do Centro
Universitário Fluminense (UniFlu – Campos, RJ)

LUIZ TATO
Cirurgião-Dentista
Especialista em Cirurgia e Traumatologia
Bucomaxilofaciais pelo UniFOA – Volta Redonda, RJ
Especialista em Disfunção Temporomandibular e Dor
Orofacial pela Faculdade São Leopoldo Mandic
Mestre em Odontologia na Área de Disfunção
Temporomandibular e Dor Orofacial pela Faculdade São
Leopoldo Mandic
Professor de Anatomia do Curso de Odontologia da
Faculdade São José – Rio de Janeiro, RJ
Membro do Colégio Brasileiro de Cirurgia e Traumatologia
Bucomaxilofacial

MARCELA VENTURA SOARES
Cirurgiã-Dentista
Especialista em Cirurgia e Traumatologia Bucomaxilofaciais –
ABO-VR – Curso de Odontologia do UniFOA
Especialista em Docência para o Ensino Superior (UniFOA)
Mestra em Ensino de Ciências da Saúde e do Meio Ambiente
Professora-Assistente de Cirurgia e Traumatologia
Bucomaxilofaciais do Centro Universitário de Volta Redonda, RJ

MARCOS AURÉLIO DE ALMEIDA GUIMARÃES
Cirurgião-Dentista
Especialista em Cirurgia e Traumatologia
Bucomaxilofaciais pelo UniFOA – Volta Redonda, RJ
Mestre em Odontologia na Área de Radiologia e
Estomatologia pela Faculdade São Leopoldo Mandic
Doutorando em Odontologia na Área de Radiologia pela
Faculdade São Leopoldo Mandic

NILTON ALVES DE OLIVEIRA
Cirurgião-Dentista e Médico
Especialista em Cirurgia e Traumatologia
Bucomaxilofaciais pelo Centro Universitário de
Volta Redonda (UniFOA), RJ
Médico Especialista em
Clínica Médica pelo UniFOA

ONALDO AGUIAR
Cirurgião-Dentista
Especialista em Cirurgia e Traumatologia
Bucomaxilofaciais pelo Conselho Federal de
Odontologia (CFO)
Professor de Cirurgia e Traumatologia Bucomaxilofaciais da
Faculdade de Tecnologia e Ciências (FTC) – Salvador, BA
Professor Aposentado da Disciplina de CTBMF do Curso de
Odontologia da Universidade Federal da Bahia
(UFBA 1974-2009)
Membro Titular do Colégio Brasileiro de Cirurgia e
Traumatologia Bucomaxilofacial
Coordenador de Curso de Aperfeiçoamento em Cirurgia
Bucal da Associação Brasileira de Odontologia de Vitória da
Conquista (ABO-BA)

ORIENTAL LUIZ DE NORONHA FILHO
Cirurgião-Dentista
Especialista em Cirurgia e Traumatologia
Bucomaxilofaciais pelo UniFOA – Volta Redonda, RJ
Especialista em Saúde da Família, Especialista em Gestão
Clínica na Atenção Básica pela Universidade do Vale do
Sapucaí (UNIVÁS)
Especialista em Bioética pelo Senac, MG
Especialista em Harmonização Orofacial pela Faculdade
Sete Lagoas (FACSETE), SP
Mestre em Saúde Coletiva pela UNIVÁS
Doutorando em Saúde Coletiva na Universidade Federal de
Juiz de Fora (UFJF)
Professor de Harmonização Facial da UNINCOR e do INEPO

TALVANE SOBREIRA
Cirurgião-Dentista
Especialista em Cirurgia e Traumatologia
Bucomaxilofaciais pela Universidade Federal do
Rio de Janeiro (UFRJ)
Mestre em Odontologia na Área de Diagnóstico Bucal pela
Universidade Federal da Paraíba (UFPB)
Coordenador do Curso de Especialização em CTBMF do
Centro Universitário de João Pessoa (Unipê)
Coordenador do Serviço de CTBMF do Hospital de Trauma
Senador Humberto Lucena, PB

VASCO DE OLIVEIRA ARAÚJO
Cirurgião-Dentista
Especialista em Cirurgia e Traumatologia
Bucomaxilofaciais pelo Conselho Federal de
Odontologia (CFO)
Mestrando em Dor e Disfunção Temporomandibular na
Faculdade São Leopoldo Mandic, SP
Cirurgião e Traumatologista Bucomaxilofacial do Hospital
João XXIII em Belo Horizonte, MG

Sumário

Emergências em Bucomaxilofacial

Clínicas, Cirúrgicas e Traumatológicas

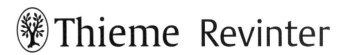

1

Generalidades

INTRODUÇÃO À CIRURGIA

Cirurgia

É o ato de tratar com as mãos, utilizando ou não instrumentos adequados, após uma completa avaliação do paciente e do caso cirúrgico ou traumatológico.

Cirurgia e Traumatologia Bucomaxilofaciais

Cirurgia e traumatologia bucomaxilofaciais compõem a especialidade da Odontologia que tem como objetivo o diagnóstico e o tratamento cirúrgico e coadjuvante das doenças, traumatismos, lesões e anomalias congênitas e adquiridas do aparelho mastigatório, seus anexos e estruturas craniofaciais associadas.

As áreas de competência para atuação do especialista em cirurgia e traumatologia bucomaxilofaciais incluem:

A) Implantes, enxertos, transplantes e reimplantes.
B) Biópsias.
C) Cirurgia com finalidade protética.
D) Cirurgia com finalidade ortodôntica.
E) Cirurgia ortognática.
F) Tratamento cirúrgico de cistos, afecções radiculares e perirradiculares, doenças das glândulas salivares; doenças da articulação temporomandibular (ATM), lesões de origem traumática na área bucomaxilofacial, malformações congênitas ou adquiridas dos maxilares e da mandíbula, tumores benignos da cavidade bucal; tumores malignos da cavidade bucal, quando o especialista deverá atuar integrado com equipe de oncologistas; e distúrbio neurológico, com manifestação maxilofacial, quando então atuará com a colaboração do neurologista ou neurocirurgião.

Classificação da Cirurgia e Traumatologia Bucomaxilofacial

A especialidade da Odontologia de Cirurgia e Traumatologia Bucomaxilofacial está dividida de acordo com agrupamentos cirúrgicos de forma anatômica em:

1. Cirurgia bucal ou bucomaxilar.
2. Cirurgia maxilofacial.
3. Cirurgia reparadora.
4. Cirurgia traumatológica.

Cirurgia bucal ou bucomaxilar

É a parte da Especialidade Bucomaxilofacial que objetiva o tratamento de lesões, doenças e demais alterações menores em tamanho e simplicidade na cavidade bucal e nos maxilares, associadas aos processos alveolares e palatinos. São exemplos: frenectomias, exéreses de dentes inclusos, osteoplastias de *torus*.

Geralmente são procedimentos de menor complexidade e realizados em regime ambulatorial sob anestesia locorregional.

Cirurgia maxilofacial

É a parte da cirurgia bucomaxilofacial que objetiva o tratamento das afecções, doenças e demais alterações maiores em tamanho e complexidade nos maxilares, estruturas craniofaciais associadas e anexos da boca. São exemplos: antrotomias maxilares, glossectomias, cirurgias das glândulas salivares maiores e seus ductos excretores.

Geralmente são procedimentos de maior complexidade realizados em regime hospitalar sob anestesia geral ou que exijam maiores cuidados e atenção.

Cirurgia reparadora

É a parte da Especialidade Bucomaxilofacial que objetiva cirurgias corretivas de anomalias ou deformidades da boca, dos maxilares e da face. São exemplos: cirurgias das fissuras labiopalatinas, cirurgias ortognáticas, correções de fraturas consolidadas viciosamente.

Estes procedimentos podem possuir menores ou maiores complexidades de acordo com sua apresentação e podem ser tratadas em regime ambulatorial ou hospitalar variando com a complexidade.

Cirurgia traumatológica

É a parte da Especialidade Bucomaxilofacial que trata cirúrgica e coadjuvantemente os efeitos das agressões aos tecidos moles e duros da face. São exemplos as suturas de feridas, reconstruções de elementos nobres, reduções de fraturas faciais.

Observação: também devem ser tratados em regime hospitalar os pacientes que:

1. Possuam estado geral comprometido e / ou necessidade de observação e controle vigorosos.
2. Possuam lesões importantes, extensas ou em regiões anatomicamente delicadas por presença de elementos nobres.
3. Sejam submetidos a cirurgia sob anestesia geral.

Classificação Geral da Cirurgia

A cirurgia, de um modo geral, possui 10 divisões:

1. Séptica.
2. Asséptica.
3. Clínica.
4. Operatória.
5. Urgente.
6. Emergente.
7. Conservadora.
8. Mutiladora.
9. Experimental.
10. Eletiva.

Cirurgia Séptica

É aquela realizada em um campo cirúrgico contaminado ou infectado. São exemplos: redução de fraturas expostas, sutura de feridas e drenagem de abscesso.

Cirurgia Asséptica

É aquela realizada em campo limpo, não séptico, o mais estéril possível. Para tanto são utilizados os meios e métodos de desinfecção. Desta forma devem ser todos os procedimentos cirúrgicos.

Cirurgia Clínica

É aquela realizada com objetivo não operatório, com finalidade diagnóstica ou compensatória. São exemplos: biópsias, laparotomia e dissecção venosa.

Cirurgia Operatória

É aquela realizada com finalidade de tratar uma afecção qualquer, levada a efeito após um preparo prévio do paciente, com diagnóstico e plano de tratamento determinados. É uma cirurgia eletiva, onde não há urgência. São exemplos: exérese de incluso, enucleação cística e frenectomias.

Cirurgia de Urgência

É a cirurgia em que há pressa na sua realização, podendo, todavia, aguardar alguns exames mais importantes e preparo prévio. São exemplos: redução de fraturas fechadas, remoção de corpo estranho intrassinusal, drenagem de abscesso.

Cirurgia de Emergência

É a cirurgia de caráter imediato, cujo principal objetivo é salvar a vida do paciente que está em risco, aliviar a dor, prevenir graves complicações orgânicas ou sequelas. Na grande maioria das vezes não há tempo de fazer exames detalhados nem preparo operatório. São exemplos: liberação das vias aéreas (cricotireoidostomia) e hemostasia.

Cirurgia Conservadora

É aquela realizada da forma menos agressiva possível, com diminutas ou ausentes sequelas, conservando-se ao máximo a normalidade da morfologia e fisiologia. Respeitam as estruturas anatômicas e praticamente não deixam sequelas ou cicatrizes. São exemplos: exérese de papiloma, marsupialização cística e apicectomia.

Cirurgia Mutiladora

É aquela realizada de forma radical, determinando perdas de segmentos, de tecidos ou órgãos. Geralmente exige uma complementação reparadora. Em princípio não se preocupa com as estruturas remanescentes e sim com a eliminação do problema. Geralmente exige reparações cirúrgicas complementares para reabilitação. São exemplos: maxilectomia, exenteração ocular, cirurgias de processos malignos.

Cirurgia Experimental

É a cirurgia para prova de determinada técnica ou método, servindo de base para os procedimentos. Normalmente é realizada em animais, podendo, em casos especiais, ser praticada em humanos, após as devidas aprovações do projeto pelo comitê de ética na pesquisa com seres humanos. São exemplos: hemostasia com placenta humana em coelhos hemorragíparos, colagem óssea em fraturas faciais de coelhos e transplantes faciais totais.

Cirurgia Eletiva

É a cirurgia realizada pelo desejo do paciente, depois de adequados exames pré-operatórios, cujo principal objetivo é resgatar a autoestima do paciente. Geralmente estão ligadas a cirurgias estéticas. São exemplos: ritidoplastia, bichectomia e rinoplastias.

REVISÃO DE ANATOMIA DA CABEÇA E PESCOÇO

Introdução

Esquematicamente propõe-se uma rápida revisão dos principais elementos e acidentes anatômicos mais frequentemente relacionados à especialidade de Cirurgia e Traumatologia Bucomaxilofaciais.

Neste tópico faz-se uma sinopse de anatomia básica abordando em relação ao crânio, a face e ao pescoço: Osteologia (ossos), Artrologia (articulações), Miologia (músculos), Angiologia (vasos: artérias e veias) e Neurologia (nervos) e da anatomia especial como: boca, seus anexos (língua e glândulas salivares) e estruturas craniofaciais associadas (fossas nasais, seios paranasais, faringe e laringe).

Abordar-se em:

1. *Osteologia:* os ossos do crânio, da face e do pescoço, assinalando-se os principais elementos anatômicos e suas correlações.
2. *Artrologia:* as articulações do crânio e da face com suas principais características.
3. *Miologia:* os músculos mastigadores e cutuculares ou da expressão facial, abordando suas inserções, funções e inervações.
4. *Angiologia:* as artérias e veias e seus ramos colaterais e terminais.
5. *Neurologia:* os pares cranianos com ênfase aos nervos trigêmeo e facial.

Osteologia

É o estudo do esqueleto ósseo, do aparelho de sustentação (neste caso específico, da cabeça e do pescoço).

Introdução

A cabeça óssea apresenta duas regiões completamente definidas: crânio e face.

Basicamente o crânio aloja o encéfalo e as meninges, assim como os órgãos dos sentidos – o neurocrânio, e a face aloja as partes iniciais das vias respiratórias e digestivas o viscerocrânio.

Ossificações

- *Intramembranosa:* fibras conjuntivas que se entrelaçam em vários planos, com formação de matriz óssea e depósito de cálcio do centro para a periferia. É um osso poroso, esponjoso e bem vascularizado, com cortical(is) e muita medula. Compõem os ossos axiais e são exemplos: parietal, maxilar e quadril.
- *Endocondral:* cartilagem em degeneração com formação de matriz óssea e depósito de cálcio nas extremidades, da periferia para o centro. É um osso compacto e mal vascularizado, bem resistente, com espessa cortical e pouca medula. Compõem os ossos apendiculares (membros) e são exemplos: mandíbula, rádio e fêmur.

Tipos de Ossos

- *Longos:* são ossos cujo comprimento é maior que a espessura e a largura. São exemplos: úmero, fíbula e fêmur.
- *Curtos:* são ossos cujo comprimento é semelhante à espessura e à largura. São exemplos: calcâneo e carpos.
- *Chatos:* são ossos cujo comprimento é semelhante à largura e maiores que a espessura. São exemplos: parietal, occipital e escápula.
- *Irregulares:* são ossos que não podem ser classificados. São exemplos: esfenoide, etmoide e quadril.

Ossos da cabeça e pescoço

- Neurocrânio: são os ossos que alojam e protegem o encéfalo e elementos sensoriais. São 8 ossos, sendo 2 pares (parietal e temporal) e 4 ímpares (frontal, etmoide, esfenoide e occipital).
- Viscerocrânio: são os ossos que alojam e protegem os primeiros planos dos aparelhos respiratório e digestório. São 14 ossos, sendo 6 pares (maxilar, zigomático, nasal, palatino, lacrimal e corneto inferior) e 2 ímpares (vômer e mandíbula) (Figs. 1-1 a 1-5).
- Coluna cervical: são os ossos da coluna cervical que compõem o pescoço. São 7 vértebras sem processos transversos. A primeira e a segunda vértebra possuem nomes específicos, atlas e áxis, respectivamente, sendo que a segunda possui como característica própria um processo ascendente que se articula com o atlas em sua face interna ou medular, chamado de processo odontoide por sua semelhança a um dente.
- No pescoço além das sete vertebras cervicais, encontra-se um osso sem articulação, denominado de hioide. O hioide serve para inserção de vários músculos e ligamentos, mas não se articula diretamente com nenhum outro osso.

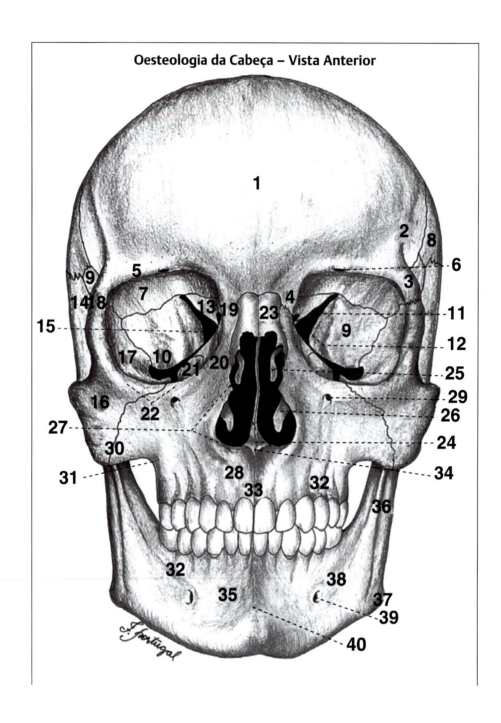

Oesteologia da Cabeça – Vista Anterior

Fig. 1-1. Cabeça – vista anterior. **1**. Osso frontal – escama do frontal, em sua maior parte estão inseridos os músculos frontais direito e esquerdo e deslizando a fáscia occiptofrontal ou epicraniana. **2**. Crista lateral do frontal – inserção do feixe anterior de fibras verticais do músculo temporal e da fáscia do temporal imediatamente acima do músculo. **3**. Processo zigomático do frontal – na margem posterior, permite as inserções do músculo e da fáscia temporais, na margem anterior ou orbitária permite a inserção do músculo orbicular do olho. Abaixo dele, na órbita, existe a fossa lacrimal, que aloja a glândula lacrimal, na porção lateral do teto da órbita. **4**. Processo maxilar do frontal – permite a inserção dos músculos orbicular do olho e do depressor do supercílio. **5**. Arco supraorbitário – inserção do músculo orbicular do olho (semiorbicular superior) – acima se insere o músculo corrugador do supercílio. **6**. Forame supraorbitário – passagem do feixe vasculonervoso homônimo. **7**. Face orbitária do frontal. Na porção mais superior deslizam os músculos do olho reto superior e oblíquo superior. **8**. Osso parietal – por ele desliza, acima das linhas curvas temporais, a fáscia epicraniana, e abaixo a fáscia e o músculo temporais. **9**. Grande asa do esfenoide – na porção cranial está recoberta pelo músculo temporal. Na porção orbitária se acomodam partes do olho. **10**. Fissura orbital inferior – por onde passam filetes nervosos sensitivos do nervo maxilar, a partir do gânglio esfenopalatino, que vão sensibilizar o assoalho orbital e parte da glândula lacrimal. **11**. Fissura orbital superior – passagem da veia oftálmica e dos nervos: oftálmico (primeira raiz do trigêmeo - V par craniano) oculomotor comum (III par craniano), troclear (IV par craniano) e abducente (VI par craniano). **12**. Forame óptico – passam o nervo ótico (II par craniano) e a artéria oftálmica. **13**. Pequena asa do esfenoide. **14**. Osso temporal – desliza o músculo temporal. **15**. Osso lacrimal – desliza o músculo reto medial do olho e no gancho ou hâmulo lacrimal insere o saco lacrimal. **16**. Osso zigomático – face externa, inserção dos músculos zigomáticos menor, mais cranial, e maior, mais caudal. **17**. Face orbitária do zigomático – desliza o músculo reto lateral, mais próximo da sutura frontozigomática e reto inferior, mais no assoalho orbital, próximo ao oblíquo inferior. **18**. Sutura frontozigomática. **19**. Sutura frontomaxilar, onde insere o músculo levantador comum da asa do nariz e lábio superior. **20**. Processo frontal do maxilar, inserção do levantador comum do lábio superior e da asa do nariz e orbicular do olho, lateralmente. **21**. Face orbitária do maxilar, insere o músculo oblíquo inferior e, na sutura com o lacrimal, forma o conduto nasolacrimal. **22**. Arco infraorbitário – inserção do músculo orbicular do olho (semiorbicular inferior), acima, e levantador próprio do lábio superior, abaixo. **23**. Osso nasal – insere os músculos nasais: transverso e lateral. Na sutura com o frontal forma a raiz nasal. Acima dele, no frontal, existe uma grande eminência chamada de glabela. **24**. Septo nasal – lâmina vertical do etmoide, superior, e do vômer, inferiormente. **25**. Corneto médio. **26**. Corneto inferior. **27**. Fossa nasal – abertura piriforme. Lateralmente, inserção das cartilagens nasais. **28**. Osso maxilar – fossa mirtiforme, onde se insere o músculo depressor do septo. **29**. Forame infraorbitário – passagem do feixe vasculonervoso homônimo. Abaixo dele existe a fossa canina, onde se insere o músculo levantador do ângulo da boca. **30**. Sutura maxilozigomática. **31**. Crista zigomatoalveolar. **32**. Processos alveolares superiores e inferiores na junção com o corpo do maxilar, e na linha bucinadora se insere o músculo bucinador. **33**. Sutura intermaxilar. **34**. Espinha nasal anterior – insere a cartilagem do septo. **35**. Mandíbula – sínfise mentoniana – fossa mentoniana, mais próxima à linha média, onde se insere o músculo depressor do lábio inferior, – fosseta mentoniana, mais próxima ao osso alveolar, onde se insere o músculo mentoniano, – corpo mentoniano, mais próximo ao forame e à basilar da mandíbula, onde se insere o músculo depressor do ângulo da boca. **36**. Ramo da mandíbula – insere lateralmente o músculo masseter, medialmente o músculo pterigóideo medial, e anteriormente o tendão do temporal. Posteriormente contata com a glândula parótida. No trígono retromolar insere o ligamento pterigomandibular. **37**. Ângulo da mandíbula ou gônio – tendões de inserções do masseter e do pterigóideo medial. No ramo, na margem posterior, insere o ligamento estilomandibular. **38**. Corpo da mandíbula – linha bucinadora onde se insere o músculo bucinador. **39**. Forame mentoniano, mental ou mentual – passagem do feixe vasculonervoso homônimo. **40**. Eminência mentoniana.

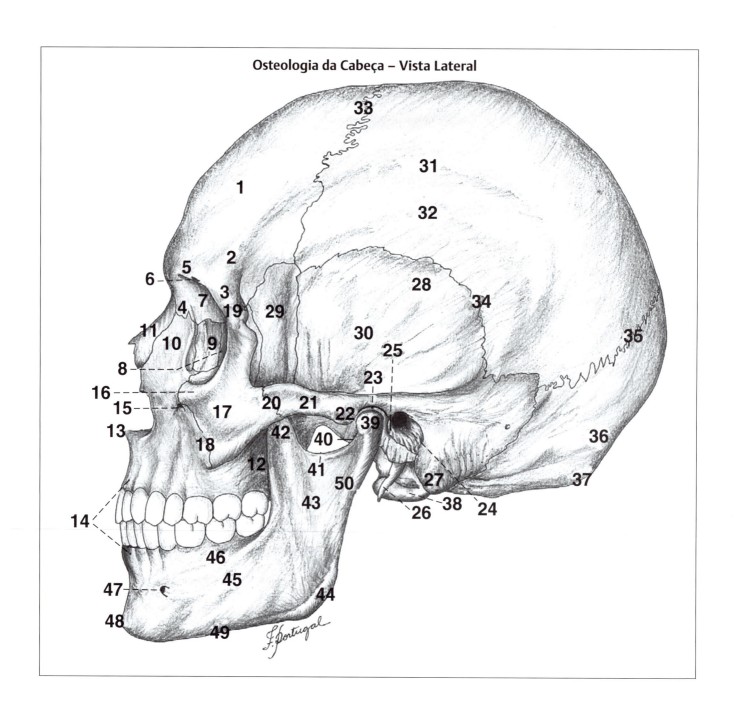

Osteologia da Cabeça – Vista Lateral

Fig. 1-2. Cabeça – vista lateral. **1.** Osso frontal – escama do frontal, em sua maior parte estão inseridos os músculos frontais direito e esquerdo e deslizando a fáscia occiptofrontal ou epicraniana. **2.** Crista lateral do frontal – inserção do feixe anterior de fibras verticais do músculo temporal e acima dele a fáscia temporal. **3.** Processo zigomático do frontal – na margem posterior permite as inserções do músculo e da fáscia temporais, na margem anterior ou orbitária permite a inserção do músculo orbicular do olho. Abaixo dele, na órbita, existe a fossa lacrimal, que aloja a glândula lacrimal. **4.** Processo maxilar do frontal – permite a inserção dos músculos orbicular do olho e do depressor do supercílio. **5.** Arco supraorbitário – inserção do músculo orbicular do olho (semiorbicular superior) – acima se insere o músculo corrugador do supercílio. **6.** Forame supraorbitário – passagem do feixe vasculonervoso homônimo. **7.** Face orbitária do frontal. Na porção mais superior deslizam os músculos do olho reto superior e oblíquo superior. **8.** Face orbitária do etmoide. **9.** Osso lacrimal – na porção inferior tem o gancho lacrimal, onde se insere o saco lacrimal. Junto com o maxilar compõe o ducto nasolacrimal, por onde desce a lágrima até o meato médio nasal. **10.** Processo frontal do maxilar – insere o músculo levantador comum da asa do nariz e do lábio superior. **11.** Osso nasal – onde estão inseridos os músculos nasais transverso e lateral. **12.** Osso maxilar - tuberosidade. **13.** Espinha nasal anterior, onde se insere a cartilagem do septo nasal. **14.** Processos alveolares. **15.** Forame infraorbitário – passagem do feixe vasculonervoso homônimo. Abaixo dele existe a fossa canina, onde se insere o músculo levantador do ângulo da boca. **16.** Arco infraorbitário – inserção do músculo orbicular do olho (semiorbicular inferior), acima, e levantador próprio do lábio superior, abaixo. **17.** Osso zigomático – insere-se superiormente na eminência zigomática, o músculo zigomático menor, e na eminência, o zigomático maior. **18.** Sutura maxilozigomática. **19.** Sutura frontozigomática. **20.** Sutura temporozigomática. **21.** Arco zigomático – inserções superficiais a superior, fáscia epicraniana, e a inferior, fáscia masseterina, e inserções profundas a superior, fáscia do músculo temporal e, a inferior, o músculo masseter. **22.** Eminência articular do temporal (ATM), inserção da cápsula articular e contato com o disco ou menisco articular. **23.** Fossa mandibular do temporal (ATM), recoberta por cartilagem e em contato com o disco ou menisco articular. **24.** Conduto auditivo externo – permite a inserção da orelha. **25.** Osso timpânico – insere a cápsula da ATM. **26.** Processo estiloide – inserções dos ligamentos estilomandibular e estiloioide e dos músculos estilofaríngeo, estiloglosso e estiloioide. **27.** Processo mastoide – inserção dos músculos esternoclidomastóideo, esplênio da cabeça, occipital e complexo menor. A sua vertente medial possui em sua base a ranhura digástrica, que permite a inserção do ventre posterior do digástrico. **28.** Osso temporal – escama, onde desliza o músculo temporal. **29.** Grande asa do esfenoide, onde também desliza o músculo temporal. **30.** Osso temporal. **31.** Linha curva temporal superior do parietal – inserção da fáscia temporal. **32.** Linha curva temporal inferior do parietal – inserção do músculo temporal. **33.** Sutura frontoparietal ou bregmática. **34.** Sutura temporoparietal ou escamosa. **35.** Sutura occiptoparietal ou lambdoide. **36.** Escama do osso occipital – linha curva occipital, acima se inserem os músculos occipitais direito e esquerdo e, inferiormente, os músculos da nuca. **37.** Protuberância occipital externa. **38.** Côndilo do occipital – articula com o atlas, a primeira vértebra cervical. **39.** Côndilo da mandíbula (ATM), recoberta de cartilagem, articula com a fossa mandibular do temporal separada pelo disco ou menisco articular. **40.** Colo do côndilo da mandíbula – anterior inserção do músculo pterigoide lateral. **41.** Chanfradura mandibular (sigmoide), por onde passam a artéria e o nervo masseterinos. **42.** Processo coronoide – inserção do tendão do músculo temporal. **43.** Ramo da mandíbula – insere lateralmente o músculo masseter, medialmente o músculo pterigoide medial e, anteriormente, o temporal. Posteriormente, contacta com a glândula parótida. **44.** Ângulo da mandíbula ou gônio – tendões de inserções do masseter e pterigóideo medial. Na face posterior do ramo, acima do gônio, insere-se o ligamento estilomandibular. **45.** Corpo da mandíbula. **46.** Linha bucinadora – inserção do músculo bucinador. **47.** Forame mentoniano, mental ou mentual – passagem do feixe vasculonervoso homônimo. **48.** Sínfise mentoniana – fossa mentoniana, próxima à linha média, onde se insere o músculo depressor do lábio inferior, – fosseta mentoniana, próxima ao osso alveolar, onde se insere o músculo mentoniano, – corpo mentoniano, mais próximo ao forame e da basilar da mandíbula, onde se insere o músculo depressor do ângulo da boca. **49.** Margem basilar da mandíbula. **50.** Margem posterior ou parotídea do ramo mandibular, contato direto com a glândula parótida.

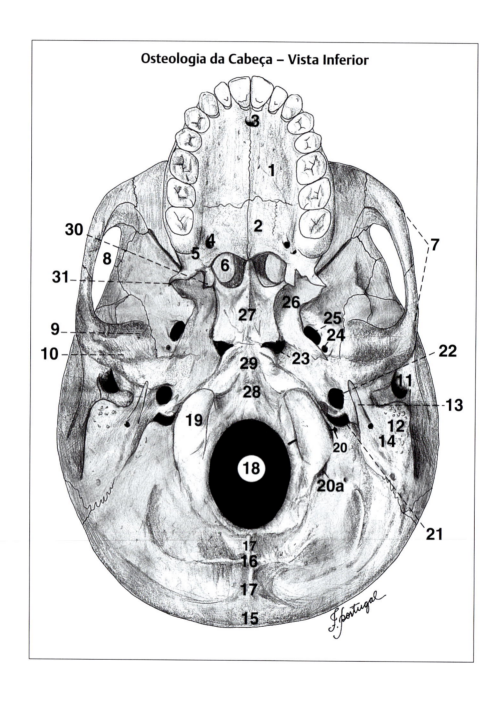

Osteologia da Cabeça – Vista Inferior

Fig. 1-3. Cabeça — vista inferior. **1.** Processo palatino do maxilar – rugosa para inserção da fibromucosa palatina, separa as cavidades bucal e nasal. **2.** Processo horizontal do osso palatino – rugosa para a inserção da fibromucosa palatina. **3.** Forame incisivo – passagem do feixe vasculonervoso homônimo. **4.** Forame palatino maior – passagem do feixe vasculonervoso homônimo. **5.** Forame palatino menor – passagem do feixe homônimo. **6.** Abertura posterior da fossa nasal (abertura óssea – coana; abertura tegumentar – cavum) – corneto inferior. **7.** Arco zigomático – inserções superficiais: a superior, fáscia epicraniana e, a inferior, fáscia masseterina, e inserções profundas: a superior, fáscia do músculo temporal e, a inferior, o músculo masseter. **8.** Fossa temporal – onde fica parte do músculo e o tendão do temporal, por onde passa o processo coronoide da mandíbula. **9.** Eminência articular do temporal (ATM) – revestido por fibrocartilagem e em contato com o disco ou menisco articular. Em sua porção mais anterior insere-se a cápsula articular da ATM. **10.** Fossa mandibular do temporal (ATM) revestido por fibrocartilagem e em contato com o disco ou menisco articular. Na sua porção posterior insere-se a cápsula articular da ATM. **11.** Conduto auditivo ou meato acústico externo – possui rugosidades em suas paredes ósseas para fixação da fibrocartilagem da orelha. O orifício dirige-se ao aparelho auditivo. **12.** Processo mastoide – inserção dos músculos esternoclidomastóideo (ápice ou vértice), esplênio, occipital e complexo menor (margens posterior e lateral). A sua margem medial possui, em sua base, a ranhura digástrica, que permite a inserção do ventre posterior do digástrico. **13.** Processo estiloide – inserções dos ligamentos estilomandibular e estiloioide e dos músculos estilofaríngeo, estiloglosso e estiloioide. **14.** Forame estilomastoide – sai o nervo facial (VII par craniano) e entra a artéria estilomastóidea, ramo da carótida externa. **15.** Osso occipital – escama, inserção dos músculos occipitais direito e esquerdo. **16.** Protuberância occipital externa. **17.** Crista externa do occipital – nas linhas laterais inferiores se inserem os músculos nucais e, nas superiores os occipitais. **18.** Forame occipital ou magno – atravessam a medula raquídea e suas meninges, artérias vertebrais e nervos espinais. **19.** Côndilo do occipital – articula com a primeira vértebra cervical, o átlas. **20.** Forame hipoglosso – atravessa o nervo hipoglosso (XII par craniano). **20a.** Forame cego – não passa nada. **21.** Golfo jugular – atravessam a veia jugular interna e os nervos: glossofaríngeo (IX par craniano), vago (X par craniano) e acessório (XI par craniano). **22.** Forame carotídeo – atravessa a artéria carótida interna. **23.** Forame lácero, lacerado ou rasgado – cego e recoberto por cartilagem. **24.** Forame espinhoso – atravessa a artéria meníngea média. **25.** Forame oval – atravessa o nervo mandibular (terceira raiz do trigêmeo – V par craniano). **26.** Fossa pterigoide – inserção do músculo pterigoide medial. **27.** Base do esfenoide. **28.** Tubérculo faríngeo – inserção do tubo faríngeo. **29.** Segmento basilar do occipital. **30.** Gancho pterigoide – inserção do músculo tensor do véu palatar e do ligamento pterigomandibular. **31.** Lâmina lateral do processo pterigoide – inserção do músculo pterigoide lateral.

Osteologia da Cabeça – Vista Endocranial de Corte Sagital

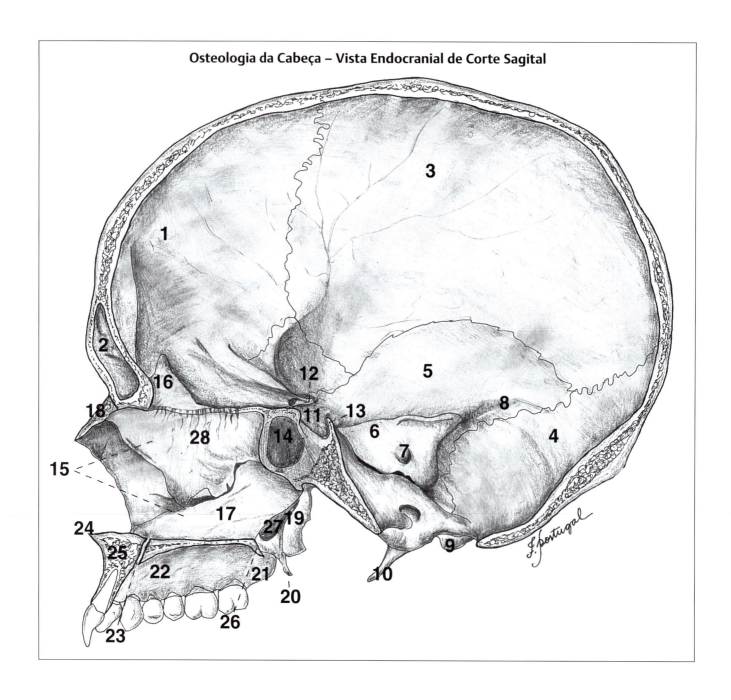

Fig. 1-4. Cabeça — corte sagital — vista endocranial e interna da face. **1**. Osso frontal – escama – fossa frontal, que aloja o lóbulo frontal do cérebro. **2**. Seio frontal – cavidade ou seio paranasal, que se comunica com a fossa nasal no meato médio, através do infundíbulo. **3**. Osso parietal, que se relaciona com o lóbulo parietal do cérebro. Apresenta as ranhuras por sulcos marcados pelas artérias meníngeas médias. **4**. Osso occipital – escama – fossa cerebral, relacionada com o lóbulo occipital do cérebro, acima da linha occipital lateral e fossa cerebelar, relacionada com o lóbulo cerebelar, abaixo desta linha. **5**. Osso temporal – escama, relacionada com o lóbulo temporal do cérebro. **6**. Rochedo do temporal – acima tem a fossa trigeminal, onde se aloja o gânglio trigeminal (V par craniano). **7**. Forame auditivo ou meato acústico interno – por onde entra o nervo vestibulotroclear (VIII par craniano), responsável pela audição e pelo equilíbrio. **8**. Canal do seio lateral ou sigmóideo – por onde passa o sangue venoso drenado do encéfalo em direção ao forame e golfo jugular. **9**. Processo mastoide – inserção dos músculos: esternoclidomastóideo (no ápice ou vértice), esplênio, occipital e complexo menor (nas margens posterior e lateral). À medial, em sua base, existe a ranhura digástrica, onde se insere o ventre posterior do músculo digástrico. **10**. Processo estiloide – inserções do antigo ramalhete de Riolando, composto por dois ligamentos: o estilomandibular e o estiloide, e por três músculos: o estilofaríngeo, o estiloglosso e o estiloide. **11**. Loja hipofisária – acomodação da glândula hipófise. **12**. Processo clinoide anterior. **13**. Processo clinoide posterior, ambos os processos clinoides relacionados com a base do encéfalo. **14**. Seio esfenoidal – cavidade ou seio paranasal, que se comunica com a fossa nasal no meato superior. **15**. Septo ósseo nasal – composto pela lâmina vertical do etmoide, acima, e pelo osso vômer, abaixo. **16**. Processo crista Galli do etmoide – onde repousa a foice do cérebro. **17**. Osso vômer. **18**. Osso nasal – onde se inserem os músculos nasais. **19**. Processo pterigoide, onde se insere o músculo pterigóideo medial em sua fossa e o pterigóideo lateral na face lateral de sua lâmina lateral. **20**. Gancho pterigoide – inserção do músculo tensor do véu palatar e do ligamento pterigomandibular. **21**. Tuberosidade do maxilar. **22**. Processo palatino do osso maxilar. **23**. Conduto incisivo – feixe vasculonervoso homônimo. **24**. Espinha nasal anterior, onde se insere a cartilagem do septo nasal. **25**. Pré-maxila – osso alveolar. **26**. Espinha nasal posterior – inserção do músculo da úvula. **27**. Fossa pterigomaxilar – entre o processo pterigoide e a tuberosidade maxilar. Nesta fossa encontram-se o plexo venoso pterigoide, a principal ramificação da artéria maxilar e do nervo maxilar (II raiz do trigêmeo – V par craniano). **28**. Lâmina vertical do etmoide – acima dela está, horizontalmente, a lâmina cribriforme do etmoide, por onde passam os filetes dos nervos olfatórios (I par craniano).

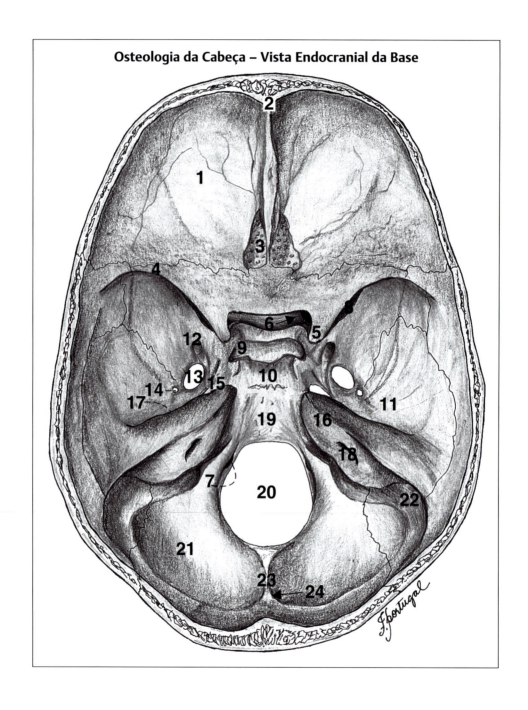

Osteologia da Cabeça – Vista Endocranial da Base

Fig. 1-5. Base do crânio — vista endocranial. **1**. Fossa frontal – aloja o lobo frontal ou superior ou anterior do cérebro – é o teto da órbita. **2**. Crista interna do frontal – permite acomodação da foice do cérebro. Em sua base existe o forame cego, no qual não passa nada. **3**. Lâmina cribriforme do etmoide – porção ou lâmina horizontal do etmoide, bastante permeável e repleta de pequenos orifícios, por onde atravessam filetes nervosos do nervo olfatório (I par craniano), servindo de apoio ao bulbo olfatório. Entre a crista (**2**) e a lâmina cribriforme (**3**) está o processo crista Galli, porção endocraniana da lâmina vertical do etmoide. **4**. Asa menor do esfenoide. Limite entre as fossas ou lojas frontal, anterior ou superior, e a temporal ou média do encéfalo. **5**. Processo clinoide anterior – insere a tenda do cérebro. **6**. Forame óptico – atravessa o nervo ótico (II par craniano) e a artéria oftálmica, única colateral da artéria carótida interna. Entre os dois forames (direito e esquerdo) existe o canal óptico ou quiasmático, onde se dá o quiasma (cruzamento) dos nervos ópticos. O de origem à direita vai para o orifício e olho esquerdo, e o de origem à esquerda vai para o forame e olho à direita. **7**. Conduto hipoglosso – atravessa o nervo hipoglosso (XII par craniano). **8**. Fenda esfenoidal ou fissura orbital superior – passagem da veia oftálmica e dos nervos: oftálmico (primeira raiz do trigêmeo – V par craniano), oculomotor (III par craniano), troclear (IV par craniano) e abducente (VI par craniano). **9**. Processo clinoide posterior – idem ao processo anterior, se insere a tenda do cérebro. **10**. Loja hipofisária – aloja a glândula hipófise. **11**. Fossa temporal – aloja o lobo temporal ou médio do cérebro. **12**. Forame redondo – atravessa o nervo maxilar (segunda raiz do nervo trigêmeo – V par craniano), saindo na fossa pterigomaxilar. **13**. Forame oval – atravessa o nervo mandibular (terceira raiz do nervo trigêmeo – V par craniano). **14**. Forame espinhoso – atravessa a artéria meníngea média. **15**. Forame lácero ou rasgado – recoberto por cartilagem. **16**. Rochedo do temporal – acima dele aloja-se o gânglio trigeminal. Em seu ápice estão os forames jugular e carotídeo. Pelo forame jugular passam a veia jugular interna e os nervos: glossofaríngeo (IX par craniano), vago (X par craniano) e acessório (XI par craniano). Pelo forame carotídeo passa a artéria carótida interna. **17**. Fissura petrosa superior. **18**. Conduto auditivo ou meato acústico interno – por onde entra o nervo vestibulococlear (VIII par craniano). **19**. Segmento basilar do occipital – onde se acomoda o bulbo raquídeo. **20**. Forame occipital — magno – atravessa a medula espinal e suas meninges, artérias vertebrais e nervos espinais. **21**. Fossa occipital inferior – aloja o lobo cerebelar. Acima dele há o sulco do seio venoso lateral, que leva o sangue drenado do encéfalo para o forame jugular. Mais para posterior e superior existe a fossa occipital superior, que aloja o lóbulo occipital do cérebro. Lembre-se de que é simétrico à direita e à esquerda. **22**. Canal do seio lateral (canal sigmoide) – separa as fossas cerebrais das cerebelares, permite a passagem do sangue venoso para o golfo jugular. **23**. Crista occipital inferior – aloja a foice do cérebro. **24**. Protuberância occipital interna.

Artrologia

É o estudo das articulações, das junções, dos contatos entre os ossos.

Suturas

São fendas lineares preenchidas por tecido fibroso que unem os ossos da cabeça sem permitir movimentos. As principais suturas são:

1. *Sagital:* é longitudinal entre os parietais direito e esquerdo.
2. *Coronal:* é transverso entre o frontal e os parietais.
3. *Lambdóidea:* é transversa entre os parietais e o occipital.

Observação: os vestígios acima da glabela, remanescente da união dos frontais embrionários, são chamados de sutura metópica

Classificação

- *Fibrosas:* são as **sinartroses**, articulações com nenhum ou muito pouco movimento. Dividem-se em **sutura**, que é a união em várias camadas de tecido conjuntivo fibroso; são exemplos: sutura interparietal e frontomaxilar; e em **sindesmose**, que é a união óssea com muitas fibras conjuntivas; é o exemplo da articulação alveolodentária, chamada de gonfose.
- *Cartilagíneas:* são articulações com pequenos ou semimovimentos. Dividem-se em **sincondrose**, a união óssea temporária em presença de cartilagem hialina, que são as articulações do

embrião; e em **anfiartrose**, a união em cadeia com semimovimentos, que são as articulações da coluna vertebral.
- *Sinoviais:* são as articulações de movimentos plenos e amplos. São chamadas de **diartrose** e são exemplos as articulações coxofemoral e temporomandibular.

Fontanelas ou Fontículos

São uniões entre três e mais ossos cranianos.

- *Bregmática ou coronal:* é uma fontanela superior, porque está localizada no alto do crânio. União entre o frontal e os parietais. Ossifica-se completamente até os 3 anos de idade.
- *Lambdoide:* é uma fontanela superior. União entre o occipital e os parietais. Ossifica-se completamente até os 6 meses de idade.
- *Ptériga:* é uma fontanela lateral. União entre o frontal, parietal, asa maior do esfenoide e temporal. Ossifica-se completamente até os 6 meses de idade.
- *Astériga:* é uma fontanela lateral. União entre o occipital, parietal e temporal. Ossifica-se completamente até os 6 meses de idade.

Articulação Temporomandibular

É a articulação móvel da face entre a mandíbula e o temporal. É a única articulação bilateral do corpo humano, possuindo movimentos isolados, porém simultâneos. Classifica-se como diartrose, bicondiliana e bilateral, possuindo relação direta com a oclusão dental (Figs. 1-6 a 1-9).

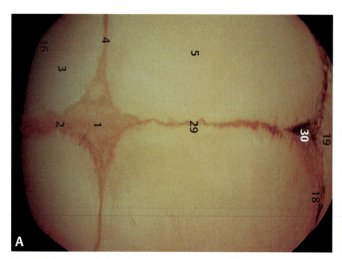
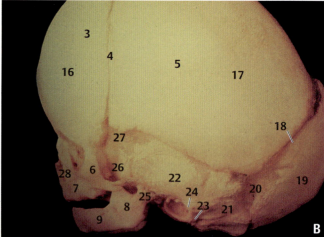

Fig. 1-6. Cabeça embrionária. Suturas e fontanelas: (**A**) vista superior – face exocranial; (**B**) vista lateral – face exocranial. Ossos, suturas e fontanelas.
1. Fontanela coronal, bregmática ou anterior – articulação entre os ossos frontais embrionários e ossos parietais direito e esquerdo. Tem o maior período de tempo para a ossificação total, de até 3 anos. **2**. Sutura metópica – sutura embrionária dos frontais embrionários, mais tarde ossificando e tornando o frontal um osso ímpar. Possui ossificação completa aos 12 meses de idade. **3**. Parte da escama embrionária do frontal – mais tarde calcificada e despercebida, formando osso único. **4**. Sutura coronal ou frontoparietal – articulação entre os ossos frontal e parietal. **5**. Osso parietal – desliza sobre a sua porção superior, a fáscia epicraniana ou occipitofrontal e, lateralmente, inserem-se a fáscia e o músculo temporal. **6**. Osso zigomático – anterior e lateralmente inserem-se os músculos zigomáticos menor e maior, respectivamente. Em sua margem posterossuperior inserem-se as fáscias epicraniana e temporal. Em sua margem posteroinferior inserem-se a fascia e o músculo masseter. **7**. Osso maxilar – embrionário e edêntulo. **8**. Ramo mandibular – inserção do músculo masseter. **9**. Corpo mandibular – embrionário e edêntulo. Inserções dos músculos bucinador, depressor do ângulo da boca, depressor do lábio inferior e mentoniano, de posterior para anterior. **16**. Protuberância frontal – inserção do músculo frontal. **17**. Linha curva temporal no parietal – superiormente insere a fáscia temporal e, inferiormente, o músculo temporal. **18**. Sutura lambdóidea – articulação entre os ossos parietal e occipital.
19. Osso occipital. **20**. Fontanela astériga – articulação entre o parietal, o occipital e temporal. Tem ossificação completa em 6 meses de vida extrauterina.
21. Processo mastóideo do temporal – embrionário. Inserem-se os músculos esternoclidomastóideo, occipital, complexo menor e esplênio da cabeça. **22**. Osso temporal. Formará a escama do temporal. **23**. Processo estiloide do temporal. Inserem-se três músculos e dois ligamentos. Os músculos são: estilofaríngeo, estiloglosso e estilo-hióideo. Os ligamentos são: estilomandibular e estilo-hióideo. **24**. Conduto ou meato acústico externo. **25**. Articulação temporomandibular. **26**. Asa maior do esfenoide – embrionária. **27**. Fontanela ptériga – frontal, parietal, temporal e asa maior do esfenoide. Tem ossificação completa aos 6 meses extrauterinos. **28**. Fossa nasal. **29**. Sutura sagital ou interparietal – articulação entre os parietais direito e esquerdo.
30. Fontanela lambdóidea – occipital e parietais direito e esquerdo. Tem ossificação aos 6 meses extrauterinos.

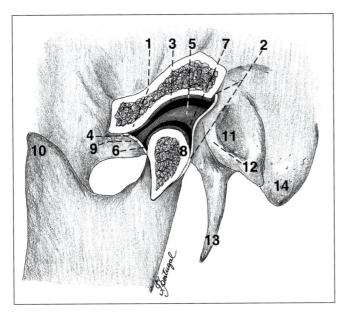

Fig. 1-7. Articulação temporomandibular (ATM) – corte sagital lateral. **1**. Eminência articular do osso temporal recoberta pela fibrocartilagem articular. Em sua porção mais anterior permite a inserção da cápsula articular. **2**. Porção posterior da cápsula articular – estendendo-se da incisura timpânica do temporal ao colo do côndilo mandibular. **3**. Fossa mandibular do temporal, recoberta por cartilagem articular. Relaciona-se com o disco ou menisco articular. **4**. Loja superior ou suprameniscal – espaço entre o temporal e o disco, preenchido de líquido sinovial. **5**. Menisco – disco articular – fibrocartilagem côncava-convexa superior e côncava inferior. Insere-se na porção intermediária da cápsula articular e à anterior se insere também o músculo pterigoide lateral. **6**. Loja inferior ou inframeniscal – espaço entre a cabeça mandibular e o disco, preenchido por líquido sinovial. **7**. Cartilagem articular mandibular. **8**. Côndilo da mandíbula – em seu colo tem-se a inserção da cápsula articular. **9**. Porção anterior da cápsula articular, estendendo-se da base anterior da eminência articular ao colo do côndilo, acima da fosseta pterigoide. **10**. Processo coronoide, onde se insere o tendão do músculo temporal. **11**. Conduto auditivo ou meato acústico externo – por onde passam as ondas que são reconhecidas como som. **12**. Osso timpânico, parte do osso temporal onde se insere a orelha. **13**. Processo estiloide, onde se inserem os ligamentos estiloide e estilomandibular e os músculos estilofaríngeo, estiloglosso e estiloide. **14**. Processo mastoide, onde se inserem os músculos esternoclidomastóideo, occipital, complexo menor e esplênio da cabeça.

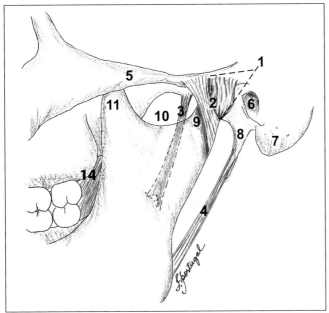

Fig. 1-8. ATM — vista externa – lateral. **1**. Cápsula articular – inserido na base do temporal envolvendo a eminência articular e a fossa mandibular, e inserida no colo de côndilo mandibular. **2**. Ligamento temporomandibular – ligamento principal envolvendo a cápsula articular lateralmente, da face lateral da eminência articular à margem posterior do colo de côndilo. **3**. Ligamento esfenomandibular – ligamento secundário ou acessório, da base do esfenoide à língula da mandíbula. **4**. Ligamento estilomandibular – ligamento secundário ou acessório, do processo estiloide às margens posterior e superior do gônio. **5**. Arco zigomático. **6**. Conduto auditivo ou meato acústico externo. **7**. Processo mastoide, onde se inserem os músculos esternoclidomastóideo, occipital, complexo menor e esplênio da cabeça. **8**. Processo estiloide – músculos e ligamentos. **9**. Colo do côndilo mandibular, onde, anteriormente, insere-se o tendão do músculo pterigóideo lateral. **10**. Chanfradura mandibular (sigmoide), por onde passam a artéria e o nervo masseterinos. **11**. Processo coronoide, onde se insere o tendão do músculo temporal. **14**. Ligamento pterigomandibular – ligamento secundário ou acessório, do gancho do processo pterigoide ao trígono retromolar.

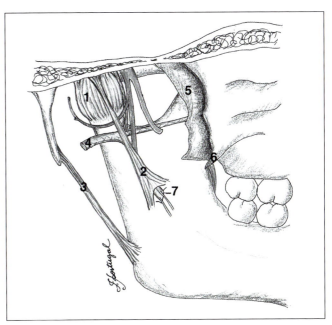

Fig. 1-9. ATM — vista interna. Corte medial. **1**. Cápsula articular – inserida na base do temporal envolvendo a eminência articular e a fossa mandibular e inserida no colo de côndilo mandibular. **2**. Ligamento esfenomandibular – ligamento secundário ou acessório, da base do esfenoide à língula da mandíbula. **3**. Ligamento estilomandibular – ligamento secundário ou acessório, do processo estiloide à margem posterior e superior do gônio. **4**. Artéria maxilar – ramo terminal da carótida externa. **5**. Fossa pterigoide, onde se insere o músculo pterigóideo medial. **6**. Gancho pterigoide, onde se insere o tendão intermediário do músculo tensor do véu palatar e o ligamento pterigomandibular, que se estende até o trígono retromolar. **7**. Língula da mandíbula, onde se insere o ligamento esfenomandibular.

Miologia

É o estudo dos músculos em sua forma, disposição, inserções e ação.

Tipos de Músculos

- *Planos:* são músculos achatados, sem tendões e com alto poder de contração, até a metade de seu tamanho. São músculos muito fortes.
- *Fusiformes:* são músculos arredondados, com um único tendão, bom poder de contração, até um terço de seu tamanho.
- *Digástrico:* são músculos com dois ventres fusiformes unidos por um tendão intermediário, podendo-se contrair em conjunto ou isoladamente.
- *Bíceps:* são músculos com dois ventres fusiformes unidos por um tendão em uma das extremidades.
- *Tríceps:* são músculos com três ventres fusiformes unidos por um tendão em uma das extremidades.

Embriogênese

Os músculos da cabeça e do pescoço surgem a partir do mesoderma, dos arcos braquiais. Do primeiro arco surgem os mastigadores ou mastigatórios; do segundo, os cuticulares ou da expressão facial; e do terceiro, os faríngeos.

Músculos Mastigadores ou Mastigatórios

Surgem do primeiro arco braquial. São aqueles que mobilizam a mandíbula nos diferentes planos e sentidos, são pares e simétricos e possuem uma inserção na mandíbula e outra em outro osso, que têm inervação motora da terceira raiz do trigêmeo (raiz mandibular motora), exceto o gênio-hióideo, que tem origem do segundo arco e é inervado pelo hipoglosso. São músculos robustos e fortes revestidos por fáscia. Dividem-se em grupos pela ação que executam.

- *Elevadores:* são aqueles que elevam a mandíbula. São: masseter, temporal e pterigoide medial.
- *Abaixadores:* são aqueles que abaixam a mandíbula. São: ventre anterior do digástrico, gênio-hióideo e milióideo.
- *Propulsores:* são aqueles que projetam para frente a mandíbula. É o pterigoide lateral.
- *Retropulsores:* são aqueles que retraem a mandíbula. É o feixe horizontal do temporal (Figs. 1-10 a 1-13).

Músculos Cuticulares ou da Expressão Facial

Surgem do segundo arco braquial. São aqueles que mobilizam os tegumentos craniocervicofaciais nos diferentes planos ao redor de orifícios. São pares e simétricos e possuem pelo menos uma inserção na pele, tendo inervação motora do nervo facial (VII par craniano). São músculos delicados, onde suas fibras se entrecruzam, não sendo revestidos por fáscias, exceto o bucinador. Dividem-se em grupos pelo orifício que circundam:

- *Orbitários:* são aqueles que circundam a órbita. São eles: frontal, depressor do supercílio, corrugador do supercílio, orbicular do olho e palpebrais superior e inferior.
- *Nasais:* são aqueles que circundam o nariz. São: prócero, nasal (transverso, lateral e alar), depressor do septo nasal e levantador comum da asa do nariz e do lábio superior.
- *Bucais:* são aqueles que circundam a boca. Podem ser superficiais ou profundos. Os superficiais são: orbicular da boca, levantador comum da asa e do lábio superior, levantador próprio do lábio superior, zigomático menor, zigomático maior, risório, depressor do ângulo da boca e mentoniano. Os profundos são: levantador do ângulo da boca, bucinador, depressor do lábio inferior.
- *Auriculares:* são aqueles que circundam a orelha. São os auriculares superior, anterior e posterior (Fig. 1-14).

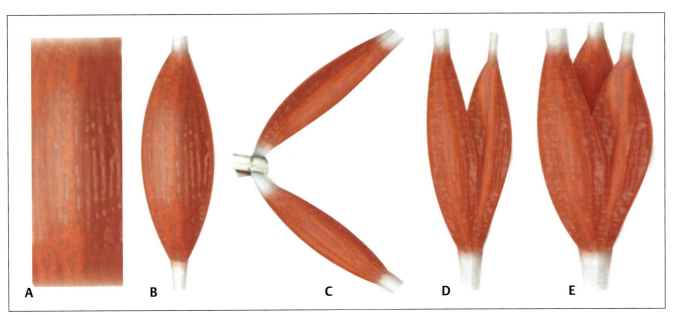

Fig. 1-10. Tipos de músculos: (**A**) plano – músculo forte, sem tendões com poder de contração de até a metade de seu comprimento; (**B**) fusiforme – músculo arredondado com tendão, forte e com poder de contração de até um terço de seu comprimento; (**C**) digástrico – dois músculos fusiformes unidos por um tendão intermediário, cada um deles com poder de contração de até um terço de seu comprimento; (**D**) bíceps – dois músculos fusiformes isolados que se unem a um único tendão distal, cada um deles com poder de contração isolada de até um terço de seu comprimento e; (**E**) tríceps – três músculos fusiformes isolados que se unem a um único tendão distal, cada um deles com poder de contração isolada de até um terço de seu comprimento.

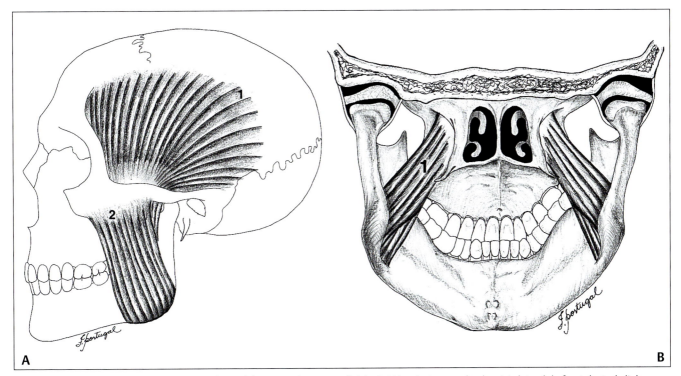

Fig. 1-11. Musculatura mastigadora: levantadores. (**A**) Levantadores superficiais: **1**. Músculo temporal – da crista lateral do frontal e toda linha curva temporal inferior no parietal e posterior do temporal em forma de leque, a um tendão inferior que se fixa em todo o processo coronoide da mandíbula até o trígono retromolar. **2**. Músculo masseter – anteriormente, pela margem posteroinferior do osso zigomático e margem inferior do arco zigomático, as margens inferior e posterior laterais do ângulo mandibular. (**B**) Levantador profundo: **1**. Músculo pterigóideo medial – da fossa pterigóidea do processo pterigoide do esfenoide às margens inferior e posterior mediais do ângulo mandibular.

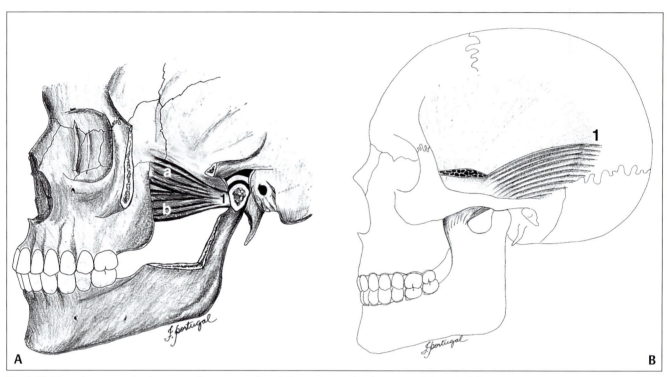

Fig. 1-12. Musculatura mastigadora: propulsor e retropulsor. (**A**) Propulsor. Músculo pterigoide lateral: a) feixe superior, da base da asa externa do processo pterigoide ao tendão; b) feixe inferior, da face externa da asa externa do processo pterigoide e tuberosidade maxilar ao tendão. Tendão até a fosseta pterigóidea na porção anterior do colo de côndilo mandibular. (**B**) Retropulsor: **1**. Fibras horizontais do temporal, da linha curva temporal inferior, em sua porção mais posterior, próxima ao occipital, até o tendão fixo ao processo coronoide da mandíbula.

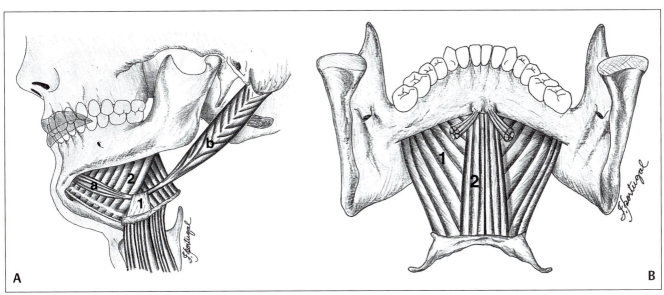

Fig. 1-13. Musculatura mastigadora: abaixadores. (**A**) Vista lateral oblíqua. **1**. Músculo digástrico – tendão intermediário: a) ventre anterior – da ranhura digástrica da lateral na margem inferior da sínfise mentoniana ao tendão, fixado à margem superior do osso hioide; b) ventre posterior – da ranhura digástrica na medial do processo mastóideo, no temporal ao tendão. **2**. Músculo milo-hióideo – da linha milo-hióidea, na face medial do corpo mandibular, a rafe mediana, a margem superior do hioide (assoalho bucal). (**B**) Vista posteroanterior. **1**. Músculo milo-hióideo. **2**. Músculo gênio-hióideo, das espinhas mentais inferiores à margem superior do osso hioide.

Miologia da Cabeça – Músculos Cuticulares ou da Expressão Facial

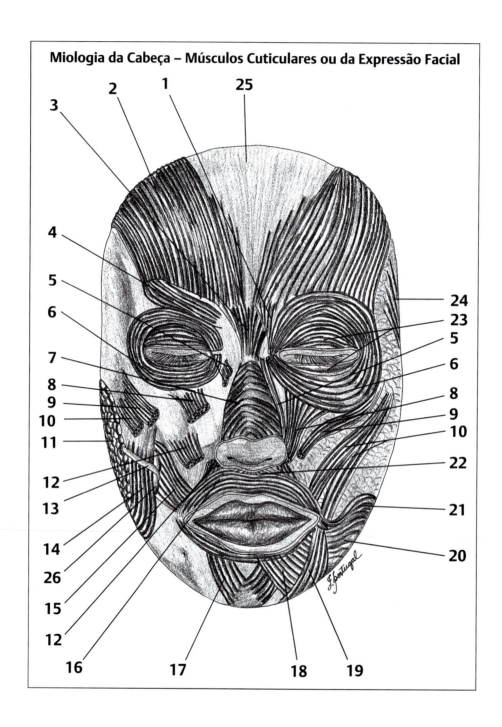

Fig. 1-14. Musculatura cuticular – expressão facial – vista anterior. **1**. Músculo depressor do supercílio – insere-se próximo às suturas frontonasal e frontomaxilar no processo frontal do maxilar, na porção medial do músculo orbicular do olho e no saco lacrimal, tracionando o supercílio para a medial e para baixo, comprimindo o saco lacrimal. **2**. Músculo frontal – origina-se na protuberância superciliar do frontal até a gálea ou fáscia epicraniana, com a função de movimentar o escalpo, elevando as sobrancelhas e enrugando a fronte. **3**. Músculo prócero – origina-se na porção superior da pirâmide nasal e termina na medial da sobrancelha, tendo a função de abaixar a pele da fronte e dos supercílios. **4**. Músculo corrugador do supercílio – origina-se próximo ao processo maxilar do frontal e termina na extremidade lateral do supercílio, com a função de abaixar a pele da fronte e dos supercílios. **5**. Músculo levantador comum da asa do nariz e lábio superior – do processo frontal do maxilar ao nível do ângulo do olho, asa do nariz e lábio superior; tem a função de dilatar a narina e levantar o lábio superior. **6**. Músculo orbicular do olho – em torno da órbita, tem a função de fechar as pálpebras, comprimindo o saco lacrimal e movimentando os supercílios. **7**. Músculo nasal – em duas porções, uma transversa, lateral ao nariz, e outra alar, na asa do nariz, tendo como função principal a dilatação do nariz. **8**. Músculo levantador do lábio superior – origina-se na margem infraorbital, passando sobre o forame homônimo, até o lábio superior; tem a função de levantar o lábio superior e o leva um pouco para frente. **9**. Músculo zigomático menor – da porção superior do corpo do zigomático à pele do lábio superior, com a função de auxiliar na elevação do lábio superior e acentuar o sulco nasolabial. **10**. Músculo zigomático maior – da eminência do corpo do zigomático à comissura labial, tendo a função de tracionar o ângulo da boca para trás e para cima. **11**. Glândula parótida. **12**. Músculo levantador do ângulo da boca – da fossa canina, abaixo do forame infraorbitário, ao ângulo da boca, com a função de elevar o ângulo da boca e acentuar o sulco nasolabial. **13**. Ducto parotídeo. **14**. Músculo masseter (mastigador) **15**. Músculo bucinador – superior na base do processo alveolar com o corpo maxilar, inferior na linha bucinadora mandibular, posterior ligamento pterigomandibular e anterior na comissura labial, com a função de deprimir e comprimir as bochechas contra a mandíbula e maxila. É importante para assobiar e soprar. **16**. Músculo orbicular da boca – da cavidade piriforme ao sulco labiomentoniano, dividido em semiorbicular superior e inferior, separados pela abertura bucal, tem a função de movimentar os lábios, as asas do nariz e a pele do mento. **17**. Músculo mentoniano – da fosseta mentoniana, acima do tubérculo mentoniano, ao lábio inferior, com a função de elevar e projetar para fora o lábio superior e enrugar a pele do queixo. **18**. Músculo depressor do lábio inferior – da fossa mentoniana, próxima à margem inferior da mandíbula, ao lábio inferior, com a função de repuxar o lábio inferior diretamente para baixo e lateralmente (expressão de ironia). **19**. Músculo depressor do ângulo da boca – origina-se na base da mandíbula e vai ao ângulo da boca, tendo a função de deprimir o ângulo da boca (expressão de tristeza). **20**. Músculo platisma – é o cuticular do pescoço, com a função de tracionar o lábio inferior e o ângulo bucal, abrindo parcialmente a boca (expressão de horror). **21**. Músculo risório – origina-se do platisma e vai ao ângulo da boca com a função de retrair o ângulo da boca lateralmente (riso forçado). **22**. Músculo depressor do septo nasal – origina-se na fosseta mirtiforme, lateral à espinha nasal anterior, e vai à columela. **23**. Músculos palpebrais superior e inferior – parte do orbicular do olho até o tarso palpebral. **24**. Músculo temporal (mastigador). **25**. Fáscia epicraniana, do frontal ao occipital. **26**. Bola gordurosa (Bichat) que serve de amortecedor entre os músculos bucinador e masseter.

Musculatura do Pescoço

Os músculos do pescoço de interesse Bucomaxilofacial se dividem em dois grandes grupos: os anteriores supra hioideos e os laterais.

Musculatura Anterior Supra Hioide

São músculos localizados entre o osso hioide e a mandíbula, dispostos em plano superficial e profundo.

Os músculos superficiais são: o digástrico e o estilo-hioide (estiloide) e os profundos são: milo-hioide (milioide) e geni-hioide (genioide).

O digástrico é constituído por dois fascículos fusiformes e um tendão intermediário. Estende-se da ranhura digástrica medialmente ao processo mastoideo no osso temporal até a ranhura digástrica na margem inferior da sínfise mentoniana na mandíbula, lateralmente a linha mediana. O seu tendão intermediário se insere na margem superior do osso hioide. É um abaixador da mandíbula.

O musculo estiloide é fusiforme e delgado que se estende do processo estiloide do osso temporal até o corpo do osso hioide. Acompanha medialmente o ventre posterior do digástrico.

O milioide é uma lamina muscular plana e quadrilátera que se estende da linha milioide na face medial da mandíbula a linha media, quando se une ao musculo homônimo contralateral formando o assoalho da boca. É um musculo abaixador da mandíbula.

O musculo genioide é um fascículo alongado que se estende da espinha mentoniana na face lingual da mandíbula até o osso hioide a cada lado da linha media. Também é um musculo abaixador da mandíbula.

Musculatura Lateral do Pescoço

Lateralmente no pescoço estão os músculos superficiais: platisma e esternocleidomastóideo e os profundos: escalenos anterior, médio e posterior e o reto lateral da cabeça.

O Platisma é um musculo quadrilátero largo e fino que se estende do tórax a acima da margem inferior da mandíbula se entrelaçando com as fibras dos músculos cuticulares inferiores da face. É um musculo subcutâneo que recobre todo o pescoço em suas porções anterior e laterais. Como ação traciona inferolateralmente a pele do mento e da comissura labial. Forma rugas na pele do pescoço.

O Esternocleidomastóideo é um musculo retangular longo e espesso que se estende obliquamente do processo mastoideo do osso temporal ate a articulação esterno clavicular no tórax. É um musculo superficial que recobre e protege a veia jugular externa. Como ação, sua contração unilateral flexiona a cabeça sobre a coluna vertebral para o lado em questão, virando a cabeça.

Os músculos Escalenos anterior, médio e posterior situam-se lateralmente aos músculos pre-vertebrais. São músculos independentes, revestidos pela fáscia cervical superficial. A principal ação é de rotação em relação coluna cervical.

O reto lateral da cabeça é um pequeno musculo que se insere no processo jugular occipital e no processo transverso do atlas. Contribui para a flexão da cabeça.

Angiologia

É o estudo dos vasos sanguíneos em suas localizações, seus trajetos, seus ramos colaterais e terminais.

Tipos de Vasos

- *Artérias:* são vasos que transportam sangue oxigenado de cor vermelha viva, com forte pressão. Possuem túnica muscular e são bem regulares, com consistência endurecida.
- *Veias:* são os vasos que transportam sangue carbonado de cor mais escura, azulada e com baixa pressão. Não possuem túnica muscular, e na cabeça e no pescoço não possuem válvulas também. São bastante irregulares, com consistência amolecida.
- *Capilares:* são vasos minúsculos que podem transportar tanto sangue oxigenado quanto carbonado. São pequenos vasos de difícil percepção manual.

Artérias Carótidas

A partir do ventrículo esquerdo sai a artéria aorta com trajeto ascendente. Imediatamente acima do coração, inicia uma curva para a esquerda, chamada de arco aórtico. Neste trajeto emite várias colaterais. Superiormente emite três grandes vasos da direita para a esquerda. São eles: tronco braquiocefálico, de onde originam a artéria carótida comum direita e a artéria subclávia direita, artéria carótida comum esquerda e artéria subclávia esquerda.

Após a origem, as carótidas seguem simetricamente à esquerda e à direita. Na altura da margem superior da cartilagem tireóidea, a carótida comum se divide em carótida interna e carótida externa.

A carótida interna tem trajeto ascendente e medial até o forame carotídeo no osso temporal, sem emitir qualquer ramo colateral, emitida apenas uma dentro do osso temporal, a artéria oftálmica.

A carótida externa emite seis colaterais, três anteriores: tireóidea superior, lingual e facial; duas posteriores: occipital e auricular posterior; e uma medial: faríngea profunda. Esta carótida possui dois terminais: maxilar e temporal superficial (Fig. 1-15).

Veias Jugulares

As jugulares são: interna, externa e anterior. A partir dos seios venosos cerebrais, os vasos venosos se unem no golfo da jugular, quando atravessam o forame jugular e formam a veia jugular interna. Esta veia jugular interna caminha paralelamente à artéria carótida interna até a veia cava, na entrada do átrio cardíaco direito, recebendo afluentes venosos da face. É a principal coletora de sangue venoso do crânio, da face e da parte anterior do pescoço. Seus principais afluentes são os troncos: tireolinguofacial, retromandibular e aurículo-occipital (Fig. 1-16).

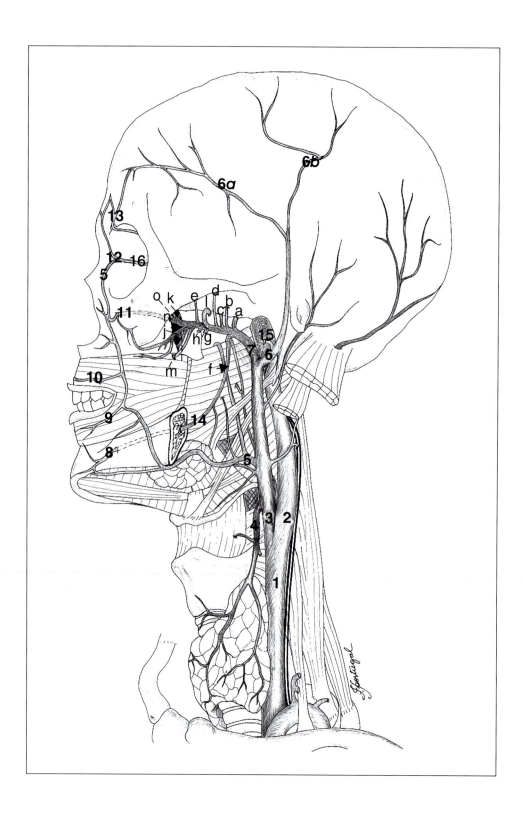

Fig. 1-15. Vascularização da cabeça — artéria carótida externa – vista lateral. Origem e principais ramos. **1.** Artéria carótida comum. A esquerda possui origem a partir da face superior do arco aórtico. A direita possui origem a partir do tronco braquiocefálico, que sai da face superior do arco ártico mais à direita. Após a origem, ambos os lados seguem idênticos destinos. A carótida comum sobe verticalmente, com pequena lateralidade no pescoço, até a altura da margem superior da cartilagem tireóidea, onde se divide em carótidas interna e externa. **2.** Artéria carótida interna – emerge mais superficial e lateralmente, parecendo ser mais externa. Tem trajeto para cranial e para medial em direção ao forame carotídeo, sem emitir qualquer ramo colateral neste trajeto, aprofundando-se em relação à carótida externa. Esta carótida emite uma única colateral, já dentro do osso temporal, após ter penetrado no forame carotídeo na base do crânio, que é a artéria oftálmica. **3.** Artéria carótida externa – emite seis ramos colaterais – três anteriores: tireóidea superior, lingual e facial, duas posteriores: occipital e auricular posterior, e uma profunda, a medial: faríngea profunda ou ascendente, e dois terminais: temporal superficial e maxilar. **4.** Artéria tireóidea superior tem trajeto anteroinferior e irriga a porção inferior e anterior do pescoço, além da glândula tireoide. **5.** Artéria facial, com duas porções: uma cervical emitindo os ramos ascendentes: pterigóideo, masseterino e palatino ascendente; e dois anteriores: submandibular e submentoniano; e outra facial propriamente dita, emitindo os ramos: labial inferior, labial superior, nasal e angular. Entre estas duas anteriores tem a artéria lingual que se destina à língua e ao assoalho de boca. Posteriormente a estas, sai a occipital, próxima à saída da facial e, mais acima, abaixo do lóbulo da orelha, sai a auricular posterior. Esta artéria facial propriamente dita sobe próxima à margem anterior do músculo masseter. **6.** Artéria temporal superficial é uma das terminais, com colaterais como: a transversa da face e a articular (ATM); e terminais como: a) artéria temporal superficial anterior e b) artéria temporal superficial média. **7.** Artéria maxilar é a outra terminal, com 14 colaterais e um terminal. Colaterais: cinco artérias ascendentes: a) timpânica, que irriga parte do aparelho auditivo; b) meníngea média, que irriga o encéfalo, passando pelo forame espinhoso; c) temporal profunda média, que irriga as porções profundas do músculo temporal e fáscia epicraniana; d) acessória, sem função específica; e) temporal profunda anterior, que se dirigem à região frontal. Cinco artérias descendentes: f) alveolar inferior, que irriga a mandíbula, dentes inferiores, mento e lábio inferior; g) masseterina, que irriga as fibras profundas do músculo masseter; h) bucinadora, que irriga o vestíbulo bucal e o músculo bucinador; i) palatina maior, que irriga os tecidos palatinos médios e posteriores; j) pterigóidea, que irriga os músculos pterigoides lateral e medial. Duas artérias posteriores: k) pterigopalatina; l) vidiana. Duas artérias anteriores: m) alveolar superior, que irriga os dentes superiores e o osso maxilar; n) infraorbitária, que irriga a pálpebra inferior, porção lateral do nariz, lábio superior e parte da região geniana. Uma artéria terminal: o) incisiva, que irriga os tecidos palatinos anteriores, relacionados com a bateria labial (de canino a canino). **8.** Artéria mentoniana, uma terminal da alveolar inferior, que irriga o lábio inferior e o mento. **9.** Artéria labial inferior, ramo da facial. **10.** Artéria labial superior, ramo da facial. **11.** Artéria infraorbitária, ramo da maxilar. **12.** Artéria angular, união entre a artéria facial, ramo da carótida externa, com a oftálmica, ramo da carótida interna. **13.** Artéria supraorbitária, ramo da oftálmica. Irriga o supercílio, a pálpebra superior e o semiorbicular superior do olho e o dorso nasal. **14.** Artéria alveolar inferior, ramo da maxilar. Irriga o osso alveolar e os dentes, além da base mandibular. **15.** Artéria transversa da face, ramo da temporal superficial. **16.** Artéria oftálmica – ramo da carótida interna.

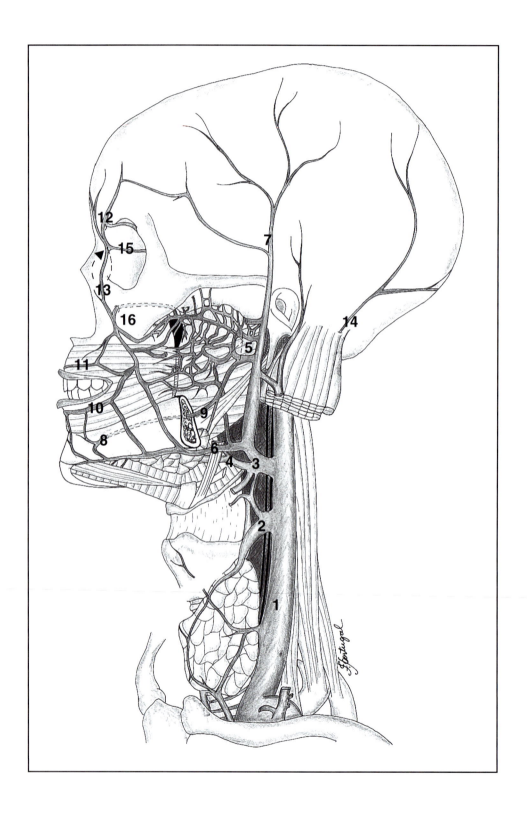

Fig. 1-16. Vascularização da cabeça. Vista Lateral. Rede venosa — principais vasos. Dentro do crânio existem os seios venosos, que são espaços entre as meninges, para onde se drena o sangue venoso da caixa craniana. Os principais seios venosos são os longitudinais superior e inferior, os laterais e sigmoides e o cavernoso. Todos se dirigem ao forame jugular, saindo do crânio pela veia jugular interna. **1**. Veia jugular interna, que sai do crânio pelo forame jugular e desce coletando afluentes de toda a cabeça e pescoço até a veia cava, já no tórax. **2**. Veia tireóidea superior drena a região infra-hióidea e parte da supra-hióidea. **3**. Tronco tireolinguofacial, na maioria dos indivíduos existe este tronco, com afluentes das veias tireóidea superior, lingual e facial, drenando, portanto, toda a porção anterior da face e do pescoço. **4**. Veia lingual – que drena a língua e o assoalho de boca. **5**. Plexo pterigoide é um emaranhado de pequenas veias que drenam o terço médio facial e desembocam na veia retromandibular. **6**. Veia facial, coleta vasos superficiais e cervicais superiores como submentoniana e submandibular. **7**. Veia temporal superficial, que junto com o plexo pterigoide forma a veia retromandibular. **8**. Veia mentoniana caminha para a alveolar inferior. **9**. Veia alveolar inferior caminha para o plexo pterigoide. **10**. Veia labial inferior que desemboca na veia facial. **11**. Veia labial superior desemboca na veia facial. **12**. Veia supraorbitária que desemboca na veia oftálmica. **13**. Veia angular que também desemboca na veia oftálmica. **14**. Veia occipital. **15**. Veia oftálmica, que desemboca no seio cavernoso no crânio. **16**. Veia infraorbitária.

Neurologia

É o estudo dos nervos, suas origens, seus trajetos e funções.

Classificação

Na cabeça e no pescoço os principais nervos são os conhecidos como pares cranianos. São simétricos e têm origem nas faces anteroinferior e lateral do tronco encefálico. Existem 12 pares numerados de I a XII de acordo com a ordem de emergência, da frente para trás, no neuroeixo cefálico. São eles:

- *I par:* olfatório, responsável sensorial pelo cheiro.
- *II par:* óptico, responsável sensorial pela visão.
- *III par:* oculomotor, responsável pela motricidade do olho. Inerva os músculos orbitários, com exceção do oblíquo superior e reto lateral.
- *IV par:* troclear, responsável pela motricidade do músculo oblíquo superior do olho.
- *V par:* trigêmeo, responsável pela motricidade dos músculos tensor do tímpano levantador do palato e mastigadores, com exceção do gênio-hióideo. Responsável pela sensibilidade da face e parte do crânio, do sistema dental e parte da orelha (Fig. 1-17).
- *VI par:* abducente, responsável pela motricidade do músculo reto lateral do olho.
- *VII par:* facial, responsável pela motricidade dos músculos cuticulares da cabeça conhecidos como músculos da expressão facial, estiloide, ventre posterior do digástrico e estapédio. Responsável pela sensibilidade geral de parte posterior do meato acústico, membrana do tímpano, parte do couro cabeludo e parte da língua. É responsável sensorial pela gustação e parte da excreção salivar (Fig. 1-18).
- *VIII par:* vestibulococlear, responsável pela audição.
- *IX par:* glossofaríngeo, responsável sensorial por parte da gustação. Responsável motor e da sensibilidade geral de parte da faringe.
- *X par:* vago, responsável motor e da sensibilidade geral regulador dos aparelhos respiratório e digestório, sendo inibidor do coração. Inerva vísceras do pescoço: laringe, faringe, traqueia, esôfago e tireoide; do tórax: pulmões, coração e esôfago; do abdome: parte delas.
- *XI par:* acessório, responsável motor do trapézio e esterno-clidomastóideo; auxilia o vago.
- *XII par:* hipoglosso, responsável motor da língua e pelo gênio-hióideo. Pode anastomosar com o nervo acessório.

Resumo

- *Sensoriais:* aqueles ligados aos sentidos – I, II e VIII.
- *Motores:* aqueles ligados às ações dos músculos e vísceras: III, IV, VI, XI e XII.
- *Mistos:* aqueles que possuem ações motoras e sensíveis (sensibilidade) – V e X.
- *Mistos e sensoriais:* aqueles que possuem funções motoras, sensitivas e sensoriais – VII e IX.

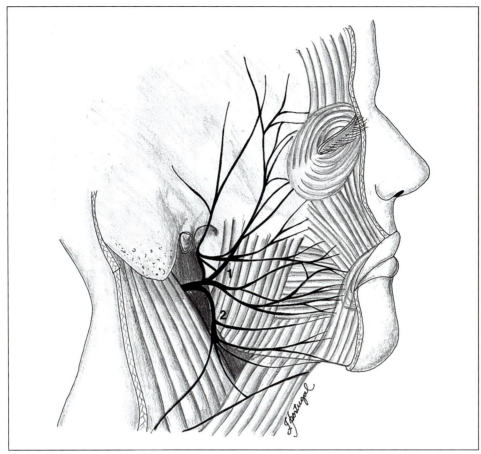

Fig. 1-17. Nervo facial. Corte em perfil. Emerge do crânio através do forame estilomastóideo por onde entra a artéria estilomastóidea. Ao sair, inicialmente, tem um trajeto vertical que logo passa a fazer uma curva de 90° para frente, passando cerca de 10 mm abaixo do lóbulo da orelha, penetrando na intimidade da glândula parótida, onde se divide em dois troncos: o temporofacial e o cervicofacial. **1**. Tronco temporofacial, divide-se em nervos regionais: ramos frontais, que vão em direção à região e ao músculo frontal; ramos superciliares, que se dirigem aos músculos superciliares; ramos palpebrais dirigem-se ao orbicular do olho e às pálpebras superior e inferior; ramos nasais se dirigem aos músculos nasais; ramos bucais se dirigem aos músculos bucais superiores (elevador do lábio superior, zigomático menor, zigomático maior, elevador do ângulo da boca, risório e bucinador), inclusive o semiorbicular superior da boca. **2**. Tronco cervicofacial, dirigindo-se ao lábio inferior, aos músculos mentoniano, depressor do lábio inferior, depressor do ângulo da boca e cervicais superiores (ramo marginal da mandíbula).

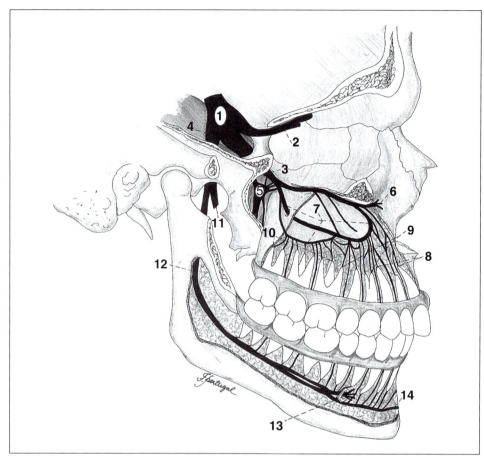

Fig. 1-18. Nervo trigêmeo e principais ramos. Corte em perfil. **1.** Nervo trigêmeo (V par craniano) — gânglio trigeminal, na fossa trigeminal da face superior do rochedo temporal intracraniano. **2.** Nervo oftálmico (1ª raiz sensitiva) – tem trajeto horizontal para anterior. Transfixa o crânio pela fissura orbital superior, junto com a veia oftálmica e nervos motores como: oculomotor (III par craniano), troclear (IV par craniano) e abducente (VI par craniano). Inerva sensitivamente a parte superior da órbita (teto de órbita), inclusive a glândula lacrimal e a pálpebra superior, o supercílio, o frontal e o dorso do nariz. **3.** Nervo maxilar (2ª raiz sensitiva) – tem trajeto oblíquo para anterior e para baixo e, transfixa o crânio pelo forame redondo no esfenoide, saindo na fossa pterigomaxilar. Inerva todo o terço médio facial, incluindo parte inferior da órbita e pálpebra inferior, parte lateral e asa do nariz, e todo palato e assoalho nasal. **4.** Nervo mandibular (3ª raiz mista – sensitiva e motora), – tem trajeto vertical, transfixando o crânio pelo forame oval, saindo na fossa zigomática. Inerva sensitivamente todo o terço inferior da face, incluindo mandíbula, língua e assoalho bucal. Inerva motoramente os músculos mastigadores e da audição. **5.** Gânglio esfenopalatino – emite ramos para a órbita, que passa pela fissura orbital inferior, e para o palato (incisivo e palatinos maior e menor), osso palatino e alveolar pela face palatina e fibromucosa daquela região. **6.** Nervo infraorbitário – inerva a porção lateral e a asa do nariz, a pálpebra inferior, a parte da bochecha e o lábio superior. **7.** Nervos alveolares superiores – inervam o maxilar, os dentes e a fibromucosa gengival vestibular superiores. **8.** Nervo alveolar anterossuperior – inerva os incisivos central e lateral e canino, osso alveolar vestibular e fibromucosa vestibular naquela região. **9.** Nervo alveolar médio-superior – inerva os primeiros e segundo pré-molares e raiz mesiovestibular do primeiro molar, osso alveolar vestibular e fibromucosa vestibular naquela região. **10.** Nervo alveolar posterossuperior – inerva as raízes distovestibular e palatina do primeiro molar e as três raízes do segundo e terceiro molares, osso alveolar vestibular e fibromucosa vestibular naquela região. **11.** Nervo lingual – inerva a língua e o assoalho bucal, fibromucosa lingual e osso alveolar pela lingual. **12.** Nervo alveolar inferior – penetra no forame mandibular e segue pelo ducto mandibular emitindo ramos para todas as raízes, para o osso alveolar vestibular e fibromucosa gengival vestibular, até o segundo pré-molar inferior, quando se divide em mentoniano e incisivo mandibular. **13.** Nervo mentoniano, mental ou mentual – inerva o lábio inferior e o mento. **14.** Nervo incisivo mandibular, o osso alveolar vestibular e fibromucosa gengival vestibular e os dentes, do primeiro pré-molar ao incisivo central.

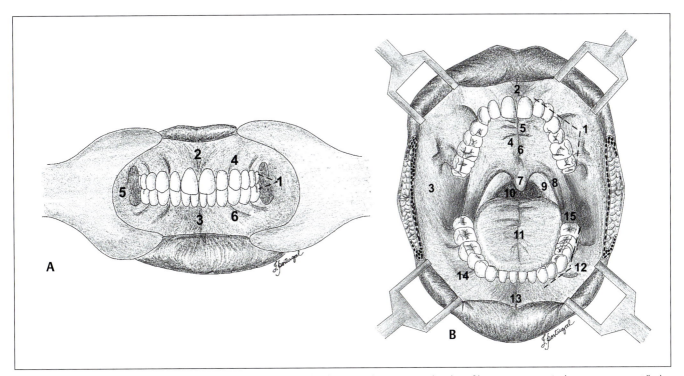

Fig. 1-19. Boca. Cavidade. Vista frontal. (**A**) Boca fechada: **1**. Arcadas dentais – dentes, osso alveolar e fibromucosa gengival – separam o vestíbulo da boca propriamente dita. **2**. Freio labial superior – tecido conjuntivo fibroso que objetiva limitar os movimentos do lábio superior e sua altura. **3**. Freio labial inferior – tecido conjuntivo fibroso que objetiva limitar os movimentos do lábio inferior e sua altura. **4**. Bridas laterais superiores – pontos de inserção do músculo levantador do ângulo da boca. **5**. Vestíbulo bucal – espaço entre a arcada dental e a bochecha. **6**. Bridas laterais inferiores – pontos de inserção do músculo bucinador. (**B**) Boca aberta: **1**. Arcada dental superior. **2**. Freio labial superior. **3**. Vestíbulo bucal – mucosa jugal, bochecha. **4**. Palato duro – fibromucosa resistente e espessa. **5**. Rugas palatinas – projeções individuais de fibromucosa, transversas na porção anterior do palato duro. **6**. Rafe palatina – união entre os maxilares, destacada por uma depressão. **7**. Úvula – altamente móvel pela ação dos músculos da úvula (direito e esquerdo). **8**. Pilar ou arco anterior – compreendida pelo músculo palatoglosso. **9**. Pilar ou arco posterior – compreendido pelo músculo palatofaríngeo. Lateral e superiormente aos pilares tem-se o músculo tensor do véu palatar. Superiormente, ao lado da úvula, tem-se o músculo levantador do véu palatar. Úvula, pilares e paredes compõem o palato mole. **10**. Orofaringe – espaço entre a parede posterior do tubo faríngeo e a margem posterior do palato mole. **11**. Língua – anexo da boca. **12**. Arcada dental inferior. **13**. Freio labial inferior. **14**. Bridas laterais inferiores – pontos de inserção do músculo bucinador. **15**. Espaço retromolar – compreendido entre a distal do último molar e a margem anterior do ramo mandibular.

Boca, Anexos e Estruturas Craniofaciais Associadas

É o estudo do sistema estomatognático.

Boca

É a cavidade anterior e inferior da face, compondo a primeira parte do sistema digestório. Está formada pelo vestíbulo (de) e pela boca propriamente dita, separadas pela arcada dental. Estas cavidades estão comunicadas pelos espaços interdentários e retromolares. É um cubo formado por seis paredes: 1. anterior representada pelos lábios; 2. posterior representada pelo palato mole; 3. superior, pelo palato duro; 4. inferior, pelo assoalho de boca; e 5. laterais, pelas bochechas (Fig. 1-19).

Língua

É o órgão muscular altamente móvel da gustação, mastigação, fonação e deglutição. Ocupa a faringe, onde é fixa, e o assoalho de boca, onde é livre. O dorso livre bucal é recoberto por papilas filiformes, fungiformes, valadas e foliadas. As valadas, em número entre 10 e 12, compõem o "V" lingual. O dorso fixo faríngeo é recoberto por amídalas.

É composta por 17 músculos, sendo 8 pares e 1 ímpar, o lingual superior. Apenas um par é intrínseco, inicia e termina na própria língua, o transverso, e os outros são extrínsecos, inserem-se fora da língua, genioglosso, estiloglosso, hioglosso, palatoglosso, faringoglosso, amidaloglosso e lingual inferior. As suas inervações principal e secundária são: motora – hipoglosso e glossofaríngeo, sensitiva – lingual e glossofaríngeo e sensorial – facial e glossofaríngeo (Fig. 1-20).

Glândulas Salivares

São órgãos que produzem a saliva. Existem três tipos de saliva: a serosa, que é fluida e ajuda na formação do bolo alimentar e no início da digestão; a mucosa, que é densa e viscosa e é responsável pela lubrificação e proteção de mucosa; e seromucosa, a combinação das duas. Quanto maior a glândula, mais serosa é sua saliva, quanto menor, mais mucosa.

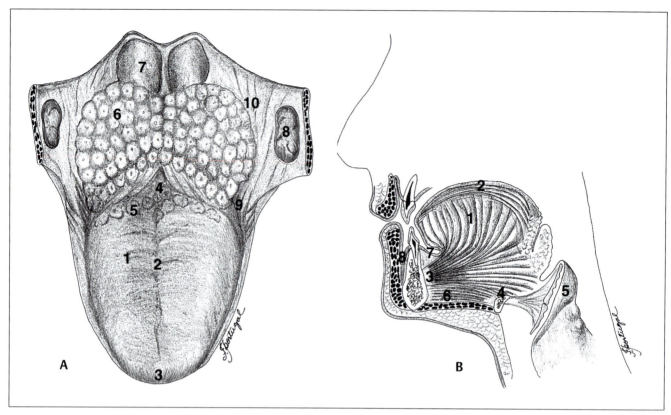

Fig. 1-20. Língua. (**A**) Vista superior: **1.** Dorso lingual – recoberto por papilas linguais. **2.** Rafe lingual – depressão na linha média. **3.** Ápice lingual – ponta da língua. **4.** Forame cego – cicatriz do ducto embrionário glossotireóideo, atrás do "V" lingual. **5.** Papilas circunvaladas – compõem o "V" lingual. **6.** Amídalas linguais – recobrem o dorso faríngeo lingual. **7.** Epiglote – entrada da traqueia. **8.** Amídala palatina – entre os pilares ou arcos do palato mole (boca). **9.** Pilar ou arco anterior – compreendida pelo músculo palatoglosso. **10.** Pilar ou arco posterior – compreendida pelo músculo palatofaríngeo (boca). (**B**) Vista lateral — corte sagital: **1.** Corpo muscular – músculo lingual inferior. **2.** Dorso lingual – músculo lingual superior. **3.** Músculo genioglosso – estende-se das espinhas mentonianas superiores ao músculo lingual inferior. **4.** Músculo hioglosso – estende-se da margem superior do osso hioide até a massa muscular do corpo lingual. **5.** Epiglote (laringe). **6.** Músculo gênio-hióideo – estende-se das espinhas mentais inferiores à margem superior do osso hioide. NÃO pertence à língua (abaixador da mandíbula). **7.** Freio lingual – tecido conjuntivo fibroso que limita os movimentos e a projeção lingual. **8.** Freio labial inferior (vestíbulo) – tecido conjuntivo fibroso que objetiva limitar os movimentos do lábio inferior e sua altura.

As glândulas se dividem em maiores ou principais: parótida, submandibular e sublingual, e em menores ou acessórios: labiais, palatinas, retromolares, molares e linguais (Fig. 1-21).

Fossas Nasais

São dois corredores no terço médio facial, separados por delgado septo, compondo a primeira parte do aparelho respiratório. Possui um esqueleto osteocartilagíneo revestido por mucosa. Tem funções respiratória, olfativa e fonadora.

Possuem quatro paredes: 1. superior – olfatória pela intimidade com a lâmina cribriforme do etmoide e os filetes nervosos olfatórios; 2. inferior – respiratória pela passagem do ar pelos meatos; 3. medial – septo nasal e 4. lateral – meatal pelos meatos e forames de comunicação com os seios paranasais (Fig. 1-22).

Seios Paranasais

São cavidades anexas as fossas nasais que tem a função de aquecer, umedecer e filtrar o ar inspirado pelas fossas nasais, preparando-o para os pulmões.

Os seios anteriores ou superficiais compreendem ao seio maxilar, as etmoidais anteriores e as frontais, sendo acessíveis e exploradas cirurgicamente, comunicando-se no meato médio.

Os seios posteriores ou profundos compreendem aos seios etmoidais posteriores e esfenoidal, sendo inacessíveis cirurgicamente e comunicados no meato superior (Fig. 1-23).

Faringe

É um canal musculomembranoso que se estende da base do crânio a altura da furca esternal. É órgão de cruzamento das vias respiratórias e digestivas, estando atrás das fossas nasais, da cavidade bucal e da laringe, à frente da coluna cervical (Fig. 1-24).

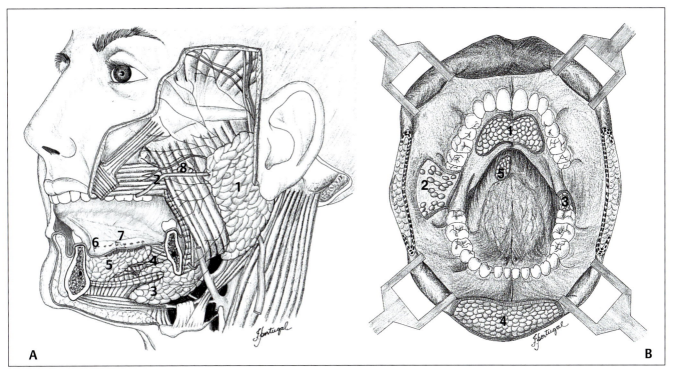

Fig. 1-21. (**A**) Glândulas salivares principais ou maiores — vista lateral: **1**. Glândula parótida – a maior das glândulas com forma triangular, localizada próxima ao pavilhão auricular, sobre o masseter. Constituída por três lóbulos: superior, inferior e anterior. **2**. Ducto parotídeo – estende-se do lóbulo anterior da glândula, passando horizontalmente por cima do masseter e parte do bucinador, quando faz um ângulo de 90° e o transfixa na altura do segundo molar superior, onde se desemboca. **3**. Glandular submandibular – tem forma oval arredondada localizada na região glossossupra-hióidea, abaixo do milióideo. **4**. Ducto submandibular – sai horizontal da porção mais anterior da glândula, após alguns milímetros faz uma curva de 90° para cima, transfixando o milióideo, desembocando no assoalho bucal, nas carúnculas sublinguais, lateral ao freio lingual. **5**. Glândula sublingual – tem forma oval alongada localizada abaixo da língua, no assoalho bucal, acima do milióideo, sendo bastante superficial. **6**. Carúncula sublingual – aumento de volume repleto de orifícios, que recobre a glândula sublingual e permite a saída dos ductos secundários. **7**. Ductos sublinguais são em torno de 20 e desembocam diretamente no assoalho bucal, na carúncula sublingual. **8**. Glândula parótida acessória pode ou não estar presente e pode ser o desprendimento do lóbulo anterior da parótida. (**B**) Glândulas salivares acessórias ou menores – vista anterior. Denominam-se de acordo com a região onde se situam. **1**. Glândulas palatinas – conjunto de glândulas isoladas na metade posterior do palato. **2**. Glândulas molares ou jugais – conjunto de glândulas isoladas na bochecha. **3**. Glândulas retromolares – conjunto de glândulas isoladas atrás dos molares. **4**. Glândulas labiais – conjunto de glândulas isoladas nos lábios superior e inferior. **5**. Glândula lingual – glândulas um pouco maiores que as menores e menores que as maiores, localizadas à direita e à esquerda, no ventre do ápice lingual e outras poças que se entremeiam às papilas linguais em seu dorso.

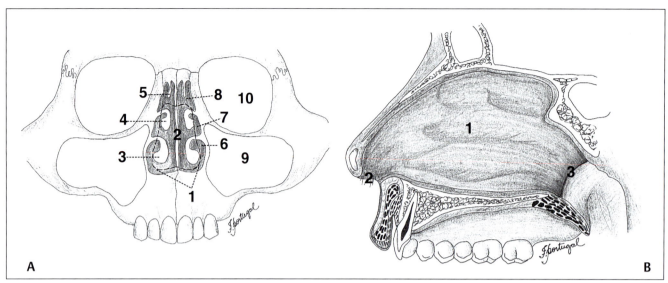

Fig. 1-22. Fossas nasais. (**A**) Vista anterior. **1**. Abertura piriforme – abertura óssea anterior do nariz. **2**. Septo nasal – compreendida pelo osso vômer e pela lâmina vertical do etmoide. O septo cartilagíneo está compreendido pela cartilagem do septo. **3**. Corneto inferior – maior dos cornetos, sendo um osso isolado. **4**. Corneto médio – pertencente à massa lateral do osso etmoide. **5**. Corneto superior, idem ao corneto médio. **6**. Meato inferior. **7**. Meato médio. **8**. Meato superior – espaços abaixo dos cornetos por onde passam o ar em turbilhamento. **9**. Seio maxilar – maior dos seios paranasais, compreendendo a conformação interna do osso maxilar. **10**. Cavidade orbitária. (**B**) Vista lateral — corte sagital. **1**. Septo nasal – compreendido pelo osso vômer e pela lâmina vertical do etmoide, mais a cartilagem do septo. **2**. Narina – é a abertura tegumentar anterior do nariz. **3**. *Cavum* – é a abertura tegumentar posterior do nariz. A abertura óssea anterior é a cavidade piriforme e posterior à coana, a abertura tegumentar anterior é a narina, e a posterior é o *cavum*. Nos meatos existem as aberturas de comunicação com os seios paranasais, cavidade orbitária e ouvido. No meato superior comunicam-se os seios etmoidais posteriores e esfenoidal. No médio comunicam-se os seios frontal e maxilar e o conduto nasolacrimal. No inferior a comunicação com o ouvido, através da tuba auditiva.

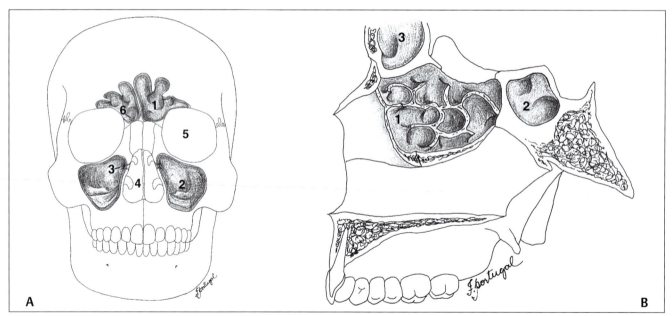

Fig. 1-23. Seios paranasais. (**A**) Vista frontal: **1**. Seio frontal – possui forma irregular, podendo ser uni ou bilateral, estando na conformação interna do frontal – comunica-se com a fossa nasal em seu meato médio, através do infundíbulo. **2**. Seio maxilar – possui forma piramidal quadrangular com base para a fossa nasal e ápice para o zigomático, sendo o maior dos seios paranasais, compreendendo a conformação interna do osso maxilar – comunica-se com a fossa nasal em seu meato médio, através do óstio. **3**. Óstio – localiza-se na base do seio na porção mais posterior e superior. **4**. Fossa nasal. **5**. Cavidade orbitária. **6**. Infundibulum – é a comunicação do seio frontal com o meato médio na fossa nasal, localiza-se na base do seio na porção mais inferior e medial. (**B**) Vista lateral – corte sagital: **1**. Seio etmoidal – conjunto de pequenos seios na intimidade do osso etmoide, cujos ductos anteriores desembocam diretamente no meato médio da fossa nasal e os posteriores no meato superior. **2**. Seio esfenoidal – possui forma arredondada e profunda, comunicando-se com o meato superior na fossa nasal, geralmente não permitindo acesso cirúrgico, estando na conformação interna do osso esfenoide. **3**. Seio frontal.

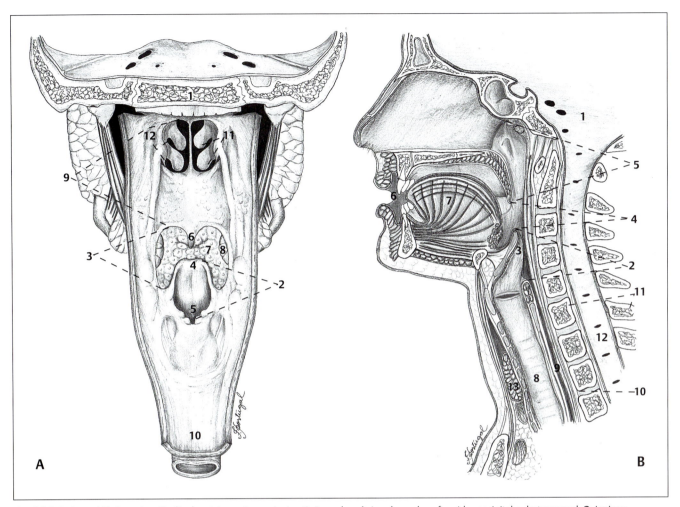

Fig. 1-24. Faringe. (**A**) Corte longitudinal – vista posteroanterior: **1**. Base do crânio – base do esfenoide, occipital e do temporal. **2**. Laringe – compreende a glote, a epiglote e a abertura da traqueia. **3**. Orofaringe – porção posterior da cavidade bucal, atrás do palato mole. **4**. Epiglote – estrutura músculo-cartilagínea móvel que oclui a abertura da glote, evitando penetração de corpos estranhos no interior da traqueia. **5**. Glote – abertura que dá passagem do ar para a traqueia. **6**. Úvula – parte do palato mole, compreendida pelos músculos da úvula (direito e esquerdo). **7**. Amídalas linguais – revestimento do dorso lingual faringiano. **8**. Amídala palatina – entre os pilares ou arcos anterior e posterior do palato mole. **9**. Rinofaringe – porção posterior da cavidade nasal. **10**. Esôfago – atrás e abaixo da laringe. **11**. Cornetos. **12**. Meatos nasais, em vista posteroanterior. (**B**) Corte sagital — vista lateral: **1**. Base do crânio – esfenoide, occipital e temporal. **2**. Laringe – compreende a glote, a epiglote e a abertura da traqueia. **3**. Epiglote – estrutura músculo-cartilagínea móvel que oclui a abertura da glote, evitando penetração de corpos estranhos no interior da traqueia. **4**. Orofaringe – porção posterior da cavidade bucal. **5**. Rinofaringe – porção posterior da cavidade bucal. **6**. Boca. **7**. Língua. **8**. Traqueia – tubo músculo-cartilagíneo que se estende até os brônquios pulmonares. **9**. Esôfago – tubo fibromuscular que se estende até o antro pilórico no estômago. **10**. Espaço retrofaríngeo – atrás da faringe e à frente da coluna vertebral. **11**. Coluna cervical – vértebras cervicais. **12**. Espaço medular – medula nervosa espinal. **13**. Glândula tireoide.

INSTALAÇÕES CIRÚRGICAS

Hospitalar e Ambulatorial

Conceitos

Centro Cirúrgico

Também chamado de bloco cirúrgico, é o conjunto de salas destinadas à perfeita realização dos procedimentos cirúrgicos, localizado dentro de um hospital ou clínica e convenientemente preparado com instrumentais, equipamentos e materiais, o que torna possível a prática da cirurgia dentro dos melhores padrões possíveis. O centro cirúrgico possui dependências diversas, compreendendo sala(s) de operação(ões) (SO) e outras complementares.

- *Hospitalar:* é o centro cirúrgico localizado dentro de um hospital ou clínica especializada, quando, normalmente, o paciente necessita: 1. ficar internado para observações; 2. submeter-se à intervenção cirúrgica de médio ou grande porte; 3. submeter-se à anestesia geral ou 4. de cuidados especiais para complementar seu tratamento (Fig. 1-25).
- *Ambulatorial:* é o centro cirúrgico, ou somente a sala de operações, localizado em dependências hospitalares ou não, onde o paciente pode deambular após intervenção cirúrgica, sem indicação prévia de internação (Fig. 1-26).

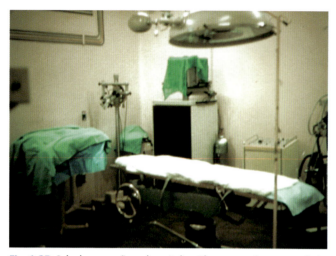

Fig. 1-25. Sala de operações – hospitalar. Observar equipamentos (sala do centro cirúrgico do Hospital São João Batista – Volta Redonda, RJ).

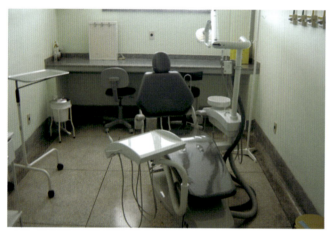

Fig. 1-26. Sala de operações – ambulatorial (sala do centro cirúrgico do curso de Odontologia do UniFOA).

Dependências Operatórias e Complementares

- *Sala de operações (SO):* é o local onde se executa a intervenção cirúrgica propriamente dita. Deve possuir paredes lisas e sem ângulos, ar-condicionado, iluminação adequada e cores claras. As portas e janelas devem ser vedadas para não permitir a comunicação permanente com o meio externo. Os equipamentos indispensáveis são: mesa cirúrgica ou cadeira especial, negatoscópio, oxigênio encanado ou em balas, aparelhagem de anestesia geral (quando for o caso), equipamento de monitoração (oxímetro, esfigmomanômetro, eletrocardiógrafo, capinógrafo), mesas e armários auxiliares em aço inoxidável ou revestido com fórmica ou similar, focos de iluminação, bisturi elétrico e eletrocautério, aspirador de sangue, desfibrilador e outros aparelhos especiais. Na oportunidade cirúrgica as mesas são devidamente montadas com equipamento, instrumental e material necessários ao bom andamento da cirurgia.
- *Sala de programação:* dependência onde se revisam os exames pré-operatórios semiológicos, clínicos e imageológicos anexados ao prontuário do paciente, com o objetivo de conferir o diagnóstico e o plano de tratamento previamente estabelecido, orientando-se aos demais membros da equipe o que e como se pretende realizar, a exemplo de vias de acesso e técnicas, meios de fixação, possibilidade tática. É também onde se elaboram mapas cirúrgicos e outras escriturações, como preenchimentos de prontuários, descrição cirúrgica e prescrição.
- *Sala de troca de roupas:* dependência onde se removem as vestes vindas de outros locais (consultório, via pública, enfermaria etc.), provavelmente contaminados, e se vestem roupas próprias para o centro cirúrgico. Aqui são vestidos: calça, camisa, sapatilhas, gorro e máscara e outros eventuais, tanto para a equipe quanto para o paciente. Equipamentos, caixas de material, bolsas pessoais e outros vindos de área contaminada devem ser revestidos por campos cirúrgicos, a fim de evitar o seu contato com as dependências internas do centro cirúrgico, principalmente a sala de operações.
- *Sala de preparo do doente:* é a dependência onde se completa o preparo do doente, faz-se troca de roupa da enfermaria para o centro cirúrgico, tricotomia (remoção de pelos), quando necessário, e mais uma vez o orienta "de que" e "porque" será operado, informando-o sobre o pós-operatório imediato, principalmente relacionado com tamponamentos nasais e a bloqueios intermaxilares.
- *Sala de lavabo ou lavábulo:* é a dependência onde a equipe operatória faz sua escovação e antissepsia das mãos e antebraços, para permitir a colocação dos capotes e luvas cirúrgicas estéreis. Em alguns hospitais a equipe já se paramenta neste local.
- *Sala de condicionamento de instrumental e material:* é a dependência onde o material e o instrumental são preparados e guardados esterilizados em caixas ou invólucros apropriados até o momento cirúrgico. Sempre se deve verificar o prazo de validade de cada processamento e de cada material.
- *Sala de raios X e câmara escura:* é a dependência onde ficam os aparelhos de raios móveis e equipamentos para a revelação das películas radiográficas. Este artifício ainda é usado em traumato-ortopedia e, muito raramente, em bucomaxilofacial.
- *Sala de expurgos:* é a dependência para onde são encaminhados, em sacos plásticos adequados, todos os instrumentais, materiais, roupas, órgãos, lesões e tudo mais que tenha sido manipulado no ato operatório e que deve ser retirado daquele ambiente. O que será reaproveitado deve ser lavado e encaminhado para o processamento na sala de esterilização. O que será desprezado deve ser devidamente armazenado em recipiente específico e encaminhado para a incineração ou para o lixo hospitalar, que possui recolhimento apropriado pelo poder público. Material perfurocortante tem destino específico em recipiente que evite acidentes.
- *Sala de recuperação:* é a dependência onde o paciente se restabelece da anestesia geral ou trauma cirúrgico até readquirir seus reflexos e defesas. Durante este tempo o paciente recebe supervisão permanente de equipe especializada específica. Nesta sala devem existir equipamentos e medicamentos suficientes para o restabelecimento do paciente caso haja uma descompensação do estado geral, parada cardiorrespiratória, apneia, taqui ou braquicardia, hipo ou hipertensão, lipotimia, algias etc. (Fig.1-27).

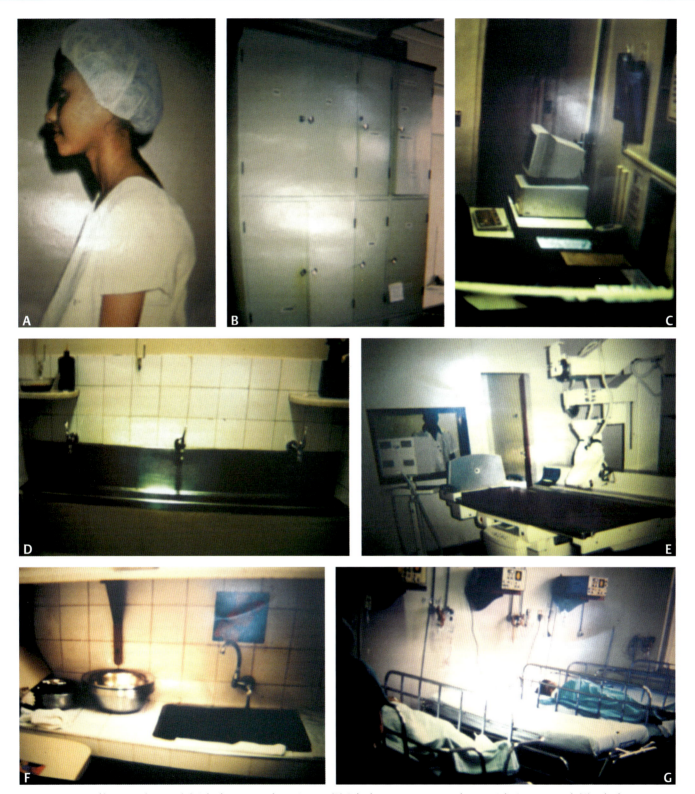

Fig. 1-27. Dependências cirúrgicas. (**A**) Sala de preparo de pacientes. (**B**) Sala de armazenamento de material e instrumental. (**C**) Sala de programação. (**D**) Lavabo. (**E**) Sala de raios X. (**F**) Sala de expurgos. (**G**) Sala de recuperação.

EQUIPE CIRÚRGICA

Hospitalar e Ambulatorial

Conceitos

É todo o pessoal participante do ato cirúrgico, sendo composta por cirurgião, 1º auxiliar, 2º auxiliar, 3º auxiliar (eventual), instrumentador, circulante, anestesiologista e auxiliares de anestesia.

Atribuições dos Membros da Equipe Cirúrgica

- *Cirurgião*: é o responsável pelo ocorrido na cirurgia e suas consequências. É o examinador clínico, semiológico e laboratorial, o responsável pelo diagnóstico e plano de tratamento. Cabe a ele: tomar as decisões táticas que forem necessárias durante o transoperatório, executar os atos fundamentais na operação, manter a ordem e o respeito na sala, usando técnica perfeita. É o responsável pela sala de cirurgia e pelo ato operatório e suas consequências.

- *1º auxiliar*: além de ser o responsável pela chegada do paciente bem preparado à sala de cirurgia, ele tem que ter capacidade técnica para substituir o cirurgião, se necessário. Cabe a ele: preparar o campo cirúrgico, abrir e fechar feridas cirúrgicas, pinçar e ligar vasos, condicionar e orientar a recuperação quanto ao ato operatório. Pode descrever papeletas, a evolução e a prescrição.

- *2º auxiliar*: é o responsável pela ordem e bom funcionamento do equipamento, material, instrumental e iluminação, verificados antes do início da cirurgia. Cabe a ele: enxugar e afastar o campo operatório, cortar fios, dar nós cirúrgicos. Deve estar apto a substituir o 1º auxiliar quando necessário.

- *3º auxiliar*: é eventual e só aparece em cirurgias mais complexas e de grande porte. Auxilia no campo operatório, afastando tecidos, irrigando e aspirando, quando necessário. Possui funções semelhantes ao do 2º auxiliar.

- *Instrumentador*: é o responsável pela disposição do instrumental e material em sua mesa. Cabe a ele: providenciar com antecedência o material e instrumental específicos para a cirurgia em questão, preparar a(s) mesa(s) auxiliar(es) de modo constante, solicitar à circulante o que for preciso, servir ao cirurgião e 1º auxiliar no que for solicitado no transoperatório, preservar a assepsia, auxiliar no campo operatório quando necessário, responsabilizar-se pela peça ou material de exame laboratorial e pelo material em consignação.

- *Circulante*: é o meio de comunicação entre a sala de operações e o restante do centro cirúrgico. Quando a cirurgia for contaminada, a comunicação far-se-á por um outro circulante, que fica fora da sala. Cabe a ele: o atendimento pronto e eficiente das solicitações do instrumentador, jamais abandonando a sala sem motivos ligados ao ato cirúrgico.

- *Anestesiologista*: é o responsável por uma cirurgia indolor e pelo estado clínico do paciente durante o transoperatório. Cabe a ele: cuidar do doente na sala, prescrever ou aplicar pré-anestésicos quando necessário, praticar anestesia após entendimento com o cirurgião quanto ao tipo de intubação e riscos, comunicar ao cirurgião o momento em que deve iniciar o ato cirúrgico, informar o estado do paciente durante a cirurgia, passar sonda naso ou orogástrica quando necessário, não abandonar o doente sem reflexos, orientar quanto aos cuidados exigidos para o paciente na sala de recuperação. É o responsável pela vida do paciente, controlando o volume circulatório, seu equilíbrio hidreletrolítico, dentro dos sinais vitais devidamente monitorados e equilibrados.

- *Auxiliar de anestesia*: é o responsável pelo preparo do material, medicamentos e equipamento de anestesia. Cabe a ele: proceder às infusões de drogas, devidamente orientadas pelo anestesiologista, dar os materiais e instrumentais solicitados, monitorar constantemente os sinais vitais do paciente.

- *Paciente*: é a razão da formação de toda a equipe cirúrgica, apesar de não pertencer a ela. Deve ser tratado com amabilidade e compreensão, pois considera sua operação importante e altamente complexa. Deve estar calmo e orientado sobre o que se pretende realizar, das sequelas possíveis e estar em simbiose com a equipe (Fig. 1-28).

Posições de Trabalho

- *Cirurgião:* deve ficar preferencialmente do lado direito do paciente e, em casos muito específicos, ao lado da lesão.
- *1º auxiliar:* deve ficar do lado esquerdo do paciente ou do lado oposto ao cirurgião.
- *2º auxiliar:* deve ficar ao lado esquerdo do primeiro auxiliar.
- *3º auxiliar:* deve ficar ao lado esquerdo do segundo auxiliar.
- *Instrumentador:* deve ficar junto à mesa auxiliar, do lado direito do cirurgião.
- *Anestesiologista:* deve ficar junto ao doente com sua aparelhagem.
- *Paciente:* deve ficar deitado ou sentado. Quando deitado, pode estar em: decúbito ventral, dorsal ou lateral. Em quaisquer das posições a cabeça pode estar: na horizontal, defletida, inclinada à direita ou à esquerda, em extensão ou em hiperextensão (Fig. 1-29).

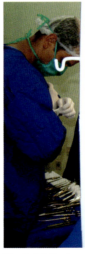
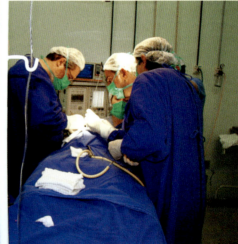

Fig. 1-28. Equipe cirúrgica.

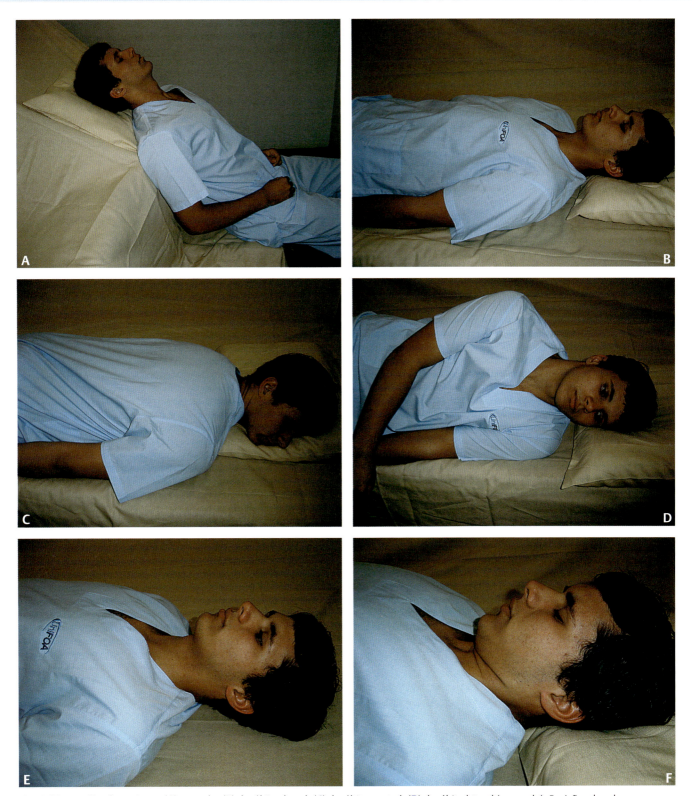

Fig. 1-29. Posições do paciente: (**A**) sentado; (**B**) decúbito dorsal; (**C**) decúbito ventral; (**D**) decúbito lateral (esquerdo). Posições da cabeça: (**E**) horizontal; (**F**) defletida; (*Continua.*)

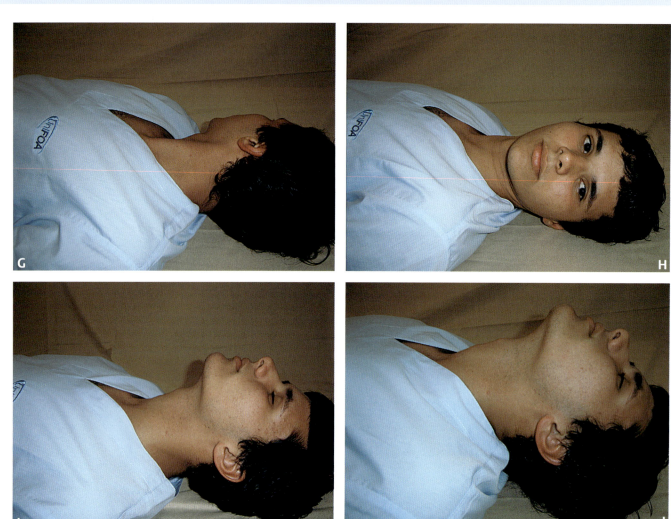

Fig. 1-29. (*Cont.*) (**G**) inclinada para a direita; (**H**) inclinada para a esquerda; (**I**) estendida; (**J**) hiperestendida.

BIOSSEGURANÇA

Assepsia e Antissepsia

Biossegurança consiste em um conjunto de métodos bastante dinâmicos e mutáveis que precedem qualquer cirurgia. Estes métodos abrangem a equipe cirúrgica, o campo operatório, o instrumental e o material.

A assepsia e a antissepsia completam-se mutuamente para o impedimento de complicações infecciosas pós-operatórias. Estes meios e métodos eliminam ou selecionam os microrganismos, todavia na pele e na mucosa a sua eliminação é mais complexa.

Conceitos

- *Assepsia:* é o conjunto de meios e métodos que evita a penetração de germes ou matéria séptica em locais que não os contenham. São exemplos: esterilização do instrumental e material, preparo do vestuário da equipe, preparo da sala etc.
- *Antissepsia:* é o conjunto de meios e métodos que combate os germes ou matérias sépticas, em locais que possivelmente os tenham. São exemplos: preparo do campo operatório, lavagem das mãos etc.

Preparo do Ambiente Cirúrgico

Devem ser observados os conceitos sempre atualizados e orientados por uma comissão técnica de combate à infecção hospitalar.

Preparo do Instrumental Cirúrgico

Para a esterilização eficiente dos instrumentos deve-se pretender:

A) Rápida e completa destruição de todos os microrganismos e seus esporos.
B) Preservação da integridade do instrumental.
C) Execução fácil e eficiente.

Existem três métodos de esterilização usuais na seguinte escala:

1. *Calor úmido:* autoclave.
2. *Calor seco – forno (estufa):* em desuso.
3. *Gás esterilizante:* óxido de etileno.

Autoclavagem

Compreende o meio mais aceito para esterilização sendo empregado o calor úmido na forma de saturação de vapor sob pressão.

Sob a pressão de 15 libras por polegada quadrada, a temperatura atinge 121°C, onde deve permanecer, em média, por 30 minutos. Os instrumentos devem ser dispostos separadamente, e aqueles que possuem articulações, colocados abertos (Fig. 1-30).

Desvantagens

A) A umidade e o calor podem provocar a corrosão do instrumental oxidável. Para que isto seja evitado, esse instrumental deve ser protegido por um antioxidante como nitrito de sódio a 1%.

B) A umidade e o calor podem prejudicar o corte dos instrumentais.

Estufagem – em Desuso, mas ainda Existente em Muitos Serviços no País

Compreende método de esterilização sendo empregado o calor sem pressão. O calor seco não pode ultrapassar 170°C para não alterar a têmpera dos instrumentos. É um meio em desuso.

O calor seco não produz corrosão e não mancha os instrumentos metálicos. Para uso de rotina deve-se deixar o instrumental a 160°C por 60 minutos; porém, é um meio, atualmente, de eficiência questionável, por isto está em desuso (Fig. 1-31).

Gás Esterilizante

É um meio onde se utiliza o óxido de etileno. Este gás é acentuadamente tóxico, irritante e explosivo. Geralmente é misturado com um gás inerte (p. ex., dióxido de carbono), para não ser explosivo.

O contato direto com a pele provoca vesículas, podendo desencadear reação alérgica.

O óxido de etileno é bactericida, fungicida, virucida e esporicida. Penetra bem nos materiais e, embora tóxico, dissipa-se rapidamente. É o ideal para materiais que NÃO podem ser expostos ao calor, como borracha, plástico, resinas etc. (Fig. 1-32).

Desvantagens

A) Alto custo para instalação e operação.

B) Alta toxicidade.

C) Necessidade de se aguardar 24 horas após a esterilização para a dissipação do gás.

Preparo do Material

A maioria dos materiais utilizados em cirurgia é sensível aos procedimentos convencionais de esterilização; portanto, devem-se observar os seguintes requisitos:

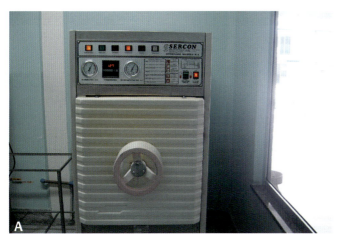
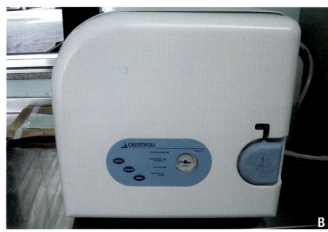

Fig. 1-30. Autoclaves: (**A**) de 365 litros, fechada; (**B**) de 21 litros, fechada.

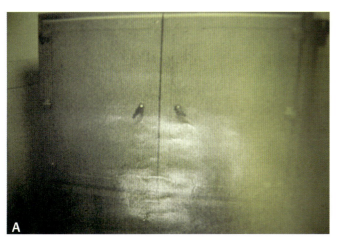
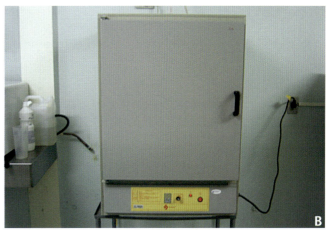

Fig. 1-31. Estufas: (**A**) de 300 litros, fechada; (**B**) de 20 litros, fechada.

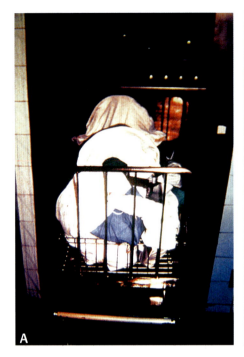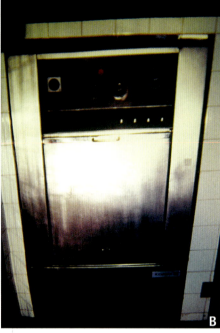

Fig. 1-32. Esterilização por gases – óxido de etileno: (**A**) aberta e (**B**) fechada.

1. Para autoclavagem:
   - Os materiais devem ser embrulhados frouxamente, formando pequenos fardos, com: cambraia de algodão, pano de aniagem ou papel.
   - É o ideal para: gaze, algodão, campos, capotes e demais materiais que se degradem com o calor.
2. Para estufagem (em desuso):
   - Os materiais devem ficar isolados uns dos outros. Materiais de borracha ou plástico são derretidos e de algodão, seda ou linho, queimados.
   - É o ideal para cimentos, limalhas, vidros e outros que não se degradem com o calor.
3. Para gás esterilizante:
   - Os materiais devem ser empacotados e isolados de forma a permitir a passagem do gás.
   - É o ideal para utensílios de borracha, plásticos e os diversos materiais que não podem ir ao calor, como por exemplo, tubos contendo agente anestésico local ou outro medicamento.

Preparo da Equipe Cirúrgica

- *Vestimentas:* devem-se colocar roupas específicas para uso no interior de centros cirúrgicos, jamais se devendo entrar na SO com roupas utilizadas em outras dependências hospitalares ou ambulatoriais.
- *Cabelos:* devem ser presos e cobertos por gorros.
- *Boca e nariz:* devem ser protegidos por máscara.
- *Olhos:* devem ser protegidos, sempre que possível, por óculos (planos para quem não tem distúrbio visual) para evitar respingos, aerossóis ou partículas sólidas.
- *Unhas:* devem ser aparadas, limpas e sem esmaltes ou bases.

Preparo das Mãos e Vestimenta

As mãos devem estar desnudas de joias ou adornos.

Em lavabo com torneira de haste ajustável com o cotovelo, pedal ou fotoelétrica, banham-se as mãos e os antebraços em água fria, para fechar os poros e facilitar a escovação. Ensaboam-se as mãos e os antebraços abundantemente com sabão germicida.

Seguindo-se o padrão hospitalar de escovação, esta deve durar em torno de 10 minutos, utilizando escovas descartáveis envelopadas com solução antisséptica.

Inicia-se pela região palmar da mão direita, em seguida, pela região tênar, escova-se dedo por dedo, e os espaços entre eles, na porção ventral. Posteriormente, pela região hipotênar inicia-se a escovação da porção dorsal, dedo por dedo e os espaços entre eles. Em seguida escova-se o punho na porção dorsal, e ventral respectivamente. O antebraço é escovado até o cotovelo, inclusive, também ventral e dorsalmente. O mesmo é repetido na outra mão. Um detalhe importante é que as mãos devem ficar sempre para cima, de forma que a água escorra para o cotovelo. Se as mãos ficarem para baixo, a água contaminada do cotovelo escorre para a área escovada da mão (Fig. 1-33).

Em seguida lavam-se a mão e o antebraço com álcool a 70°C com o objetivo de desengordurá-los. Sempre com as mãos para cima e o escorrimento fazendo-se para o cotovelo, lavam-se os mesmos com produto germicida para auxiliar como antisséptico. Podem-se usar outros produtos com a mesma finalidade e eficiência.

Recentemente o Ministério da Saúde tem padronizado a utilização única de álcool 70 (p. ex., LM etil plus e HI álcool 70) ou clorexidina alcoólica a 5%.

Com compressas esterilizadas dentro dos pacotes junto com os capotes, secam-se as mãos e os antebraços até sua metade, deixando-se os cotovelos molhados para não haver contaminação pela região não escovada. Cuida-se para não abrir toda a compressa (Fig. 1-34).

Veste-se o capote de forma a não contaminar e calçam-se as luvas (Fig. 1-35).

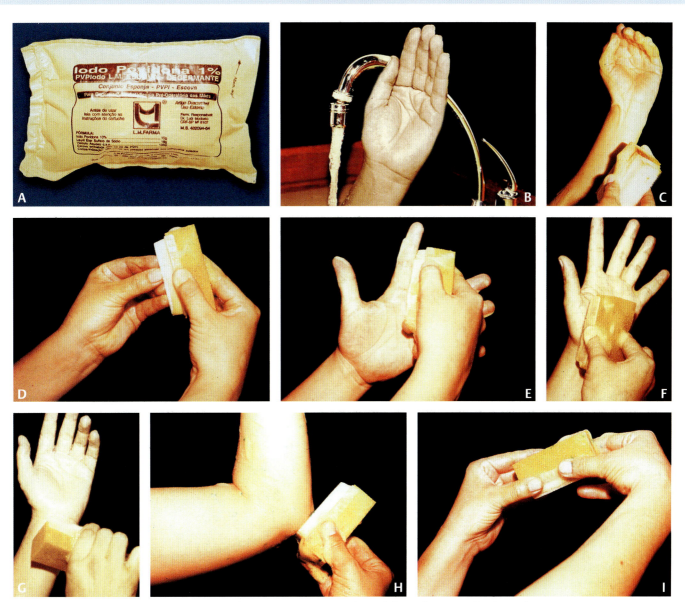

Fig. 1-33. Preparo das mãos (escovação). (**A**) Envelope com escova e antisséptico. (**B**) Umedecimento da mão em água corrente.
(**C**) Ensaboamento de uma das mãos. (**D**) Escovação das unhas. (**E**) Escovação dos dedos. (**F**) Escovação da mão. (**G**) Escovação do antebraço.
(**H**) Escovação do cotovelo. (**I**) Troca da escova de mão.

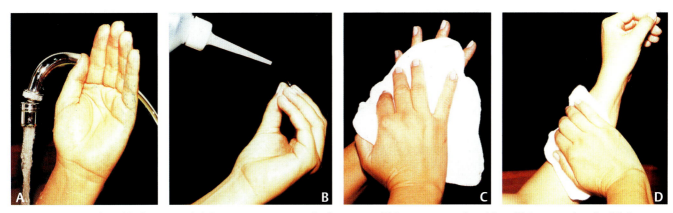

Fig. 1-34. Preparo das mãos (antissepsia). (**A**) Lavagem para remoção da espuma. (**B**) Lavagem com clorexidina. (**C**) Secagem da mão. (**D**) Secagem da metade do antebraço.

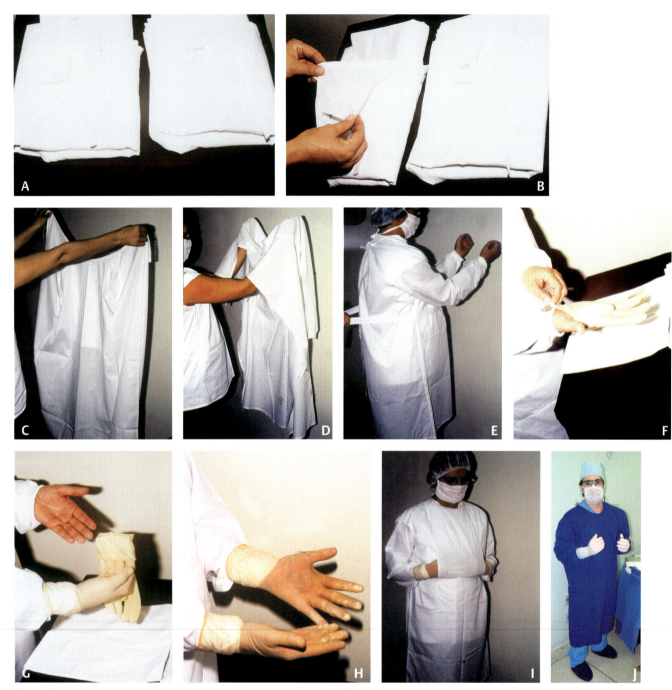

Fig. 1-35. Colocação do capote e luvas. (**A**) Capotes sobre a mesa auxiliar. (**B**) Preensão do capote pelas dobras. (**C**) Estiramento do capote. (**D**) Início da colocação do capote. (**E**) Acomodação do capote. (**F**) Colocação de uma das luvas. (**G**) Colocação da outra luva. (**H**) Luvas ajustadas. (**I**) Profissional paramentado aguardando o momento cirúrgico. (**J**) Membro da equipe devidamente paramentado.

Preparo do Campo Operatório

Os meios utilizados para o preparo do campo operatório são mecânicos e químicos.

A limpeza mecânica se constitui da remoção de todos os resíduos e substâncias glutinosas como, por exemplo, placa bacteriana, cálculos, restos alimentares, gorduras da pele etc. Este passo compreende a escovação dental, da derme ou mucosa. Caso a via de acesso tenha comunicação com cavidades naturais, deve-se promover também a higienização das mesmas com soluções antissépticas (meio químico). Se for a pele, ela deve estar isenta de pelos (tricotomia) e lavada com sabão neutro.

Completada a limpeza, como ato pré-cirúrgico, com uma compressa de gaze dobrada e fixada por uma pinça estéril, embebe-se a gaze com uma solução antisséptica. Se houver contato com cavidades, esfrega-se a gaze embebida em todas as paredes da mesma.

Feito isto, o paciente deve ser coberto por campos cirúrgicos apropriados e esterilizados de forma que fique exposta somente a região a intervir (Fig. 1-36).

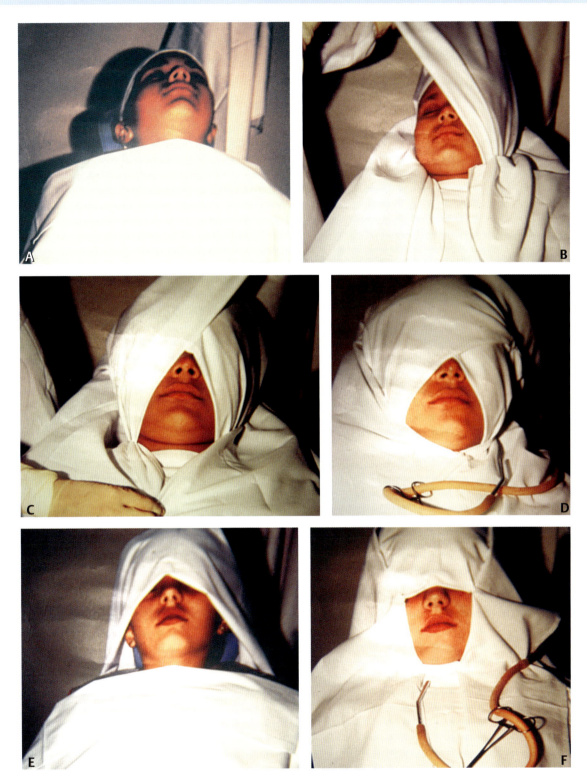

Fig. 1-36. Colocação dos campos cirúrgicos. Preparo do campo para intervenções sob anestesia locorregional: (**A**) campo sobre o tórax; (**B**) passagem do campo pela cabeça, em um dos lados; (**C**) segunda passagem pela cabeça, no outro lado; (**D**) paciente preparado. Preparo do campo para intervenções sob anestesia geral: (**E**) campos sobre o tórax e a cabeça; (**F**) paciente preparado.

ANESTESIOLOGIA

Anestesias Locorregional e Geral

Anestesia é o bloqueio e eliminação da sensibilidade por interrupção das transmissões neuronais periféricas, local ou locorregional, ou por ação no córtex cerebral, geral.

A maioria das "emergências bucomaxilofaciais" é tratada sob anestesia locorregional. Aquelas de grandes dimensões, de grandes traumatismos e de risco operatório, em pacientes infantis e idosos, principalmente, devem ser realizadas sob anestesia geral em ambiente hospitalar. Em traumatologia, as anestesias infiltradas nas margens das feridas estão contraindicadas porque podem agredir ainda mais as células traumatizadas e, junto com o vasoconstritor, podem provocar ou intensivar a necrose daquela área, em especial nas feridas cortocontusas.

Anestesia Locorregional

É a anestesia dos troncos e filetes nervosos, geralmente ramos do nervo trigêmeo.

Podem ser intrabucais e faciais, de acordo com o acesso de penetração da agulha.

Estas anestesias são realizadas com seringas e agulhas. As seringas podem ser de Carpule e tubetes anestésicos específicos, com agulhas curtas (2 cm), médias (3 cm) ou longas (4 cm), lembrando-se de quanto maior o comprimento, maior a espessura. As seringas podem ser de Luer com agulhas de vários comprimentos e espessuras, estas seringas devem ser reservadas para as anestesias profundas.

Antes de proceder a uma anestesia infiltrativa alguns cuidados devem ser observados. Não se faz infiltrações antes de avaliar os sinais vitais do paciente, os quais devem estar no padrão de normalidade, aceitando-se pequenos desvios nos casos de emergência (Quadro 1-1).

A dieta do paciente deve ser branda e anteceder ao procedimento em cerca de 2 horas.

Técnicas Anestésicas Infiltrativas Intrabucais

Anestesia do Terço Médio da Face

1. **Na região da pré-maxila, incisivos, caninos e pré-molares.** Infiltrar no forame infraorbitário para anestesiar o **nervo infraorbitário** e os nervos alveolares superiores anterior e médio. O forame infraorbitário localiza-se no corpo do maxilar, abaixo do arco infraorbitário cerca de 10

mm, estando mais ou menos no centro da distância entre o endocanto e o exocanto palpebrais, na porção mais anterior da face, acima dos ápices dos pré-molares. Portanto, para a anestesia bucal ao nível de forame, a agulha deve penetrar na mucosa no sulco alveolovestibular entre os pré-molares superiores em linha reta vertical e ascendente, rente ao osso, com o bisel da agulha voltado para este, até em torno de 5 a 10 mm abaixo do arco infraorbitário. Deve-se atentar que a distância entre o fundo do vestíbulo e o forame é pequena; portanto, a agulha curta deve ser introduzida em torno de 2/3 a 3/4 de seu comprimento. Para todas as anestesias, os dedos: indicador e polegar da mão não operadora devem fixar o lábio e fazer movimentos como se estivesse tremendo, estes movimentos chamam a atenção do paciente e difundem com maior facilidade o anestésico entre os tecidos orgânicos, diminuindo consideravelmente a sensibilidade dolorosa do ato. Com esta anestesia tornam-se insensíveis a pré-maxila, os incisivos, o canino, os pré-molares e a raiz mesiovestibular do primeiro molar, o osso alveolar e a gengiva vestibular correspondentes a estes dentes, vestíbulo anterior e médio, lábio superior e asa do nariz, todos do lado correspondente. Deve-se infiltrar cerca de um tubete de anestésico. Caso seja necessário, complementar pelo lado palatino anestesiando o **nervo incisivo**, através de penetração no forame homônimo. O forame incisivo localiza-se na porção anterior e mediana do processo palatino, na sutura intermaxilar próximo aos incisivos centrais. Possui forma ovalada e de abertura oblíqua biselada de posterior para anterior e de superior a inferior. A agulha deve penetrar na fibromucosa palatina, aproximadamente do centro para trás da papila palatina incisiva. A agulha deve ter sentido oblíquo ascendente de anterior para superior, com bisel voltado para os incisivos. Deve-se penetrar cerca de 5 a 7 mm e injetar 1/3 do tubete. Penetrações e infiltrações maiores podem anestesiar a mucosa nasal e o paciente ter a sensação de que não está respirando. Com esta anestesia tornam-se insensíveis o terço anterior do processo palatino maxilar, a fibromucosa e a gengiva palatinas.

2. **Na região da tuberosidade e molares.** Infiltrar próximo à base da tuberosidade pela vestibular para anestesiar o **nervo alveolar superior** próximo à sua entrada no osso. A entrada dos nervos na tuberosidade maxilar se faz aproximadamente em seu centro, atentando-se que a tuberosidade é abaulada. A agulha deve penetrar na mucosa ao nível do sulco alveolovestibular, passando por trás desta tuberosidade de forma oblíqua, de lateral para medial e de caudal para cranial. A agulha deve penetrar sobre o segundo molar de 10 a 15 mm, rente ao osso, com o bisel voltado para ele, contornando a tuberosidade acima do último molar superior, em direção à fossa pterigomaxilar. Com esta anestesia tornam-se insensíveis: toda a tuberosidade maxilar, os molares superiores, o osso alveolar correspondente e o vestíbulo posterior, do lado anestesiado. Caso necessário, anestesiar o **nervo palatino maior** através de penetração no forame homônimo. O forame palatino maior localiza-se na porção posterior do processo palatino maxilar. Possui forma arredondada, situando-se no centro de uma linha imaginária estendida na vestibular, próximo ao correspondente do terceiro

Quadro 1-1. Sinais Vitais, Valores Normais e Limites Máximos

Sinais vitais	Valores normais	Limites máximos
Temperatura	36,5 a 37,2°C	36,3 a 37,5°C
Frequência cardíaca	60 a 80 bpm	50 a 100 bpm
Frequência respiratória	12 a 16 ipm	10 a 20 ipm
Tensão arterial	120 x 80 mmHg	100 x 60 mmHg (<) 160 x 100 mmHg (>)
Cor da mucosa	Rosa avermelhado	Rosa claro

molar superior e a rafe palatina. A agulha deve transfixar a mucosa, no ponto previamente estabelecido, em torno de 5 mm. A agulha deve possuir sentido perpendicular de 90º. Com esta anestesia tornam-se insensíveis: os dois terços posteriores do processo palatino, fibromucosa e gengiva do lado correspondente.

3. **Na região da tuberosidade alta e todo terço médio facial.** Infiltrar próximo à base da tuberosidade pela vestibular para anestesiar o **nervo maxilar** próximo à sua saída do forame redondo, na fossa pterigomaxilar. Para anestesias mais amplas, o bloqueio do nervo maxilar e do gânglio esfenopalatino na fossa pterigomaxilar tornam-se indicados. O forame redondo, por onde passa o nervo maxilar, localiza-se na base do crânio, na face anterior do processo pterigoide, na fossa pterigomaxilar. Fica bastante alto em relação com o sulco alveolovestibular. Por isso, para este acesso são indicadas seringas Luer e agulhas resistentes de 4 cm ou Carpule com agulha longa. Para a **técnica de Labat** a agulha penetra no sulco por trás da tuberosidade em sentido anteroposterior e inferossuperior, contornando-a até penetrar em torno de 25 mm. A seringa deve manter um ângulo aproximado de 60º penetrando na altura do primeiro molar atrás da crista zigomatoalveolar. Deve-se lembrar de que a tuberosidade é abaulada e, portanto, a agulha deve penetrar também de lateral para medial. Para a **técnica de Carrea** deve-se penetrar a agulha em torno de 3 cm dentro do forame palatino maior. A agulha de 4 cm é o suficiente, não devendo ser muito espessa a fim de evitar lesões na artéria homônima. A localização e a penetração da agulha seguem os mesmos princípios da técnica que procura anestesiar o nervo palatino, portanto a agulha deve transfixar a mucosa, penetrar no forame e passar pelo conduto, no ponto previamente estabelecido no centro da linha imaginaria da vestibular a rafe palatina, próximo ao último molar (geralmente terceiro molar), possuindo sentido perpendicular de 90º em relação ao osso. Com anestesia do nervo maxilar tornam-se insensíveis quase todo o terço médio facial, exceto a pálpebra superior e o dorso nasal do lado anestesiado. Portanto estarão anestesiados: a porção lateral e asa do nariz, lábio superior, pálpebra inferior, bochecha a superior, todos os dentes superiores, todo o osso alveolar, fibromucosa e vestíbulo superior e todo o processo palatino correspondentes ao lado anestesiado (Fig. 1-37).

Anestesia do Terço Inferior da Face

1. **Na região da sínfise mentoniana, dos incisivos, canino e primeiro pré-molar.** Infiltrar no forame mentoniano, com o objetivo de alcançar o **nervo mentoniano** e o nervo incisivo mandibular. O forame mentoniano localiza-se no corpo mandibular próximo aos pré-molares inferiores. Em altura, no paciente adulto dentado, situa-se no meio em relação à crista óssea alveolar e a base mandibular. Na criança encontra-se mais a base e no adulto desdentado mais para a crista alveolar. A agulha deve penetrar no sulco alveolovestibular, entre os pré-molares inferiores, dado ênfase ao segundo, obliquamente de cranial para caudal e de posterior para anterior, rente ao osso, em torno de 5 a 10 mm abaixo do vestíbulo. O suficiente para transfixar o bucinador em sua inserção. Com anestesia dos nervos mentoniano e incisivo, tornam-se insensíveis: a sínfise mentoniana, os incisivos, o canino, o primeiro pré-molar, o osso alveolar, gengiva e vestíbulo correspondentes, o lábio inferior e o mento do lado anestesiado. Se necessário, infiltrar o **nervo lingual**. Este se localiza próximo ao sulco lingual, na face interna do ramo e do corpo mandibulares. Próximo a língula, o nervo lingual desprende-se do nervo mandibular. Para a anestesia deste nervo, a agulha deve penetrar na mucosa do assoalho bucal, na altura dos molares, rente ao osso, de 5 a 10 mm. Deve-se transfixar o músculo milióideo e evitar injeção dentro da glândula submandibular, que está na fossa mandibular nesta região. Com anestesia do nervo lingual têm-se insensíveis: os dois terços bucais da língua, o assoalho bucal e seus anexos, além da gengiva lingual e osso alveolar daquela face.

2. **Na região do corpo da mandíbula, dos pré-molares e molares junto à língula mandibular na entrada do nervo alveolar inferior.** O **nervo alveolar inferior** deve ser anestesiado ao nível da língula, antes que penetre no forame mandibular. A língula situa-se aproximadamente no centro do ramo. Sabe-se que o nervo está intimamente a dorsal da língula. Para esta anestesia deve-se utilizar a **técnica de Braun**, apoiando-se o dedo indicador da mão não operadora sobre o plano e face oclusais dos molares inferiores, ou sobre a crista óssea alveolar, nos casos de edêntulos. A ponta do dedo deve tocar a margem anterior do ramo mandibular, acima do trígono retromolar. Com a seringa paralela ao longo eixo do dedo, penetra-se a agulha rumo ao osso, até que toque nele. Deve-se observar paralelismo rigoroso, pois se a agulha for introduzida para baixo ou para cima não atingirá o nervo ou sua proximidade e a anestesia não vai se estabelecer. Ao tocar a margem anterior do ramo, verte-se a seringa para a vestibular, a fim de auxiliar a agulha a romper este obstáculo, representado pela crista temporal, passando para a face interna do ramo. Penetram-se mais 10 mm de agulha e projeta-se a seringa para a altura dos pré-molares do lado oposto. Após, introduz-se mais 5 mm da agulha e injeta-se o conteúdo do tubete anestésico. Com esta anestesia tornam-se insensíveis: todo o corpo mandibular e osso alveolar, todos os dentes inferiores, o lábio inferior, o vestíbulo e a gengiva mentonianos, do lado anestesiado. Se necessário dessensibilizar a face lingual e o assoalho de boca, complementar com a anestesia do **nervo lingual** ao nível de molares. A agulha deve penetrar na mucosa do assoalho bucal, na altura dos molares, rente ao osso, de 5 a 10 mm. Deve-se transfixar o músculo milióideo e evitar injeção dentro da glândula submandibular, a qual está na fossa mandibular nesta região. Se também necessário dessensibilizar a vestibular, complementar com a anestesia do **nervo bucinador**. Este nervo localiza-se próximo a linha bucinadora. A agulha deve penetrar na mucosa vestibular ao nível do segundo ou terceiro molar inferior cerca de 5 a 10 mm, a fim de transfixar o músculo bucinador (Fig. 1-38).

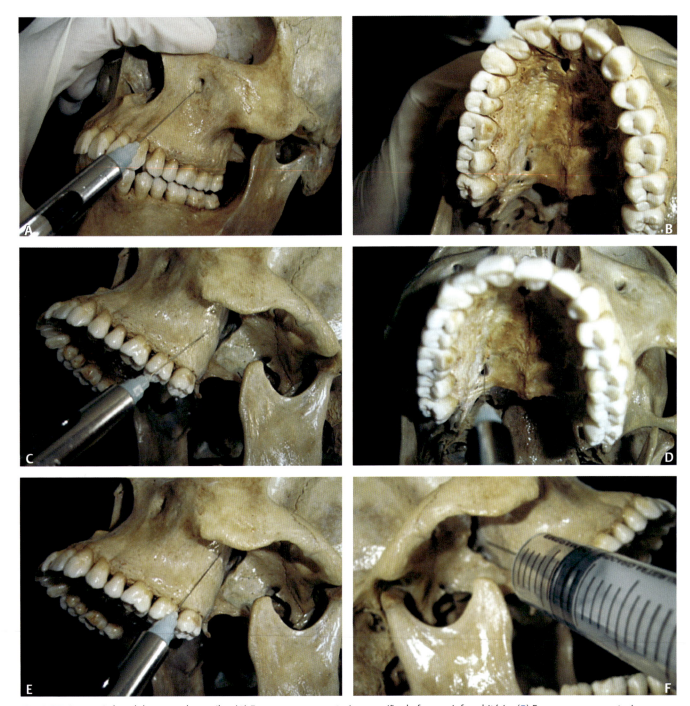

Fig. 1-37. Anestesia bucal de ramos do maxilar. (**A**) Esquema para anestesia na região do forame infraorbitário. (**B**) Esquema para anestesia na região do forame incisivo. (**C**) Esquema para anestesia na região da tuberosidade. (**D**) Esquema para anestesia próximo ao forame palatino maior. (**E**) Esquema para anestesia próximo à tuberosidade alta. (**F**) Esquema para anestesia na região do forame redondo.

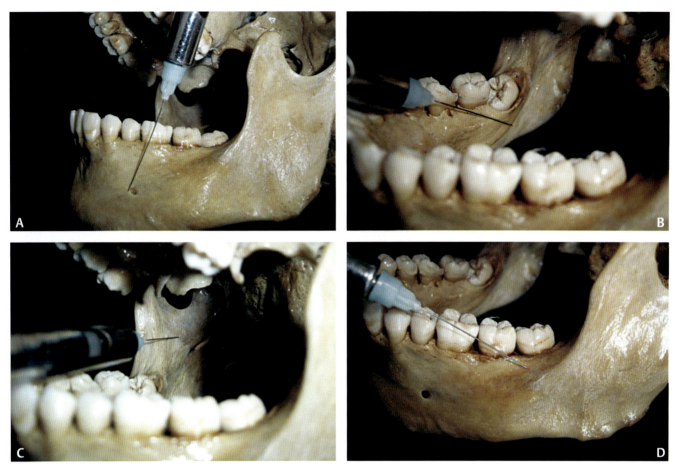

Fig. 1-38. Anestesia bucal de ramos do mandibular. (**A**) Esquema para anestesia próximo ao forame mentoniano. (**B**) Esquema para anestesia do nervo lingual. (**C**) Esquema para anestesia próximo à língula mandibular. (**D**) Esquema para anestesia do nervo bucinador.

3. **Na região dos dois terços distais da língua e no assoalho da boca** fazer a infiltração anestésica terminal ou de campo para o nervo lingual. Para as afecções maiores de base de língua e de maior vulto, indica-se anestesia geral.

Técnicas Anestésicas Infiltrativas Extraorais ou Faciais

Anestesia do Terço Superior da Face
Na região do arco supraorbitário, frontal, supercílio, pálpebra superior e dorso nasal. Infiltrar no forame supraorbitário para anestesiar o nervo supraorbitário, ramo do oftálmico.

O forame supraorbitário localiza-se no arco supraorbitário no espaço entre os processos zigomático e maxilar do frontal, estando bem central. A agulha deve penetrar na pele no limite inferior da sobrancelha, transfixando todo o tegumento até atingir o osso. Deve ser infiltrado cerca de 1 mL de agente anestésico local.

Anestesia do Terço Médio da Face
1. **Na região do forame infraorbitário,** a técnica que melhor pode-se empregar é aquela descrita como **técnica de Bicudo Júnior**. Com o paciente olhando para frente a uma distância em torno de 5 metros, traça-se uma linha imaginária que passe pela pupila e comissura labial do mesmo lado. Em seguida traça-se outra que se estenda da comissura palpebral externa (exocanto) à asa do nariz daquele lado. Onde as linhas se cruzarem deve-se introduzir a agulha em torno de 5 a 10 mm, quando estará dentro do forame, e aí poder-se-á introduzir o agente anestésico local. Outra técnica com base no esqueleto da cabeça baseia-se na **técnica de paralelismo** entre os forames supraorbitário, infraorbitário e mentoniano — uma linha imaginária que trace a cabeça passando pela pupila e comissura labial. Ao nível de arco supraorbitário localiza-se o forame com o respectivo feixe vasculonervoso, e 5 mm abaixo do arco infraorbitário localiza-se o forame infraorbitário. Para a infiltração anestésica deve-se introduzir a agulha em torno de 5 a 10 mm, quando estará dentro do forame, e aí poder-se-á introduzir o agente anestésico local (Fig. 1-39). O **nervo incisivo** pode ser anestesiado pela **técnica de Palazzi** — no septo nasal próximo à espinha nasal anterior. Objetiva-se introduzir na fosseta aí localizada. Às vezes é necessário forçar a agulha contra o osso alcançando a sua intimidade, onde se introduz cerca de 1 mL da solução anestésica (Fig. 1-40).

2. **Na região do forame redondo**, o **nervo maxilar** deve ser anestesiado ao nível da fossa pterigomaxilar após sua saída do crânio, pela técnica descrita como Técnica de Cheurier. Abaixo do zigomático e atrás da crista zigomatoalveolar, introduz-se a agulha transfixando a pele rente à margem anterior do ramo ascendente da mandíbula, próximo

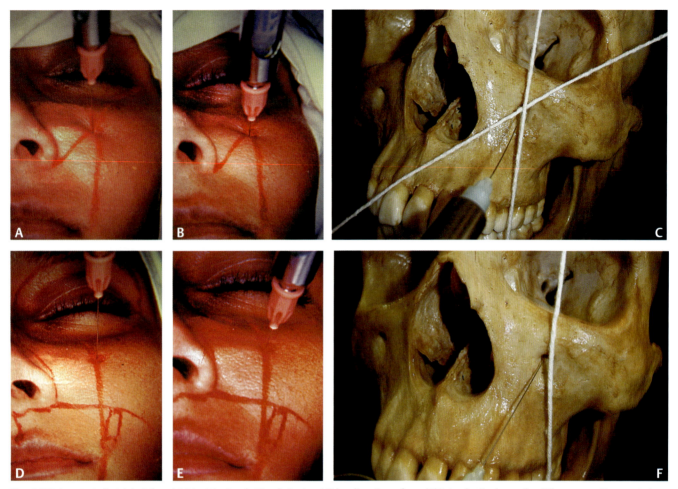

Fig. 1-39. Anestesia facial do infraorbitário. Técnica de Bicudo Junior: (**A**) localização na face; (**B**) introdução da agulha; (**C**) comparação no crânio seco. Técnica de paralelismo: (**D**) localização na face; (**E**) introdução da agulha; (**F**) comparação no crânio seco.

ao processo coronoide. Deve ser usada uma agulha longa, que deve ser introduzida de fora para dentro e de baixo para cima até alcançar a fossa. Deve-se preferir a seringa tipo Luer para que sejam introduzidos cerca de 4 mL de anestésico em uma só penetração, possibilitando uma aspiração para evitar a introdução da solução anestésica no interior de um vaso. Deve-se lembrar que nesta fossa a artéria maxilar se divide em quatorze ramos colaterais e em um terminal e que os vasos venosos se unem no plexo pterigoide (Fig. 1-41).

3. **Na região do nariz.** Infiltrar os nervos supra e infraorbitários, incisivo e complementar com anestésico tópico na mucosa pituitária da fossa nasal.

Anestesia do Terço Inferior da Face

Para a anestesia dos **nervos mentoniano e incisivo** a agulha deve ser introduzida no forame mentoniano atrás e abaixo da comissura labial, cerca de 2 cm. Introduz-se a agulha dando-lhe direção de cima para baixo e ligeiramente de trás para frente. Um tubete de anestésico é o suficiente (Fig. 1-42).

Para a anestesia do **nervo alveolar inferior** pode-se seguir a **técnica de Thoma,** que tem como referência as margens inferior, anterior e posterior do ramo da mandíbula, assim como o gônio. A abertura do canal alveolar inferior, abaixo da língula

mandibular, fica aproximadamente no centro deste ramo. Introduz-se a agulha com bisel voltado para o osso, próximo à margem inferior da mandíbula rente a sua face interna, aproximadamente 3,5 cm. A seringa deve ser preferencialmente do tipo Luer para que a introdução seja única (Fig. 1-43).

O **nervo mandibular** pode ser anestesiado de várias formas, contudo descreve-se a considerada mais simples e eficiente. Na **técnica transigmóidea,** o forame oval é atingido após penetração da agulha ao nível da margem inferior do arco zigomático, passando pela chanfradura mandibular, após cuidadosa palpação digital. Deve-se utilizar agulha longa, a qual deve ser penetrada cerca de 4 cm, até sua ponta atingir a raiz da asa externa do processo pterigoide. Ao atingi-la, retira-se a agulha cerca de 1 cm aproximadamente, tornando a penetrá-la com ligeira inclinação posterior, pois o forame oval está situado a aproximadamente 5 mm para trás da base da asa externa do processo pterigoide. Deve-se introduzir cerca de 3 ou 4 mL de anestésico local com o cuidado de refluir na seringa para se evitar a injeção intravascular (Fig. 1-44).

Anestesia Geral

Quando as afecções ou traumas forem extensos e/ou graves, de risco operatório ou em pacientes não colaboradores ou com distúrbios psiquiátricos, e em crianças ou idosos que não

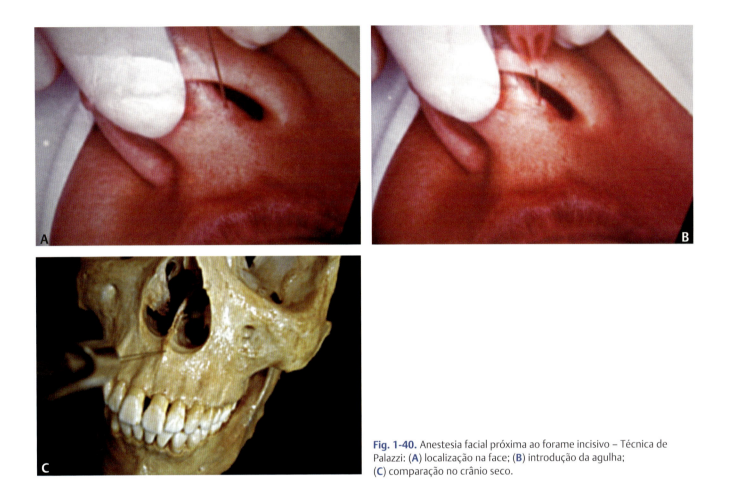

Fig. 1-40. Anestesia facial próxima ao forame incisivo – Técnica de Palazzi: (**A**) localização na face; (**B**) introdução da agulha; (**C**) comparação no crânio seco.

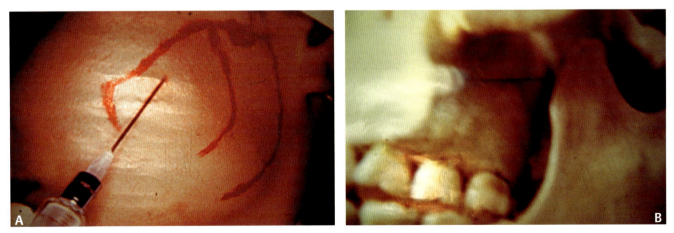

Fig. 1-41. Anestesia facial do nervo maxilar – Técnica de Cheurier: (**A**) localização na face; (**B**) comparação no crânio seco.

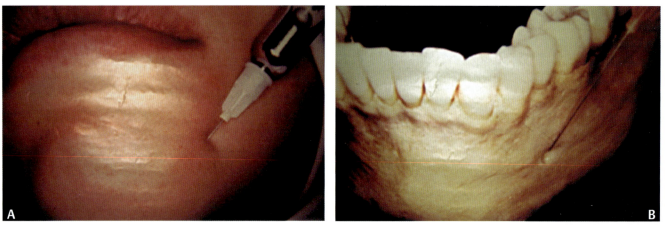

Fig. 1-42. Anestesia facial na região do mentoniano: (**A**) aspecto na face; (**B**) comparação no crânio seco.

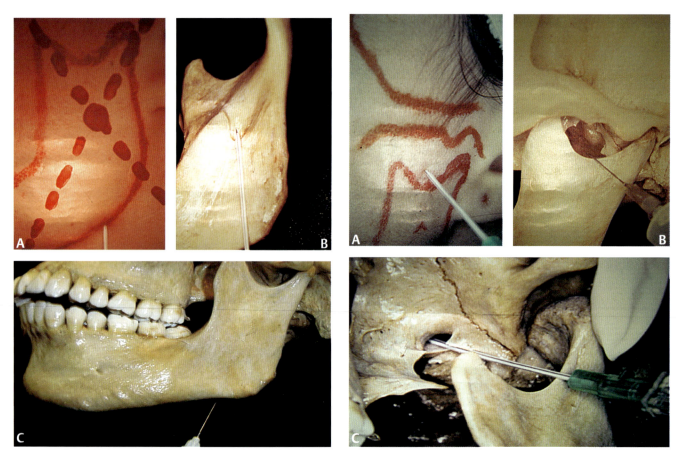

Fig. 1-43. Anestesia facial na região da língula mandibular – Técnica de Thoma: (**A**) demarcação na face; (**B**) comparação no crânio seco – face externa; (**C**) comparação no crânio seco – face interna.

Fig. 1-44. Anestesia facial na região do forame oval – Técnica transigmóidea: (**A**) localização na face; (**B**) comparação no crânio seco – face externa; (**C**) comparação no crânio seco – face interna.

colaboram com o tratamento, a anestesia geral em ambiente hospitalar deve ser a melhor opção.

Obrigatoriamente, a anestesia geral tem que ser realizada em ambiente hospitalar e por anestesiologista, que é o responsável pela administração de várias drogas e medicamentos, utilizando as vias e meios sugeridos pelo cirurgião. Para obter-se uma anestesia geral, o anestesiologista deve utilizar compostos químicos denominados pré-anestésicos e agentes anestésicos gerais. Estes agentes podem ser endovenosos ou respiratórios.

Antes de se indicar uma anestesia geral devem-se avaliar os sinais vitais do paciente, frequências cardíaca e respiratória, tensão arterial e temperatura. Nos casos de emergência/urgência os pacientes são submetidos à anestesia com risco cirúrgico total. Nos casos programados os pacientes devem ser previamente submetidos a exames complementares pré-operatórios, conforme descrito no capítulo específico.

A dieta do paciente para submeter-se à anestesia geral programada deve ser zero por 12 horas antecedentes ao procedimento. Nos casos de emergência, os pacientes devem receber sonda gástrica e passar por um lavado, removendo-se o que estiver no conteúdo do estômago. Crianças devem manter jejum de 6 a 8 horas sem hipoglicemia.

Seja qual for o método de anestesia geral, o paciente tem que ser intubado para ser oxigenado.

- *Intubação orotraqueal:* para as intervenções no terço médio da face, por exemplo, reconstrução nasal, reduções de fraturas orbitárias, antrotomia do seio maxilar.
- *Intubação nasotraqueal:* para as intervenções do terço inferior da face ou que necessite de bloqueio intermaxilar, p. ex., reduções de fraturas maxilomandibulares, exérese de glândula submandibular, glossectomias.

Para as intervenções concomitantes nos terços médio e inferior da face, a intubação deve ser aquela que menos prejudique o campo operatório. A traqueostomia se faz necessária em casos em que as afecções atinjam as vias aéreas superiores ou os terços médio e inferior concomitantemente, bem como nos casos avançados de ancilose da ATM e em todas as circunstâncias que impedem a abertura da boca ou a manipulação cirúrgica concomitante do nariz e da cavidade bucal.

Mesmo em caráter de urgência, antes de encaminhar o paciente para a sala de cirurgia, é dever do profissional o maior cuidado quanto aos exames preliminares, mesmo que imediatos. As avaliações vitais, com a devida monitoração, e a manutenção da vida devem ser os principais objetivos nesta hora (Fig. 1-45).

ATOS CIRÚRGICOS – TÉCNICAS CIRÚRGICAS (PRÉ-CIRÚRGICOS, COMPLEMENTARES E BÁSICOS)

Atos Pré-Cirúrgicos

São aqueles que antecedem a cirurgia propriamente dita, antes de o paciente ser encaminhado à sala de cirurgia. Alguns destes atos são realizados no próprio centro cirúrgico. São exemplos: tricotomia, pré-medicação, troca de roupas, preparo instrumental na mesa de instrumentação, posicionamento

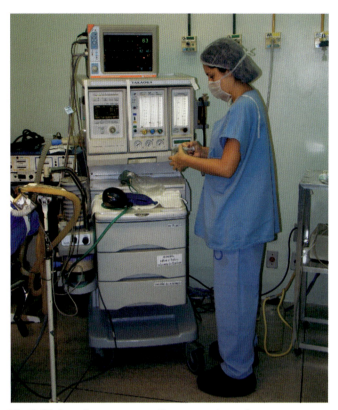

Fig. 1-45. Aparelhagem para auxiliar a anestesia geral.

do paciente, anestesia (quando geral), antissepsia e colocação dos campos.

Pré-Medicação

É variável de acordo com os resultados dos exames clínico, semiológico e laboratorial. Geralmente quando o paciente apresenta alguma alteração orgânica, esta deve ser tratada previamente quando possível. Alguns casos indicam esta medicação momentos antes da cirurgia, o mesmo poderá ser feito em relação ao pré-anestésico. Incluem-se neste item os antiansiolíticos, os antibióticos, os analgésicos. Os pacientes com enfermidades crônicas, como hipertensão e diabetes, devem ser medicados regularmente.

Preparo do Instrumental

O instrumental a ser usado em cada tipo de cirurgia deverá ser disposto na mesa auxiliar seguindo uma ordem como: anestésico (quando locorregional), drenagem, diérese, hemostasia, exérese e síntese. Deve seguir a ordem de uso do bisturi à porta-agulha, respeitando as pinças de preensão como Allis e Colin e as hemostáticas. A mesa de instrumental e material não é montada aleatoriamente e segue a ordem dos tempos cirúrgicos da demarcação ou incisão até a sutura ou curativo.

Higienização

Salvo os casos de emergência, o paciente não pode entrar numa sala de cirurgia com pó, graxa, terra, roupas sujas etc. Para tanto o paciente deve banhar-se antes da cirurgia e colocar roupas apropriadas. Nas emergências retiram-se as roupas do paciente e ele deve ser limpo no leito.

Tricotomia

A raspagem e remoção dos pelos é um ato condicionado à sua importância e localização em cirurgia na face, principalmente no sexo masculino. Não deve haver pelos nas proximidades da incisão, pois estes acumulam microrganismos e agem como irritantes mecânicos, facilitando a infecção. Deve ser executada com antecedência mínima ao ato cirúrgico para se evitar a proliferação de microrganismos, preferencialmente dentro da sala de cirurgia imediatamente antes da antissepsia. A remoção da sobrancelha deve ser bem analisada, porque demora em torno de 6 meses para retornar ao normal e chama muito a atenção.

Posicionamento do Paciente

O paciente deve ser posicionado na mesa cirúrgica ou cadeira especial de acordo com a cirurgia proposta. Pode ficar sentado ou deitado, neste último em: decúbito dorsal ou decúbito lateral à direita ou à esquerda, não havendo a hipótese de decúbito ventral em bucomaxilofacial. A cabeça deve ficar na horizontal lateralizada à direita ou à esquerda, em extensão ou em hiperextensão (Fig. 1-29).

Quando o paciente estiver sob anestesia geral para intervenções na face, convém fixar sua cabeça em posição adequada, com esparadrapo ou fita gomada, para que ela não se mova frente às trações e manipulações que podem ocorrer no transcurso do ato operatório. A altura da cabeça deve ser aquela em que o braço do cirurgião faça um ângulo de 90º com o seu antebraço. A altura deve ser em relação ao cirurgião, os demais membros da equipe devem-se adaptar.

Colocação dos Campos

Concluídas a degermação, a escovação da boca e da face com antisséptico, e a antissepsia da boca e face, ou qualquer outra região, os campos devem ser colocados de forma a limitar a área a ser operada, com pequena área de segurança. Geralmente são utilizados quatro campos para intervenções. Estes campos devem ser colocados na seguinte disposição: um a caudal, um a cranial, um à direita e outro à esquerda, limitando a área a ser manipulada. Esta área deve possuir perímetro variável, de acordo com a cirurgia proposta. A utilização de campo fenestrado é também frequente, porem a fenestração pode ser maior ou menor que o necessário e deixar o campo operatório inadequado. A colocação de três campos prescreve-se sempre que os procedimentos sejam realizados sob anestesia locorregional, onde o paciente fica com a boca e nariz descobertos (Fig. 1-36).

Anestesia Geral

É um procedimento reservado para ambientes hospitalares e de competência do anestesiologista com todos os recursos exigidos por lei e pela ética. A anestesia geral pode ser: endovenosa ou respiratória e a intubação: oro ou nasotraqueal ou através de cânulas de traqueostomia.

Atos Cirúrgicos Complementares

São aqueles que complementam a cirurgia. Estes atos são realizados concomitantes aos atos cirúrgicos básicos. São exemplos: anestesia (quando locorregional), irrigação e hemostasia.

Anestesia Locorregional

Esta anestesia pode ser terminal, periférica ou de campo, troncular e por bloqueio. A anestesia terminal objetiva a insensibilidade das terminações nervosas. A troncular, ou bloqueio, objetiva um tronco nervoso de condução do estímulo aos centros nervosos cerebrais. Em traumatologia as anestesias infiltradas nas margens das feridas estão contraindicadas, porque podem agredir ainda mais as células traumatizadas e, junto com o vasoconstritor, podem provocar ou intensificar a necrose daquela área.

Irrigação

É o derrame sob pressão ou não de uma solução estéril (água destilada ou soro fisiológico) sobre a ferida. A irrigação não é necessária na maioria dos casos. Está indicada, principalmente, nas seguintes condições: 1. quando da limpeza de feridas; 2. quando da utilização de instrumentais rotatórios para a odontossecção ou osteotomia (neste caso deve ser usada água destilada para não deteriorar o equipamento rotatório) e 3. quando fica um espaço morto inevitável ou lojas ósseas (neste caso devendo ser usada solução antimicrobiana).

Hemostasia

A eliminação do sangramento de uma ferida cirúrgica é sempre complemento de toda intervenção cruenta. A hemostasia é obtida por meio de compressão, por pinçagem e/ou ligadura, eletrocoagulação, tamponamento e sutura.

- *Compressão:* é o aperto do vaso ou região sangrante, geralmente feita com gaze ou compressa durante alguns minutos, para que haja oclusão dos capilares. O ideal seria cerca de 10 minutos de compressão.
- *Pinçagem:* consiste na aplicação de uma pinça hemostática na extremidade de um vaso lesado ou em uma pequena área na região sangrenta, objetivando a oclusão do vaso e interrupção do sangramento.
- *Ligadura:* consiste na oclusão permanente da luz de um vaso por meio de um nó cirúrgico com fio de sutura, geralmente reabsorvível, após a pinçagem. Os vasos que necessitam de ligadura são os de maiores calibres, geralmente veias e quase sempre artérias.
- *Eletrocoagulação:* consiste na cauterização do vaso ou área sangrante com utilização de um eletrocoagulador ou bisturi elétrico, promovendo necrose superficial por queimadura e consequente hemostasia. Lembrando que este procedimento produz queimaduras, que, se abundantes, vão produzir muita sensibilidade dolorosa pós-operatória.
- *Tamponamento:* é o preenchimento de uma cavidade ou de um espaço morto, cujos limites estejam sangrando, com o auxílio de uma gaze lubrificada ou envolvida por pomada cicatrizante, que deve ser removido 3 ou 4 dias após. Além destes usam-se os tampões esponjosos reabsorvíveis e os balões infláveis.
- *Sutura:* é a união dos tecidos com auxílio de fios e agulhas apropriadas de forma a aproximar as margens e paredes das feridas (Fig. 1-46).

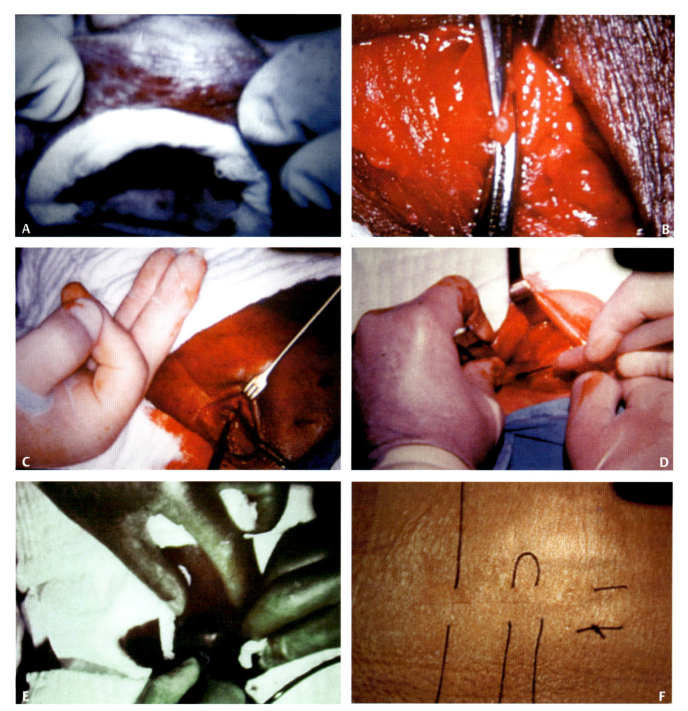

Fig. 1-46. Meios de hemostasia. (**A**) Compressão; (**B**) pinçagem; (**C**) ligadura; (**D**) eletrocoagulação; (**E**) tamponamento; (**F**) sutura.

Atos Cirúrgicos Básicos

São aqueles que metodizam qualquer procedimento cirúrgico dentro de uma técnica especial. É o que se prescreve no ato operatório, são os tempos cirúrgicos principais: drenagem, diérese, exérese e síntese.

Drenagem

É a evacuação tecidual de conteúdos líquidos ou semilíquidos normais ou patológicos, como, por exemplo, hematoma (sangue), abscesso (pus), retenção urinária (urina), cisto (cristais de colesterol) etc.

A drenagem pode ser conseguida por solução de continuidade dos tecidos (p. ex., incisão) ou por desobstrução de ductos (p. ex., cateterismo).

Diérese

É a manobra fundamental de todo procedimento cirúrgico. Consiste na separação dos tecidos com finalidade terapêutica.

Punção

É a separação puntiforme dos tecidos de forma única, com o auxílio de agulha ou outro instrumental, onde se colhe material por sucção (p. ex., punção de líquido cefalorraquidiano, punção cística etc.)

Incisão

É o principal procedimento da diérese, possibilitando acesso à profundidade dos tecidos, sendo praticada por planos. É a separação vertical dos tecidos.

Princípios da incisão:

A) *Permitir ampliação:* deve ser posicionada de forma a ter uma ampliação, quando necessária, de preferência em ambas as extremidades, sem lesar elementos nobres ou agredir a estética.

B) *Permitir boa visibilidade:* deve posicionar-se de forma a oferecer uma visão direta do campo a ser operado, sem que para isto lesione estruturas nobres e outras desnecessariamente.

C) *Permitir nutrição do retalho:* deve respeitar as estruturas vasculares da região de forma que as margens de ferida ou pedículos sejam nutridos.

D) *Evitar traumatismos:* deve minimizar ao máximo a tração, a maceração dos tecidos, para favorecer o processo cicatricial com menor sequela, não deve lesar nenhum elemento anatômico.

E) *Evitar superposição em cavidades ósseas:* a incisão não deve sobrepor a cavidade anatômica ou patológica. A sutura pode invaginar-se, dando uma cicatrização por segunda intenção ou facilitar a contaminação.

F) *Permitir perfeita readaptação das suas margens:* é a colocação dos retalhos em suas posições originais sem que haja tensão, desnivelamento e desalinhamento durante a síntese.

Obs.: a incisão deve ser bem planejada. Deve possuir tamanho que não seja pequeno, a ponto de o afastamento não macerar as margens da ferida, principalmente em seus vértices, e que não seja grande, a ponto de arriscar lesar elementos anatômicos e deixar grande cicatriz. Nos casos de incisões de alívio, deve-se atentar a anatomia vascular da região e a visibilidade, portanto devem ser feitas sempre na margem medial da ferida. Não se deve promover uma incisão sem o pleno planejamento de sua reparação.

Divulsão ou Descolamento

É a separação mais ou menos brusca dos tecidos afastando-os por planos. É a separação horizontal dos planos, sendo a manobra que permite o reconhecimento e individualização destes planos e dos elementos anatômicos neles contidos. Para a divulsão utilizam-se tesouras de Metzembaum ou pinças de ponta romba, sendo, em alguns casos, utilizados os próprios dedos do cirurgião. O instrumental penetra no espaço entre os planos de forma fechada, em seu interior ele é aberto e, desta forma, removido sem lesionar tecidos ou elementos anatômicos, que são afastados. Para os descolamentos, geralmente de periósteo, utilizam-se: ruginas, descoladores ou sindesmótomos.

Exérese

É a extirpação ou avulsão. É a manobra cirúrgica que elimina corpos estranhos e tecidos patológicos ou não, por exemplo, exérese dental, exérese de tumores etc.

São utilizados para este ato: fórceps, pinças de preensão, saca-bocados etc.

Síntese

É a união dos tecidos. Pode ser:

- Sutura: em tecidos moles.
- Odontossíntese: em dentes.
- Osteossíntese: em tecidos ósseos.
- Outros tipos de síntese.

Sutura

Em anatomia, sutura significa a união de um osso a outro constituindo uma sinartrose, por eemplo, suturas cranianas. Em cirurgia é o processo cirúrgico de união dos tecidos através de seu costuramento.

Instrumental e Material Básico

1. Porta-agulha.
2. Pinças de dissecção (anatômica e dentes de rato).
3. Tesouras.
4. Agulhas para sutura.
5. Fios de sutura (Fig. 1-47).

Porta-Agulha

É o instrumental que segura a agulha de sutura para que sejam realizados os pontos cirúrgicos. Variam de tipo, forma e tamanho de acordo com a necessidade e indicação. Os mais convencionais são o de Heagar Mayo e de Mathieur.

Pinças de Dissecação

É o instrumental que segura os tecidos para que possam ser manipulados com precisão e segurança. Podem ser anatômicas, com serrilhados na área ativa da sua ponta, e dentes de rato, com pequenos prendedores que lembram dentes destes roedores, na área ativa da sua ponta. Variam de forma e tamanho.

Tesouras

As tesouras são instrumentais que servem para divulsionar ou cortar tecidos, Metzembaum, com pontas rombas, ou para cortar fios, as comuns em aço inoxidável, com pontas afiadas. As tesouras podem ser retas ou curvas e de vários tamanhos.

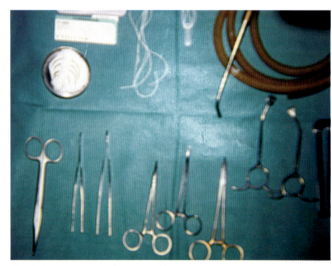

Fig. 1-47. Instrumental e material básicos para a sutura.

Agulhas

São os instrumentos que se adaptam aos fios e servem para transfixar os tecidos, levando o fio consigo. Classificam-se segundo o olhal, em aberto, fechado ou misto; segundo o corpo em retas ou curvas; e segundo a ponta em redondas ou atraumáticas, lanceoladas ou triangulares. Agulhas menos convencional possuem cabos — apresentando empunhadura, sem necessidade da utilização de porta-agulha. São dois tipos principais: de Reverdin com ponta cortante, e de Dechamps com ponta romba. Ambas apresentam olhal na ponta ativa (Figs. 1-48 a 1-51).

Fios de Sutura

Os fios ideais utilizados para síntese de tecidos moles deveriam apresentar as seguintes características:

- Ser de fácil esterilização.
- Possuir resistência à tensão.
- Ser passível de reabsorção pelo organismo.
- Possuir flexibilidade e ductilidade.
- Ser bem tolerável.

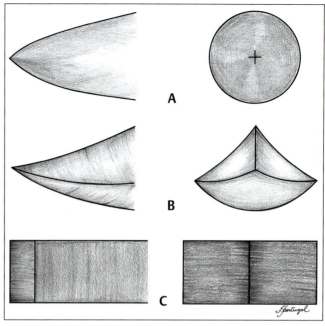

Fig. 1-50. Classificação das agulhas quanto à ponta: (**A**) cilíndrica; (**B**) triangular ou cortante; (**C**) lanceolada.

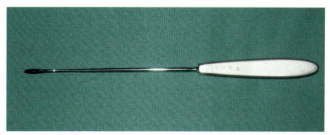

Fig. 1-51. Agulha de Reverdin.

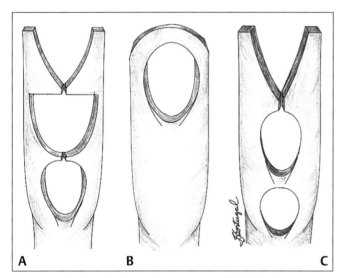

A   **B**   **C**

Fig. 1-48. Classificação das agulhas quanto ao olhal : (**A**) aberto; (**B**) fechado; (**C**) misto.

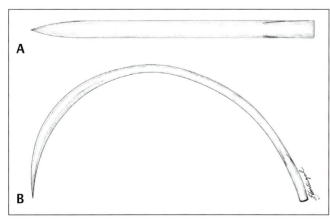

Fig. 1-49. Classificação das agulhas quanto ao corpo: (**A**) reta; (**B**) curva.

- Ser impermeável às secreções.
- Não ser putrescente.

Os fios de sutura se classificam:
A) Absorvíveis ou reabsorvíveis:
- São absorventes.
- São de origem orgânica ou sintética.
- São de difícil esterilização.
- Apresentam tempo de reabsorção variável.
- São exemplos: categute simples e cromado (intestino de carneiro), Dexon (ácido poliglutâmico), Polyvicryl (poligalactina 910) e outros.
B) Não absorvíveis ou irreabsorvíveis:
- Absorventes (orgânicos):
- Animal: crina, seda.
- Vegetal: linho, algodão.
- Não absorventes (inorgânicos, impermeáveis):
- Metálicos: ouro, prata, aço, platina.
- Não metálicos: náilon, *glass-fill.*

Tipos de Sutura

As suturas podem ser por pontos simples, contínuos ou de reforço.

Pontos Simples ou Isolados

São pontos únicos que unem uma margem à outra da ferida.

A) O **ponto simples convencional** penetra de uma margem à outra, de forma que sua base seja maior que a superfície, evitando assim a possibilidade de depressão da ferida e maiores sequelas cicatriciais. Estes pontos são ideais para as feridas cortantes ou contusas, preservadas equidistâncias nas margens da ferida e entre si, de um ponto a outro. Como em todos os pontos o nó não deve ficar sobre a ferida, ficando em uma de suas margens.

B) O **ponto simples invertido** penetra em uma margem de baixo para cima e na outra de cima para baixo, sem que atinja a superfície externa e se limite a um único plano anatômico. Desta forma o nó fica para dentro, no interior da ferida. Estes pontos são ideais para sutura dos planos profundos (Fig. 1-52).

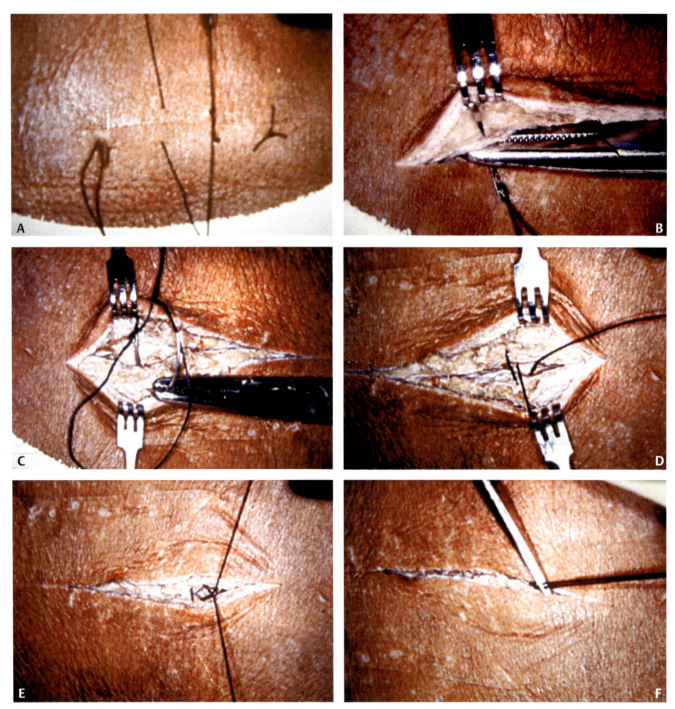

Fig. 1-52. Pontos simples. (**A**) Ponto simples ou isolado. (**B**) Ponto simples invertido. Início em uma das margens. (**C**) Em outra margem. (**D**) As duas extremidades passadas. (**E**) Nó. (**F**) Corte dos fios.

Pontos Contínuos

É um ponto continuado com fio único que une toda a extensão da ferida.

A) O **ponto contínuo simples**, ou chuleio, penetra seguidamente de uma margem à outra da ferida em toda sua extensão. As suturas contínuas iniciam, com exceção do intradérmico, com um ponto simples convencional. O maior dos segmentos do fio produz a sutura conforme a técnica indicada. Seu aspecto fica semelhante à bainha de calça. A conclusão da sutura contínua geralmente pode ser conseguida de duas formas:

- Ao passar pela a última transfixação deixa-se a porção da ponta de primeira penetração frouxa e em seguida une-se a outra extremidade a esta.
- Ao passar pela última transfixação aumenta-se a ponta que passa pelo olhal da agulha de forma que ao concluir fique esta extremidade em excesso, possibilitando, então, a anotação.

B) O **ponto contínuo duplo** é semelhante ao simples; contudo, é chamado de duplo porque volta à sua origem, sobrepondo-se à outra. Seu aspecto de vários "x" unidos.

C) O **ponto contínuo entrelaçado** é constituído de vários segmentos. O fio se entrelaça em cada ponto, produzindo uma boa adaptação das margens da ferida e um alinhamento do fio em um dos lados. Fica com um bom aspecto e a força é dividida igualmente nas margens de toda a ferida.

D) O **ponto continuo intradérmico** é aquela que promove a síntese entre as margens da pele sem aflorar ao meio externo, com exceção de seu início e de seu término. É a ideal para as feridas retilíneas incisas da pele, deixando menor sequela cicatricial. Penetra-se a agulha cerca de 3 mm em um dos ângulos da ferida, aflorando em seu interior; seguidamente a agulha penetra na derme de uma margem e sai na mesma margem penetrando na margem oposta. Assim, em zigue-zague, promove-se a sutura em toda a extensão da ferida. O término é semelhante ao início em sentido contrário, da ferida para a derme. As duas extremidades do fio ficam soltas, podendo ser fixadas por esparadrapo ou anodizadas em si mesmas O aspecto da ferida é de que foram aproximadas as margens, sem aparecer o ponto ou o fio (Fig. 1-53).

Pontos de Reforço

São aqueles que unem uma margem à outra da ferida em ponto duplo.

A) O **ponto duplo em "U"** horizontal é aquele que promove a síntese reforçada entre as margens da ferida, interna ou externamente. É ideal para as feridas que possuem grande sangramento capilar, devido a sua compressão em massa produzindo hemostasia, e para as feridas que necessitem de tensão no ponto, pois não deixa que os tecidos se lacerem. É indicado para as feridas pós-exodônticas únicas. Penetra-se a agulha em uma das margens da ferida, retornando no sentido inverso em formato de "U", onde é anodizado.

B) O **ponto duplo de reforço tipo Donatti** é aquele que promove a síntese entre as margens de uma ferida profunda em dois segmentos, um mais profundo e outro mais superficial. É o ideal para feridas profundas em que se quer aplicar forças. Como exemplo de indicação, ferida de couro cabeludo. Penetra-se a agulha a uma distância aproximadamente de 5 a 6 mm em uma das margens da ferida, saindo na margem oposta em distância equivalente em relação ao centro da ferida. Assim o fio passará profundamente pelos tecidos. No retorno, pela mesma margem em que saiu, a agulha deve penetrar a uma distância da ferida de 2 a 3 mm, saindo na margem oposta em distância equivalente, quando serão anodizadas as extremidades do fio. Neste retorno o fio passará superficialmente pelos tecidos da ferida. Assim a agulha penetra longe e sai longe, no retorno penetra perto e sai perto (LLPP).

C) O **ponto duplo de reforço tipo Blair-Donatti** é bastante semelhante ao de Donatti, com as mesmas indicações e objetivos. A variação está apenas na técnica. Penetra-se a agulha em uma das margens da ferida, cerca de 5 a 6 mm, devendo sair na margem oposta a uma distância de 2 a 3 mm. No retorno, na margem onde saiu, penetra-se a agulha cerca de 5 a 6 mm, saindo na margem oposta de 2 a 3 mm, quando o fio é anodizado. Assim, o fio cruzar-se-á no centro da ferida, ou seja, a agulha penetrará longe e sairá perto; no retorno, penetra longe e sai perto (LPLP).

D) O **ponto duplo de reforço de aproximação** é bastante semelhante aos dois anteriores, com mesmas indicações e objetivo; porém, esta técnica consegue melhor coadaptarão das margens. Penetra-se a agulha em uma das margens a uma distância de 5 a 6 mm da ferida, devendo sair na margem oposta a 2 ou 3 mm ao retornar, penetra-se a agulha a 2 ou 3 mm na mesma margem onde se iniciou a sutura, saindo na margem oposta a 5 a 6 mm, quando o fio é anodizado. Assim o fio passa duas vezes sobre a ferida, ou seja, penetra longe e sai perto, depois penetra perto e sai longe (LPPL) (Fig. 1-54).

Odontossíntese

É o processo de fixação dos dentes através de fisselagem ou amarrias, determinando a união dos mesmos entre si, ou entre as arcadas.

Formas

Pode ser por:

A) Utilização pura e simples de fios de aço inoxidável, flexíveis.

B) Utilização de barras ou hastes fixadas com fios de aço inoxidável flexíveis, tais como barra de Erich, arco de Jelenko e arco de Winther.

C) Utilização de resina auto ou fotopolimerizável, diretamente sobre os dentes e os espaços interdentais.

Indicações

1. Contenção das luxações dentais.
2. Contenção de reimplantes, transplantes ou implantes dentais.
3. Auxiliar na redução de determinadas fraturas.
4. Promover o bloqueio intermaxilar.

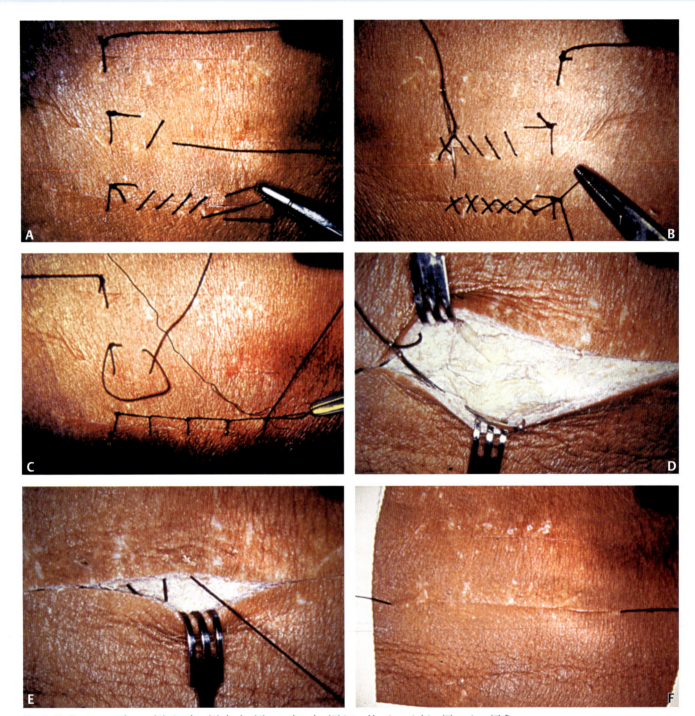

Fig. 1-53. Pontos contínuos: (**A**) simples; (**B**) duplo; (**C**) entrelaçado; (**D**) intradérmico – início, (**E**) meio e (**F**) fim.

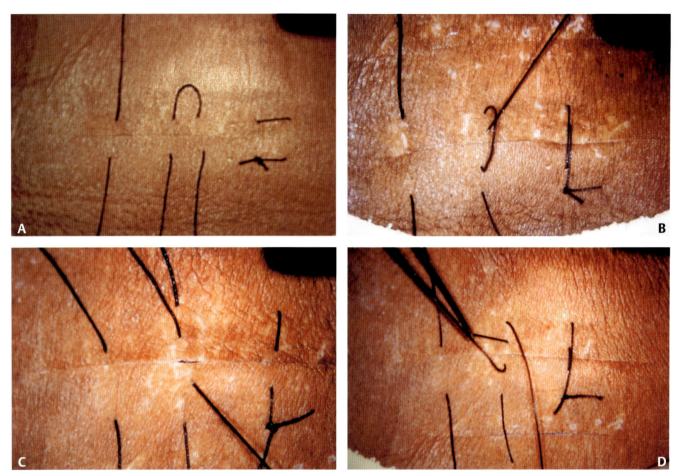

Fig. 1-54. Pontos de reforço: (**A**) ponto em "U"; (**B**) ponto de Donatti; (**C**) ponto de Blair-Donatti; (**D**) ponto de aproximação.

Condições para Uso

Que o paciente possua dentes e que estes permitam fixação, com suficiente implantação óssea.

Cuidados Pós-Operatórios da Fixação ou Bloqueio Intermaxilar, em Razão de Possível Asfixia

1. Doenças broncopulmonares agudas.
2. Psicopatias.
3. Vômitos.
4. Tosse e espirros.
5. Secreções abundantes.
6. Hemorragia oronasofaríngea.

Instrumental Básico

1. Afastadores.
2. Fios de aço inoxidável flexíveis.
3. Barras ou arcos.
4. Alicate corta-fios.
5. Pinças hemostáticas Hochester curvas.
6. Porta-agulha forte.
7. Espátula 7 ou outra (Fig. 1-55).

Classificação e Técnicas da Odontossíntese

- *Horizontal:* utilizam dentes de um mesmo arco, não objetivando bloqueio intermaxilar. As principais são: hipocrática e escada.

- *Vertical:* utilizam dentes de ambos os arcos com o objetivo de imobilizar a mandíbula através da ATM. As principais são: Le Blanck e Cross-Wise.
- *Mista ou associada:* utilizam dentes de ambos os arcos com objetivos de conter dentes e imobilizar a ATM. As principais são: Duclos e Antônio Baptista.

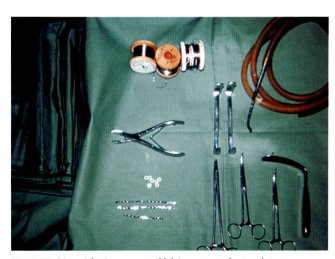

Fig. 1-55. Material e instrumental básicos para odontossíntese.

Horizontais

A) **Hipocrática ou em oito** é a odontossíntese mais antiga e mais simplificada, proposta por Hipócrates 460 anos antes de Cristo. Corta-se um fio de tamanho suficiente para abraçar os dentes desejados, envolvendo um ou dois a mais do que aquele que se deseja fixar, a mesial e a distal. Em seguida parte-se da distal do último dente envolvido, marcando o fio ao meio. A extremidade do fio que está na palatina ou lingual vem na região do colo anatômico para a vestibular passando pela mesial do mesmo dente e cruzando com a extremidade vestibular, que se dirige à palatina ou lingual. Em razão de sua forma, também é chamada de odontossíntese em oito. Para finalizar esta manobra, as extremidades do fio se enroscam entre si sempre no sentido horário, pelo lado vestibular e o mais mesial possível. Após isto o fio é cortado a cerca de meio centímetro de comprimento e entortado com finalidade de penetrar no espaço interproximal mais próximo, assim não ferindo os tecidos moles adjacentes (Fig. 1-56).

B) **Escada** é uma odontossíntese também simplificada. Um fio de aço inoxidável flexível penetra na distal do dente pretendido, escolhidos como descrito acima, e caminha com uma extremidade vestibular e outra palatina ou lingual até abraçar o último dente desejado. O término do trabalho deve ser semelhante ao da hipocrática. A seguir, com outros fios menores, passa-se uma das extremidades por baixo do fio vestibular, saindo abaixo do contíguo palatino ou lingual, passando pelo espaço interproximal. Isto feito retorna-se à vestibular passando por cima do fio. As extremidades do fio são torcidas entre si com o porta-agulha e com trações para a vestibular, a fim de fixar o colo anatômico dental. Arrochado, o fio é cortado e colocado no espaço interproximal (Fig. 1-57).

Verticais

A) *Le Blanck* é a odontossíntese de trabalho vertical mais simplificada. Elegem-se os dentes antagônicos em oclusão nos quais se executará a técnica. Com um fio de aço flexível de aproximadamente 10 cm de comprimento, contorna-se o colo anatômico dos dentes escolhidos, geralmente pré-molares, um a um. Em seguida, aproximam-se

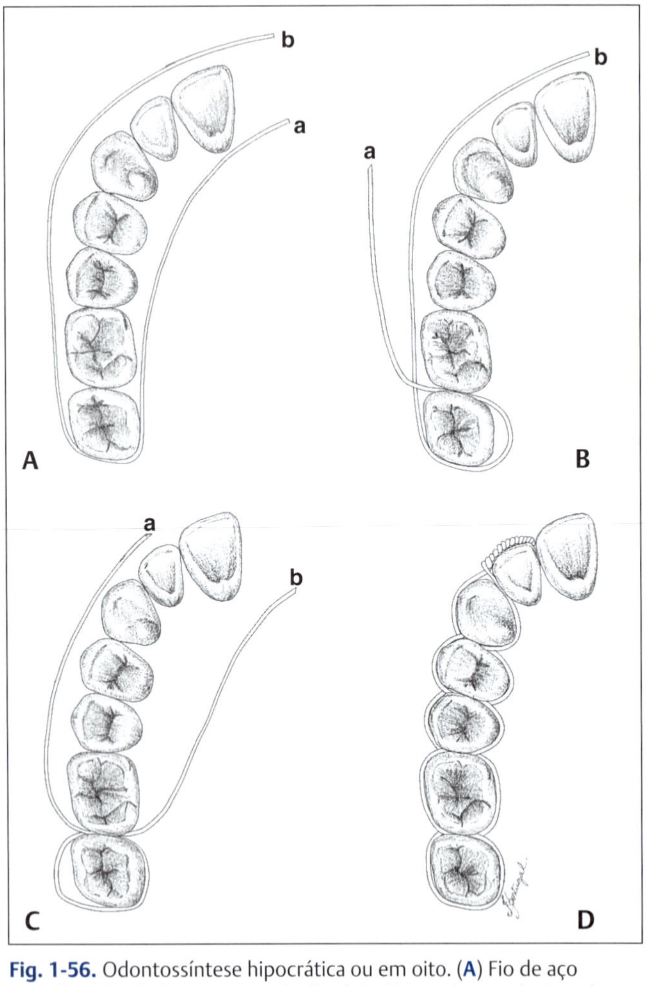

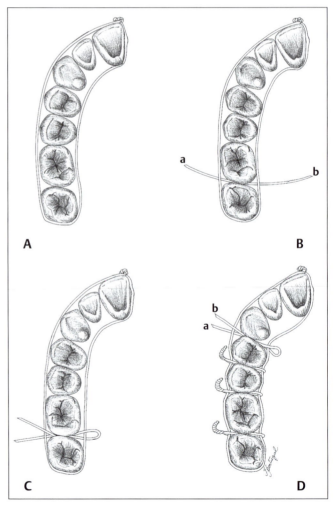

Fig. 1-56. Odontossíntese hipocrática ou em oito. (**A**) Fio de aço inoxidável flexível passando pela distal do último dente selecionado. (**B**) Transpasse da palatina para a vestibular da extremidade palatina. (**C**) Transpasse da outra extremidade da vestibular para a palatina. (**D**) Conclusão da odontossíntese.

Fig. 1-57. Odontossíntese em escada. (**A**) Envolvimento de todos os dentes selecionados. (**B**) Outro segmento menor de fio passa no espaço interproximal, por baixo dos fios fixados. (**C**) A extremidade pela palatina volta pelo espaço interproximal, por cima do fio fixado. (**D**) Fios torcidos no próprio eixo.

as duas extremidades do fio e se começa a torcê-las entre si, até que o fio fique o mais justo e fixo ao colo anatômico. Para concluir o trabalho, depois de contorcidos todos os dentes planejados, promove-se a oclusão cêntrica e, a seguir, une-se por torção o fio do maxilar com o da mandíbula. Depois de ajustado, corta-se o fio e a extremidade do mesmo é introduzida no espaço interproximal ou no espaço oclusal, a fim de evitar feridas posteriores nos lábios ou nas bochechas (Fig. 1-58).

B) *Cross-Wise* é uma odontossíntese bem semelhante à Lê Blanck, porém sua segurança é maior, porque trabalha com o dobro dos dentes, embora os princípios sejam os mesmos. Elegem-se dois dentes contíguos superiores e dois inferiores, que mantenham oclusão, geralmente pré--molares. Seguindo-se os mesmos princípios anteriores, contornam-se isoladamente os colos anatômicos envolvidos. A principal diferença está na fixação entre as arcadas onde os fios são cruzados (Fig. 1-59).

Mistas ou Associadas

A) **Duclos ou Ermster** é uma odontossíntese simples, prática e eficaz. Passa-se o fio no espaço interproximal de dois dentes contíguos selecionados, de vestibular para palatina ou lingual, a mesial do primeiro e a distal do segundo. Em seguida, bem justo ao colo anatômico, uma das extremidades do fio retorna à vestibular passando pelo espaço interproximal entre os dentes envolvidos. Paralelamente à gengiva,

uma das extremidades do fio passa pela vestibular acima do segmento horizontal do corpo do fio, e a outra extremidade passa abaixo do segmento horizontal. Assim tem-se um fio acima e outro abaixo do segmento horizontal, quando as extremidades são contorcidas no sentido horário fixando bem aos colos anatômicos dos dentes. O mesmo procedimento é realizado nos dentes inferiores. As extremidades torcidas do superior são torcidas e ajustadas com as do inferior. A conclusão é idêntica às anteriores (Fig. 1-60).

B) **Antônio Baptista** é uma técnica de comprovada eficiência. O tamanho do fio deverá ser cortado de acordo com o número de dentes que se deseja fixar. O fio deve ser introduzido no espaço interproximal de dois dentes, da vestibular para palatina ou lingual. Em seguida, o fio bem justo ao colo anatômico contorna um dos dentes. Ao contorná-lo, voltando para a vestibular, penetra no espaço interproximal do outro dente, tendo-se o cuidado de passar o fio por baixo da extremidade do fio inicial. De forma análoga à anterior, dá-se sequência à técnica, permitindo que a extremidade "B" do fio fique paralela à "A" no espaço interproximal utilizado primeiramente. Sequencialmente faz-se uma dobra com um dos fios (A e B) pelo corpo do fio até vestibular, ajustando-o e retornando-se ao palato ou a "A" ou "B" lingual pelo espaço interproximal. Caso se deseje somente um trabalho vertical, basta torcer as extremidades (A e B), para posterior união dela com os fios da arcada antagônica. No caso de um trabalho horizontal

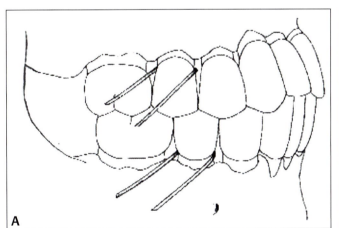

A

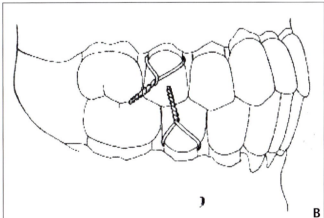

B

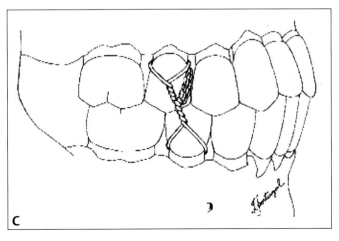

C

Fig. 1-58. Odontossíntese de Lê Blanck. (**A**) Os fios segmentados são passados pelo colo anatômico dos dentes envolvidos. (**B**) Os fios são torcidos entre si. (**C**) Os fios superiores são torcidos aos inferiores em oclusão cêntrica.

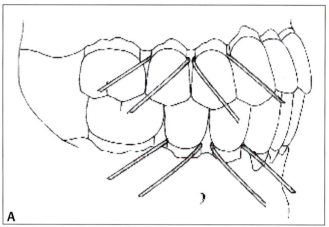

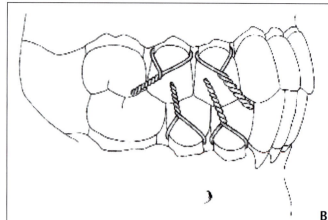

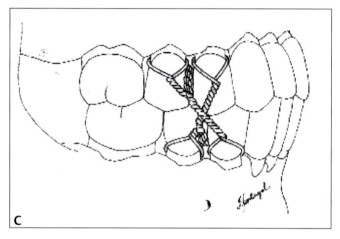

Fig. 1-59. Odontossíntese de Cross Wise. (**A**) Os fios são passados pelos colos anatômicos de dois dentes superiores e de dois inferiores. (**B**) Os fios são contorcidos entre si. (**C**) Os fios superiores e inferiores são contorcidos de forma cruzada.

mais extenso, dá-se sequência, e, em vez de torcer o fio, passa-se à extremidade "B" pela vestibular até outro espaço interdental interessado, deixando a extremidade "A" entre a gengiva e o fio. A partir daí, repete-se a manobra até que todos os elementos desejados sejam alcançados. Neste caso assemelha-se a uma odontossíntese de Duclos ou Ermster como se fosse continuo (Fig. 1-61).

Utilização de Barras ou Hastes

As barras ou hastes são confeccionadas em aço inoxidável semiflexível e são fixadas aos dentes com auxílio de fio de aço inoxidável flexível utilizado em odontossíntese direta.
A) **Barra de Erich** é achatada e possui ganchos em uma de suas faces planas. A face sem os ganchos é adaptada aos colos dentários anatômicos, os ganchos são sempre voltados para vestibular e suas extremidades livres para a gengiva. Uma vez fixada a cada dente isoladamente, a barra não deve permitir movimento algum. Os ganchos servem para conter os anéis de borracha quando unidos à arcada antagonista (Fig. 1-62).
B) **Arcos de Jelenko** são arredondados, espessos e adaptados à região do colo anatômico, pela fisselagem, com fio de aço inoxidável flexível. Estes arcos devem ser adaptados como as barras de Erich, contudo não servem como auxiliares em trabalho vertical.
C) **Arcos de Winther** são arredondados, espessos e possuem ganchos. É mais ou menos a fusão dos dois anteriores e serve para bloqueio intermaxilar.

Utilização de Goteiras

As goteiras, *splinter* ou férula, são próteses previamente confeccionadas para o paciente em questão.

Possuem indicações muito próprias, como, por exemplo, as goteiras de Gunning, servindo para auxiliar no bloqueio intermaxilar de pacientes edêntulos ou desdentados. Estas goteiras e estes procedimentos estão em desuso.

Osteossíntese

É o processo cirúrgico de união dos ossos fraturados por amarração e/ou fixação.

Formas

Pode ser por:

A) Utilização pura e simples de fios de aço inoxidável flexível.
B) Utilização de placas e parafusos de contenção interna ou externa.
C) Utilização de colas (resinas adesivas).

Indicação

Contenção e fixação de fraturas ósseas.

Condições de Uso

Acesso direto ou indireto aos segmentos do osso fraturado, de acordo com a forma do material a ser empregado.

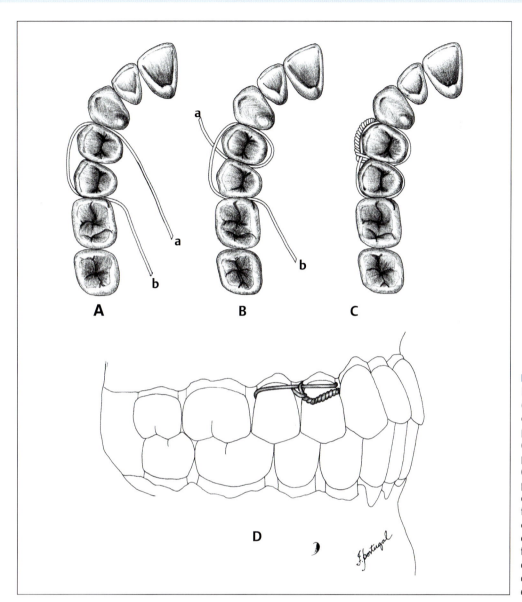

Fig. 1-60. Odontossíntese de Duclos ou Ermster.
(A) Os fios envolvem os dentes comprometidos da vestibular para a palatina ou lingual.
(B) Uma das extremidades passa por baixo do fio horizontal.
(C) A outra extremidade passa por cima do fio horizontal. As extremidades são torcidas, fixando o conjunto ao nível do colo anatômico. **(D)** As extremidades contorcidas podem ficar livre para unirem-se à arcada oposta para bloqueio intermaxilar, ou podem ser introduzidas no espaço interproximal.

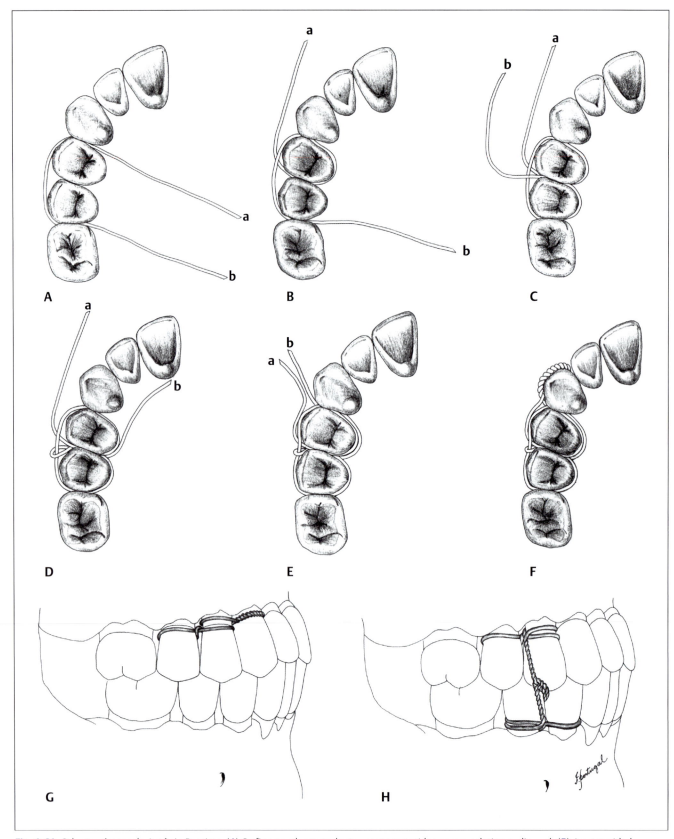

Fig. 1-61. Odontossíntese de Antônio Baptista. (**A**) Os fios envolvem os dentes comprometidos para a palatina ou lingual. (**B**) A extremidade mesial passa por baixo do fio horizontal. (**C**) A extremidade distal passa por cima do fio horizontal. (**D**) A extremidade distal passa por baixo do fio e retorna à palatina ou lingual. (**E**) Esta extremidade passa pela proximal do dente mesial envolvido de retorno vestibular. (**F**) As extremidades são torcidas, fixando o conjunto ao nível do colo anatômico. (**G**) As extremidades contorcidas podem ser introduzidas no espaço interproximal. (**H**) As extremidades contorcidas podem ficar livres para unirem-se à arcada oposta, para um bloqueio intermaxilar.

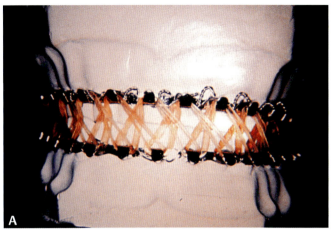
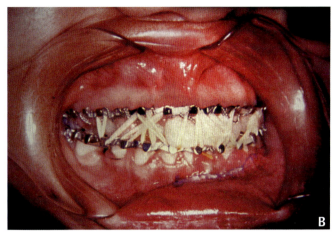

Fig. 1-62. Barras de Erich. (**A**) Barras colocadas com auxílio de fio de aço inoxidável, no modelo. (**B**) Bloqueio intermaxilar com anéis de borrachas, obedecendo às forças de oclusão, no paciente.

Instrumental Básico

1. Afastadores.
2. Fio de aço inoxidável flexível.
3. Placas e parafusos.
4. Alicate corta-fios.
5. Pinças hemostáticas Hochester curvas.
6. Porta agulha.
7. Perfuradora e transfixadores.
8. Brocas para trepanação.
9. Chave de fenda.
10. Outros (Fig. 1-63).

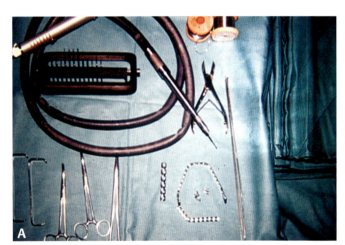
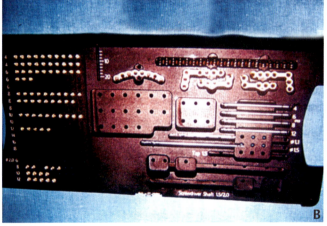
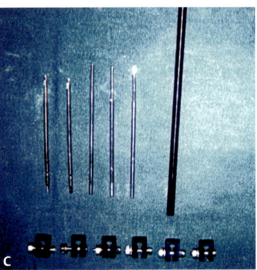

Fig. 1-63. (**A**) Material e instrumental para uma osteossíntese.
(**B**) Conjunto para fixação rígida. (**C**) Conjunto para fixação de comando externo.

Classificação da Osteossíntese

- *Direta:* quando os fios ou placas fixam diretamente o osso no foco da fratura.
- *Indireta:* quando o fio ou placa fixa o osso fraturado a distância, sem a intervenção no foco da fratura.

Osteossíntese Direta

Fixação Semirrígida

Uma vez em contato com o foco da fratura, já divulsionados e afastados os tecidos moles, o primeiro passo a ser executado é a redução da fratura, aproximando-se os segmentos fraturados. Feito isto, os segmentos ósseos devem ser apoiados para não saírem da posição. Em seguida, com uma perfuradora e brocas adequadas promovem-se perfurações transfixantes no osso, com o cuidado de manter bem irrigado com soro fisiológico ou, preferencialmente, água destilada para evitar o hiperaquecimento. O lado oposto do osso perfurado deve ser devidamente protegido por instrumental ou maleável de forma que a broca não lesione tecidos moles quando transfixar o osso.

Para os ossos de ossificação intramembranosa — maxilar, zigomático e outros — na maioria das vezes somente uma perfuração em cada margem é o suficiente para possibilitar uma boa contenção por fio de aço inoxidável flexível. Entretanto, para os ossos de ossificação endocondral — mandíbula e outros — na maioria das vezes há necessidade de duas ou mais perfurações em cada coto.

Após as perfurações adequadas, passa-se o fio de aço número "1" (um) em forma de "x" por elas com auxílio de pinças hemostáticas Hochester curvas. Uma vez transfixado, ajusta-se as extremidades dos fios, que devem ser torcidas no sentido horário com um porta-agulhas forte até que os segmentos fiquem unidos. A extremidade do fio torcido deve ser cortada deixando em torno de 5 a 10 mm, o suficiente para ser dobrado e introduzido em uma das perfurações (Fig. 1-64).

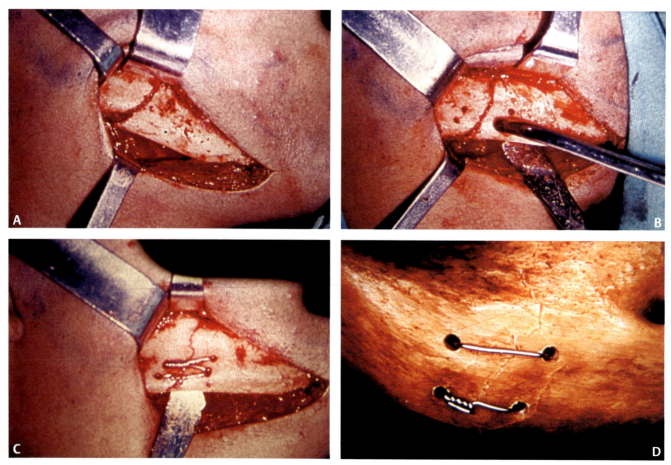

Fig. 1-64. Fixação interna semirrígida. Esquema. (**A**) Apresentação da ferida após descolamento. (**B**) Perfurações após a redução da fratura. (**C**) Fixação concluída. Caso Clínico. (**D**) Exemplo em mandíbula seca.

Fixação Rígida

Placas e Parafusos

Uma vez em contato com o foco da fratura, já incisados e afastados os tecidos moles, o primeiro passo a ser executado é a redução da fratura, aproximando-se os segmentos fraturados, independentemente do método de fixação.

O material utilizado para esta fixação são as placas e parafusos, geralmente titânio ou aço, onde, com instrumental específico, é(são) modelada(s) a(s) placa(s) a ser(em) utilizada(s). Após a seleção e adaptação, a(s) placa(s) é(são) coloca(s) sobre o osso e se promove as perfurações nos espaços correspondentes aos locais dos parafusos. A placa deve ser devidamente modelada e adaptada ao osso, a fim de não oferecer nenhuma força que possa produzir modificações na posição dos segmentos fraturados e reduzidos. Depois disto, deve ser fixada. Com o trépano, perfura-se a cada orifício da placa, em que se deseje colocar o parafuso.

Existem vários tipos de placas quanto ao tamanho, forma, espessura e outros. Cada fabricante apresenta uma técnica diferente para cada tipo de placa. Para a face, os mais utilizados para trauma são os conjuntos de placas 1.5 (um ponto cinco), 2.0 (dois ponto zero) e 2.4 (dois ponto quatro) e para reconstrução mandibular os conjuntos 2.4 (dois ponto quatro)

ou 2.7 (dois ponto sete) com maior espessura. Os parafusos variam de comprimento entre 4 e 24 ou mais milímetros.

Existem técnicas de fixação monocortical, isto é, o parafuso transfixa apenas uma cortical, a mais externa, mais indicada para os terços superior e médio da face e para processos alveolares, evitando-se os dentes, e de fixação bicortical, onde o parafuso transfixa duas corticais, ideais para a porção basilar da mandíbula.

Os parafusos são introduzidos até fixarem a placa ao osso e ambas tornarem-se imóveis (Fig. 1-65).

Colagem Óssea

É um método de fixação interna rígida que recentemente tem ganhado muito espaço cirúrgico. A colagem óssea é prática, eficaz e rápida, porém ainda requer maior resistência. Quando usada na face em ossos de ossificação intramembranosa, cujos músculos inseridos não exerçam forças sobre os segmentos fraturados, os resultados têm sido surpreendentes, pois uma leve irritação tecidual inicial acelera o processo de reparação óssea. Estes adesivos são reabsorvíveis e, portanto, não funcionam como corpo estranho. Entretanto, não devem ser indicados em ossos fortes e com muita inserção muscular, pois o adesivo é pouco resistente e não é capaz de conter estas fraturas (Fig. 1-66).

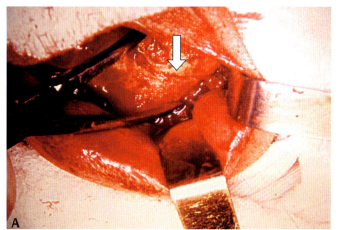

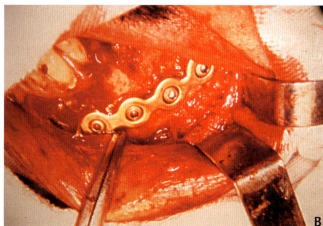

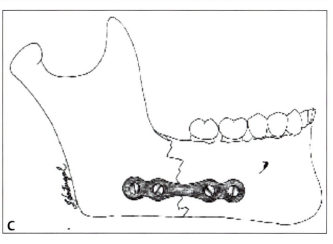

Fig. 1-65. Fixação interna rígida bicortical. (**A**) Redução da fratura. (**B**) Placa fixada. (**C**) Esquema.

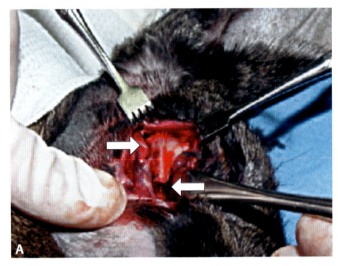
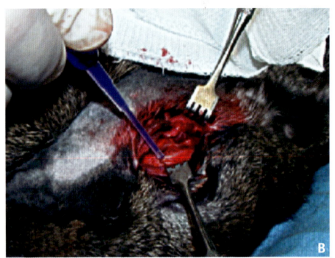
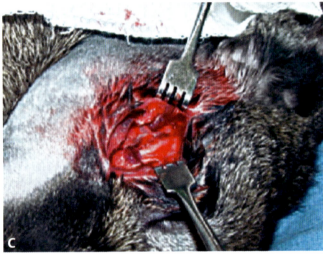

Fig. 1-66. Colagem óssea em modelo animal. (**A**) Osso fraturado. (**B**) Colagem. (**C**) Fratura fixada. Experimento da tese de doutorado do autor – Cláudio Valente.

Osteossíntese Indireta

Fixação por Comando Externo

Quando não se tem contato com o foco da fratura, permanecendo com os tecidos moles intactos, pode-se lançar mão de meios para auxiliar a redução e/ou a contenção da fratura.

Quase totalmente em desuso por muitos anos, está de volta o aparelho de comando externo para redução e contenção de fraturas. Com este aparelho não há intervenção diretamente no foco fraturado. A contenção e fixação do osso se fazem à distância. Destruições ósseas produzidas por trauma de grande intensidade como aqueles produzidos por projeteis de arma de fogo e pacientes soropositivos para HIV, hepatite e outros contagiosos, que colocam toda a equipe em risco no ato cirúrgico, tem trazido este método de volta e tem sido utilizado com bons resultados e baixo risco profissional.

Os pinos são fixados ao corpo do osso em ambos os lados da fratura, transfixam a pele, os tegumentos e o osso, fixando neste de forma bicortical (devendo ser utilizado somente na mandíbula em bucomaxilofacial), de forma paralela para permitir a adaptação da placa de distração óssea por comando externo. Os ajustes são feitos periodicamente, de acordo com a necessidade (Fig. 1-67).

Fixação por Fio Rígido de Kirschner

Embora antigo, ainda se pode contar com os fios rígidos para as contenções de fraturas, quando não se pode contar com as placas e parafusos. Atualmente tem entrado em desuso pela complexidade técnica e poucas vantagens, quando comparada à fixação interna rígida por placas e parafusos. Entretanto, quando não se tem acesso a estes materiais de uso restrito pelo custo, em alguns serviços, deve-se lançar mão desta técnica, em especial em pacientes desdentados. Mesmo diante das dificuldades técnicas apresentadas nas focais retrógradas, é preferível realizá-la do que deixar o paciente ao livre curso da sequela.

O fio pode ter indicação em ossos de ossificação endocondral como a mandíbula. O fio passa pela medula do osso e pode lesionar o feixe vasculonervoso alveolar inferior. Nos pacientes dentados há necessidade de bloqueio intermaxilar.

Outros Tipos de Síntese

Por ser a síntese a união dos tecidos, são inúmeras as possibilidades. Porém, dois tipos de síntese de tecidos moles em substituição às suturas estão sendo mais usados. São elas: a colagem e o curativo de Thompson.

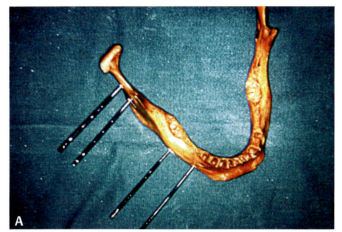

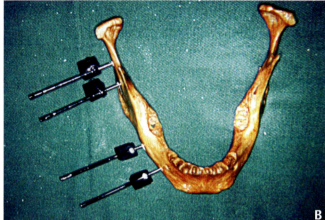

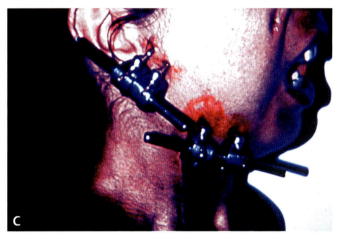

Fig. 1-67. Comando Externo. (**A**) Programação na mandíbula seca. (**B**) Aplicado na mandíbula seca – perfurações. (**C**) Em função no paciente.

Colagem

A substituição das suturas pela colagem de pele tem conseguido adeptos a cada dia. Adesivos resinosos pouco tóxicos e bem histocompatível podem ser colocados na superfície da pele com excelentes resultados. Os pontos profundos devem ser dados normalmente até que aproximem as margens da ferida da pele sem tensões, quando for o caso. Porém, este método é amplamente usado nos casos de feridas superficiais que NÃO atingem os músculos cuticulares. Aproximadas as margens de pele, em sua superfície deve-se colocar fina camada do adesivo. Ele não deve ser introduzido na face cruenta do epitélio, pois interfere na reparação deste tecido. É um método prático, eficaz e de custo baixo (Fig. 1-68).

Curativo de Thompson

É um agente de união bastante eficiente indicado para feridas superficiais, lineares e incisas. A sua desvantagem é que exige total imobilização dos tecidos de união, o que torna difícil sua utilização na face devido às expressões mímicas faciais.

Consiste em cortar várias tiras finas de esparadrapo ou outro adesivo. Duas tiras são colocadas paralelamente à ferida, uma em cada lado. Após esta fixação, com uma das mãos aproximam-se as bordas da ferida e com a outra colocam-se as outras tiras a fim de aderirem-se nos esparadrapos previamente colocados paralelos à ferida, mantendo as margens da ferida unidas (Fig. 1-69).

Finas tiras de adesivo tipo micropore ou similar tem sido amplamente utilizada em substituição às suturas de feridas incisas de pequenas extensão e profundidade, com resultados excelentes.

IATROGENIA EM CIRURGIA E RESPONSABILIDADE CIVIL

Iatrogênese é toda consequência danosa para o paciente provocada, direta ou indiretamente, pelo profissional durante ou após um tratamento.

Responsabilidade civil é a obrigação que pode incumbir uma pessoa a reparar o prejuízo causado a outra, por fato próprio, ou por fato de pessoas ou coisas que dela dependam.

Embora muito pouco discutido e, às vezes, até omitido no meio médico e correlatos, este assunto tem grande relevância hoje em dia. Têm crescido substancialmente os processos de responsabilidade civil devido aos chamados "erros médicos", pautados na jurisprudência do litígio pelo crime culposo, desconsiderando que, em inúmeros casos, nem sempre um resultado insatisfatório significa erro, mas pela omissão das discussões isto se tem tornado um grande problema.

Genericamente, julga-se que todos os processos iatrogênicos advêm da **negligência** (não se tem a devida atenção), da **imprudência** (não se tem o devido cuidado) ou da **imperícia** (não se tem o devido conhecimento) do profissional. A iatrogenia é classificada como sendo proveniente de humana possibilidade de erro, porém passível das responsabilidades

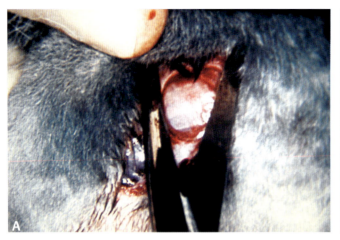

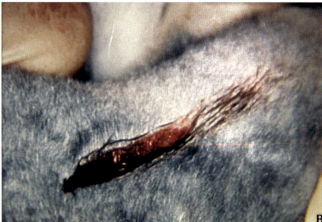

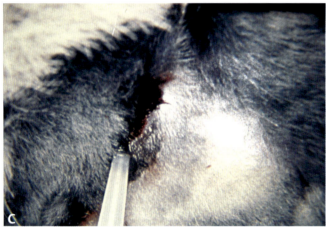

Fig. 1-68. Colagem de pele. (**A**) Divulsão. (**B**) Aproximação das margens da ferida. (**C**) Aplicação do adesivo.

civis com penalidades por **danos materiais** (o que se gastou e se deixou de ganhar), por **danos morais** (o que afetou psicológica e socialmente) e por **danos estéticos** (alterações físicas morfológicas e fisiológicas).

Classificação das Iatrogenias

Classificação Etiológica
Danos classificados por sua origem.

Erro de Percepção
1. Quando não se veem ou ignoram-se os sinais e sintomas relacionados com o processo patológico.
   - *Por exemplo:* realizar procedimentos em paciente com febre ou hipertensão.
2. Quando se desconhece o prognóstico da alteração ou doença e do tratamento.
   - *Por exemplo:* remover um carcinoma sem boa margem de segurança e sem tratamentos complementares.

Erro de Interpretação
1. Quando não se entendem os exames pré-operatórios, e erra-se o diagnóstico.
   - *Por exemplo:* 10.000 leucócitos, diagnosticado como leucopenia (inverso de leucocitose).

2. Quando não se vê ou conhece uma imagem e se programa erroneamente um tratamento.
   - *Por exemplo:* superposição da vértebra cervical sobre o maxilar no RX PA de face, simulando fratura Le Fort I.

Erro de Ação
1. Quando existem equívocos na realização dos procedimentos programados.
   Por exemplo: programar exérese do 38 e tirar o 48.
2. Quando se desconhece a anatomia da região manipulada.
   - *Por exemplo:* incisar a margem inferior da mandíbula e lesionar o nervo marginal do facial.

Erro por Omissão
Quando se deixa de fazer o que deveria ser feito, por negligência ou medo.

- *Por exemplo:* remover parcialmente um tumor ou cisto, quando este se aprofunda anatomicamente.

Classificação por Tipos de Iatrogenia
Danos classificados pela forma na qual aconteceu.

Medicamentosa
1. O medicamento é mal indicado.
   - *Por exemplo:* prescrever corticoide para lesão causada por vírus.

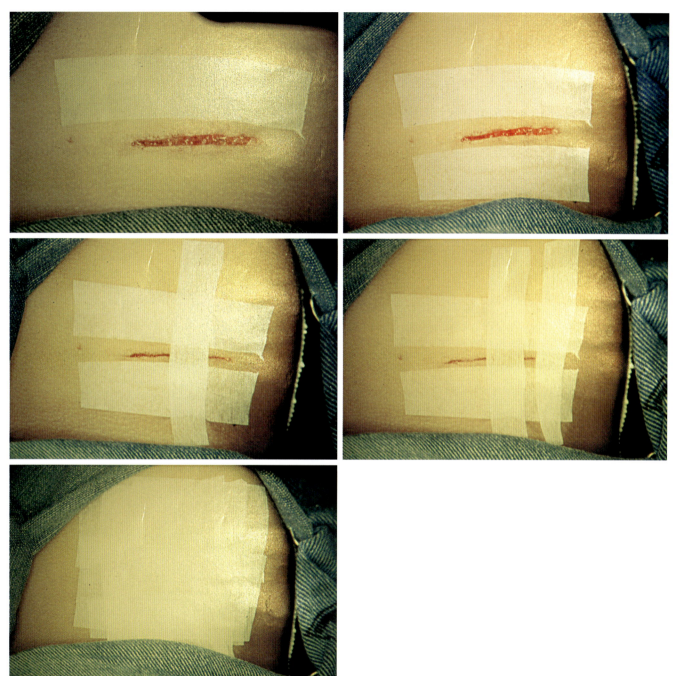

Fig. 1-69. Curativo de Thompson.

2. Os efeitos colaterais são muito danosos.
   - *Por exemplo:* prescrever corticoides para pacientes diabéticos.
3. O medicamento é ineficaz.
   - *Por exemplo:* prescrever colutório para GUNA.
4. A dose é excessiva ou insuficiente.
   - *Por exemplo:* prescrever ou administrar 8 g de penicilina/dia.
   - Por exemplo: infiltrar ½ tubete de anestésico para remover o 48 incluso.

Ausência de Diagnóstico

Quando não se percebe ou se desconhece o processo patológico.

- *Por exemplo:* prescrever antibiótico ou propor cirurgia para a glossodinia.

Erro de Diagnóstico

Quando a falta de diagnostico induz o tratamento ineficaz ou errôneo.

- *Por exemplo:* paracoccidioidomicose interpretada como carcinoma epidermoide e tratado por cirurgia invasiva.

Erros nos Exames

Indicam-se exames desnecessários provocando agravamento do caso.

- *Por exemplo:* realizar biópsia incisional em melanoma.

Erros nas Anestesias

A indicação ou a técnica são deficientes.

- *Por exemplo:* indicar anestésico com vasoconstritor em hipertensos.
- *Por exemplo:* injetar anestésico local em processo infeccioso.

Erros Operatórios

1. Desprezo pelos meios de antissepsia e assepsia.
   - *Por exemplo:* colocar as mãos enluvadas na máscara ou não esterilização de instrumentais.
2. Erro na técnica.
   - *Por exemplo:* incisões mal posicionadas. Incisão vertical na região frontal.
3. Falha durante o ato cirúrgico.
   - *Por exemplo:* esquecimento de gaze no interior da ferida ou promover hemostasia deficiente.

Medidas Profiláticas

As medidas profiláticas estão na dependência dos conhecimentos das causas iatrogênicas. Porém, algumas medidas podem ser observadas, como as que se seguem.

Medicamentosas

Não empregar drogas como: corticoides, antibióticos, anticoagulantes e digitálicos sem conhecimento detalhado da ação, dos efeitos colaterais e sensibilidade do paciente, além de precisa indicação.

Esterilização

Fiscalizar periodicamente todos os processos de rotina, esterilização de instrumental, ambiente e equipe.

Planejamento do Ato Cirúrgico

Verificação da técnica a ser empregada, revisão anatômica da região, prevenção de acidentes etc.

Evitar a Estafa e a Pressa

1. Manipular pacientes somente quando descansado e sadio.
2. Utilizar tempo razoável para a cirurgia, evitando o prolongamento desnecessário da mesma, assim como atos intempestivos e correrias, que são os causadores da maioria dos erros em cirurgia.

Responsabilidade Civil

A obrigação que pode incumbir uma pessoa a reparar o prejuízo causado a outra, por fato próprio ou por fato de pessoas ou coisas que dela dependam, por demanda judicial contra médicos e cirurgiões-dentistas, tem aumentado muito recentemente. E os juízes têm aplicado a jurisprudência ao presumir a culpa profissional no caso do dano ao paciente.

Entendem que o profissional que causa dano ao paciente não prejudica somente a ele, mas também às ordens social e profissional, pois o pagamento de indenizações não adapta o defeito causado à normalidade física ou social nem elimina o dano causado. Assim, os profissionais de saúde vivem em sociedade com seus direitos e suas obrigações, que têm determinado sentenças com valores pecuniários bastantes significativos.

A evolução e a discussão desses direitos e suas consequentes obrigações deram origem à ciência do biodireito que está fortemente atrelada a conceitos morais.

Juridicamente, para que haja responsabilidade é preciso que a relação profissional-paciente resulte em um dano para o paciente e que este dano tenha sido causado por culpa em qualquer de suas modalidades: 1. negligência, que corresponde ao descaso, descuido, desatenção ou displicência com o tratamento; 2. imperícia, que corresponde a falta de capacitação, habilidade ou experiência para a execução do tratamento ou 3. imprudência, que corresponde a falta de cautela, cuidado ou segurança para o atendimento. Há necessidade do nexo de causalidade entre a conduta do agente e o dano daí advindo.

Há obrigação de se aplicar todos os meios disponíveis em determinado momento e lugar para garantir o resultado. Mas a natureza obrigacional da responsabilidade civil deve ser sempre de meio, devendo agir com o máximo de cautela, com perícia, prudência e diligencia, buscando o melhor resultado, sem jamais poder garanti-lo pelos mistérios e individualidades do corpo humano e suas reações.

Atualmente as técnicas estão cada vez mais avançadas e precisas e os riscos cada vez maiores, com as pessoas cada vez menos tolerantes com o erro, mesmo o erro sendo condição inerente da condição humana. Por sua vez, os juristas têm invertido o ônus da prova de forma que o cirurgião-dentista é que tem que provar sua inocência, o que leva a uma prática profissional temerosa, defensiva, prejudicial a todos os envolvidos na relação.

A responsabilidade civil também é classificada em objetiva e subjetiva. A objetiva baseia-se na existência do dano e a prova de que a conduta do agente causou ou colaborou com seu aparecimento, com nexo entre a causa e o dano, abrigando a teoria do risco, que deve ser conhecida e avaliada antes do procedimento. A subjetiva baseia-se na verificação da culpa em qualquer de suas modalidades, ou ainda o dolo, quando se tem a intenção de causar a lesão.

As condenações abordam; 1. danos materiais, tudo que o paciente gastou ou deixou de ganhar por causa da consequência prejudicial do tratamento ou em decorrência dele; 2. danos morais, todo o prejuízo social e psicológico causado pelo tratamento e sofrimento pela exposição as suas consequências desagradáveis e 3. danos estéticos, pelas alterações morfológicas e/ou fisiológicas causadas.

A determinação da culpa, pela sua gravidade e consequências, não se limita a ações do fórum civil, estendendo-se também ao criminal. No fórum criminal, a norma infringida é de ordem pública, o sujeito passivo passa a ser a sociedade e a pena a sua reação.

Dentro do direito, presume-se que todo profissional de saúde que se propõe a uma determinada ação profissional deva estar devidamente capacitado para desenvolvê-la com qualidade e eficácia. O profissional que assume os riscos de um tratamento não pode fugir de suas responsabilidades e, no caso de em um tratamento surgir uma situação de emergência, deve estar apto a saná-la, tendo em mãos todos os materiais e equipamentos necessários à solução do problema, pois sua previsibilidade obriga a isso. A omissão do tratamento emergencial é criminosa de direito e de fato.

BIBLIOGRAFIA

Albrecht E, Bloc S, Cadas H, Moret V. Manual prático de anestesia locorregional ecoguiada. Rio de Janeiro: Editora Revinter, 2016.

Brunicardi FC, Andersen DK, Billiar TR et al. Tratado de cirurgia, 9.ed. Rio de Janeiro: Editora Revinter, 2013.

Caquet R. Exames de laboratório, 12.ed. Rio de Janeiro: Editora Thieme-Revinter, 2017.

Evans CC, High WA. Doenças da pele no idoso – Manual prático ilustrado. Rio de Janeiro: Editora Revinter, 2015.

Favero F. Medicina legal, 12.ed. Belo Horizonte: Editora Vila Rica, 1991.

Figueiredo IMB, Aguiar ASW. Situações emergenciais no consultório odontológico. São Paulo: Editora Santos, 2007.

Franca GV. Medicina legal. Rio de Janeiro: Editora Guanabara Koogan, 2008.

Gadsden J. Anestesia regional no trauma. Rio de Janeiro: Editora Revinter, 2014.

Gemperli R, Munhoz A, Marques Neto A. Fundamentos da cirurgia plástica. Rio de Janeiro: Editora Revinter, 2015.

Giele H, Casseli O. Cirurgia plástica – Estética e reconstrutora. Rio de Janeiro: Editora Revinter, 2014.

Gomes H. Medicina legal, 32.ed. Rio de Janeiro: Editora Freitas Bastos, 1997.

Hadzic A. Bloqueios de nervos periféricos e anatomia para anestesia regional, 2.ed. Rio de Janeiro: Editora Revinter, 2014.

Hercules HC. Medicina legal: texto e atlas. São Paulo: Editora Atheneu, 2008.

Mochloulis G, Seymour F, Stephens J. Otorrinolaringologia e cabeça e pescoço. Rio de Janeiro: Editora Revinter, 2015.

Moran S, Cooney W. Cirurgia dos tecidos moles. Rio de Janeiro: Editora Revinter, 2014.

Moreira R. Atlas colorido da articulação temporomandibular. Rio de Janeiro: Editora Revinter, 2015.

Peterson LL. Cirurgia oral e maxilofacial, 3.ed. Rio de Janeiro: Editora Guanabara Koogan, 2000.

Prado R, Salim MA. Cirurgia bucomaxilofacial: diagnóstico e tratamento. Rio de Janeiro: Editora Guanabara Koogan, 2004.

Rezende M. Tratamento multiprofissional da artrose. Rio de Janeiro: Editora Revinter, 2015.

Skandalakis L, Skandalakis J. Anatomia e técnica cirúrgica – Manual prático, 4.ed. Rio de Janeiro: Ed Revinter, 2017.

Valente C. Emergências em bucomaxilofacial. Rio de Janeiro: Editora Revinter, 1999.

Valente C. Técnicas cirúrgicas bucais e maxilofaciais. Rio de Janeiro: Editora Revinter, 2003.

Vanrell JP, Borborema ML. Vademecum de medicina legal e odontologia legal. Ed. Mizuno, 2007.

Pré e Pós-Operatórios

PRÉ-OPERATÓRIO

Pré-operatório é o conjunto de avaliações que objetivam a verificação do estado e condições clinicocirúrgicas do paciente, bem como o equacionamento dos problemas eventualmente existentes, garantindo um preciso diagnóstico e eficaz planejamento cirúrgico.

Sempre que possível, deve-se seguir criteriosamente estes passos. Nos casos de emergência/urgência, pode-se diminuir etapas, porém, pelo menos, o mínimo de conhecimento deve-se ter do paciente e da condição que o levou ao tratamento (ver tópico Exames em Emergências).

Os principais exames pré-operatórios são:

1. Semiológicos.
2. Clínicos.
3. Imageológicos.
4. Laboratoriais.

Exame Semiológico

Conceito

Exame semiológico é o estudo dos dados obtidos a partir do paciente, através de seus aspectos individuais de identificação e através de seus relatos durante a anamnese, relativos ao seu estado geral, bem como da afecção ou condição que o levou a procurar tratamento.

Identificação do Paciente

É o procedimento inicial que objetiva, por suas particularidades, auxiliar o diagnóstico, sendo de real importância no pré-operatório. Compreende: o nome, o gênero, a cor, a idade, a residência (rua, município, estado), a naturalidade, o estado civil e a profissão.

- *Nome:* o nome é muito importante para a comunicação com o paciente e análise de seu perfil psicológico e social. Além desta identificação, pelo nome podem-se deduzir certos distúrbios da família de origem. Por exemplo: Crisovaldino, Bruscentina, Agabaú e, mais atualmente, notebook, Facebook, xerox são nomes que podem retratar distúrbios psicossociais dos pais e, consequentemente, estes distúrbios podem ser hereditários. Nomes exóticos podem induzir a brincadeiras e a apelidos desde os primeiros relacionamentos sociais na escola, podendo interferir em seu desenvolvimento social e psicológico. Isto obriga a analisar com

mais suspeição as informações transmitidas, pois ele pode promover induções ou simulações.

- *Gênero:* a determinação do gênero do paciente ajuda a eliminar dúvidas e contribui para o diagnóstico, devido à existência de processos patológicos e/ou fisiológicos pertinentes exclusiva ou preferencialmente a um determinado gênero. Todavia não se pode desconsiderar a homossexualidade, onde o indivíduo pode utilizar-se de medicamentos, hormônios e hábitos que podem alterar os dados convencionais. Mesmo assim, continua sendo um dado importante. Por exemplo: ameloblastoma – mulher; carcinoma labial – homem; menstruação – mulher; barba – homem.

- *Cor:* de forma análoga ao gênero, determinados processos patológicos ou fisiológicos têm predileção (ou resistência) por determinadas características raciais. Por exemplo: ameloblastomas – negros, queloides e melanoma – pardos, afrodescendentes, nevos – brancos. Cútis bronzeadas artificialmente podem induzir a lesões, nem sempre frequentes em sua cor original, além de predispor a processos degenerativos e neoplásicos.

- *Idade:* com o envelhecimento, muitas alterações ocorrem no corpo humano, anatômica e fisiologicamente. A presença de determinadas lesões de acordo com a idade também é bastante significativa. Como exemplos podem ser citados: parotidite epidêmica e gengivoestomatite herpética – da primeira infância até a adolescência; inclusão dental e cisto dentígero – 2ª e 3ª décadas, e diabetes e carcinoma espinocelular a partir da 4ª década de vida. Muitas lesões e doenças vêm com hábitos viciosos, dieta inadequada e sedentarismo.

- *Endereço (rua, município, estado):* a importância está nos lugares onde existem doenças endêmicas ou doenças regionais. Quanto à RUA, existem aquelas que não possuem saneamento básico e os indivíduos excretam suas necessidades fisiológicas e lixo no próprio quintal, onde pegam suas águas ou plantam hortaliças. Quanto ao MUNICÍPIO, existem aqueles de predominância endêmica. De forma análoga está o ESTADO — por exemplo, a Amazônia é uma zona endêmica de febre amarela; Rio de Janeiro, São Paulo e Minas Gerais zonas de aparecimento da paracoccidioidomicose.

- *Naturalidade:* a naturalidade faz-se importante porque, apesar de não residir em região de doenças endêmicas, pode o paciente ser de origem de uma delas e, portanto, contaminado. Outros pontos de fundamental importância são os preceitos religiosos, culturas e alimentícios caracterizados por regionalismo, fato que pode mascarar a lesão em razão da aplicação de emplastos e automedicações em geral.

- *Estado civil:* o estado civil ajuda a orientar sobre neuroses, por desajustes conjugais e familiares. A liberação sexual e as dependências químicas, acessíveis a todos os estágios e níveis da população, podem afetar mais aos indivíduos solteiros. Os casados expostos a ciúmes, neuroses e autoproteção ou destruição podem ser afetados por problemas adversos. Supõe-se estarem os indivíduos solteiros mais propensos a problemas de ordem alimentar, física, psicológica etc.
- *Profissão:* importante pela incidência de doenças profissionais, variando com o local de trabalho e tipo de atividade. Por exemplo: cirurgiões dentistas – problemas vasculares dos membros inferiores e problemas ortopédicos de coluna; industriários – surdez pelo grande barulho, leucopenia e outros.

Anamnese

É o relato e a exposição induzida pelo profissional atendente que emitem dados possibilitadores de identificar uma lesão ou afecção. Assim analisam-se o tempo decorrido e tipos de queixas relatados pelo paciente, o desenvolvimento da lesão ou doença e seus antecedentes. O paciente, ou seu acompanhante responsável, se possível, deve falar livremente, pois assim poderá relatar fatos que para ele não têm importância, mas que podem auxiliar muito ao profissional.

A anamnese é composta por: queixa principal (QP), história da doença atual (HDA), antecedentes mórbidos individuais (AMI), antecedentes mórbidos familiares (AMF), hábitos (Hab.), alergias (Al.).

Queixa Principal (QP)

É o relato do paciente ou de seu acompanhante responsável a respeito do que sente ou o motivo pelo qual procurou tratamento. Nesta fase, no prontuário ou ficha clínica do paciente deve-se escrever com a maior fidelidade possível. Isto auxilia a avaliar o conhecimento do paciente a respeito do acometimento. Por exemplo: cefaleia – dor de cabeça; mau hálito – halitose; estalo no osso – crepitação articular.

História da Doença Atual (HDA)

É a descrição da evolução da queixa principal, é a resposta conduzida às perguntas referentes a:

A) Época e modo do início da doença, lesão ou trauma.
B) Evolução da doença, lesão ou trauma e tratamentos efetuados até o presente.
C) Intercorrências de outros sinais e/ou sintomas.
D) Opinião atual.

Nesta fase o profissional deve-se descrever com termos técnicos para melhor condução do diagnóstico.

Antecedentes Mórbidos Individuais (AMI)

É o relato dos estados mórbidos passados. Interrogam-se de rotina os seguintes fatos:

A) As doenças próprias da infância e eventuais complicações (sarampo, catapora, caxumba).
B) Doenças existentes (hipertensão, diabetes, nefropatias).
C) Intervenções cirúrgicas submetidas (apendicectomias, exérese de dentes inclusos, biópsias).
D) Medicamentos em uso.
E) Traumatismos sofridos e evolução.

Antecedentes Mórbidos Familiares (AMF)

É a descrição dos estados mórbidos relacionada com os parentes mais próximos, como, por exemplo, pais, irmãos, avós, filhos e tios. Questionar sobre as principais alterações como: diabetes, hipertensão, neoplasias.

Hábitos (Hab)

É a oportunidade em que o paciente relata seus vícios, hábitos ou posturas físicas frequentes. No caso da bucomaxilofacial dá-se mais valor àqueles que mais atingem a boca e a face, como: tabagismo, etilismo, bruxismo, morder objetos, roer unhas, tiques nervosos, posições de dormir com a face apoiada sobre o antebraço ou mão, sentar e apoiar a face com a mão, práticas esportivas como boxe, luta livre, caratê.

Deve-se questionar sobre dependências ilícitas, principalmente relacionadas com a cocaína e derivados. Lembrando que as interações com a anestesia geral podem levar a parada cardíaca.

Alergias (Al.)

É o relato do paciente sobre seus antecedentes alérgicos ou testes de alergia. Deve-se dar ênfase aos medicamentos e materiais mais usados (penicilina e derivados, sulfas, iodo, esparadrapo, agentes anestésicos).

Exame Clínico

Conceito

Exame clínico é a avaliação dos sinais, tanto de ordem geral ou sistêmica quanto local, a partir da queixa principal relatada pelo paciente no transcurso da anamnese.

Exame Clínico Geral

É a avaliação dos sinais vitais e do estado geral do paciente, indispensável antes de qualquer procedimento, por mais simples que pareça. Deve seguir rotina, evitando-se com isto atropelos ou esquecimentos.

Rotina para o Exame Clínico Inicial

Sinais Vitais

- *Temperatura axilar:* verificada com termômetro de mercúrio durante 3 minutos e registrada em graus Celsius, variando a temperatura corporal normal entre 36,5 e 37,2°C. Variações para mais implicam em febre e para menos em hipotermia. Não se esquecendo da influência da temperatura ambiental, que pode interferir sobre o corpo humano, Considera-se: hipotermia abaixo de 36,3°C; febrícula de 37,2 a 37,5°C; febre moderada de 37,6 a 38,5°C e febre alta a partir de 38,6°C.
- *Frequência cardíaca:* habitualmente tomado na artéria radial em nível da face ventral do punho, palpada com três dedos do examinador, medialmente ao processo estiloide do osso rádio do paciente. A frequência normalmente varia de 60

a 80 bpm (batimentos por minuto). Variações para menos implica em braquicardia e para mais em taquicardia. Atletas podem apresentar menor frequência, bem como sedentários podem apresentar alterações para mais. Frequências iguais ou inferiores a 40 exigem uma avaliação cardiológica imediata, assim como aquelas iguais ou superiores a 120 bpm em pacientes em repouso. Nestas condições, frequências iguais ou maiores que 180 bpm caracterizam uma taquicardia paroxística, que, se não for avaliada e tratada por especialista cardiologista, imediatamente pode evoluir para uma fibrilação cardíaca.

- *Frequência respiratória:* deverá ser observada discretamente durante uma conversa ou mesmo durante a tomada do pulso, pois o paciente involuntariamente alterará o ritmo respiratório ao perceber que está sendo observado. Em condições normais encontrar-se-á uma frequência de 12 a 16 ipm (incursões por minuto). Variações para menos implicam braquipneia, e para mais em taquipneia. Mergulhadores e músicos de sopro podem apresentar menores frequências, e sedentários e temerosos, maiores.
- *Tensão arterial:* deverá ser tomada através de esfigmomanômetro e estetoscópio, preferentemente em membros superiores, em posições deitada, sentada e em pé, registrando-se os dois valores encontrados em mmHg (milímetros de mercúrio). O valor normal é de 120 x 80 mmHg. O cálculo para a tensão arterial individual máxima média permitida deve seguir a seguinte fórmula:

- Sistólica = idade do paciente + 100.
- Diastólica = sistólica dividida por 2 + 20%. Por exemplo, um paciente de 40 anos pode ter tensão sistólica de 140 mmHg e diastólica de 98 mmHg. Valores muito diferentes podem induzir a alterações cardíacas (Fig. 2-1). O ideal para as intervenções cirúrgicas é que o paciente mantenha os valores normais. Em casos especiais e de necessidade imperativa, pode-se executar os procedimentos, com monitoração continua, até os seus limites máximos, descritos na tabela abaixo. Deve-se atentar ao fato de que agentes anestésicos locais com vasoconstritor podem aumentar os valores da: frequência cardíaca, frequência respiratória e tensão arterial. Valores excedentes a estes limites devem impedir o procedimento, salvo em casos de emergência em que se deve proceder de qualquer forma, pois a vida do paciente já está em risco (Quadro 2-1).

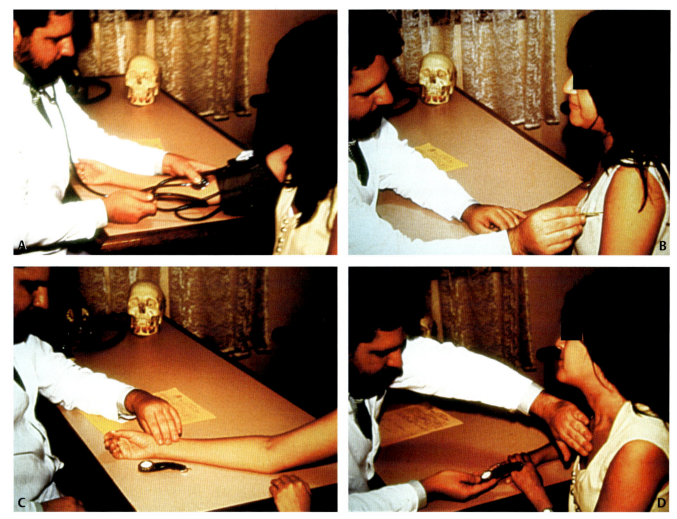

Fig. 2-1. Exame clínico geral – sinais vitais. (**A**) Tensão arterial. (**B**) Temperatura axilar. (**C**) Frequência cardíaca. (**D**) Frequência respiratória.

Quadro 2-1. Sinais Vitais, Valores Normais e Limites Máximos de Tolerância

Sinais vitais	Valores normais	Limites máximos
Temperatura	36,5 a 37,2°C	36,3 a 37,5°C
Frequência cardíaca	60 a 80 bpm	50 a 100 bpm
Frequência respiratória	12 a 16 ipm	10 a 20 ipm
Tensão arterial	120 x 80 mmHg	100 x 60 mmHg (<) 160 x 100 mmHg (>)
Cor mucosa	Rosa avermelhado	Rosa claro

Aspecto e Comportamento

Observa-se o paciente como um todo, seu estado mental, qualidade e coerência de fala, postura, marcha, estado de nutrição aparente, estado emocional em relação à doença etc.

Anotar ainda as características da pele (pigmentação, petéquias, erupções etc.), unhas, pelos (textura e distribuições anormais).

Cabeça e Pescoço

Observar as suas principais características:

- *Couro cabeludo:* sensibilidade, cicatrizes, alopecias.
- *Crânio:* depressões, abaulamentos, soluções na continuidade.
- *Olhos:* exoftalmia, estrabismos, ptoses palpebrais, escleróticas ictéricas ou hemorrágicas, palidez, congestão ou petéquias nas conjuntivas, cicatrizes na córnea, tamanho e simetria das pupilas, assim como sua reação à luz, acuidade visual, percepção das cores, campos visuais etc.
- *Ouvido:* observar acuidade auditiva e secreções ou sangramento no ouvido externo.
- *Nariz:* observação de edemas, desvios, palpação dos ossos e cartilagens, exames das fossas nasais, através de espéculo nasal e lanterna.
- *Boca e garganta:* observar hálito e higiene, cor e aspecto dos lábios, número de dentes, cáries e próteses, coloração e aspecto das mucosas e gengivas, desvios, tremores e ulcerações da língua, assim como aspecto das amídalas, epiglote e movimento do palato.
- *Pescoço:* investigar a mobilidade, ingurgitamentos venosos, pulsações carotídeas, posição normal da traqueia (observar trações), posição e tamanho da tireoide, assim como nódulos e sopros na mesma.
- *Linfonodos:* observar as cadeias cervical anterior e posterior, supraclavicular, pré e pós-auricular e occipital, descrevendo os gânglios palpáveis segundo seu tamanho, consistência, aderência aos planos profundos, sensibilidade e confluência.

Tórax

Sistema Respiratório

- *Inspeção:* Observa-se a vigência de formas típicas de tórax (tórax em tonel, deformidade em peito de pombo, compressão esternal etc.), expansibilidade e contorno da caixa torácica, estando sempre atento à simetria entre os dois hemitórax. Quando não se observam anormalidades neste parâmetro o tórax é descrito como atípico.
- *Ausculta:* o ruído do ar entrando e saindo dos alvéolos pulmonares é caracterizado e denominado murmúrio vesicular.

É procedida, geralmente, pelo estetoscópio. O murmúrio vesicular geralmente está diminuído no enfisema pulmonar e espessamentos pleurais, estando ainda ausente nas áreas correspondentes a derrames pleurais volumosos. Além dos ruídos normais produzidos pela respiração, nos processos patológicos encontram-se os chamados ruídos adventícios. São eles: os estertores, os roncos e os sibilos.

- *Estertores:* são ruídos geralmente comparados à "crepitação" do fogo — "estertores crepitantes". Estão geralmente associados a processos infecciosos ou congestivos e devem ser descritos segundo sua localização, intensidade do som, período em que ocorrem (inspiração ou expiração), se desaparecem ou não com a tosse.
- *Roncos:* são ruídos fortes e ressonantes que decorrem geralmente da presença de algum obstáculo à passagem do ar nos brônquios mais calibrosos, seja secreção, corpo estranho ou até mesmo um tumor brônquico.
- *Sibilos:* decorrem da obstrução parcial das vias aéreas de menor calibre. São ruídos semelhantes a assobios e estão presentes em grande intensidade durante as crises de asma e nos pacientes com enfisema pulmonar.

Em qualquer anormalidade observada, deve-se encaminhar o paciente ao pneumologista antes da realização de qualquer procedimento, exceto aquelas que comprometam a vida do paciente.

Sistema Cardiovascular

- *Inspeção:* observam-se abalamentos precordiais e pulsações; localiza-se o *ictus cordis*; observa-se turgência jugular etc.
- *Percussão:* pode-se mapear a área cardíaca, através da submacicez cardíaca.
- *Ausculta cardíaca:* deve ser ouvida como dois ruídos secos e ritmados (tum-tá), que são chamados de primeira e segunda bulhas, contudo a ausculta é o meio diagnóstico mais rico na clínica médica. Através dela podem-se detectar distúrbios de ritmo (arritmias) e muitas outras patologias, onde se verificam o aparecimento da terceira ou quarta bulha, atritos, sopros cardíacos etc. Qualquer alteração da ausculta cardíaca deve ser levada em consideração encaminhando-se o paciente para avaliação do cardiologista. A ausculta cardíaca é feita geralmente através de estetoscópio nas áreas valvulares onde os ruídos são mais intensos. São elas: área mitral — quinto espaço intercostal esquerdo, na linha hemiclavicular; área pulmonar: segundo espaço intercostal esquerdo na linha paraesternal área aórtica; segundo espaço intercostal direito, na linha paraesternal; área tricúspide — na junção do apêndice xifoide com o corpo do esterno (Fig. 2-2).

Abdome

- *Inspeção:* observam-se a forma do abdome, distensões, cicatrizes, veias etc.
- *Percussão:* o som normalmente encontrado no abdome é o timpanismo, com exceção da área hepática, onde se observa macicez. A ausência de macicez nesta área significa ar livre na cavidade peritoneal (pneumoperitônio), o que caracteriza uma emergência cirúrgica por ruptura de víscera oca. Por outro lado, o aumento da área de macicez hepática indica aumento de volume do fígado (hepatomegalia), assim como

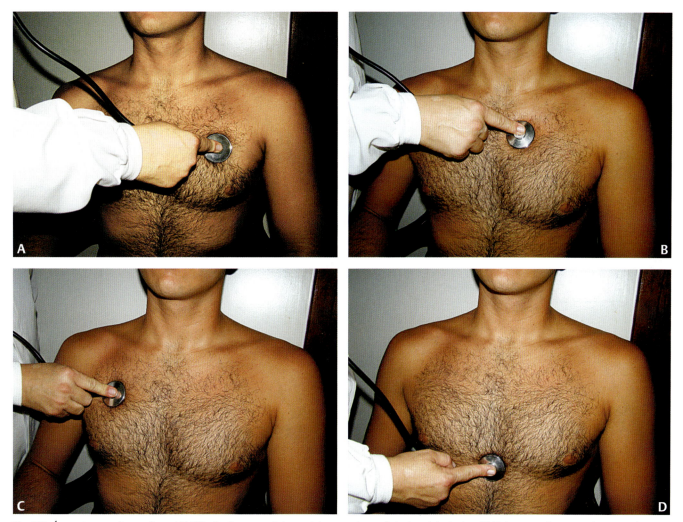

Fig. 2-2. Áreas de ausculta cardíaca. (**A**) Mitral – 5º espaço intercostal esquerdo, na linha hemiclavicular. (**B**) Pulmonar – 2º espaço intercostal esquerdo, na linha paraesternal. (**C**) Aórtica – 2º espaço intercostal direito, na linha paraesternal. (**D**) Tricúspide – na junção esternoxifoide.

o aparecimento de macicez em hipocôndrio esquerdo pode significar aumento do volume do baço (esplenomegalia). O líquido livre na cavidade é caracterizado por timpanismo na superfície anterior do abdome e submacicez nos flancos (ocorrem nas rupturas de víscera maciças, ascites etc.).

- *Palpação:* com o paciente em decúbito dorsal e totalmente relaxado, inicia-se o exame com as mãos espalmadas colocadas paralelas sobre a superfície abdominal e suavemente procede-se à palpação superficial e delicada de toda a área, seguindo-se um sentido circular para percorrer os quatro quadrantes deixando-se por último aquele onde o paciente houver referido dor. Na palpação superficial observam-se massas sólidas, seus contornos, tamanho, sensibilidade, calor, aderência aos planos profundos etc., sendo muito útil para a determinação dos contornos hepatoesplênicos, renais, de útero e bexiga quando há aumento desses órgãos. Após a palpação superficial, procede-se à palpação profunda procurando determinar os limites profundos das massas encontradas, vesícula biliar, rins, aorta abdominal etc. A irritação peritoneal é um sinal importante de emergência cirúrgica. Ocorre nos processos inflamatórios peritoneais quando há ar ou sangue livres na cavidade peritoneal.

Caracteriza-se pela rigidez abdominal e pela hipersensibilidade à palpação, além da sensibilidade de rebote ocasionada pela retirada súbita da mão que estava sobre o abdome, causando resposta dolorosa. Este sinal pode estar presente em todo o abdome ou apenas em uma determinada região, caracterizando um processo ainda localizado. A irritação peritoneal é um sinal importante nos quadros de abdome agudo.

- *Ausculta:* os ruídos intestinais normais variam em intensidade, mas poderão ser facilmente identificados com algum treinamento. O aumento de frequência e intensidade ocorre nas gastroenterites com diarreia, que indica obstrução intestinal mecânica. Já a diminuição desses ruídos ou até mesmo a sua ausência podem ser provocadas por distúrbios metabólicos graves ou irritação peritoneal (íleo paralítico). A ausculta deverá ser feita nos quatro quadrantes abdominais por um tempo mínimo de um minuto.

Membros
Observam-se a coloração e formato das unhas, edemas, fraturas, cicatrizes, úlceras, doenças da pele e processos inflamatórios articulares, nódulos, varizes etc.

Exame Clínico Local

O exame clínico local é a análise dos sinais da doença, trauma ou queixa. Este exame compreende:

- A inspeção.
- A palpação.
- A percussão.
- A mobilidade.
- A sondagem.
- Os testes térmicos, elétricos e medicamentosos.

Inspeção

Inspeção é o que se vê macroscopicamente. Portanto é a visualização simples: com lupas ou espelho ou por transluminação.

Aqui se analisam: as alterações morfológicas, a textura, a coloração, as secreções, os desvios dinâmicos.

A inspeção deve atentar também para as estruturas adjacentes, sempre de cima para baixo e da direita para a esquerda. Sempre que possível deve ser comparativo com o lado oposto (Fig. 2-3).

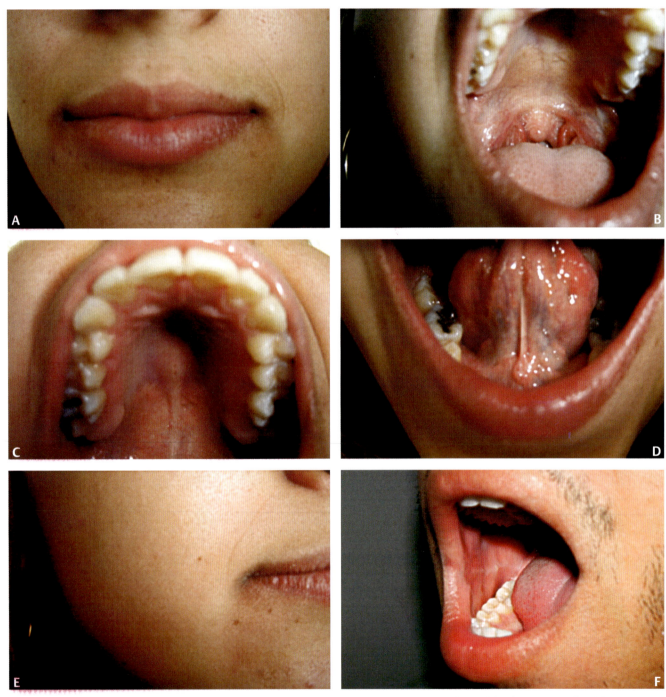

Fig. 2-3. Boca – paredes. (**A**) Anterior ou labial. (**B**) Posterior ou véu palatar. (**C**) Superior ou abóboda palatina. (**D**) Inferior ou assoalho de boca. (**E**) Lateral ou bochecha – vista facial. (**F**) Lateral ou bochecha – vista bucal.

Palpação

É o toque digital ou bidigital e palmar da lesão ou da estrutura anatômica suspeitada, com o objetivo de se observar à sensibilidade, a resistência, a consistência ou a presença de estruturas estranhas.

A palpação de uma alteração deve ser procedida em seu centro, suas margens e estruturas vizinhas. No trauma é de importância vital, pois se podem observar degraus e outras irregularidades anatômicas.

Percussão

A percussão é o impacto sobre uma região de forma direta ou indireta. Percute-se para testar sensibilidade ou escutar som.

A percussão dos tecidos moles deve ser procedida através de impacto direto do terceiro dedo sobre a área pesquisada. Nas percussões dos tecidos duros, como os dentes, deve-se utilizar um instrumental metálico compacto, como, por exemplo, o cabo do espelho bucal, com impactos diretos sobre a área pesquisada. Os resultados variam com a região, tecido, lesão e direção da percussão.

Mobilidade

Mobilidade é a movimentação dos órgãos ou tecidos. Pode ser dos tecidos duros (p. ex., dentes e ossos) e dos tecidos moles (p. ex., cistos, neoplasmas, nódulos).

A mobilidade dos tecidos moles pode ser testada pela polpa digital de um ou mais dedos e/ou com as mãos. A dos tecidos duros também pode ser feita de forma análoga ou com auxílio de dois instrumentos metálicos compactos, como, por exemplo, cabos de espelho bucais. Aqui convém ressaltar que, para testar-se mobilidade de órgão dental, obrigatoriamente devem-se utilizar tais instrumentos metálicos, pois a utilização da polpa digital com sua flexibilidade fatalmente mascara os resultados, parecendo haver mobilidade onde não há.

A mobilidade no trauma é de importância vital, pois se podem observar crepitações e mobilização indevida e outras irregularidades anatômicas.

Sondagem

É a verificação de alguma anormalidade ou a aplicação de material para auxiliar processos fisiológicos.

A sondagem é a penetração de parte de um instrumental apropriado em uma cavidade anatômica ou patológica. A sondagem é utilizada para: pesquisa de comunicações bucossinusal ou nasal, pesquisa de cárie, profundidade de bolsa periodontal etc. Como auxiliares podem-se usar sondas gástricas para alimentação ou limpeza estomacal, sonda ureteral para excreção de urina etc.

Testes Térmicos, Elétricos e Medicamentosos

São testes onde se esperam reações de sensibilidade dolorosa ou alérgica.

Os testes térmicos, geralmente aplicados para a verificação sintomatológica dental ou verificação de vitalidade pulpar, são realizados com choques térmicos de bastão de gelo e em seguida bastão quente, como exemplo, de guta percha.

Os testes elétricos promovem excitações musculares à baixa voltagem, portanto muito utilizado como auxiliar de diagnóstico e complementar de tratamento das paralisias faciais e síndrome da dor e disfunção miofacial.

Os testes medicamentosos mais usados são:

- Teste algógeno, sendo principalmente utilizado como exame complementar, assim como os testes quimioterápicos e bacteriológicos.
- Teste da anestesia, quando o paciente acusa dor não localizada, procede-se à anestesia terminal ou troncular da região, até o término da sensibilidade e consequente localização do fator algógeno.

Exames Imageológicos

São exames complementares de especial valor ao diagnóstico e ao planejamento cirúrgico através dos mais diferentes métodos de coleta de imagens. São eles: radiografias, sem ou com contraste, ultrassonografias, tomografias, computadorizada ou helicoidal, e ressonância magnética.

Exame Radiográfico

É a visualização e análise dos tecidos calcificados ou de estruturas moles, principalmente quando auxiliadas por soluções de contraste. É, portanto, o exame complementar de maior valor em cirurgia bucomaxilofacial, traumato-ortopedia e outras especialidades e, às vezes, o único meio de diagnóstico pela simplicidade e baixo custo, não obstante a existência de outras imagens, como ultrassonografia, tomografia e ressonância magnética vistas a diante.

Faz-se a análise pela visualização das estruturas anatômicas através da comparação entre as diferenças de cores entre o branco, o mais radiopaco, o que absorve mais irradiação, o preto, o mais radiolúcido, o que menos absorve irradiação, e a variação de cinza, com maior ou menor capacidade de absorção da irradiação.

O exame radiográfico é conseguido pela interpretação das tomadas radiográficas com base, principalmente, na comparação do normal com o anormal.

Exame Radiográfico Bucal (Intraoral)

É a análise de estruturas calcificadas dos maxilares, principalmente processos alveolares e palatino. É um exame de rotina na odontologia para a confirmação diagnóstica e para localização de estruturas anormais à região. Compreende as tomadas periapical e oclusal.

Tomada Periapical

Na tomada periapical analisam-se:

1. *Dente:* coroa, colo e raiz. Esmalte, dentina, cemento e espaços pulpares.
2. *Osso alveolar:* cortical, medula e espaço periodontal.
3. *Estruturas anatômicas adjacentes:* são várias estruturas, porém cita-se como exemplo: fossas nasais, seio maxilar, conduto incisivo, forame mentoniano, conduto alveolar inferior.

Na bucomaxilofacial as indicações mais importantes são pesquisas de: fraturas dentais, fraturas alveolares, lesões periapicais, inclusões dentais, comunicação e fístula bucossinusal ou nasal, controle pós-operatório, lesões osteolíticas e construtivas e corpo estranho ao redor alveolar (Fig. 2-4).

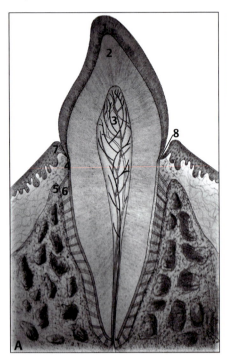

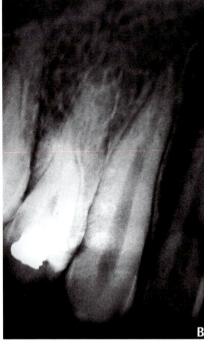

Fig. 2-4. (A) Esquema do dente *in situ* – 1. esmalte; 2. dentina; 3. câmara pulpar e conduto radicular; 4. cemento; 5. cortical alveolar; 6. ligamento periodontal; 7. gengiva inserida; 8. aderência epitelial ou epitélio juncional. (B) Radiografia periapical da região de canino superior. Observar os mesmos elementos do esquema do dente.

Tomada Oclusal

Na tomada oclusal analisam-se:

1. As estruturas ósseas esponjosas e cortical.
2. Posição dental.
3. Cavidades naturais (p. ex., seios maxilares e fossas nasais).
4. Estruturas calcificadas de tecidos moles.
5. Estruturas osteolíticas.
6. Septo nasal etc.

As indicações são para pesquisa de corpo estranho, localizações de inclusos (principalmente anteriores e médios) superiores e inferiores respectivamente, comunicação ou fístula bucossinusal ou nasal; fraturas alveolodentárias, sinfisárias, parassinfisárias e laterais do corpo mandibular, sialólitos, exostoses etc. (Fig. 2-5).

Exame Radiográfico Craniofacial (Extraoral)

O exame radiográfico craniofacial (extraoral) é para a análise generalizada de estruturas anatômicas e patológicas da face, analisada em continente, ao contrário da periapical, que objetiva o conteúdo.

É um exame frequente em cirurgia e traumatologia maxilofacial, por meio de interpretação de suas principais tomadas, como:

1. Mentonaso.
2. Frontonaso.
3. Axial ou Hirtz.
4. Perfil ou lateral.
5. Lateral oblíqua de mandíbula.
6. Posteroanterior (PA).
7. Reverchon.
8. Panorâmica.

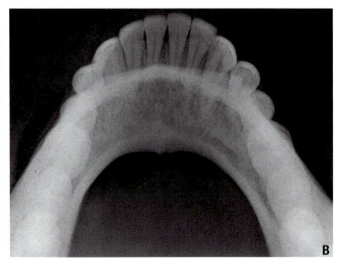

Fig. 2-5. Radiografias em tomada oclusal. (A) Superior. (B) Inferior.

Tomada em Mentonaso

Na incidência mentonaso devem-se analisar:

1. Crânio: contorno da calota craniana e seios frontais.
2. Órbita e rebordas supra e infraorbitárias, suturas fronto-zigomática e frontomaxilar.
3. Osso e o arco zigomático, seio maxilar e crista zigomato-alveolar.
4. Nariz: as paredes laterais, septo e cornetos.
5. Mandíbula: margem inferior.

As indicações para a cirurgia bucomaxilofacial são para pesquisa ou localização de: corpos estranhos maxilofaciais, comprometimentos sinusais, comprometimento orbitário, exostoses e outras. E em traumatologia, para verificação de lesões no terço médio da face (Fig. 2-6).

Tomada em Frontonaso

Na incidência frontonaso devem-se analisar:

1. *Crânio:* contorno da calota craniana e seios frontais.
2. *Órbita:* assoalho e rebordas supra e infraorbitárias, suturas frontozigomática e frontomaxilar.
3. *Nariz:* septo, cornetos e meatos.
4. *Mandíbula:* sínfise e ramos.

As indicações para a cirurgia bucomaxilofacial são para pesquisa ou localização de: corpos estranhos, comprometimento orbitário e outros. Em traumatologia, como auxiliar de pesquisa de lesões nos terços superior, médio e inferior da face (Fig. 2.7).

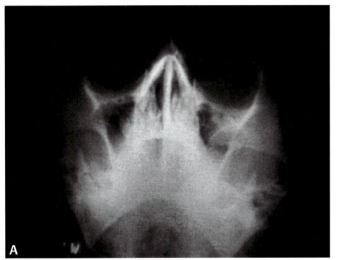
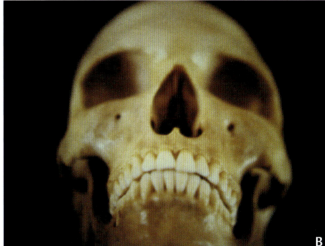

Fig. 2-6. Radiografia em tomada mentonaso. (A) Radiografia. (B) Crânio seco.

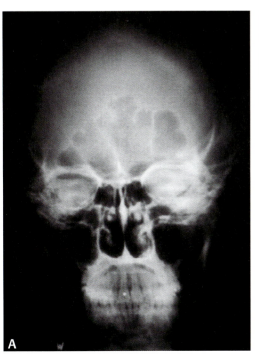
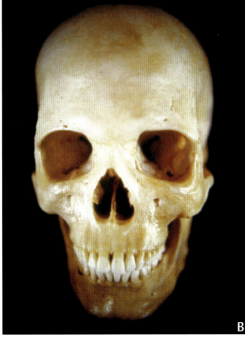

Fig. 2-7. Radiografia em tomada frontonaso. (A) Radiografia. (B) Crânio seco.

Tomada de Hirtz ou Axial

Nesta incidência devem-se analisar:

1. *Base anterior e média do crânio:* forame magno, fossas nasais e septo nasal.
2. *Osso e o arco zigomáticos:* crista zigomatoalveolar, fossas zigomática e temporal.
3. *Mandíbula:* margem inferior.

As indicações dessas tomadas são para pesquisa ou localização de: corpos estranhos, afecções sinusais, afecções nasais e fraturas de arco zigomático, mandíbula e osso zigomático (Fig. 2-8).

Tomada em Perfil ou Lateral

Na incidência em perfil ou lateral devem-se analisar:

1. *Crânio:* contorno da calota craniana e seio frontal. Base: loja hipofisária, células mastoideas, occipital.
2. *Órbita:* parede medial e arco infraorbitário.
3. *Nariz:* ossos próprios e com menor intensidade de irradiação, estruturas moles e mais radiolúcidas.
4. *Maxilar:* seios maxilares superpostos, crista zigomatoalveolar, processos alveolar e palatino.
5. *Mandíbula:* corpo, ramos e processo alveolar superpostos.

As indicações dessas tomadas são para pesquisas ou localização de: corpos estranhos, lesões sinusais, lesões nasais, alterações orbitárias, exostoses, fraturas nasais, alveolares, maxilares e mandibulares (Fig. 2-9).

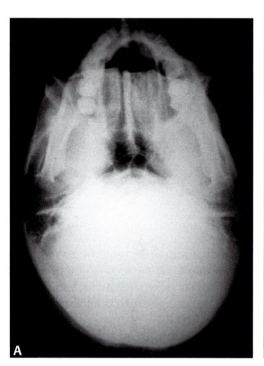
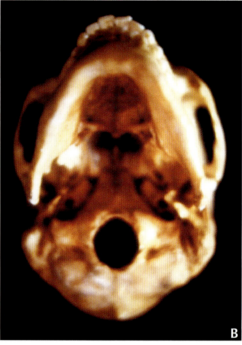

Fig. 2-8. Radiografia em tomada axial (Hirtz). (**A**) Radiografia. (**B**) Crânio seco.

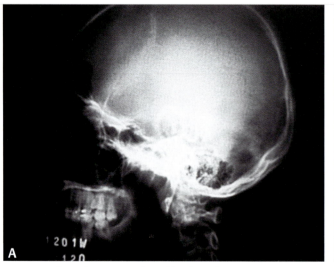
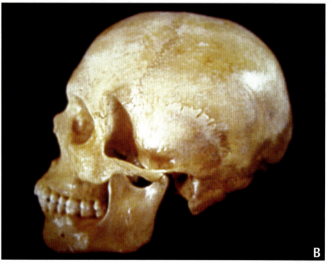

Fig. 2-9. Radiografia em tomada perfil ou lateral. (**A**) Radiografia. (**B**) Crânio seco.

Tomada em Lateral Oblíqua

A tomada lateral oblíqua está indicada para a mandíbula e ATM e exige a discriminação do lado a ser analisado, por ser unilateral.

Na incidência devem-se analisar:

1. Mandíbula: corpo e ramo – côndilo e colo, chanfradura mandibular, processo coronoide. Margens e contornos
2. ATM.

As suas indicações fazem-se presentes para a pesquisa ou localização de lesões ou traumas que atinjam o ramo e a parte lateral do corpo mandibular e ATM (Fig. 2-10).

Tomada Posteroanterior (PA)

Na incidência em PA devem-se analisar:

1. *Crânio:* contorno da calota craniana e seios frontais.
2. *Órbita:* assoalho e rebordas supra e infraorbitárias, suturas fronto-zigomática e fronto-maxilar.
3. *Nariz:* cavidade piriforme, septo, cornetos e meatos. Seios etmoidais.
4. *Maxilar:* processo alveolar, seios maxilares, crista zigomatoalveolar.
5. *Mandíbula:* corpo – sínfise e lateral – e ramos.

Suas indicações são para a pesquisa ou localização de: corpos estranhos, lesões sinusais, lesões nasais, lesões orbitárias, lesões osteogênicas ou osteolíticas do corpo da mandíbula e porção inferior do ramo, fraturas alveolares e maxilomandibulares (Fig. 2-11).

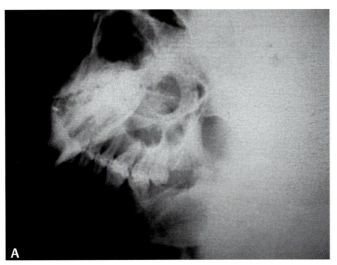
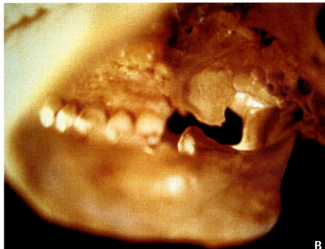

Fig. 2-10. Radiografia em tomada lateral oblíqua. (**A**) Radiografia. (**B**) Crânio seco.

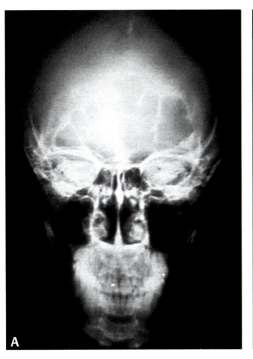
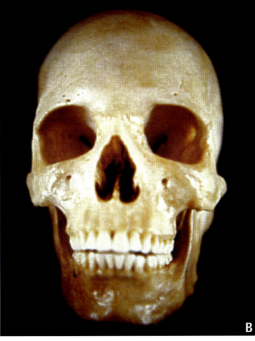

Fig. 2-11. Radiografia em tomada posteroanterior (PA). (**A**) Radiografia. (**B**) Crânio seco.

Tomada em Reverchon

Nesta tomada tem-se a visão posterior dos ramos mandibulares, articulações temporomandibulares, do crânio, fossas nasais – coanas, cornetos e septo. Processos pterigoides. Forame magno.

A indicação desta tomada é para avaliação do côndilo mandibular, seu colo e o seu ramo. Excelente para a avaliação de fraturas de colo de côndilo mandibular (Fig. 2-12).

Tomada Panorâmica

A incidência panorâmica é uma das que mais auxilia a cirurgia e traumatologia bucomaxilofacial. Nesta incidência devem-se analisar:

1. Maxilar: processo alveolar e dentes – número, posição e forma – processo palatino, seios maxilares. Processo pterigoide do esfenoide.
2. Nariz: cavidade piriforme, septo, paredes laterais, cornetos e meatos.
3. Mandíbula: processo alveolar e dentes – número, posição e forma – corpo, ângulos e ramos, base e osso esponjoso – côndilo, colo, chanfradura mandibular e processo coronoide. Margens e contornos. Canais alveolares inferiores e forame mentoniano. Processos alveolares.
4. ATM.

As indicações para esta tomada constituem-se na pesquisa ou localização de: dentes ectópicos na face, inclusos e supranumerários, lesões osteolíticas ou osteogênicas, relações entre os dentes e as estruturas ósseas, comunicações bucossinusais ou nasais, corpos estranhos, fraturas alveolares e maxilomandibulares (Fig. 2-13).

Exame Radiográfico com Contrastes

O exame radiográfico com contraste é indicado para a análise interna das estruturas moles que possuem cavidades e orifícios, após a injeção de bário ou iodo.

É um exame por demais valioso, por permitir a visualização do interior de tais estruturas para a confirmação diagnóstica e localização de alterações. As mais utilizadas em bucomaxilofacial são as sialografias de parótidas e submandibulares, e as arteriografias das carótidas externas e de suas colaterais. Atualmente a ressonância magnética tem tomado espaço, entretanto, para avaliações de processos patológicos das glândulas salivares maiores, são insubstituíveis as radiografias com contrastes tipo sialografia.

Um cateter fino de poliuretano é introduzido no orifício de excreção da glândula, situado na cavidade bucal, abaixo das carúnculas ou pela punção vascular. Com uma seringa de Luer com a substância de contraste, introduz-se o líquido. As quantidades variam com o tamanho das glândulas e seus

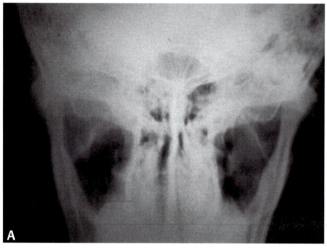
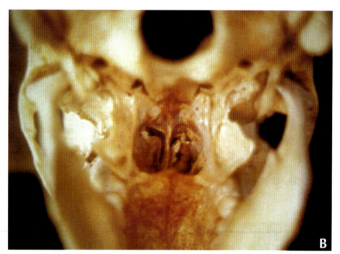

Fig. 2-12. Radiografia em tomada Reverchon ou transorbitária. (**A**) Radiografia. (**B**) Crânio seco.

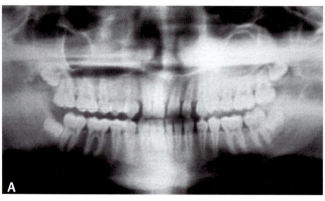
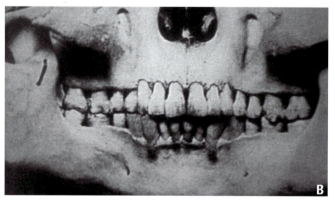

Fig. 2-13. Radiografia em tomada panorâmica. (**A**) Radiografia. (**B**) Crânio seco.

ductos, em média de 2 a 4 mL para as glândulas maiores. Ao aparecer maior resistência, deve-se interromper a infusão.

A radiografia deve ser feita imediatamente após a injeção, pois a solução de contraste é absorvida rapidamente.

Sialografias

As sialografias objetivam observar a morfologia do interior dos ácinos glandulares e dos ductos excretores.

Estão indicadas nas lesões glandulares (sialopatias) persistentes ao tratamento convencional (Fig. 2-14A).

Arteriografias

As arteriografias objetivam observar a morfologia e o trajeto das artérias. Em cirurgia bucomaxilofacial comumente se faz arteriografia da carótida externa para a verificação do trajeto e morfologia de todas as suas colaterais e terminais. Atualmente estão sendo substituídas por outros exames de imagens.

As indicações estão na pesquisa ou localização de: neoformação vascular, alterações no trajeto, presença de aneurismas, presença de obstruções (trombos) (Fig. 2-14B).

Exame Radiográfico Torácico

O exame radiográfico torácico é para a análise das estruturas da porção superior do tronco humano. Em cirurgia bucomaxilofacial este é um exame complementar pré-operatório obrigatório para uma anestesia geral, para avaliação de dados cardíacos e pulmonares. As incidências são posteroanterior (PA) e perfil.

Procura-se, através deste exame, verificar:

1. Pulmões: transparência, nódulos ou manchas.
2. Coração: dimensões, forma ou manchas.
3. Espaços costofrênicos.
4. Estruturas do mediastino: arco aórtico e seus ramos, veia cava superior, esôfago, traqueia e outros.

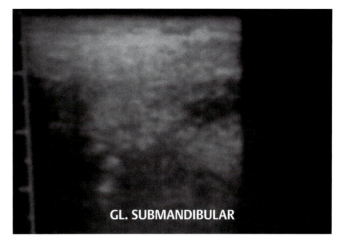

Fig. 2-15. Ultrassonografia. Glândula submandibular.

Outras Imagens

Com a modernidade muitas outras imagens para o estudo das estruturas internas vêm aparecendo. Destas as mais usuais são: ultrassonografia, tomografia linear e helicoidal ou tridimensional, e ressonância magnética.

Ultrassonografia

É o estudo de formação de imagens por meio da emissão de sons. Estruturas mais sólidas emitem pouco eco (hipoecônica), estruturas menos sólidas ou espaços emitem mais eco (hiperecônica). Não emite irradiações e, portanto, não é nociva aos tecidos vivos.

É bastante indicada para avaliações de tecidos moles, entre elas: glândulas salivares, seios paranasais e lesões mal identificadas (Fig. 2-15).

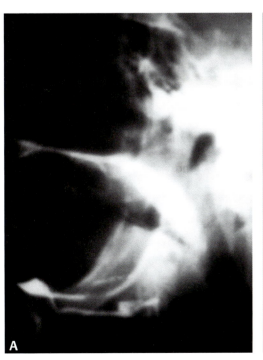
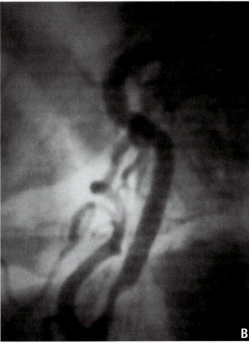

Fig. 2-14. Radiografias com contraste. (**A**) Sialografia de submandibular.
(**B**) Arteriografia de carótida.

Tomografia

É o estudo das estruturas, com ênfase nos tecidos duros, através de vários planos em incidências diversas com o auxílio do tomógrafo.

Linear

É a exposição em segmentos por planos milimetrados usados como auxiliares no diagnóstico de lesões, doenças e traumas que envolvem a cabeça e o pescoço. São várias imagens radiográficas em incidências e planos diferentes.

Os planos pesquisados podem ser frontal, perfil e axial. As profundidades a cada 3 ou 5 milímetros.

Helicoidal ou Tridimensional

É a exposição tridimensional das estruturas anatômicas, com imagens bastante nítidas de processos, apêndices e contornos, entretanto não é indicado para visualizar tecidos profundos (Figs. 2-16 e 2-17).

Ressonância Magnética

É o estudo das estruturas, com ênfase nos tecidos moles, através de vários planos em incidências diversas com o auxílio de equipamento específico. É um exame apurado, moderno e que oferece muita precisão. É um excelente método auxiliar de diagnóstico e as imagens aparecem semelhantes às da tomografia (Fig. 2-18).

Exames Laboratoriais

São exames complementares que auxiliam na avaliação do estado geral do paciente. São realizados em local especializado para a análise de material previamente colhido como: sangue, urina e fezes.

Os exames laboratoriais são em torno de 160 no total. Alguns mais generalizados, outros bastante específicos.

Os principais exames de rotina são:

1. De sangue:
   - Hemograma completo.
   - Coagulograma completo (I e II).
   - Tipagem sanguínea.
   - Bioquímica iônica e enzimática.

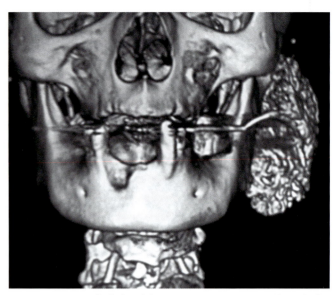

Fig. 2-17. Tomografia helicoidal ou em 3D. Com contraste de parótida.

2. De urina: elementos anormais e sedimentos (EAS).
3. De exsudatos:
   - Cultura.
   - Antiobiograma.

Exames de Sangue

O sangue tem sido chamado de líquido circulante. Ele transporta oxigênio, minerais e nutrientes para as células, e dióxido de carbono e outros produtos residuais para o meio extracelular. Ele também transporta hormônios, enzimas e células sanguíneas.

O sangue é responsável pela:

1. Respiração celular, através do transporte de oxigênio pela hemoglobina.
2. Nutrição celular, através do transporte de glicídios, lipídios e protídeos.
3. Imunidade celular, através do transporte de leucócitos para a defesa tecidual.

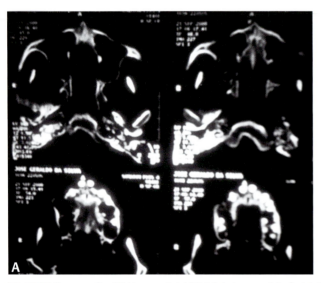
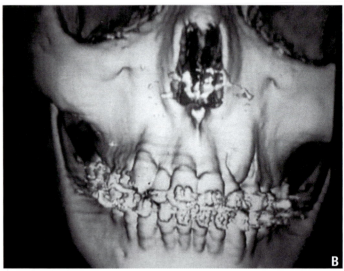

Fig. 2-16. Tomografia. (**A**) Linear – Axial (Hirtz) de terço médio facial. (**B**) Helicoidal – frontal dos terços médio e inferior de face.

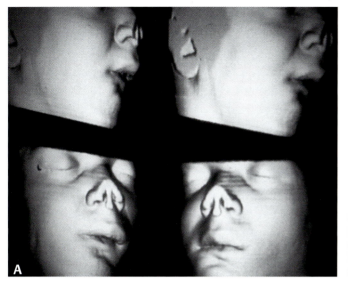
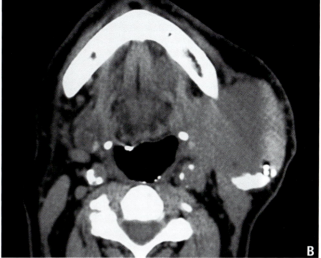

Fig. 2-18. Ressonância magnética. (**A**) Facial. (**B**) Parotídeo.

4. Excreção, através do transporte de resíduos eliminados após metabolismo celular.
5. Regulação da tensão arterial, através do volume e da velocidade circulatória.
6. Regulação da pressão osmótica, através do transporte de eletrolíticos.
7. Regulação térmica através do equilíbrio entre a perda e o ganho de calor.
8. Hemóstase, através de suas organelas e constituintes, não permitindo a perda de seu volume.

Por tamanha importância, torna-se obrigatória a análise de alguns resultados. A princípio, a verificação do hemograma completo, do coagulograma, da tipagem e da bioquímica iônica e enzimática, é indispensável.

Hemograma Completo

É a contagem das células vermelhas, brancas e plaquetária do sangue, responsáveis pela vitalidade orgânica. Expressam-se em números, proporções e variações dos elementos celulares sanguíneos. Através dos resultados obtidos pode-se avaliar a capacidade do paciente em suportar a agressividade cirúrgica, assim como de recuperar-se de uma lesão.

Muitas vezes auxilia na confirmação diagnóstica, sendo a série vermelha responsável pela respiração, nutrição e excreção celular; a série branca responsável pela defesa orgânica e parte da reparação tecidual, e as plaquetas responsáveis pela hemóstase e, também, reparação tecidual.

Série Vermelha (Eritrócitos) – Hemácias

Eritrograma

É a avaliação das células vermelhas e sua correlação clínica.

1. *Hematometria:* é a contagem, o número de eritrócitos por milímetro cúbico.
2. *Hematócrito:* é a proporção entre as partes sólida e líquida do sangue.
3. *Hemoglobina:* é a proporção de substâncias transportadoras de gases (Quadro 2-2).

Anemia

É a diminuição dos eritrócitos que pode surgir de uma redução da produção de hemácias, do aumento da destruição destas hemácias ou de sua perda acentuada. Apresentam as seguintes características clínicas:

1. Mucosas descoradas.
2. Pele seca e lisa.
3. Dormência de extremidades.
4. Glossopirose e síndrome do ardor bucal.
5. Debilidade generalizada.

As causas são bastante variadas, as principais são:

1. Desnutrição.
2. Hemorragias.
3. Doenças hemolíticas.
4. Carência de eritropoiese.
5. Idiopáticas.

Quadro 2-2. Eritrócitos, Valores Normais, Alterações e Diagnóstico

Discriminação	Valores normais	Alterações	Diagnóstico
Hematometria	4.500.000 5.000.000	Para menos de 4.000.000 Para mais de 6.000.000	Anemia Policitemia
Hematócrito	43% 47%	Para menos de 39% Para mais de 54%	Anemia Policitemia
Hemoglobina	13 g/mL% 17 g/mL%	Para menos de 12 g/mL% Para mais de 18 g/mL%	Anemia Policitemia

Policitemia

É o aumento anormal de hemácias e hemoglobina. Apresentam as seguintes características clínicas:

1. Mucosas hipercoradas.
2. Trombos e embolias.

   Pode ocorrer por:

1. Perda da parte líquida do sangue (desidratação, queimadura, diarreia).
2. Anoxia da medula.
3. Hiperproteinemia.

Série Branca (Leucócitos)

Leucograma

É a avaliação das células brancas e sua correlação clínica (Quadro 2-3).

Leucopenia

É a diminuição global dos leucócitos, que pode ter como origem:

A) Algumas infecções bacterianas graves (p. ex., tuberculose).
B) Algumas infecções viróticas (p. ex., hepatite, rubéola).
C) Algumas drogas (p. ex., sulfonamidas, antibióticos, depressores medulares).
D) Irradiação ionizante.
E) Moléstias medulares.
F) Contato com gases tóxicos.

Leucocitofilia ou Leucocitose

É o aumento global dos leucócitos, sem aparecimento de células jovens, que pode originar-se de:

A) Infecções agudas.
B) Intoxicações.
C) Proteínas estranhas (p. ex., vacinas).
D) Hemorragias agudas.
E) Hemólise.
F) Necrose tecidual (p. ex., infarto, queimaduras).

Leucoses (Leucemia)

É o aumento irreversível dos leucócitos, com aparecimento, inclusive, de células jovens anormais. Podem ser de três tipos:

A) Mieloide, quando o aumento se faz nos granulócitos.
B) Linfoide, quando o aumento se faz nos linfócitos.
C) Monocítica, quando envolve os monócitos.

Quaisquer destes processos possuem origem idiopática, apesar de poderem estar associados a alguns vírus e certas afecções.

Neutropenia

É a diminuição dos neutrófilos, que está associada a infecções crônicas.

Neutrofilia

É o aumento dos neutrófilos, que pode estar associado a:

A) Infecções agudas.
B) Traumatismos.

Mielocitofilia

É o aumento dos leucócitos mais jovens, porem normais, podendo aparecer:

A) Após grandes traumatismos.
B) Em lesões medulares.
C) Em leucemias.

Metamielocitofilia

É o aumento dos leucócitos mais jovens como a mielocitofilia, aparecendo:

A) Após grandes traumatismos.
B) Em lesões medulares.
C) Em leucemias.

Quadro 2-3. Leucócitos, Valores Normais, Alterações e Diagnóstico

Discriminação	Valores normais	Alterações	Diagnóstico
Leucometria	6.000	Para menos de 4.000	Leucopenia
	8.000	Para mais de 10.000	Leucofilia
		Para mais anormal	Leucemia
Neutrófilo	65%	Para menos de 60%	Neutropenia
	68%	Para mais de 70%	Neutrofilia
Mielócito	0%	Para mais de 2%	Mielocitofilia
Metamielócito	0-1%	Para mais de 2%	Metamielocitofilia
Bastonetes	3-5%	Para mais de 5%	Bastonetefilia
Segmentados	58%	Para menos	Segmentadopenia
	66%	Para mais	Segmentadofilia
Linfócitos	21%	Para menos	Linfocitopenia
	25%	Para mais	Linfocitofilia
Monócitos	4%	Para menos	Monocitopenia
	8%	Para mais	Monocitofilia
Eosinófilos	2%	Para mais	Eosinofilia
	4%		
Basófilos	0-1%	Para mais	Basofilia

Bastonetefilia

É o aumento dos bastonetes, estando frequente nas infecções agudas, e o aparecimento de células mais jovens caracteriza os casos mais graves de infecções.

Segmentadopenia

É a diminuição das células polimorfonucleadas. Assim como a neutropenia em geral, está associada a infecções crônicas, com predominância de linfócitos.

Segmentadofilia

É o aumento dos polimorfonucleados. De forma análoga, o aumento de segmentados pode estar associado a infecções agudas e traumatismos.

Linfocitopenia

É a diminuição dos linfócitos mononucleados, a qual está associada a traumatismos e diminuição da resistência geral.

Linfocitose

É o aumento dos linfócitos e está associado a:

1. Infecções crônicas, caracterizando o "desvio à direita" no leucograma.
2. Convalescença traumática ou infecciosa.
3. Leucemia linfoide, quando em números acentuados.
4. Processos alérgicos.

Monocitopenia

É a diminuição dos monócitos e não apresenta significado clínico.

Monocitose ou Monocitofilia

É o aumento dos monócitos e está associado a:

A) Distúrbio mieloproliferativo.
B) Convalescença de infecção aguda.
C) Infecções protozoárias.
D) Certas infecções bacterianas (p. ex., tuberculose, endocardite, brucelose).
E) Sarcoidose.
F) Leucoses, principalmente monocítica.
G) Síndrome de Hodgkin e outros linfomas malignos.

Eosinofilopenia

É a diminuição das células acidófilas, que, apesar de pouco significado clínico, está associada ao estresse.

Eosinofilia

É o aumento das células acidófilas e está associado a:

A) Doenças alérgicas (p. ex., asma, urticária).
B) Infecção parasitária.
C) Algumas infecções a vírus (p. ex., escarlatina).
D) Algumas lesões da pele (p. ex., pênfigo, herpes).
E) Algumas moléstias hematopoiéticas (p. ex., policitemia, anemia perniciosa).

Basofilia

É o aumento do número de basófilos, podendo associar-se a:

A) Leucemia mieloide.
B) Policitemia.
C) Metaplasia.
D) Pós-esplenectomia.
E) Síndrome de Hodgkin.
F) Sinusite.
G) Mixedema.
H) Injeção de proteína estranha (vacina).

Desvios

Algumas alterações no leucograma são frequentes e clássicas em algumas situações, assim são chamadas de desvios.

Desvio a esquerda é caracterizado pelo aumento dos polimorfonucleados, neutrófilos, diante de um processo infeccioso agudo ou de um traumatismo. Consequentemente há uma diminuição dos mononucleados, principalmente linfócitos.

Desvio a direita é caracterizado pelo aumento dos mononucleados, linfócitos, diante de um processo infeccioso crônico ou na convalescença de um traumatismo. Diante disto há uma diminuição dos polimorfonucleados, neutrófilos.

Coagulograma Completo

É a série de exames contidos, tanto na parte líquida quanto sólida do sangue, que objetivam a análise do processo de hemóstase do paciente.

O processo de hemóstase completa-se a partir da interação de três mecanismos isolados: o vascular, o plaquetário e os plasmáticos de coagulação (Quadro 2-4).

Plaquetometria

É a contagem do número de plaquetas.

Trombocitopenia

É a diminuição do número de plaquetas para menos de 150.000, podendo causar alterações na coagulação, o que provoca hemorragia. A trombocitopenia pode surgir de:

A) Anemias.
B) Intoxicações.
C) Alterações medulares.

Trombocitofilia

É o aumento acima de 300.000 mm^3, o que acelera a coagulação e pode causar trombose ou embolias. A trombocitofilia pode surgir de hiperprodução medular.

Prova do Laço

É a prova que serve para verificar a resistência vascular sob pressão artificial. A fragilidade vascular resulta em petéquias, o que está associada a:

A) Infecções sistêmicas.
B) Escorbuto.
C) Intoxicações.

Quadro 2-4. Plaquetas, Vasos e Plasma. Valores Normais, Alterações e Diagnóstico

Discriminação	Valores normais	Alterações	Diagnóstico
Plaquetometria	200.000 300.000	Para menos de 150.000 Para mais de 350.000	Trombocitopenia Trombocitofilia
Prova do Laço	0 1	Para mais de 2	Fragilidade capilar
Retração do coágulo	Parcial - 60 min Total - 120 min	Para menos Para mais	Trombocitose Trombocitopenia
Tempo de sangramento	1 min 3 min	Para mais	Trombocitopenia, Fragilidade capilar, Falta de constrição
Tempo de coagulação	5 min 10 min	Para menos Para mais	Hipercoagulação Hipocoagulação Hemofilia

Retração do Coágulo

É a prova que avalia o número de plaquetas. É verificada após a coagulação completa quando o soro se isola da massa sólida. Quanto maior o número de plaquetas, maior a retração. As causas são as descritas em plaquetometria.

Tempo de Sangramento

É o tempo que leva para acabar espontaneamente o sangramento, que está relacionado com:

A) Contração capilar.
B) Atividade plaquetária (trombocitopatias).
C) Número plaquetário (trombocitopatias).

Tempo de Coagulação

É o tempo que leva para a coagulação espontânea.

Hipercoagulação

É a diminuição do tempo de coagulação e pode surgir em decorrência de:

A) Hipercoagulabilidade sanguínea.
B) Redução do fluxo sanguíneo.
C) Aumento da agregação e da atividade plaquetária.

Hipocoagulação

É o aumento do tempo de coagulação, o que é proporcionado por:

A) Hipocoagulabilidade sanguínea.
B) Hemofilia.
C) Pacientes que usam anticoagulantes.
D) Carência de fatores plasmáticos da coagulação.

Reações e Bioquímica

Tipagem Sanguínea – Sistema A-B-O e Fator Rh

É a determinação do grupo sanguíneo e do fator Rh. São quatro os tipos de classificação universal: grupo A, grupo B, grupo AB e grupo O. O grupo AB é também chamado de receptor universal, pois possui reações que respondem tanto ao grupo A quanto ao grupo B. O grupo O pode ser chamado de doador universal, pois não reage nem com o grupo A nem com o B.

O fator Rh pode estar presente em qualquer um dos quatro tipos anteriores e, de forma análoga, pode estar ausente. Convém ressaltar que a presença deste fator altera muito os grupos sanguíneos, pois o grupo que possua fator Rh positivo é diferente do grupo análogo de fator Rh negativo. Portanto, como exemplo, A positivo é diferente de A negativo.

Em se tratando de reações, aqueles que possuem Rh negativo podem doar para o agrupamento homólogo, todavia não podem receber. A infusão de Rh positivo em organismo Rh negativo desencadeia reação de sensibilidade contra este antígeno. Daí o acometimento da eritroblastose em fetos de Rh positivo quando a mãe possui fator Rh negativo. Mas para que isto ocorra é necessário que a mãe já tenha tido contato com o fator Rh positivo, o que induz a formação de anticorpos, seja por outra gestação positiva ou por transfusão de sangue positivo.

Em cirurgia a consanguinidade, mesmo grupo sanguíneo e mesmo Rh, tem fundamental importância em casos de necessidade de transfusão ou transplantes de órgãos.

A compatibilidade de tipos de grupos sanguíneos é específica assim como a sua frequência.

A frequência de aparecimento dos tipos sanguíneos por grupos aparece da seguinte forma:

1. O+: 1 indivíduo a cada 3.*
2. A+: 1 indivíduo a cada 3.*
3. B+: 1 indivíduo a cada 12.
4. O-: 1 indivíduo a cada 15.
5. A-: 1 indivíduo a cada 16.
6. AB+: 1 indivíduo a cada 29.
7. B-: 1 indivíduo a cada 67.
8. AB-: 1 indivíduo a cada 167. O mais raro.
   *Esses grupos são os mais frequentes.

A compatibilidade entre os grupos é a seguinte:

1. O+:
   - Recebe de O+ e O-.
   - Doa para A+, B+, AB+, O+.
2. A+:
   - Recebe de A+, A-, O+, O-.
   - Doa para A+, AB+.
3. B+:
   - Recebe de B+, B-, O+, O-.
   - Doa para B+, AB+.

4. O-:
- Recebe de O-.
- Doa para A+, A-, B+, B-, AB+, AB-, O+, O- (doa para todos).

5. A-:
- Recebe de A-, O-.
- Doa para A+, A-, AB+, AB-.

6. AB+:
- Recebe de AB+, AB-, A+, A-, B+, B-, O+, O- (recebe de todos).
- Doa para AB+.

7. B-:
- Recebe de B-, O-.
- Doa para B+, B-, AB+, AB-.

8. AB-:
- Recebe de AB-, A-, B-, O-. O mais raro.
- Doa para AB+, AB-.

Glicemia

É a proporção de glicose circulante no sangue por 100 cm³. Da bioquímica sanguínea a taxa de glicose é uma daquelas de maior importância, não só por significar a vitalidade do sistema nervoso central, mas também pela sua importância na cicatrização pós-operatória.

A taxa ideal de glicemia é de 90 mg/100 cm³, podendo variar de mais ou menos 20, portanto de 70 a 110 mg/100 cm³.

Hipoglicemia

A diminuição desta taxa é considerada hipoglicemia e suas principais causas são:

A) Doenças pancreáticas hipertróficas e hiperplásicas.
B) Doenças hepáticas graves.
C) Doenças endócrinas (p. ex., hipopituitarismo ou hipotireoidismo, insuficiência da suprarrenal).
D) Distúrbio do sistema nervoso autônomo.
E) Excesso de insulina ou certas medicações hipoglicemiantes.
F) Desnutrição.

Hiperglicemia

O aumento desta taxa é considerado hiperglicemia. Este aumento, quando ultrapassa 180 mg/100 cm³, começa a ser eliminado pelos rins e é considerado DIABETES. As causas mais frequentes destes distúrbios são:

A) Excesso de adrenalina circulante.
B) Pancreatites.
C) Deficiência de vitamina B1.

D) Corticoidoterapia.
E) Idiopáticas.

Como pode ser visto qualquer alteração da taxa de glicose no sangue, além dos valores normais, pode interferir nos processos normais de reparação tecidual, que devem ser restabelecidos antes de qualquer intervenção cruenta, sempre que possível.

Exames de Urina

A urina possui as funções principais de:

1. Excretar a ureia e demais substâncias de metabolismo ou degradação celular.
2. Equilibrar o componente líquido do corpo, eliminando o excesso.
3. Eliminar substâncias filtradas do sangue pelos néfrons renais.

Pelo exame de urina pode-se diagnosticar ou complementar o diagnóstico de muitas alterações sistêmicas. O principal exame realizado é a análise dos elementos anormais e sedimentos (EAS), e o segundo mais utilizado, a cultura da microflora eliminada (Quadros 2-5 a 2-7).

Exames de Exsudados (Bacteriológico)

É o estudo microbiológico da urina. O exsudato é o composto resultante de lesões infecciosas com tecido degradado, microrganismos e suas toxinas e humor tecidual.

Este exame pode ser clínico ou laboratorial.

Clinicamente, pode-se analisar o exsudato quanto à sua coloração, sua consistência, seu sabor e seu odor. Por meio destes dados pode-se presumir a flora microbiana que causa a infecção e combatê-la até que a cultura e o antibiograma fiquem prontos.

Quanto à cor e consistência, as exsudações classificam-se em:

1. Branca-amarelada de consistência fluida, que indica uma flora de estreptococos de origem óssea.
2. Amarela forte de consistência espessa, que indica uma flora de estafilococos de origem dos tecidos moles cervicofaciais.
3. Esverdeada e de consistência viscosa, indicando flora de estreptococos ou estafilococos associadas a piócitos.
4. Marrom escura ou sanguinolenta, que indica infecção de alta virulência.

Quadro 2-5. Urina – Características Gerais. Valores Normais, Alterações e Diagnóstico

Discriminação	Valores normais	Alterações	Diagnóstico
Cor	Amarelo Citrino	Claro	Hiperidratação, excesso de líquidos
		Escuro	Desidratação Tipos de alimentos Intoxicação, Hepatite, cirrose
Aspecto	Límpido	Turvo	Excesso de cálcio, infecções
Reação	Ácida	Neutra	Sem significado
		Básica	Intoxicações
Densidade	1015	Abaixo	Hipertensão maligna, febre, glomerulonefrite
	1030	Acima	Diabetes, distúrbios metabólicos

Quadro 2-6. Urina – Elementos Anormais

Discriminação	Diagnóstico
Albumina	Doenças do tecido conjuntivo Insuficiência renal Neoplasias, hiperparatireoidismo
Glicose	Diabetes Doenças hipofisárias, suprarrenais, tireóideas Doenças hepáticas e do sistema nervoso central
Cetonas	Doenças metabólicas, regime alimentar, hipertireoidismo Febre, gravidez e lactação

Quadro 2-7. Urina – Sedimentos

Discriminação	Diagnóstico
Hemácias	Infarto renal, hemólise, excesso de exercício, glomerulonefrite Lúpus eritematoso Infecções graves
Piócitos	Processos infecciosos urinários
Leucócitos	Glomerulonefrite, pielonefrite, lúpus Hipertensão
Cilindros	Glomerulonefrite, nefrose
Células escamosas	Glomerulonefrite, nefrose, pielonefrite, lúpus Hipertensão Infecções urinárias baixas

Quanto ao sabor e odor, as exsudações podem ser:

1. Amarga, que possui origem gastrointestinal, como Escherichia Coli e Proteus.
2. Doce, indicando origem estafilocócica.
3. Fétida fecálica, também de origem intestinal.
4. Fétida putrescente, de origem estreptocócica.
5. Inodora, de origem de flora anaeróbia.

Laboratorialmente, a exsudação retirada naquele momento é esfregada em placas de Petri com ágar-ágar ou ágar sangue e vai a estufa a 36°C durante 48 h. Depois disto, as colônias são transferidas para lâminas de vidro e encaminhadas para microscópio, onde os microrganismos são identificados.

O antibiograma é feito por contato destas colônias com kit de antimicrobianos. Onde as colônias desaparecem, os microrganismos são sensíveis, e onde permanecem, são resistentes.

Risco Cirúrgico

Conceito

Risco cirúrgico é a avaliação das condições gerais e cardíacas do paciente, situando as necessidades e traumas cirúrgicos, objetivando reduzir a incidência de óbitos e complicações das mais diversas, relacionadas não só com cirurgia como com as anestesias.

Com base no risco cirúrgico, de posse dos exames semiológicos, clínicos e complementares, traçam-se estratégias para lidar com as possíveis incapacidades especificas orgânicas do paciente, adaptando-lhe o melhor tratamento.

Classificação

Risco Físico

Sob o aspecto físico estabelecem-se seis classes de pacientes.

Risco Classe I

Paciente com saúde normal, sem outra alteração a não ser o que o leva à cirurgia.

Risco Classe II

Paciente com doença sistêmica leve ou moderada, apresentando alterações sistêmicas contornáveis.

Risco Classe III

Paciente com doença sistêmica generalizada, apresentando alterações limitantes de atividades, porém, não incapacitantes.

Risco Classe IV

Paciente com doença sistêmica acentuada, apresentando alterações incapacitantes, havendo iminente risco de vida.

Risco Classe V

Paciente moribundo ou com baixíssima expectativa de sobrevivência com ou sem a cirurgia proposta. É definitivamente uma contraindicação a cirurgia pela possibilidade de óbito na sala de operações.

Risco de Emergência

Paciente necessitando urgentemente da atividade cirúrgica, não havendo condições de se estabelecer risco preciso, estando o mesmo acompanhado somente da condição que leva a cirurgia. É um risco variável e inevitável, estando o paciente à própria sorte.

Risco Cardíaco

O risco cardíaco varia de classes de I a IV, é emitido por cardiologista e é obrigatório para os pacientes com os seguintes aspectos:

1. Comprovadamente cardiopatas.
2. Portadores de fatores hereditários ou comportamentais que aumentem o risco cardiovascular.
3. Idade igual ou superior a 40 anos.
4. Necessidade cirúrgica invasiva extensa ou de grande porte.

Classe I

Paciente não apresenta limitações para esforços habituais, praticamente sem probabilidade de complicação cardíaca, não havendo restrições ao ato cirúrgico.

Classe II

Paciente apresenta limitações para esforços habituais, com pequena probabilidade de complicação cardíaca, não havendo restrições ao ato cirúrgico.

Classe III

Paciente apresenta limitações para esforços menores do que os habituais, podendo apresentar poucas ou nenhuma complicação cardíaca durante o ato cirúrgico, podendo existir arritmias cardíacas. Caso exista arritmia, esta deve ser controlada pelo anestesiologista.

Este risco pode exigir análises das funções renais, sendo imprescindíveis cuidados especiais para os pacientes com turgência venosa ou arritmia.

Neste caso é viável que, mesmo em cirurgias sob anestesia locorregional, o paciente seja devidamente monitorado.

Classe IV

Paciente apresenta limitações para esforços mínimos ou mesmo em repouso. O risco cardíaco é considerável, sendo obrigatoriamente monitorado e acompanhado pelo anestesista e/ou cardiologista em centro cirúrgico. O ideal é que haja a presença permanente do cardiologista durante o ato cirúrgico e parte do pós-operatório imediato.

Análises dos Riscos

As classes I e II são de baixo risco, não apresentando limitações ao ato cirúrgico, e as III e IV, de possível ou provável risco, podendo apresentar limitações ou mesmo impedimentos ao ato cirúrgico. Nestes casos é importante ou indispensável a presença interativa do cardiologista durante o ato cirúrgico, respectivamente.

A idade é o principal fator predisponente a distúrbios cardiovasculares, portanto quanto mais idoso, maior é o risco, sendo que cerca de 60% dos pacientes acima de 60 anos apresentam distúrbios coronarianos, podendo ou não estar assintomático.

A principal causa de óbito durante procedimentos cirúrgicos é o infarto do miocárdio, principalmente se houver antecedentes recentes, menos que 6 meses, ou recorrente. Além do infarto podem ocorrer: angina instável, edema agudo de coração, insuficiência cardíaca congestiva e arritmias diversas. Estes pacientes devem ser tratados antes da cirurgia, desde que isto seja possível.

Exames em Emergências (Causas Traumáticas)

Exame Semiológico (Interrogatório)

1. Qual a causa do acidente?
2. Em que circunstância ocorreu?
3. Há quanto tempo ocorreu?
4. O paciente possui alguma doença subjacente?
5. O paciente possui alguma alergia?

Obs.: O questionamento deve ser feito ao paciente ou acompanhante, se for possível.

Exame Clínico

Geral ou Sistêmico
1. Tensão arterial.
2. Frequência cardíaca.
3. Frequência respiratória.
4. Temperatura.

Local
1. Inspeção da(s) lesão(ões).
2. Palpação.

Exame Radiográfico

Intraoral (Dente e Osso Alveolar)
1. Periapical.
2. Oclusal.

Extraoral (Face)

Terço Médio da Face
1. Mentonaso.
2. Hirtz.
3. Perfil.

Terço Inferior da Face
1. PA.
2. Lateral oblíqua direita ou esquerda.
3. Panorâmica.

Exame Tomográfico – Caso o Exame Radiográfico Seja Insuficiente
1. Linear em: frontal, perfil e axial.
2. Helicoidal ou em 3 Dimensões (3D).

Exame Laboratorial

Sangue
1. Tipagem.
2. Prova cruzada. Tipagem e Rh.
3. Série vermelha (Quadro 2-2).

Orientações Pré-Operatórias

Anestesia Locorregional

Prescrição
1. Pacientes sadios – a medicação geralmente é desnecessária.
2. Pacientes tensos ou temerosos – deve-se prescrever tranquilizante por via oral na noite anterior à cirurgia (p. ex., Valium®, Dormonid®).
3. Pacientes em uso de anticoagulante – deve-se suspender a medicação até atingir valores de 50% de atividade de protrombina.
4. Pacientes com febre reumática, próteses cardíacas, transplantes cardíacos, imunodeprimidos e aqueles debilitados – devem fazer uso profilático de antibiótico.
5. Pacientes em uso de medicamentos de uso continuo como: hipotensores, diuréticos, broncodilatadores, insulina e outros – devem fazer o uso habitual.

Dieta
1. Alimentação leve no dia anterior a cirurgia, a fim de facilitar a digestão.
2. Alimentação líquida ou pastosa até duas horas antes da cirurgia.

Higiene
1. Geral: banhar-se antes da cirurgia, com o menor intervalo possível. Precedente à cirurgia.
2. Facial: lavar o cabelo e fazer tricotomia facial para os acessos faciais ou cervicais, antes da cirurgia.
3. Bucal: escovação dental e antissepsia bucal.

Anestesia Geral

Prescrição

1. Pacientes sadios, tensos ou temerosos, deve-se prescrever tranquilizantes por via oral, um comprimido a noite anterior e outro uma hora a cirurgia (p. ex., Valium®, Dormonid®).
2. Pacientes em uso de anticoagulante devem suspender a medicação até atingir valores de 50% de atividade de protrombina.
3. Pacientes com febre reumática, próteses cardíacas, transplantes cardíacos, imunodeprimidos e aqueles debilitados, devem fazer uso profilático de antibiótico.
4. Pacientes em uso de medicamentos de uso contínuo como: hipotensores, diuréticos, broncodilatadores, insulina e outros devem fazer o uso habitual, até 6 horas antes da cirurgia.

Dieta

1. Alimentação leve no dia anterior à cirurgia, a fim de facilitar a digestão.
2. Dieta zero de sólidos por até 12 horas antes da cirurgia e de líquidos até 6 horas antes da cirurgia.

Higiene

1. *Geral:* banhar-se antes da cirurgia, lavando os cabelos, com o menor intervalo possível.
2. *Facial:* fazer tricotomia facial para qualquer que seja o acesso, antes da cirurgia.
3. *Bucal:* escovação dental e antissepsia bucal.

PÓS-OPERATÓRIO

Introdução e Generalidades

Pós-operatório é o espaço compreendido entre o término da cirurgia, ou do transoperatório, até a alta clínica. Este tempo é bastante variável com:

1. A natureza e a localização da lesão.
2. O transoperatório.
3. As condições de trabalho.
4. A reação orgânica do paciente manipulado.

Classificações

O pós-operatório pode ser imediato ou mediato ou tardio e ambulatorial ou hospitalar.

Alguns autores consideram como pós-operatório imediato o espaço de tempo de até 8 horas do término da cirurgia, todavia preconizamos que deve compreender o espaço de tempo de até 72 horas, ou até a primeira troca de curativo. Consequentemente, pós-operatório mediato ou tardio é aquele que segue deste até a alta clínica do paciente ou total regeneração tecidual.

Considera-se pós-operatório ambulatorial aquele em que o paciente pode-se locomover até seu domicílio, em condições orgânicas satisfatórias, alguns minutos após a conclusão do ato cirúrgico. É tido como hospitalar aquele em que o paciente fica internado durante alguns dias para recondicionamento do estado geral em repouso relativo no leito.

Prescrições Medicamentosas

As prescrições devem ser realizadas em receituário próprio ou em prontuário hospitalar. As sugestões baseiam-se em pacientes sadios, de aproximadamente 70 kg, podendo variar com o gênero e estrutura física.

Uma vez concluído o primeiro atendimento ao paciente, ele deve ser encaminhado para casa ou para o leito com sua prescrição e orientação completas, embora variem muito de acordo com o paciente e o transoperatório.

Os procedimentos mais simples, superficiais e/ou rápidos, em pacientes sadios, podem exigir apenas prescrição de analgésicos fracos: paracetamol (Dôrico®, Tylenol®), pirazolônicos (Dipirona®, Novalgina®) ou salicilatos (AAS®, Melhoral®). Geralmente 500 mg a cada 6 ou 4 horas, dos casos mais simples aos médios, respectivamente, é a posologia mais recomendada.

Procedimentos mais complexos, traumáticos, profundos e/ou demorados, podem exigir analgésicos mais fortes: paracetamol associado à codeína (Tylex® 30 mg), também em uma posologia a cada 6 ou 4 horas.

Nestes últimos procedimentos mais traumáticos, é recomendável uma profilaxia antibiótica (p. ex., Cefaloxina®) via oral a cada 6 horas.

Nas cirurgias bucais, sejam simples ou complexas, o uso de colutório antisséptico deve ser analisado com cuidado.

Então, para os pacientes ambulatoriais, geralmente prescreve-se analgésicos e, quando indicado, antibióticos.

Já para os pacientes hospitalizados, deve-se:

1. Promover a manutenção de acesso venoso para medicação e hidratação. Neste caso pode apenas se manter o acesso heparinizado ou pode ser infundido líquido de acordo com as necessidades particulares de cada paciente, considerando-se a perda total de sangue, traumatismos associados, doença cardíaca, pulmonar ou renal prévias. Em média prescrevem-se 1.500 mL de solução glicosada e 1.000 mL de solução fisiológica, em frascos alternados e gotejamentos de 35 gts/mim.
2. Administrar anti-inflamatórios não corticoides. Os corticoides se reservam às lesões cranianas e aos edemas muito volumosos que podem induzir a obstrução das vias aéreas superiores. Devem ser prescritos com parcimônia e com indicação precisa, pois podem interferir no processo cicatricial. Quando prescrito deve ser em dose única (p. ex., dexametasona 2,5 mL).
3. Administrar analgésicos para combater a sintomatologia dolorosa advinda do trauma e da cirurgia. Para analgesia leve utilizam-se: 2 mL de dipirona diluído em 3 mL de água destilada, infusionadas EV (endovenoso) de 4 em 4 horas em casos de dores ou febre. Para analgesia forte utiliza-se uma solução analgésica composta de: 1 ampola de 2 mL de dolantina, 1 ampola de 5 mL de dipirona, 1 de 2 mL de antiemético (p. ex., Plasil®, Eucil®) e 1 ampola de 5 mL de água destilada, para infusões de 3 mL EV (endovenoso) de 4 em 4 horas.
4. Administrar antibióticos, nos casos indicados como profilaxia, para dar sequência à dose dada no primeiro atendimento, se for o caso.
5. Manter os lábios hidratados com vaselina, nos casos em que a cirurgia teve acesso bucal.

6. Liberar a dieta oral após totalmente consciente, sempre que possível, liquida/pastosa nas primeiras 48 horas, geralmente 4 horas após a anestesia geral.
7. Nos casos em que o paciente tenha deglutido sangue ou que esteja com bloqueio intermaxilar é recomendável a administração de um antiemético.

Orientações

São complementações das prescrições.

Os pacientes ambulatoriais recebem orientações que eles mesmos podem executar com ou sem ajuda de outrem. Deve-se:

1. Manter a ferida limpa e imóvel. Se for bucal, através de limpeza com uma compressa de gaze embebida em solução fisiológica, três vezes ao dia. Sempre ao deitar promover lavagens com solução de água oxigenada (10 volumes) – uma colher das de sopa em um copo de água filtrada ou solução antisséptica. Se for ferida de pele deve-se manter a ferida imóvel e seca, bem protegida por curativo. Se a ferida for limpa, não manipular até a remoção dos pontos ao sétimo dia, se for contaminada e tiver secreção, deve-se trocar diariamente.
2. Aplicar compressas geladas – cubos de gelo envoltos em um saco plástico e protegidos por tecido de algodão – por fora, na face, sobre a região operada, durante 10 minutos a cada hora, nas primeiras 24 horas. Isto ajuda no controle do sangramento e do edema, substituindo o anti-inflamatório.
3. Promover repouso relativo no leito com a cabeça elevada a 30 graus por 3 dias.
4. Evitar calor e esforço físico por 3 dias. Exposição ao sol deve ser evitada por, no mínimo, 30 dias.
5. Promover dieta líquida/pastosa (sucos, vitaminas, sorvetes, sopa, canja, purê etc.), gelada ou a temperatura ambiente, por 7 dias.
6. Evitar falar e mover com a musculatura facial, seja mastigadora ou cuticular, por 3 dias.

Para os pacientes hospitalizados, devem ser observadas as seguintes orientações:

1. Posição no leito – anestesia locorregional: decúbito dorsal com cabeça elevada com dois travesseiros. Anestesia geral: decúbito dorsal sem travesseiro e com a cabeça voltada para um dos lados para evitar aspiração de vômito, caso exista. Não se pode esquecer que o paciente pós-anestesia geral tende à hipotermia, sendo necessário protegê-lo com cobertores.
2. Controle clínico – deve-se vigiar constantemente o paciente até que recobre totalmente a consciência, por meio de avaliação horária dos sinais vitais: tensão arterial, frequência cardíaca, frequência respiratória, temperatura e coloração das mucosas. Após 12 horas, as avaliações podem ser a cada 2 horas até completar 24 horas. A partir daí pode ser a cada 4 horas.
3. Controle de curativos – manter a ferida limpa e imóvel. Se for bucal, por meio de limpeza com uma compressa de gaze embebida em solução fisiológica, 3 vezes ao dia. Sempre ao deitar promover lavagens com solução de água oxigenada (10 volumes) – uma colher de sopa em um copo de água filtrada ou solução antisséptica. Se for ferida de pele deve-se manter a ferida imóvel e seca, bem protegida por curativo. Se a ferida for limpa, não manipular até a remoção dos pontos ao sétimo dia, se for contaminada e tiver secreção, deve-se trocar diariamente. Caso o curativo tenha mudado de posição, deve ser corrigido. As bandagens, quando realizadas para ajudar a conter a ferida, devem permanecer imóveis por pelo menos três dias.
4. Aplicar compressas geladas – cubos de gelo envoltos em um saco plástico e protegidos por tecido de algodão – por fora, na face, sobre a região operada, durante 10 minutos a cada hora, nas primeiras 24 horas. Isto ajuda no controle do sangramento e do edema, substituindo o anti-inflamatório.
5. A higiene bucal deve ser realizada normalmente. A facial depende do curativo e a corporal realizada normalmente. A higiene corporal, se o paciente estiver impossibilitado de tomar banho, deve ser feita pela enfermagem através de: 1. abluções com água morna e álcool e 2. pulverizações de talco antisséptico. As roupas pessoais e do leito devem ser trocadas diariamente e sempre que necessário.
6. Após a alta hospitalar, os cuidados devem ser como os descritos para os pacientes ambulatoriais, devendo o paciente permanecer hospitalizado o menor tempo possível.

NUTRIÇÃO EM CIRURGIA

As intervenções de acesso bucal, facial ou cervical podem dificultar a dieta do paciente. A dificuldade vem pelas próprias feridas ou trauma cirúrgico ou em consequência do tratamento oferecido, como, por exemplo, bloqueio intermaxilar, bandagens, curativos etc.

Sabe-se que o indivíduo em condições normais pode ficar alguns dias em jejum, de acordo com o biotipo, dois ou três em média, utilizando suas reservas, sem que haja prejuízo de sua vida. Porém, quando é submetido a tratamento invasivo traumático ou demorado, este tempo pode ser reduzido e há necessidade de administrar-lhe cotas de nutrientes, pois o procedimento cirúrgico altera o metabolismo celular, gastando mais energia.

Fatores Energéticos

Estão representados pelas gorduras, carboidratos e proteínas, aos quais se associam as vitaminas, eletrólitos, água e enzimas, necessárias e vitais as células e ao organismo.

Cada grama de gordura fornece 9,3 calorias, enquanto os hidratos de carbono e proteínas fornecem 4,1 calorias.

Para os pacientes em deficiência alimentar devem-se prescrever vitaminas por via oral ou parenteral. A vitamina C é necessária à cicatrização e é muito consumida em estados febris. A vitamina B é necessária ao metabolismo normal e sua carência implica distúrbios do sistema nervoso, além de não ser muito absorvida em pacientes que estejam utilizando antimicrobianos por via oral. As vitaminas A e D são fornecidas pelo organismo através das gorduras.

Necessidades Calóricas

As necessidades são calculadas para os pacientes equilibrados a cada 24 horas. Estas necessidades aumentam em casos de debilidade orgânica, seja por afecções correlatas, como febre, taquipneia ou infecções, ou seja, pela cirurgia (Quadro 2-8).

Necessidade Diária de Líquidos

Naqueles pacientes em que não se observaram perdas líquidas importantes ou nos casos em que a reposição se completou durante a cirurgia, podem-se calcular as necessidades hídricas de forma semelhante à do paciente não operado, pois atualmente considera-se que a retenção de sódio produzida pela resposta sistêmica ao trauma (aumento de aldosterona e hormônio antidiurético — ADH) é compensada pela perda aumentada deste eletrólito para o terceiro espaço na reação local ao trauma (edema funcionalmente perdido).

O cálculo prático da hidratação, para 24 horas, para pacientes recém-operados, é feito da seguinte maneira:

Volume urinário diário + perdas insensíveis

Num homem de aproximadamente 70 kg com creatinina sérica dentro dos valores normais (menos de 2 mg/100 mL), toma-se como volume os valores abaixo:

Volume urinário diário médio	1.500 mL
Perdas insensíveis	1.000 mL
Volume	2.500 mL — 24 horas

Deve-se considerar, porém, que as perdas insensíveis variam muito com a temperatura:

1. Ambiente, maiores temperaturas induzem ao suor.
2. Corporal e grau de integridade da pele, maiores temperaturas induzem a perda de água.
3. Respiração, maiores temperaturas aumentam a frequência respiratória.

Nestes casos deve-se fazer acréscimo na reposição hídrica considerando:

A) Temperatura ambiente:
   - 30 a 35°C = + 500 mL em 24 horas.
   - Acima de 35°C = + 1.000 mL em 24 horas.

Quadro 2-8. Necessidades Calóricas Diárias

	Idade/peso	Calorias/dia
Adulto		
Homens	Variada (70 kg)	2.500 cal
Mulheres	Variada (56 kg)	2.100 cal
Crianças		
	< 1 ano	100 cal/dia
	1 a 3 anos (13 kg)	1.200 cal
	4 a 6 anos (19 kg)	1.600 cal
	7 a 9 anos (25 kg)	2.000 cal
	10 a 12 anos (34 kg)	2.500 cal
Adolescente		
Meninos	13 a 15 anos (47 kg)	3.200 cal
	15 a 20 anos (64 kg)	3.800 cal
Meninas	13 a 15 anos (49 kg)	2.600 cal
	15 a 20 anos (54 kg)	2.400 cal

B) Febre:
   - 38,4 a 39,4°C = + 500 mL em 24 horas.
   - Acima de 39,5°C = + 1.000 mL em 24 horas.
C) Frequência respiratória:
   - Acima de 30 rpm = + 500 mL em 24 horas.

Após o cálculo das necessidades de água, deve-se preocupar com a escolha das soluções a serem infundidas.

Necessidade Diária de Sódio

Varia de 4 a 6 gramas no paciente normal, devendo-se reduzir a taxa nos casos de pacientes hipertensos, doentes renais etc.

Em um frasco de 500 mL de soro fisiológico a 0,9%, em todos os hospitais do Brasil, encontram-se 4,5 gramas de sódio, o que será suficiente para repor este eletrólito na maioria dos pacientes.

Necessidade Diária de Potássio

Varia de acordo com o uso de diuréticos, com perdas gastrointestinais etc.

No paciente normal, a reposição de 4 gramas de 40 a 60 mEq/L é suficiente para 24 horas.

Das soluções frequentemente encontradas de cloreto de potássio (KCl) a 19,8% (1 g = 5 mL = 13,4 mEq/L), pode-se diluir 5 mL em cada frasco de soro glicosado a 5% num total de quatro frascos = 4 gramas.

Assim, a reposição básica, enquanto o paciente permanecer em jejum, poderá ser a seguinte para cada 24 horas:

1. Soro glicosado a 5% = 2.000 mL.
2. Cloreto de potássio (KCl) a 19,8% = 5 mL em cada soro.
3. Soro fisiológico = 500 mL.

Uma vez determinada a quantidade de líquidos e minerais a serem infundidos em período de 24 horas, estes podem ser fracionados de acordo com a necessidade.

As infusões são por via endovenosa e o gotejamento deverá ser determinado de acordo com a manutenção contínua da infusão de líquidos. A fórmula utilizada para o cálculo do gotejamento é:

$$\frac{Volume}{Tempo\ (h) \times 3} = Gotejamento\ /\ min.$$

O que, neste caso descrito, seria de aproximadamente 35 gotas/min.

Observações Importantes

Ainda com respeito à reposição hidreletrolítica, devem-se observar os seguintes pontos:

1. Sinais clínicos de hidratação satisfatória: mucosas úmidas, pele com tensão e elasticidade normais, ausência de sede, volume urinário normal, pressão arterial compatível.
2. Dosagens periódicas de eletrólitos séricos, principalmente sódio e potássio, lembrando-se que as devidas correções na tabela de eletrólitos deverão ser feitas, de preferência, por um clínico experiente no assunto, em razão da gravidade das síndromes provocadas pelos distúrbios hidreletrolíticos, portanto ficando a cargo do intensivista, caso

o paciente esteja na UTI, ou do clínico geral, caso esteja em ambiente comum.

3. Monitoração das perdas gastrointestinais, drenagens e sudorese para reposições adicionais de líquidos e eletrólitos.
4. Adição de vitamina C e complexo vitamínico a um dos frascos de soro, para auxiliar a cicatrização e o metabolismo celular.
5. Consideração de que alguns antibióticos contêm eletrólitos. Exemplo:
   - Penicilina G potássica: 1,6 mEq de K^+/1.000.000 UI.
   - Cefalotina: 2,5 mEq de Na^+/g.
   - Ampicilina: 4,2 mEq de Na^+/g.
6. Monitoração do volume urinário diário. Caso ultrapasse a 1.500 mL, deve-se acrescentar água.
7. Volumes administrados em sangue e derivados não devem ser subtraídos das necessidades hídricas do paciente.
8. Administração de potássio quando se constatar um volume urinário mínimo de 500 mL/24 horas.
9. Pacientes que estão sendo transfundidos simultaneamente com plasma humano estão recebendo aproximadamente 2,1 g de sódio para cada 500 mL da transfusão.
10. As prescrições deverão ser feitas diariamente e reajustados os volumes administrados, de acordo com a evolução do paciente.
11. No dia da cirurgia, primeira prescrição, pode-se prescindir da reposição de potássio em razão do aumento desse íon no líquido extracelular, pela lesão tecidual.
12. Quando o paciente volta a se alimentar por via oral, mesmo que seja necessário manter o acesso venoso para administração de medicamentos ou reposição hídrica, na maioria dos casos a reposição de eletrólitos já se fará pela dieta.
13. Nos pacientes que forem permanecer por maior período sem poder alimentar-se por via oral, deve-se considerar a alimentação por sonda oro ou nasogástrico, nasoentérico ou mesmo a nutrição parenteral.
14. Pacientes em estado geral normal podem suportar até 72 horas em dieta zero (jejum).

Vias para Alimentação do Paciente Cirúrgico Bucomaxilofacial

Via Oral: Dieta de Rotina

1. Líquida (água, leite, suco de frutas, vitaminas etc.). Com este tipo de apresentação do alimento não há necessidade de mobilizar a mandíbula, portanto não mobilizando a musculatura mastigadora, a musculatura cuticular e demais tegumentos (tecidos moles), evitando-se dores e facilitando a digestão. Após longo período de jejum, acima de 24 horas, recomenda-se uma dieta mais branda para não irritar o sistema digestório após a provável deglutição de sangue.
2. Pastosa (mingau, cereais, purês, gelatina, sopas e canjas batidas etc.). Este tipo de apresentação do alimento também não exige da dinâmica mandibular e mobilização dos tecidos moles faciais. Pode ser indicada quando há necessidade de reposição de mais calorias e energias, estando, também, indicada no pós-operatório imediato.
3. Sólida (peito de frango, vitela, peixe, ovos, carne moída, fígado etc.). Este tipo de apresentação exige mastigação e

maior processo digestivo, não recomendado aos pacientes: com fraturas maxilomandibulares ou no pós-operatório imediato, estando impossibilitado nos casos de bloqueios intermaxilares.

Via Oral: Dieta Ministrada por Sonda (Oro ou Nasogástrica)

Líquida, Somente

Cuidados Especiais

1. Uma das extremidades da sonda deve se localizar no centro do estômago e a outra de forma que se possa introduzir o alimento com seringa Luer de 100 ou 200 mL, de acordo com a necessidade.
2. Instilar o alimento morno ou a temperatura ambiente, não pode ser quente nem gelada para não agredir ao estomago. Deve-se administrar de 100 a 200 mL a cada 2 ou 3 horas, de acordo com o peso e necessidade do paciente e tempo de jejum.
3. A consistência líquida do alimento não deve obstruir a sonda. Chama-se de dieta líquida completa quando for adicionado leite e deve-se respeitar a necessidade calórica do paciente para o período de 24 horas (Quadro 2-8).
4. Após a administração, passar de 100 a 200 mL de água para limpeza da sonda e hidratação do paciente, lembrando-se que sua necessidade de líquidos/dia deve ser de 2.500 mL em condições normais, aumentando de acordo com as perdas insensíveis e com o trauma ou cirurgia (ver necessidade diária de líquidos).

Via Parenteral: Infusões de Rotina

1. Soluções hidreletrolíticas (soluções salinas, dextrosada, de Ringer).
2. Soluções álcool-dextrose:
   - Aminoácidas (Amigem).
   - Macromoleculares (Dextran).
   - Gorduras (Intralipid).
3. Plasma, sangue total e hidrolisado de proteínas.

Via Parenteral: Infusões para Longo Período

Não é frequente em bucomaxilofacial. Quando necessário, deve ser feita com o acompanhamento de um clínico geral ou intensivista.

REPARAÇÃO TECIDUAL (CICATRIZAÇÃO)

É o processo biológico de estabilização de um tecido ferido por qualquer que seja o agente etiológico, com neoformações teciduais destinadas ao restabelecimento de soluções de continuidade.

A reparação tecidual pode ser através do processo de regeneração, quando os tecidos destruídos são substituídos por tecidos histologicamente semelhantes, ou através do processo de reparação, quando os tecidos são substituídos por tecido conjuntivo neoformado.

Estágios da Reparação Tecidual

De um modo geral, a reparação se faz por três estágios distintos:

1. Inflamatório (leucocitário).

2. Proliferativo (fibroblástico).
3. De maturação.

Estágio Inflamatório

O primeiro estágio tem início imediatamente após o trauma, através da permeabilidade capilar e formação de exsudatos. Em seguida, enzimas leucocitárias promovem, por fagocitose, a "limpeza" da ferida. Possui duração média de 72 horas.

Estágio Proliferativo

O segundo estágio tem início 3 dias após o trauma, sendo sequência da fase inflamatória. Este estágio se faz pela proliferação dos tecidos conjuntivo, epitelial e outros envolvidos. Possui duração média de 5 dias após o primeiro estágio.

Estágio de Maturação

O terceiro estágio inicia-se 8 dias após o trauma, havendo aproximação entre os tecidos reparados e normais. O tempo médio varia muito, principalmente com o tipo de tecido em reparação. O tecido epitelial regenera-se, em média, 15 dias e o osso em 90. É obvio que varia com o tipo de epitélio: mucoso ou pele, e de osso: intramembranoso ou endocondral.

Tipos de Reparação Tecidual

A reparação tecidual pode dar-se por três tipos distintos, segundo a intenção.

Primeira Intenção

Entende-se por reparação de uma ferida por primeira intenção aquela que produz um resultado ideal, a qual se faz no período normal pela coadaptação de suas margens em planos e sem espaços mortos, sendo linear. Há regeneração tecidual compondo cada tipo de tecido e cada plano anatômico. Geralmente fica uma cicatriz quase imperceptível à inspeção e à palpação.

Segunda Intenção

A reparação por segunda intenção é aquela que se processa a mercê da natureza, onde as margens da ferida estão separadas havendo espaço entre elas. É uma cicatrização lenta por tecido de granulação bem nítido, deixando uma cicatriz larga, retraída e antiestética, com predominância de tecido conjuntivo fibroso. Quando for à pele, pode formar queloide. Há dificuldade de regeneração celular e a morfofisiologia regional pode ficar alterada.

Terceira Intenção

A por terceira intenção é aquela que é acelerada com o auxílio de enxertos sobre grandes feridas.

Fatores Aceleradores da Reparação Tecidual

- *Repouso:* o repouso da ferida se faz por meio de sua imobilização pelo máximo de tempo possível, não excedendo 7 dias. As feridas bucais não exigem tais cuidados, pois a mucosa possui excelente reparação. Este cuidado fundamenta-se nas feridas cutâneas da cabeça e do pescoço, que, apesar da motricidade excessiva dos músculos cuticulares, podem ser controladas por curativos, compressões e bandagens, quando for o caso.
- *Curativos:* para as feridas em primeira e terceiras intenções o curativo deve permanecer por cinco a sete dias imóveis e intactos. Para as feridas de segunda intenção, os curativos devem ser trocados de 2 em 2 ou de 3 e 3 dias para as feridas limpas e diariamente para as infectadas. A cada curativo deve-se higienizar bem a ferida e adicionar aos tecidos pomada cicatrizante, que servirá para acelerar a reparação tecidual e lubrificar o curativo para não aderir à ferida.
- *Nutrição:* o paciente deve manter seu equilíbrio nutricional através das proteínas e das vitaminas A, D e, principalmente, C. Um paciente sadio e nutrido tem sua reparação acelerada pelos fatores energéticos e defesa orgânica apurada. A dieta deve ser balanceada, hiperproteica e hipercalórica.

Fatores Retardadores da Reparação Tecidual

- *Contaminação:* feridas contaminadas possuem retardo acentuado na reparação tecidual em razão da proliferação microbiana e consumo, pelas bactérias, de energia que seria celular. Processos infecciosos possuem acidez que agride os tecidos vivos, às vezes até aumentando a ferida e a agressividade tecidual local. As grandes infecções têm também efeitos sistêmicos por bacteriemia ou toxemia, que produzem febre e queda da resistência geral.
- *Corpos estranhos:* a presença de agentes não naturais nos tecidos produz irritações e potencializa a possibilidade de infecções, as quais são prejudiciais à reparação tecidual. Podem-se aqui incluir os tecidos necróticos remanescentes do trauma.
- *Edema e hematoma:* pela separação e interposição tecidual, principalmente entre os planos, de líquido humoral ou sangue, respectivamente, o que dificulta ou impossibilita a nutrição dos retalhos, podendo induzir a necrose e afastando as margens da ferida, exigindo mais tecido conjuntivo.
- *Tensão da ferida:* Pode provocar necrose das margens e consequente depressão cicatricial por dificultar a circulação e produzir isquemia e dor.
- *Mobilização tecidual:* a mobilização dos tecidos remove os pontos de contato entre suas margens, "descolando-os" e induzindo a fibroses. A mobilização dos tecidos moles permite a entrada de demais tecidos, principalmente hematopoiéticos entre as margens da(s) ferida(s) e entre seus planos anatômicos.
- *Desnutrição:* a ausência de proteínas e vitaminas A, C e D dificulta a quimiotaxia e proliferação tecidual, principalmente naqueles tecidos agredidos pelo trauma.
- *Distúrbios endócrinos:* em especial o diabetes, excesso de hormônios do tipo ACTH (acetilcolina) e corticoides, que influenciam diretamente a reparação tecidual.
- *Envelhecimento:* em razão da deficiência microvascular, adelgaçamento cutâneo, perda da elasticidade tecidual e deficiência metabólica hormonal, comuns ao envelhecimento, produzem retardo na reparação tecidual. Os processos se agravam a partir dos 60 anos, quando o catabolismo é maior que o anabolismo.

Reparação Óssea

O diferencial na reparação óssea se faz no comprometimento dos osteoblastos e osteoclastos, envolvidos na remodelação do osso fraturado.

Os osteoblastos derivam do periósteo, do endósteo e das células mesenquimais indiferenciadas circulantes. Os osteoclastos derivam-se das células precursoras de monócitos. Os osteoblastos formam osso na fratura e os osteoclastos remodelam as espículas dos cotos fraturados.

A reparação será por primeira intenção quando a separação entre os cotos fraturados for de até 1 mm. Espaços maiores que este terão reparação por segunda intenção, com grande quantidade de colágenos. Assim, os fibroblastos e os osteoblastos produzem matrizes fibrosas e ósseas, que formam um aumento além do osso chamado de calo ósseo. No terceiro estágio da cicatrização, os osteoclastos remodelam o osso. Na primeira intenção não existe o calo ósseo.

A reparação óssea fundamenta-se em duas condições essenciais: irrigação e imobilização. A irrigação se faz por ampla neoformação vascular estimulada pela mobilização óssea inicial de 3 a 8 dias. Caso a irrigação fique prejudicada, haverá formação de cartilagens em vez de osso, e, se for precária a formação de cartilagem, haverá complementação pela formação de fibrose.

A imobilização se faz pela limitação da função ou por intervenções cirúrgicas diretas ou indiretas.

BIBLIOGRAFIA

Albrechit E et al. Manual prático de anestesia locorregional ecoguiada. Rio de Janeiro: Ed. Thieme Revinter, 2016.

Azevedo MRA. Hematologia básica – Fisiopatologia e diagnóstico laboratorial, 5.ed. Rio de Janeiro: Ed. Revinter, 2014.

Baranski TJ et al. Endocrinologia e diabetes – Manual de consulta, 3.ed. Rio de Janeiro: Ed. Thieme Revinter, 2016.

Beigi R H. Doenças sexualmente transmissíveis. Rio de Janeiro: Ed. Revinter, 2014.

Brown AFT et al. Receituário de bolso – Emergências médicas. Rio de Janeiro: Ed. Thieme Revinter, 2017.

Brunicardi FC et al. Tratado de cirurgia, 9.ed. Rio de Janeiro: Ed. Revinter, 2013.

Calich V e Vaz C. Imunologia, 2.ed. Rio de Janeiro: Ed. Revinter, 2009.

Caquet R. Exames de laboratório, 12.ed. Rio de Janeiro: Ed. Thieme Revinter, 2017.

Cline DM et al. Manual de emergências médicas, 7.ed. Rio de Janeiro: Ed. Revinter, 2014.

Crawford MH. Cardiologia – Diagnóstico e tratamento, 4.ed. Rio de Janeiro: Ed. Thieme Revinter, 2017.

Edward C et al. Netter – Anatomia radiológica concisa, 2.ed. Rio de Janeiro: Ed. Thieme Revinter, 2016.

Evans CC, High WA. Doenças da pele no idoso – Manual prático ilustrado. Rio de Janeiro: Ed. Revinter, 2015.

Giele H, Casseli O. Cirurgia plástica – Estética e reconstrutora. Rio de Janeiro: Ed. Revinter, 2014.

Goldsden J. Anestesia regional no trauma. Rio de Janeiro: Ed. Revinter, 2014.

Harmening DM. Técnicas modernas em bancos de sangue e transfusão, 6.ed. Rio de Janeiro: Ed. Revinter, 2015.

Lewis MAO, Jordan RCK. Doenças da boca – Manual prático, 2.ed. Rio de Janeiro: Ed. Revinter, 2014.

Melo Jr CF. Radiologia básica. Rio de Janeiro: Ed. Thieme Revinter, 2016.

Moran SL, Cooney W. Cirurgia de tecidos moles. Rio de Janeiro: Ed. Revinter, 2014.

Moreira R. Atlas colorido da articulação temporomandibular. Rio de Janeiro: Ed. Revinter, 2015.

Peterson LL. Cirurgia oral e maxilofacial, 3.ed. Rio de Janeiro: Ed. Guanabara Koogan, 2000.

Prado R, Salim MA. Cirurgia bucomaxilofacial: diagnóstico e tratamento. Rio de Janeiro: Guanabara Koogan, 2004.

Schrier RW. Manual de nefrologia, 8.ed. Rio de Janeiro: Ed. Thieme Revinter, 2017.

Shauna C, Young A, Pousen K. Atlas de hematologia, 2.ed. Rio de Janeiro: Ed. Revinter, 2015.

Valente C. Emergências em bucomaxilofacial. Rio de Janeiro: Ed. Revinter, 1999.

Valente C. Técnicas cirúrgicas bucais e maxilofaciais. Rio de Janeiro: Ed. Revinter, 2003.

Weissleder R et al. Diagnóstico por imagens, 5.ed. Rio de Janeiro: Ed. Revinter, 2014.

Yunen JR. UTI – Consulta em 5 Minutos. Rio de Janeiro: Ed. Revinter, 2015.

3

Emergências em Endodontia

INTRODUÇÃO E GENERALIDADES

Dores de Origem Odontogênica

O estado de emergência em odontologia, em geral, se estabelece pela presença da dor. Às vezes o comprometimento da estética do paciente por uma fratura dental o leva a uma situação de emergência, que pode ser de maior importância tanto devido ao cargo que ocupa na sociedade, ou local onde o indivíduo se apresenta. Porém, o que mais leva o paciente a procurar tratamento imediato em endodontia ainda é a dor.

Diagnosticar corretamente a origem dessa dor e aplicar o tratamento mais adequado àquela situação é uma arte. Conhecer os sinais e sintomas, saber ouvir e interpretar as informações que o paciente fornece, aplicando, em seguida, conhecimentos clínicos, além de abreviar a sintomatologia dolorosa, evitará sequelas que, embora na maior parte dos casos, transitória, é incômoda.

Ouvir o paciente com dor é importante, mais para analisar o envolvimento do paciente com a situação que para auxiliar no diagnóstico propriamente dito. Interpretar respostas como, "de repente começou a doer, assim, do nada", (fase aguda), ou "de vez em quando, dava uma fisgadinha e agora está insuportável" (crônico que agudizou), informa ao profissional de emergência o grau de compromisso que o paciente tem com sua saúde, ou sua "resistência" à dor.

A percepção da dor é de natureza complexa, pois exige precisão em sua localização, diagnóstico e planejamento terapêutico. No entanto, ao considerar todas as informações cedidas pelo paciente como verdadeiras e tratá-las com respeito, estabelece-se um clima de confiança com o paciente.

Assim que precisamente diagnosticado e localizado o elemento dental algógeno, tem-se que imediatamente promover o controle da dor através de uma eficaz anestesia. Esta deve ser sempre à distância, através de anestesias tronculares, que além de conseguir maior efetividade, não serão injetadas em áreas infectadas pelo processo patológico presente.

Pode-se dividir a dor de origem dental em dois grandes grupos: o de dentes com vitalidade pulpar, e o de dentes com necrose pulpar (polpa mortificada). Assim, enfatiza-se o diagnóstico e o tratamento das pulpites (inflamações da polpa viva) e das periodontites (reações periapicais após necrose pulpar).

A anamnese concisa e bem direcionada favorece o diagnóstico da lesão, e uma vez determinada a causa, pode-se combatê-la reduzindo o seu efeito. Assim, o principal ponto a ser considerado na emergência em endodontia é o saber perguntar, saber ouvir, examinar, e diagnosticar, localizando a causa que aflige o paciente.

Dores de Origem não Odontogênica

Indiscutivelmente o maior percentual de dor em odontologia é de origem dental, no entanto, dor de origem não dental também é responsável por situações emergenciais e precisam ser detectadas a fim de delimitar o campo de ação. É inevitável salientar a importância de se ter o conhecimento e treinamento para detectar a origem real da dor antes de tomar as medidas clínicas ou encaminhamento para outra clínica.

As mais frequentes são:

- *Sinusite maxilar:* há a possibilidade da inflamação do seio maxilar provocar dores localizadas nas regiões de pré-molares e molares do lado afetado, tornando-os sensíveis à percussão e palpação. Cabe realizar testes de vitalidade pulpar nos dentes sensíveis e solicitar uma radiografia dos seios da face (mentonasal e posteroanterior) para fazer o diagnóstico diferencial a fim de se tomar a medida correta para solucionar o caso. Nestas incidências radiográficas o seio maxilar afetado aparecerá radiopaco, portanto velado pela hipertrofia da mucosa sinusal ou por presença de secreções.

- *Neuralgia do trigêmeo:* o paciente relata dor intensa, ardente, de curta duração que cessa de repente. O paciente teme colocar a mão sobre o local dolorido temendo que retorne a dor ao tocar na "zona de gatilho". De longe, o dedo mostra o trajeto de um dos ramos do trigêmeo. Os períodos de dor são precedidos por sensação de formigamento da face no lado afetado. O tratamento radical é dramático e de consequências altamente incomodativas, através de alcoolização ou secção do filete nervoso, do tronco nervoso e até mesmo do gânglio trigeminal. O tratamento clínico consiste no uso da Carbamazepina (Tegretol) em doses que variam entre 200 e 1200 mg/dia, de acordo com a intensidade e frequência da dor paroxística.

- *Infecção por herpes-zóster:* quando atinge o nervo trigêmeo, o vírus se estabelece no gânglio trigeminal e/ou em seus principais ramos. A infecção em estado de latência pode causar dor localizada em um ou mais dentes. O paciente relata dor aguda, latejante e intermitente. Sintomas idênticos aos de uma pulpite irreversível. Neste período de latência do vírus, onde ainda não existem erupções cutâneas ou outras manifestações clínicas, é quase impossível reconhecer que a dor surge a partir do vírus. O cirurgião dentista pode encontrar dentes sem cárie, intactos e respondendo normalmente aos testes de vitalidade, o que vai eliminar a possibilidade de lesão pulpar.

- *Dor do dente fantasma:* é a dor que persiste em dentes com polpa removida ou em região de dente já removido ou a dor fabricada pelas aflições do mundo moderno, relatada por pacientes dependentes químicos, psicóticos, neuróticos, ou mentiroso patológico (a dor é real para esse tipo de paciente).

PULPITES

Etiopatogenia da Dor Pulpar

A polpa dental tem sua sensibilidade creditada a dois tipos de fibras nervosas: as mielinizadas chamadas A-delta, e as não mielinizadas chamadas de fibras C. Essas fibras que dão a qualidade, a intensidade e a duração da resposta ao estímulo doloroso. As fibras A-delta são grandes e ao entrarem no conduto radicular se ramificam na polpa, em fibras mais finas até alcançarem à camada de odontoblastos, quando perdem a bainha de mielina e fazem sinapses com uma rede de nervos, formando o plexo de Raschkow. Este emaranhado de nervos envolve a polpa e lançam terminações através dos odontoblastos para dentro dos túbulos dentinários. Ao conjunto de fibras A-delta, camada de odontoblastos e dentina dá-se o nome de Complexo dentina/polpa.

Estímulos em um dente saudável afetam o limiar mínimo das fibras A-delta, mas nem todos os estímulos alcançam este limiar de excitação causando dor. Assim, cárie incipiente e ou doença periodontal inicial podem não ser dolorosas, mas emitem estímulo suficiente para que a polpa produza defesa (dentina esclerótica ou reparadora). Quando o estímulo é suficiente para alterar o fluido contido nos túbulos dentinários e vibrar a camada de células odontoblásticas, as fibras A-delta são excitadas e a polpa responde acusando dor dentinária. O estímulo transmitido via fibras A-delta é rapidamente captado e traduzido como uma dor rápida e aguda, que cede imediatamente ao remover-se o estímulo. Esse sintoma mostra que a polpa está viva e normal.

Quando o estímulo persiste ou aumenta, a polpa encontra-se inflamada. Em presença desta inflamação a resposta dolorosa é exacerbada pelas prostaglandinas, cininas, entre outros mediadores químicos da inflamação. Estes mediadores aumentam a pressão osmótica intrapulpar, consequentemente aumentado a pressão tecidual, a estase sanguínea e o início de destruição tecidual, pela inevitável compressão dentro da câmara e/ou conduto pulpar. A dor passa a ser latejante, o que significa o envolvimento das fibras nervosas C. Essas fibras não são mielinizadas, se dispõe mais no centro da polpa, não estando diretamente envolvidas com o complexo dentina/polpa, sendo, portanto, facilmente estimuladas. Quando a dor transmitida pela fibra C predomina sobre a dor transmitida pelas fibras A-delta, torna-se difusa, dificultando a localização do dente algógeno (lesionado) e indicando que a lesão da polpa é irreversível. Nestes casos há indicação absoluta do tratamento endodôntico do elemento afetado.

Com o aumento da inflamação, o pH vai abaixo de 5. Soluções ácidas ou alcalinas estimulam o aquecimento das fibras C, as quais se exacerbam com a aplicação de calor. Assim, quando o paciente se queixar de dor exacerbada pelo calor, há que se fazer a remoção da polpa. O tratamento conservador está contraindicado porque as estruturas dessa polpa estão por demais envolvidas pelo processo inflamatório.

Pulpites Reversível e Irreversível

Os processos patológicos que acometem a polpa viva podem ser classificados como reversíveis ou irreversíveis. O estágio de inflamação do tecido pulpar é que vai definir esta situação, sendo o problema do clínico. No início da inflamação ocorre a dilatação das arteríolas, o que aumenta a pressão na microcirculação pulpar, e que leva à saída de líquido através das paredes do endotélio. As plaquetas tentam tamponar esses vazamentos e há uma marginação de leucócitos no endotélio. Neste momento, se esse processo for interrompido a inflamação será reversível.

Na inflamação aguda, as primeiras células a atravessarem o endotélio são os neutrófilos e depois os monócitos, os quais ao passarem para o meio extravascular passam a se chamar macrófagos. Nesse momento está ocorrendo maior extravasamento de líquido e aumento da pressão intrapulpar.

A dor pulpar é subjetiva, pois as pessoas respondem diferentemente ao sentimento da dor. Pacientes estressados, envolvidos com problemas pessoais, muitas vezes tendem a somatizar o estímulo doloroso, podendo dar respostas aumentadas aos testes e exames realizados pelo profissional. Por isso inúmeros autores adotam filosofia conservadora, removendo apenas a porção coronária da polpa, sempre que a inflamação não atingir a porção radicular. O indicador para este procedimento seria a qualidade do sangramento e a textura do tecido. Os conservadores apresentam estudos com índices de sucesso variáveis entre 84 a 94%. Entretanto, esses estudos apresentam curto espaço de observação para considerar-se sucesso. Na verdade, no dia a dia da clínica endodôntica, dentes que sofreram pulpotomia, podem apresentar lesões periapicais e ou condutos radiculares extremamente atrésicos, às vezes com futuras patologias periapicais ou reabsorção interna.

Na ótica mais aceita, a pulpotomia deve ser praticada apenas em dentes imaturos, sem apicificação completa, devendo ser considerada como tratamento provisório, devendo-se realizar o tratamento endodôntico de rotina após o fechamento apical desses dentes.

A sintomatologia dolorosa em dentes maduros pode ser espontânea ou provocada. A dor espontânea ainda pode apresentar característica das mais cruéis, que é a irradiação pela face, tornando sua localização difícil para o paciente e para o cirurgião dentista. Para entender essa ocorrência, precisa-se lembrar da origem da inervação dos dentes e do comportamento das fibras nervosas do tipo A-delta e C. Ao analisar o trajeto da inervação dos dentes pode-se entender o aparecimento do dente sinálgico (reflexo), camuflando o algógeno (lesionado). O agente causador dessa dor, o tempo de duração dessa dor após estímulo, e o período do dia em que ela aparece vão direcionar conduta.

O dente sinálgico é aquele onde, de forma reflexa, o paciente sente a dor, embora esteja sadio e sem comprometimento direto com fatores desencadeantes desta sintomatologia.

O dente algógeno é aquele que realmente está afetado por processo patológico que implica na sensibilidade real.

O agente causador destas dores geralmente está relacionado com a cárie dentária, trauma oclusal, infiltração de restauração, enfim, com várias condições diretas no dente. O tempo instalado também é de suma importância, pois processos mais longos geralmente são proporcionalmente mais comprometidos. Geralmente à noite, quando o paciente deita e a pressão na cabeça aumenta, as dores pulpares também se intensificam.

Respostas da Polpa Dental diante dos Testes Térmicos

Estímulo Frio (Bastão de Gelo)

1. O estímulo frio com bastão de gelo em polpa normal terá resposta dolorosa positiva em curto tempo de aplicação e que cessa rapidamente ao se remover o estímulo. Não há necessidade de intervenção, pois o dente está normal.
2. O mesmo estímulo frio em polpa inflamada também poderá ter resposta dolorosa rápida e que cessa ao remover o estímulo, estando diante de uma pulpite reversível ou transitória. Esta pulpite indica um tratamento conservador da polpa dental, removendo-se a causa, geralmente a cárie, por instrumental manual ou rotatório conforme o caso, realizando-se a proteção do complexo dentina/polpa com hidróxido de cálcio e a restauração por resina ou amalgama.
3. Caso a resposta seja dolorosa e persistir por mais tempo após a remoção do estímulo, deve-se indicar o tratamento endodôntico de rotina antes que essa polpa entre em falência e favoreça a instalação de uma periodontite apical. O índice de sucesso do tratamento endodôntico de polpa viva é maior do que os de polpa morta (necrosada). Paciente jovem com grande volume pulpar e cuja polpa ainda não foi exposta pela ação da cárie e, principalmente, com ápice radicular incompleto, está indicado o tratamento conservador com pulpotomia e restauração coronária. O tratamento dependerá sempre da análise realizada para se tentar algum procedimento conservador ou partir diretamente para o tratamento radical com remoção da polpa e tratamento do conduto radicular.
4. Quando o estímulo em polpa inflamada produzir uma resposta dolorosa imediata, ao mínimo de contato com o estímulo, sendo intolerável até ao jato de ar; com dor persistente por algum tempo, após a remoção do estímulo, tem-se caracterizada uma pulpite irreversível, cujo tratamento indicado é radical com remoção da polpa e tratamento endodôntico de rotina.
5. Quando o estímulo em polpa inflamada produzir um alívio da dor caracteriza uma pulpite irreversível com a polpa repleta de micro abscessos com gases diluídos em seu tecido. O frio faz contração desses gases diminuindo a pressão intrapulpar. O tratamento deve ser sempre radical com remoção da polpa e tratamento endodôntico de rotina

Estímulo Quente (Bastão de Guta Percha Aquecido e Amolecido)

1. O estímulo quente com utilização de um bastão de guta percha aquecido ao ponto de amolecer em polpa normal desencadeia uma resposta dolorosa em curto tempo de aplicação e cessa rapidamente ao remover o estímulo, na polpa sadia.
2. O estímulo quente em polpa inflamada produz uma resposta dolorosa exacerbada com aumento da temperatura. Isto indica o envolvimento de fibras nervosas do tipo C e estágios inflamatórios avançados, com consequente indicação de tratamento endodôntico de rotina.
3. O estímulo quente em polpas com necrose onde ação do metabolismo de microrganismos esteja produzindo gases, o aumento da temperatura também resulta em resposta dolorosa. O tratamento indicado nestes casos é radical, abordagem de acesso e tratamento endodôntico de rotina.

Tratamentos

Pulpectomia

Anestesia
Deve ser preferencialmente locorregional para bloquear o nervo alveolar correspondente. Geralmente esta anestesia não precisa de outras complementares, porém, em casos extremos, pode-se fazer uma intrapulpar.

Preparo do Campo Operatório
Todos os dentes devem submeter-se a um preparo inicial com remoção de biofilme. Em seguida deve-se promover o isolamento absoluto do dente manipulado. Uma vez isolado, pincela-se o dente e adjacência com solução antisséptica preferencialmente de clorexidina, podendo ser outros antissépticos.

Abordagem Intracoronária
É o acesso à câmara pulpar com visualização do(s) conduto(s) endodôntico(s). Portanto, é a remoção de todo o teto da câmara pulpar até a obtenção da configuração da cavidade coronária, sua limpeza e antissepsia.

Seleção do Instrumental
O instrumental preferencial é o seguinte:

A) Broca troncocônica para alta rotação número 1557, para penetração inicial da coroa.
B) Brocas esféricas números 2 e 4, para baixa rotação na remoção da dentina, preparação da câmara e das paredes laterais.
C) Escavador número 17, para trabalho em cavidade mais profunda.

Abertura da Câmara Pulpar
As etapas são as seguintes:
- Acesso à câmara pulpar — através de trepanação da coroa dental até ultrapassar o teto da câmara pulpar, seguindo os requisitos abaixo.

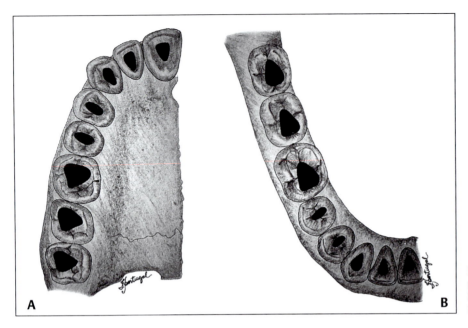

Fig. 3-1. Formas geométricas das abordagens para acesso à câmara pulpar. (A) Acesso à hemiarcada superior direita. (B) Acesso à hemiarcada inferior direita.

A

B

- Ser iniciada em área de eleição na face lingual ou palatina na bateria labial, e oclusal dos dentes médios e posteriores.
- Possuir forma segundo as características da câmara pulpar de cada dente (Fig. 3-1).
- Nos dentes anteriores a broca é colocada inicialmente perpendicular ao longo eixo próximo ao cíngulo e caminha até próximo de onde se encontra o teto da câmara pulpar. Em seguida coloca-se a broca paralela ao longo eixo no centro da face palatina ou lingual. Quando houver a sensação de ter caído no vazio da câmara, troca-se a broca troncocônica pela esférica. A broca é colocada no interior da câmara pulpar, e de dentro para fora se remove todo o teto da mesma. Com um escavador ou explorador verifica-se a presença do teto da câmara. Caso positivo, este deve ser removido.
- Nos dentes médios e posteriores, a área de eleição é a face oclusal. A broca troncocônica deve penetrar paralela ao longo eixo do dente. Nos pré-molares deve-se dar uma forma ovoide em sentido vestíbulo-palatino ou lingual. Nos molares superiores a forma é triangular com base para a vestibular e nos inferiores é também triangular, mas com base para mesial.

Pulpotomia

Com um escavador estéril e bem afiado remove-se toda a câmara pulpar. Em casos de sangramento, estes podem ser contidos com tamponamento de bolinhas de algodão embebidas em água oxigenada.

Pulpectomia

Após pulpotomia, ou remoção da polpa coronária, passa-se à localização da(s) entrada(s) e exploração do(s) conduto(s) reticular(es).

A exploração do(s) conduto(s) é executada com uma lima K (Kerr), que é introduzida no conduto, respeitando sua anatomia.

Com a própria lima extirpa-se a polpa o mais próximo possível do limite cemento-dentina-conduto (CDC).

Curativo

Com as etapas acima se elimina a sintomatologia causada pela pulpite. Porém, a complementação do tratamento é feita com a obturação do(s) conduto(s), em tratamento de rotina pelo especialista.

Contudo o pronto-socorrista não pode deixar o(s) conduto(s) aberto(s), pois, caso isso ocorra, este(s) infecciona(m)-se e agride(m) os tecidos periapicais. Uma vez que o conduto tenha sido parcialmente instrumentado, seca-se bem e coloca-se uma bolinha de algodão levemente umedecida de para-monoclorofenol canforado na câmara pulpar. Em cima deste coloca-se guta ou óxido de zinco e eugenol para se completar o curativo temporário.

PERIAPICOPATIAS

A evolução da doença pulpar vai cedo ou tarde causar reflexos no entorno do ápice radicular, resultando em estados inflamatórios crônicos ou agudos. As inflamações crônicas podem se tornar agudas e as agudas, passado o seu auge, tendem tornarem-se crônicas, apresentando áreas radiolúcidas extensas e destruição óssea.

A periodontite apical é uma inflamação no entorno do ápice radicular, envolvendo o ligamento periodontal e o osso alveolar de suporte. Como se trata de região com espaço livre restrito, qualquer acúmulo de líquido pressiona as terminações nervosas contra paredes rígidas, causando dor. Por isso é que quando vai-se tratar uma inflamação nessa área, obrigatoriamente se pensa em drenagem do local. Essa drenagem pode ocorrer via endodôntica, após desbridamento do forame apical, ou através de incisão cirúrgica ou fístula.

Entre as periodontites apicais, a que mais transtornos causam ao paciente é o abscesso apical agudo.

Abscesso Apical Agudo

É uma reação inflamatória severamente sintomática causada pelo conteúdo séptico do conduto radicular. Caracteriza-se por acúmulo de coleção purulenta localizado na região apical da raiz de dente com polpa mortificada. Nestes casos os testes de vitalidade são negativos e o exame radiográfico pode apresentar apenas aumento do espaço do ligamento periodontal apical.

Os casos em que as imagens radiográficas mostram grande área radiolúcida apical relacionam-se com os abscessos "Fênix" em alusão à ave mitológica que ressurgia das cinzas. A sua principal característica é explicada por longos períodos de cronicidade do processo, nos quais o osso periapical continua sendo reabsorvido, quando a inflamação entra em fase aguda, e ressurge apresentando todos os sintomas do abscesso apical agudo.

O paciente se queixa de dores terríveis, muitas vezes não localizadas, com o dente intocável e edema que leva à assimetria facial, podendo-se apresentar febril.

O abscesso apical agudo é dividido em três etapas: inicial, intermediária e evoluída.

Na fase inicial, o paciente relata dor lancinante, pulsátil, de difícil localização com vários dentes respondendo à percussão, ausência de vitalidade pulpar do dente comprometido, e o exame radiográfico pode apresentar apenas espessamento do ligamento periodontal.

A lesão continua a evoluir para a chamada fase intermediária com dor localizada cada vez maior e início da tumefação facial, adicionado ao estresse do paciente, tem-se um dente mais sensível que os vizinhos, quando pressionado. A dor é intensa porque a coleção purulenta está abrindo caminho através do osso em direção ao periósteo.

O fenômeno continua a progredir, atingindo a fase evoluída. A tumefação causa deformação da face, porém com menor sensibilidade. Isso se explica pelo extravasamento do pus pela cortical óssea atingindo tecidos moles.

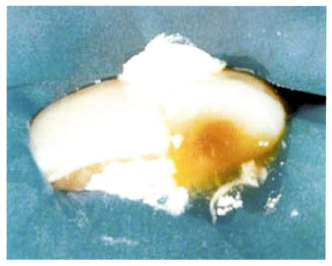

Fig. 3-2. Drenagem pela câmara pulpar de abscesso apical agudo, após abordagem coronária.

O tratamento mais adequado para as diversas fases passa sempre pela(o):

1. Anestesia de tronco nervoso.
2. Acesso coronário do dente algógeno.
3. Isolamento absoluto.
4. Irrigação da câmara pulpar com hipoclorito de sódio.
5. Localização dos canais radiculares.
6. Penetração desinfetante.
7. Desbridamento do forame apical com lima fina, número 10 ou 15. Às vezes, ao se fazer a ultrapassagem do forame apical, consegue-se a drenagem, mesmo que parcial, do abscesso (Fig. 3-2).

Em outras ocasiões, a coleção purulenta ainda não está "madura" o suficiente para drenar, ou já alcançou a parte externa do osso e aí não drena via conduto radicular, havendo necessidade de drenagem bucal ou cervical (Fig. 3-3).

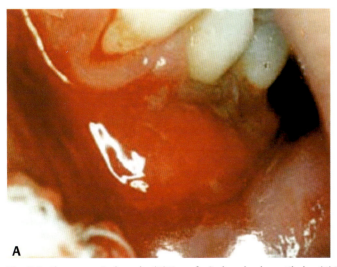
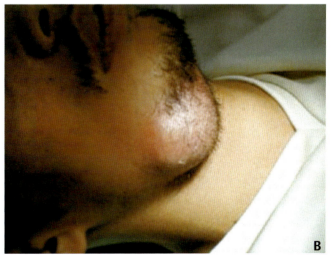

Fig. 3-3. Abscesso apical agudo. (**A**) Tumefação bucal pela vestibular. (**B**) Tumefação cervical.

Tratamento

Pulpectomia

Anestesia

Deve ser locorregional para bloquear o nervo alveolar correspondente. Uma boa anestesia, além de suprimir de imediato a dor do paciente, ajuda a estabelecer o clima de confiança tão necessário para a realização do tratamento.

Preparo do Campo Operatório

Após a anestesia, realiza-se a sequência clínica padrão do tratamento endodôntico, com acesso e penetração desinfetante. Pela odontometria define-se o comprimento de trabalho e o comprimento de potência dos condutos.

São nos canais radiculares que estão alojados os microrganismos responsáveis pela instalação dessas infecções. Após a instrumentação faz-se o curativo de espera com a substância química preferida. Aqui se recomenda apenas que não se preencha o conduto com hidróxido de cálcio porque se pode obstruir uma via de drenagem que já foi conseguida, pois pode acontecer uma drenagem tardia por esta via endodôntica.

Sela-se a câmara pulpar com cimento provisório. Remove-se o isolamento absoluto e parte-se para a drenagem conforme descrito no capítulo de coleções purulentas.

A medicação sistêmica com antibióticos complementa o tratamento. Anti-inflamatórios por apenas três a quatro dias será interessante para diminuir o edema com mais rapidez e dar melhor conforto ao paciente. Analgésicos quase poderiam ser suprimidos. Cabe analisar aqui o estado psíquico do paciente. Por volta do terceiro dia após a drenagem, remove-se o dreno e se dá continuidade ao tratamento endodôntico.

Punção

Alguns profissionais preferem adiar os procedimentos necessários, medicando o paciente e ou prescrevendo agentes caloríficos, através de aplicações de compressas quentes sobre a área afetada e/ou bochechos quentes durante 10 minutos a cada 2 horas nas primeiras 24 horas. Isto pode levar a coleção purulenta a exteriorizar-se e à possível drenagem facial, deixando possível sequela cicatricial à vista.

Quando existe ponto de flutuação, isto é, um ponto amolecido entre a tumefação, pode-se executar uma aspiração do material contido na área edemaciada, desde que à palpação se detecte fácil movimentação do líquido. Para isso, faz-se a introdução de uma agulha acoplada em uma seringa Luer de 5 mm e aspira-se o líquido. Esse procedimento é indicado quando se quer obter diminuição de volume do edema e é também de extrema valia antes de se fazer a incisão cirúrgica, principalmente, para os casos onde se vai processar uma curetagem apical, apicectomia ou outra intervenção na região afetada (Fig. 3-4).

Remoção de Contato de Oclusão

Os dentes com alterações infecciosas apicais ficam em supraoclusão, com contato extremamente doloridos. Esta supraoclusão acontece porque a pressão apical por líquidos e gases joga o dente para fora de seu alvéolo. Assim se deve tirá-los de oclusão. Para os dentes posteriores, recomendam-se

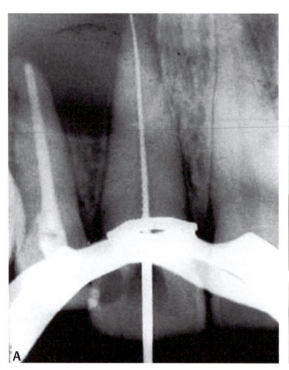
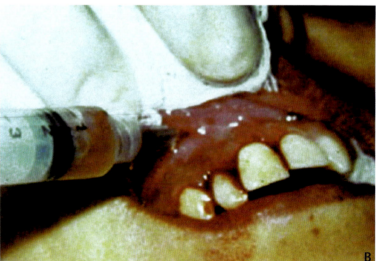
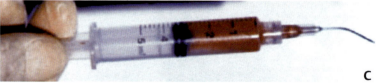

Fig. 3-4. (A) Imagem radiográfica periapical mostrando grande área radiolúcida e lima endodôntica relacionadas com incisivo central superior. **(B)** Punção da coleção purulenta através da tumefação vestibular. **(C)** Seringa hipodérmica contendo secreção purulenta sanguinolenta, aspirada de abscesso apical agudo.

desgastes seletivos, entretanto para os dentes anteriores, é de boa conduta que se confeccione uma goteira acrílica de apoio posterior para auxiliar no proposto. A goteira deverá ser utilizada por 3 a 4 dias, quando a sintomatologia mais aguda já estará debelada pelos procedimentos clínicos. Desgastes na margem incisal de dentes anteriores podem afetar a estética dental e do sorriso do paciente. Apesar da simplicidade desta peça, o conforto que proporciona ao paciente é digno de nota.

Confecção de Goteira de Oclusão

Para confeccionar a goteira deve-se preparar resina acrílica autopolimerizável em um pote Dappen e aguardar que entre na sua fase plástica, quando poderá ser manipulada sem que fique grudando na luva. Enquanto se aguarda que atinja esta fase, isolam-se os dentes e tecidos moles com vaselina. Pega-se a resina em forma plástica e se manipula formando um rolete. Toma-se de uma espátula de madeira para abaixar língua ou de manipulação de material odontológico e se coloca sobre a mesa oclusal dos dentes do lado contrário ao que vai ser confeccionada a goteira. Pede-se ao paciente para ocluir sobre essa espátula e se observa os dentes anteriores em inoclusão. Se a espessura da espátula não for suficiente, devem-se colocar duas. Com a altura dada pela espátula aplicada a um dos lados, aplica-se o rolete de resina no outro lado, devendo o paciente ocluir lentamente, até que os dentes atinjam a espátula. O excesso de acrílico deve ser removido ou adaptado por pressão digital. Remove-se a massa de acrílico, volta-se com ela para o lugar, para que seja retirada e colocada com facilidade depois de endurecida. Não se deve deixar o acrílico tomar presa final em posição na boca do paciente, pois neste caso não se soltará facilmente, pois ficará retida entre os espaços interproximais devido a anatomia retentiva das coroas dentais dos pré-molares e molares. Dá-se acabamento na peça com uma pedra montada e se instrui o paciente na frente de um espelho a colocar e tirar a goteira de acrílico. O paciente não vai tocar no dente dolorido, deixando-o em repouso. Esse alívio oclusal será muito bem-vindo para a volta ao estado de saúde do dente (Fig. 3-5).

Fístula Cirúrgica

Encontram-se estados álgicos graves e que o fator causal é de difícil remoção, a exemplo de abscesso apical agudo em fase inicial em dentes portadores de núcleo metálico, dentes com canais radiograficamente muito bem obturados e portadores de coroas metalo/cerâmica ou dentes cuja restauração metálica serve de retenção para prótese parcial removível. A solução ideal desses casos passa pela remoção do pino ou da coroa e desobstrução do canal radicular seguida pelo retratamento do conduto. Qualquer um destes procedimentos em um dente que se encontra extremamente dolorido, sensível ao toque, é cruel para o paciente, além de demandar sessão demorada. Sabe-se que a dor advém da pressão exercida pela coleção purulenta em direção ao exterior.

Dente portador de fístula não dói porque não permite pressão, pois o liquido purulento é eliminado dos tecidos. Assim, nestes casos acima, pode-se executar uma fístula cirúrgica para drenar a coleção purulenta, obtendo a remissão da sintomatologia aguda para depois aplicar os procedimentos inerentes ao retratamento do caso. Enfim, a fístula cirúrgica visa alcançar o estado crônico do caso, o que permite planejamento adequado para a resolução do caso.

Nestes casos em que não se pode ter acesso direto ao conduto radicular, a conduta mais urgente é perfurar a cortical óssea, provocando uma área de escape para a coleção purulenta em expansão.

Anestesia

Anestesia-se por bloqueio a distância e se faz uma pequena incisão na gengiva à altura da região apical do dente em questão. A radiografia periapical do dente mostra a altura aproximada da localização do ápice radicular.

Incisão

Com uma lâmina de bisturi número 11 ou 15 faz-se uma incisão única e firme da mucosa e periósteo alveolar próximo ao ápice do dente a ser trabalhado. A incisão não deve ultrapassar 2 cm.

Descolamento

Com um descolador faz-se o afastamento dos tecidos moles juntamente com o periósteo, expondo o osso alveolar em toda a região periapical do dente comprometido.

Trepanação Óssea

Com auxílio de uma broca esférica em motor de baixa rotação número 8 (oito) e irrigação abundante faz-se uma perfuração no osso alveolar, evitando atingir o ápice da raiz com a broca. Dirige-se a broca para as proximidades do ápice e perfura-se a cortical óssea. Em seguida, com o auxílio de uma sonda penetra-se na perfuração buscando estabelecer uma drenagem descomprimindo a região e diminuindo a dor do paciente.

A fístula cirúrgica pode ser conseguida apenas com a utilização de um trépano manual, dependendo da espessura da cortical óssea. Em casos de lesão apical extensa, a parede óssea estará mais vulnerável e se pode dispensar o uso de brocas e motor.

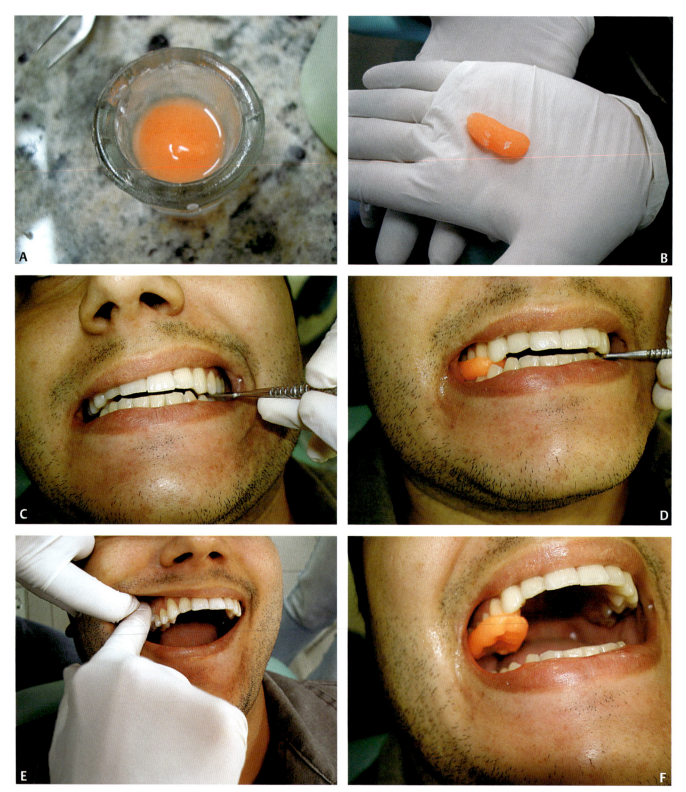

Fig. 3-5. Confecção de placa oclusal. (**A**) Resina acrílica sendo preparada. (**B**) Rolete de acrílico pronto para utilização. (**C**) Verificando a tirada de oclusão. (**D**) Aplicando vaselina para isolar as estruturas. (**E**) Ocluindo sobre o rolete de acrílico. (**F**) Abrindo e fechando a boca para evitar que o acrílico tome presa final com o paciente de boca fechada. *(Continua.)*

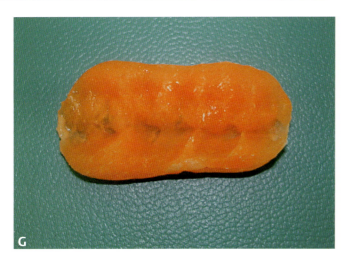

Fig. 3-5. *(Cont.)* (**G**) Goteira acrílica acabada.

Curativo

O curativo consiste apenas em se promover a hemostasia com compressas de gaze embebidas em água oxigenada e a antissepsia com clorexidina de uso bucal.

Prescrição Medicamentosa

A medicação sistêmica, à base de antibiótico, analgésico e anti-inflamatório, ajudará na remissão dos sintomas. Em pouco tempo a patologia volta ao estado crônico, permitindo o melhor planejamento para solucionar o caso em definitivo.

BIBLIOGRAFIA

Albrechit E et al. Manual prático de anestesia locorregional ecoguiada. Rio de Janeiro: Thieme Revinter, 2016.

Alvares S, Alvares S. Emergências em endodontia, 2.ed. São Paulo: Santos Livraria, 2001.

Andreasen JO. Traumatismo dentário. São Paulo: Panamericana, 1971.

Bennett RC. Anestesia local e controle da dor na prática dentária, 7.ed. Rio de Janeiro: Guanabara Koogan, 1986.

Borghelli RF. Temas de patologia bucal clínica, 2.ed. Buenos Aires: Mundi, 1988.

Brown AFT et al. Receituário de bolso – Emergências médicas. Rio de Janeiro: Thieme Revinter, 2017.

Coehn S, Burns R. Caminhos da polpa, 7.ed. Rio de Janeiro: Guanbara Koogan, 2000.

Deus De Q. Endodontia, 2.ed. Rio de Janeiro: Guanabara Koogan, 1992.

Estrela C. Dor odontogênica. São Paulo: Artes Médicas Ltda., 2001.

Hargreaves KM, Goodis HE. Polpa dentária de Seltzer e Bender. São Paulo: Quintessence Editora Ltda., 2009.

Lewis MAO, Jordan RCK. Doenças da boca – Manual prático, 2.ed. Rio de Janeiro: Revinter, 2014.

Neville BW, Douglas DD, Carl MA, Jerry EB. Patologia oral & maxilofacial, 2.ed. Rio de Janeiro: Guanabara Koogan, 2004.

Orstavik D, Ford TRP. Fundamentos da endodontia prevenção e tratamento da periodontite apical. São Paulo: Santos Livraria, 2004.

Ramos CAS, Bramante CM. Endodontia – Fundamentos biológicos e clínicos, 2.ed. São Paulo: Santos Livraria, 2001.

Siqueira Jr, Sabóia D. Inflamação – Aspectos biodinâmicos das respostas inflamatória e imunológica. Rio de Janeiro: Pedro Primeiro Ltda., 1998.

Valente C. Emergências em bucomaxilofacial. Rio de Janeiro: Revinter, 1999.

Yunen JR. UTI – Consulta em 5 Minutos. Rio de Janeiro: Revinter, 2015.

Emergências em Periodontia

CONCEITO

As emergências em periodontia são as doenças que envolvem o dente e seu sistema de sustentação e proteção.

Classificação

Classifica-se em: 1. gengivite ulcerativa necrosante aguda (GUNA), 2. gengivoestomatite herpética primária (GEHP), 3. abscesso periodontal e 4. pericoronarite.

ODONTON

Conceito

Odonton significa o dente *in situ*, isto é, o órgão dental e o seu sistema de sustentação e proteção.

Classificação

Classifica-se em dente propriamente dito e periodonto (em volta do dente). O periodonto, por sua vez, se subdivide em periodonto de inserção, que ajuda na fixação do dente no alvéolo, e de proteção, que protege o dente em sua sustentação (Figs. 4-1 e 4-2).

GENGIVITE ULCERATIVA NECROSANTE AGUDA (GUNA)

Gengivite ulcerativa necrosante aguda ou angina de Vincent é uma doença periodontal por infecção bacteriana do periodonto de proteção relativamente frequente e não contagiosa.

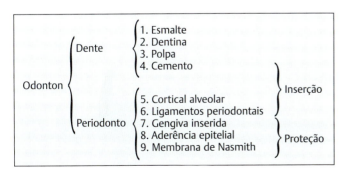

		1. Esmalte
	Dente	2. Dentina
		3. Polpa
		4. Cemento
Odonton		
		5. Cortical alveolar
	Periodonto	6. Ligamentos periodontais
		7. Gengiva inserida
		8. Aderência epitelial
		9. Membrana de Nasmith

Inserção

Proteção

Fig. 4-1. Esquema do odonton.

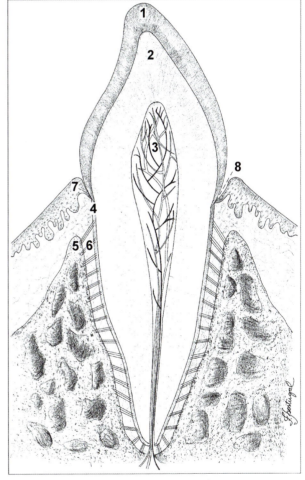

Fig. 4-2. Odonton. **1**. Esmalte. **2**. Dentina. **3**. Polpa. **4**. Cemento. **5**. Cortical alveolar. **6**. Ligamentos periodontais. **7**. Gengiva inserida. **8**. Aderência epitelial (epitélio juncional).

Essa enfermidade também era comumente denominada "boca de trincheira" ou "gengivite de Vincent", em referência ao médico francês Henri Vincent (1862-1950) e por ter sido muito frequente na Segunda Grande Guerra. Outros sinônimos incluem "gengivite membranosa aguda", "gengivite fusoespiralar aguda", "gengivite fusoespiroquetal", "gengivite necrosante", "estomatite de Vincent" e "infecção de Vincent".

Etiologia e Epidemiologia

É uma doença primária causada por um bacilo fusiforme e por um espiroqueta, junto com cocos e vibriões em pacientes com baixa resistência.

A GUNA advém de fatores predisponentes como: bolsa periodontal, má oclusão, placa bacteriana, fumo etc.

O fator predisponente mais importante é o psicossomático por tensão e ansiedade, sendo a infecção periodontal mais comum na faixa etária de 20 e 30 anos, em sua maioria, sendo rara em crianças.

Características Clínicas

A GUNA é a lesão infecciosa aguda mais frequente dos tecidos periodontais.

A doença é caracterizada pelo aparecimento súbito de ulceras do tecido gengival, sem envolvimento de outros tecidos do periodonto, em poucas horas, com dor, hiperemia gengival e erosão das papilas interdentais. Evolui a necrose da camada superficial com pseudomembrana branco-amarelecenta constituída de placa bacteriana e restos teciduais e alimentares. Apresenta gengiva marginal dolorida, com aspecto vermelho vivo, que sangra após uma manipulação mesmo que suave.

A GUNA pode-se apresentar em uma ou mais papilas, como em mais de uma área.

As dores são fortes e aumentam com o tempo e consequente destruição da gengiva marginal. Quando a doença avança para a profundidade dos tecidos de implantação dental, ela passa a se chamar de periodontite ulcerativa necrosante (PUN). A sintomatologia é agravada pelo tabagismo e pela desnutrição.

A halitose impressionantemente forte e fétida fecálica e putrescente também pode ser considerada característica peculiar (Fig. 4-3).

Tratamento

O tratamento se divide em sistêmico ou geral e em local.

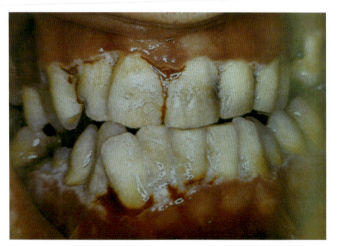

Fig. 4-3. Gengivite ulcerativa necrosante aguda (GUNA). Figura cedida pelo professor Sergio Lobo do UniFOA.

Tratamento Clínico

O tratamento sistêmico ou geral consiste na administração de analgésicos, antibióticos e vitaminas B e C.

O controle da dor pode ser feito por analgesia leve, através de analgésicos convencionais como Pirazolônicos (Dipirona®), Paracetamol (Tylenol®) e Salicilatos (AAS®); analgesia moderada, através de analgésicos combinados como codeína com acetaminofeno (Tylex®); e analgesia forte, conseguida somente em ambiente hospitalar através de hipnoanalgésico (Morfina®, Dolantina®).

O controle da infecção pode ser feito por Metronizadol (Flagyl®). Metronidazol é um antibiótico muito utilizado parar tratar infecções causadas por bactérias anaeróbicas e protozoários. Atua eliminando vermes e parasitas do corpo (atividade antiparasitária) e possui propriedades anti-infecciosas e atividade antimicrobiana, contra microrganismos anaeróbicos, que crescem na presença de baixas concentrações ou completa ausência de oxigênio, por isso sua indicação nestas infecções, onde há presença de anaeróbios. O Metronidazol é comercializado em comprimido com dosagens de 250 mg ou 400 mg, na posologia de 6/6 ou de 8/8 h por 7 dias.

Em casos mais graves deve-se associar amoxicilina ou ampicilina por via oral em dose de ataque de 2 cápsulas de 500 mg de 6/6 h por 2 dias e em dose de manutenção de 1 cápsula de 500 mg de 6/6 h por mais 5 dias.

As vitaminas B (complexo B) são administradas de 8/8 h.

Tratamento Local

O tratamento local consiste em eliminar a fase aguda e na eliminação da sequela.

1. Eliminação da fase aguda:
   - Limpeza delicada da superfície gengival com compressas de gazes embebidas em água oxigenada 10 volumes e solução fisiológica meio a meio. A limpeza deve ir da extremidade direita à esquerda. Inclui a irrigação e desbridamento das áreas necrosadas (áreas de tecido gengival morto ou moribundo).
   - Manda-se bochechar com água oxigenada 10 volumes a 10% com água destilada ou fervida, 4 vezes por dia, durante 3 dias.
   - Suspender a escovação.
   - Determinar repouso de 24 a 48 horas.
   - Eliminar o fumo.
   - Repetir a limpeza 24 horas após a primeira.
   - Remover os cálculos e demais fatores locais supragengivais com extratores, podendo existir sangramento abundante.
   - Após a raspagem, promover a terceira limpeza 24 horas após a segunda, principalmente nos espaços interproximais.
   - Após 72 horas, ensinar a técnica de escovação ao paciente, eliminando-se os bochechos.

2. Eliminação da sequela:
   - Quanto mais cedo for diagnosticado e tratado, melhor é o prognóstico, às vezes não deixando lesões severas.
   - No caso de formação de crateras, deve-se promover a gengivoplastia. Porém, este tratamento é especializado e não emergencial. É realizado por periodontista.

Prognóstico

Se não tratada, a infecção pode levar à rápida destruição do periodonto e pode se alastrar, como a estomatite necrosante ou a Noma, para os tecidos próximos, como: bochechas, lábios, e ossos da mandíbula.

A doença pode afetar e ser especialmente perigosa em pessoas com sistema imunológico enfraquecido, imunodeprimido. A evolução da GUNA para a Noma é possível em indivíduos vulneráveis à desnutrição, sendo potencialmente desfigurante. Ressalta-se também os potenciais problemas sistêmicos como: endocardite bacteriana em pacientes portadores de válvula cardíaca protética.

GENGIVOESTOMATITE HERPÉTICA AGUDA (GEHA)

A gengivoestomatite herpética aguda (GEHA) é uma infecção virótica causada pelo vírus herpes simples (HSV), que age como um parasita intracelular obrigatório, frequente do periodonto de proteção, e não contagiosa.

Etiologia

Sua origem é herpética (herpes simples). O HSV apresenta dois grupos com sorotipos diferentes, o HSV-1 e HSV-2. O sorotipo 1 é responsável pelas infecções bucais e peribucais. O sorotipo 2 é responsável pelas infecções genitais recorrentes. Estabelece vida latente, localizando-se no gânglio trigeminal ou de Gasser.

Características Clínicas

A GEHP é uma lesão que atinge a gengiva e a mucosa bucal.

A doença inicia-se com eritema, seguindo para formação de vesículas que se rompem formando úlceras extremamente dolorosas.

Dificilmente aparecem em adolescentes ou adultos, sendo quase que unicamente uma manifestação infantil, entre as crianças de um a seis anos de idade com predileção para o gênero feminino e pela raça branca três vezes mais que em negros.

O paciente apresenta debilidade sistêmica, apatia e linfadenopatia cervical acentuada nas cadeias cervicofaciais. O exame intrabucal revela inúmeras úlceras rasas de fundo branco-acinzentado no lábio, mucosa jugal, palatos duro e mole, além da possibilidade de vesículas de cerca de 2 mm de diâmetro nestas áreas. A mãe do paciente ainda apresenta: febre, mal-estar geral e adenopatia.

Este quadro clínico pode apresentar recorrência, geralmente de forma isolada.

A gengivoestomatite herpética possui uma duração média de 7 a 14 dias, possuindo quadro evolutivo e sendo uma doença autoimune (Fig. 4-4).

A forma de contágio mais comum é por contato direto, normalmente pelo beijo. O diagnóstico clínico baseia-se nos aspectos clínicos e evolução do quadro clínico.

Diagnóstico Diferencial (Quadro 4-1)

Tratamento

Não existe tratamento específico para a gengivoestomatite herpética primária. Por isso a maioria dos autores prescreve apenas anestésicos tópicos entre as refeições e analgésicos. A falta de uma terapêutica eficaz para a infecção herpética e a rápida evolução, com grande envolvimento sistêmico, limitam o tratamento à sintomatologia.

O tratamento se divide em sistêmico ou geral e em local.

Tratamento Clínico

O tratamento sistêmico ou geral consiste na administração de analgésicos e antivirais.

O controle da dor pode ser feito por analgesia leve, através de analgésicos convencionais como Pirazolônicos (Dipirona®), Paracetamol (Tylenol®) e Salicilatos (AAS®). A analgesia

Quadro 4-1. Diagnóstico Diferencial entre GUNA e GEHA

	GUNA	GEHA
Etiologia	Bacteriana	Viral
Lesão	Necrótico marginal	Eritema difuso
Imunidade	Negativa	Positiva
Tempo	Indefinido	De 7 a 14 dias
Prognóstico	Dependente	Favorável

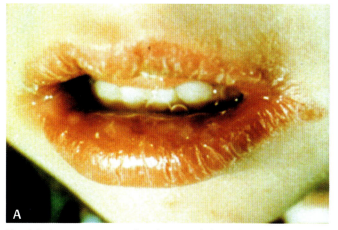
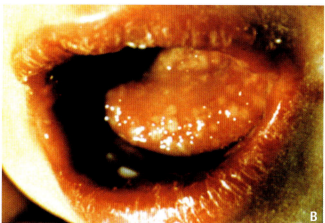

Fig. 4-4. Gengivoestomatite herpética aguda (GEHA). (**A**) Observar ulcerações também labiais, que podem estender-se por toda a mucosa bucal. (**B**) Observar língua e lábios.

moderada, através de analgésicos combinados como codeína com acetaminofeno (Tylex®). Estas lesões não produzem dores fortes ou insuportáveis.

O controle da infecção viral, assim como para todas as formas de herpes simples, utiliza-se Aciclovir (Zovirax®, Aviral®), na dose de 200 ou 400 mg, na posologia de 4/4 h ou de 6/6 h, **dependendo da agressividade e extensão** da(s) lesão(ões), durante 5 dias. Em pacientes imunocomprometidos, a dose pode ser de 400 mg em mesma posologia, isto é, na dose de 400 mg, de 4/4 h, durante 5 a 14 dias, dependendo do caso.

Nos casos mais graves, principalmente aqueles que alteram o estado geral do paciente colocando-o em debilidade e por dificuldade ou impossibilidade de alimentação, a hospitalização se faz necessária, para que se possa administrar, adequada hidratação endovenosa e aplicação de Aciclovir também por via intravenosa, utilizando-se a dose de 5 mg/kg, a cada 8 horas, além dos demais cuidados e reposições necessárias e possíveis em ambiente hospitalar.

Sejam quais forem a droga e a posologia utilizadas, não se podem desprezar os possíveis e prováveis efeitos colaterais da droga, muitas vezes utilizadas em doses bastante altas. Estas medicações e posologias são sugestões e devem ser revistas antes da administração no paciente. São drogas que variam muito e que podem perder suas indicações com o tempo. Sugere-se verificar as recomendações mais atuais dos serviços, antes de administrar qualquer fármaco.

Não obstante a farmacologia direta, há necessidade de um tratamento de suporte baseado em: hidratação, alimentação hiperproteica e hipercalórica, vaselina pomada para umidificar os lábios, bochechos com digluconato de clorexidina 0,12% 3 vezes ao dia, aplicação tópica de aciclovir 3 vezes ao dia nos lábios (tratamento local), e orientações para prevenção do panarício herpético e da disseminação do herpes.

Tratamento Local

O tratamento local consiste em eliminar as lesões. Elas não são curáveis e sim controladas, pois não se elimina o vírus do corpo humano. Porém, pode-se acelerar muito o curso normal da lesão de 7 a 14 dias para 5 a 7 dias, desde que diagnosticado precocemente, ainda em estágio vesicular, com o uso de antivirais. De qualquer forma, a terapêutica antiviral deve ser usada a qualquer tempo com o objetivo de aceleração.

Os antivirais tópicos são bastante eficazes (p. ex., Herpesine® e Zovirax®). Estes líquidos devem ser pincelados sobre as lesões 6 vezes ao dia (de 4/4 h) até sumirem os sintomas.

Prognóstico

Apesar de apresentar um prognóstico favorável e uma resolução clínica com o retorno à normalidade, as manifestações do herpes podem deixar sequelas irreparáveis quando negligenciadas.

ABSCESSO PERIODONTAL

Conceito

O abscesso periodontal ou lateral é uma coleção purulenta circunscrita que envolve os tecidos periodontais, de sustentação, lateralmente à raiz dental, estando associado a uma doença periodontal existente.

Etiologia

A sua etiologia é variável, contudo, acredita-se ser pela obstrução, por cálculos ou por resíduos alimentares, de uma bolsa profunda, em nível de colo dental, principalmente intraóssea.

Características Clínicas

1. O abscesso periodontal é uma lesão profunda do tecido ósseo alveolar, que pode fistular pela gengiva.
2. Aparece em qualquer faixa etária, mas não é muito comum em crianças.
3. O dente comprometido é sensível à percussão; as dores são leves e a linfadenite é rara (Fig. 4-5).

Tratamento

O tratamento se divide em sistêmico ou geral e em local.

Tratamento Clínico

O tratamento é semelhante a qualquer outro abscesso, consistindo no tratamento cirúrgico de drenagem e remoção da causa e do tratamento clínico medicamentoso de combate à sintomatologia e a infecção.

Os pacientes com abscessos podem ser tratados preferencialmente em regime ambulatorial, salvo casos extremos e raros.

A sintomatologia dolorosa leve deve ser combatida através de analgésicos do grupo dos Salicilatos (AAS®, Melhoral®) ou dos Pirazolônicos (Novalgina®, Dipirona®) em doses de 500 mg a cada 4 horas, não devendo ser utilizados por mais de 3 dias. Nos casos de dores moderadas pode-se optar por analgésicos mais fortes a partir da combinação de codeína e acetaminofeno (Tylex®) administrando 1 comprimido de 30 mg a cada 4 horas.

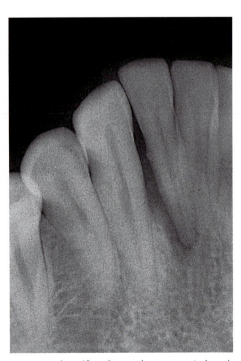

Fig. 4-5. Aspecto radiográfico de um abscesso periodontal com envolvimento do incisivo lateral inferior.

A infecção deve ser combatida através de antibióticos de largo espectro. Preferencialmente, opta-se pela amoxicilina ou ampicilina por via oral em dose de ataque de 2 cápsulas de 500 mg de 6/6 h por 2 dias e em dose de manutenção de 1 cápsula de 500 mg de 6/6 h por mais 5 dias.

Se o paciente for alérgico à penicilina indica-se a cefadroxil por via oral na posologia de 1 cápsula de 500 mg de 12/12 h, ou, em segunda escolha, a clindamicina também por via oral na posologia de 1 cápsula de 300 mg de 6/6 h, ambas durante 7 dias.

Pode-se ou não associar o metronidazol em comprimido com dosagens de 250 ou 400 mg. Na posologia de 6/6 ou de 8/8 h por 7 dias, nos casos de presença de microrganismos anaeróbios.

Estas medicações e posologias variam muito e podem perder suas indicações com o tempo. Sugere-se verificar as recomendações mais atuais dos serviços antes de administrar qualquer fármaco.

A antibioticoterapia deve ser endovenosa e, preferencialmente, com penicilina cristalina de 1 a 2 milhões de UI (Unidades Internacionais) de 6/6 h. Em casos de alergias a penicilina opta-se pela prescrição de cefazolina de 1 a 2 gramas de 8/8 h. Esta antibioticoterapia deve ser de 7 a 10 dias corridos e ininterruptos.

Em condições especiais, em que a evolução do abscesso apresente características de alta virulência (rápida evolução, grande aumento de volume, invasão tecidual adjacente e outras) ou que tenha comprometimento do estado geral (febre, sudorese profusa, calafrios, mal-estar geral e outras), indicam a hospitalização do paciente de um combate mais rigoroso à infecção (ver Cap. 5 – Coleções purulentas – os tratamentos antimicrobianos para os pacientes hospitalizados por Abscessos em geral).

Tratamento Local

O tratamento local é dividido em duas fases:

1. Eliminação da fase aguda:
   - Limpeza: da cavidade bucal com gaze embebida em solução de água oxigenada 10 volumes a 20% em soro fisiológico.
   - Antissepsia bucal: realizada com bochechos de clorexidina a 0,12%.
   - Anestesia: por bloqueio a distância, através de um forame ou tronco nervoso sensitivo.
   - Drenagem: com o dedo protegido por uma compressa de gaze, comprime-se de baixo para cima, isto é, do osso alveolar à gengiva inserida.
   - Curetagem: em casos mais complicados, utilizam-se as curetas: 11 e 12 para os dentes anteriores e 17 e 18 para os posteriores, penetrando-se pela bolsa.

2. Eliminação da sequela:
   - Após passados cerca de 30 dias, deve-se promover a gengivoplastia corretiva. Porém este é um tratamento especializado e não emergencial realizado por periodontista.

PERICORONARITE

A pericoronarite é uma inflamação dos tecidos dos tecidos moles e profundos, envolvendo o periodonto de inserção, que circundam a coroa de um dente e surge a partir da cápsula pericoronária de dentes não totalmente erupcionados. Pode iniciar-se com uma situação de inflamação ligeira, evoluindo depois para uma situação de infecção pericoronária, ou seja, corresponde a uma reação inflamatória de origem infeciosa (causada por bactérias).

Esta reação inflamatória ou pericoronarite infeciosa é habitualmente aguda (pericoronarite aguda), isto é, de aparecimento súbito e desenvolvimento rápido, mas também pode ter caráter subagudo ou crônico (pericoronarite crônica) se sua duração perdurar no tempo.

Etiologia

As principais causas da pericoronarite são:

1. Dente parcialmente erupcionado ou retido (semi-incluso), geralmente terceiro molar inferior.
2. Colonização de bactérias entre a coroa do dente e a gengiva que a recobre, em razão ao acúmulo de alimentos.
3. Sulco entre a coroa do dente e a gengiva.
4. Dificuldade de higienização ou higiene deficiente.
5. Trauma dos tecidos moles que recobrem parcialmente a coroa do dente, ou provocado pelo dente antagonista pela própria mastigação.

É uma doença que surge pela retenção de alimentos ou placa bacteriana abaixo do capuz pericoronário, sendo muito comum em terceiros molares em erupção ou semi-inclusos. A pericoronarite ocorre, principalmente, nos sisos inferiores, pois o espaço existente entre a coroa destes dentes e a gengiva constitui uma área ideal para a acumulação de restos alimentares mais difíceis de remover durante a escovação ou limpeza dos dentes, favorecendo, desta forma, a proliferação de bactérias.

Apesar de não ser uma afeção grave, quando negligenciada, a pericoronarite apresenta um potencial risco de disseminação para as estruturas adjacentes, promovendo processos infeciosos mais severos e bem mais difíceis de tratar.

Características Clínicas

1. As pericoronarites aparecem em dentes não totalmente erupcionados, sendo profundo e podendo evoluir a uma celulite.
2. Implica dor regional intensa e, às vezes, induz a trismo por comprometimento do filete tendinoso do músculo temporal que se estende até o trígono retromolar.
3. Está frequentemente relacionada com crianças e adultos jovens, os quais estão em fase de erupção dentária, ou mesmo quando existe uma semi-inclusão dos terceiros molares, quando pode aparecer em pacientes mais velhos (Fig. 4-6).

Os sinais e sintomas que estão associados à pericoronarite são os seguintes:
- Dor local (dentes e principalmente tecidos moles/gengiva), que pode ir de moderada a forte.
- Existência de halitose.
- Inflamação gengival.
- Sangramento gengival circundante à área afetada.
- Trismo, principalmente ao acordar.
- Dificuldade e dor durante a mastigação.
- Dificuldade de deglutição.

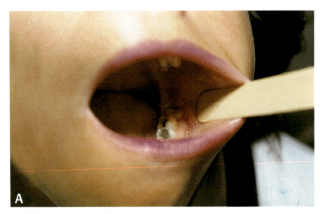
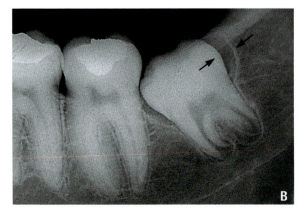

Fig. 4-6. Pericoronarite. (**A**) Aspecto clínico na região de 38. (**B**) Aspecto radiográfico da região de molares inferiores esquerdos. Observar radiolucência pericoronária pela invasibilidade da lesão e destruição óssea.

- Possível difusão da dor para o ouvido e cabeça, assim como faringe.
- Adenopatias ou hipertrofia dos gânglios do pescoço.
- Presença de exsudação purulenta na área afetada.
- Eventuais episódios de mal-estar geral e febre baixa.

Tratamento

Durante o quadro inflamatório agudo há necessidade de controle da dor e da infecção por meio de analgesia, antibioticoterapia e de ações locais.

Tratamento Clínico

O clínico ou sistêmico é semelhante a qualquer outro abscesso. Os pacientes com pericoronarite geralmente são tratados em regime ambulatorial, salvo casos extremos e raros.

A sintomatologia dolorosa leve deve ser combatida através de analgésicos do grupo dos Salicilatos (AAS®, Melhoral®) ou dos Pirazolônicos (Novalgina®, Dipirona®) em doses de 500 mg a cada 4 horas, não devendo ser utilizados por mais de 3 dias. Nos casos de dores moderadas pode-se optar por analgésicos mais fortes a partir da combinação de codeína e acetaminofeno (Tylex®) administrando 1 comprimido de 30 mg a cada 4 horas.

A infecção deve ser combatida por meio de antibióticos de largo espectro. Preferencialmente, opta-se pela amoxicilina ou ampicilina por via oral em dose de ataque de 2 cápsulas de 500 mg de 6/6 h por 2 dias e em dose de manutenção de 1 cápsula de 500 mg de 6/6 h por mais 5 dias.

Se o paciente for alérgico à penicilina, indica-se a cefadroxil por via oral na posologia de 1 cápsula de 500 mg de 12/12 h, ou, em segunda escolha, a clindamicina também por via oral na posologia de 1 cápsula de 300 mg de 6/6 h, ambas durante 7 dias.

Tratamento Local

O tratamento local divide-se em duas fases:

1. Eliminação da fase aguda:
   - Limpeza da lesão com solução de água oxigenada 10 volumes em soro fisiológico meio a meio; em seguida com uma seringa Luer e agulha, joga-se à distância, com certa pressão, a solução, abaixo do capuz pericoronário, a fim de se removerem os possíveis corpos estranhos, restos alimentares e placa bacteriana. Este procedimento pode ser repetido, se necessário.
   - Bochechos com solução de água oxigenada 10 volumes em soro fisiológico meio a meio com água morna.
2. Eliminação de sequela:
   - Caso o dente vá erupcionar normalmente, indica-se uma ulotomia para a conservação do mesmo.
   - Caso o dente não vá erupcionar normalmente ou não haja interesses ou indicações em conservá-lo, indica-se sua exodontia.

BIBLIOGRAFIA

Aguiar SA. Atualização na clínica odontológica. São Paulo: Artes Médicas, 1992.

Avery DR, Mcdonald RE. Odontopediatria, 2.ed. Rio de Janeiro: Guanabara Koogan, 1986.

Azevedo MRA. Hematologia básica – Fisiopatologia e diagnóstico laboratorial, 5.ed. Rio de Janeiro: Revinter, 2014.

Baranski TJ et al. Endocrinologia e diabetes – Manual de consulta, 3.ed. Rio de Janeiro: Thieme Revinter, 2016.

Beers MH, Berkow R. Manual Merk: Diagnóstico e tratamento, 17.ed. São Paulo: Roca, 2000.

Ben-Bassat Y, Brin I, Zilberman Y. Effects of trauma to the primary incisors on their permanent successors: multidisciplinar treatment. ASDC J Dent Child. 1989 Mar-Apr;56(2):112-6.

Bhaskar SN. Patologia bucal, 4.ed. Trad. José Barbosa. São Paulo: Artes Médicas, 1974.

Bier O. Microbiologia e imunologia, 2.ed. Rio de Janeiro: Panamericana, 1990.

Bijella MF, et al. Occurrence of primary incisor traumatism in brazilian children: a house-by-house survey. ASDC J Dent Child. 1990 Nov-Dec;57(6):424-7.

Bokk K, Hogoe N, Korting GW. Doenças e sintomas da cavidade bucal e da região perioral. São Paulo: Manole, 1988.

Bombona AC. Manual ilustrado de anestesia local aplicada à clínica odontológica, 3.ed. São Paulo: Panamericana, 1988.

Borghelli RF. Temas de patologia bucal clínica, 2.ed. Buenos Aires: Mundi, 1988.

Brown AFT et al. Receituário de bolso – Emergências médicas. Rio de Janeiro: Thieme Revinter, 2017.

Carthy MF. Emergências em odontologia prevencion y tratamento, 2.ed. Lisboa: Cl. Atheneo, 1973.

Carranza FA. Periodontia clínica, 5.ed. Tradução sob a supervisão de José Luiz Freire de Andrade. Rio de Janeiro: Interamericana, 1983.

Cline DM et al. Manual de emergências médicas, 7.ed. Rio de Janeiro: Revinter, 2014.

Dechaume M. Estomatologia, 4. ed. Barcelona: Masson, 1988.

Glickman P et al. Periodontia clínica, 5.ed. Rio de Janeiro: Interamericana, 1983.

Grispan D. Enfermidades de 1ª boca. Barcelona: Mundi, 1975.

Guimarães CAS. Patologia básica da cavidade bucal. Rio de Janeiro: Guanabara Koogan, 1982.

Harmening DM. Técnicas modernas em bancos de sangue e transfusão, 6.ed. Rio de Janeiro: Revinter, 2015.

Howe GL. Cirurgia oral menor, 3.ed. Santos: São Paulo, 1988.

Jawetz E. Microbiologia médica, 15.ed. Tradução por Maria de Fátima Azevedo. Rio de Janeiro: Guanabara Koogan, 1984.

Kerr D. Diagnóstico oral, 4.ed. Rio de Janeiro: Guanabara Koogan, 1977.

Lascala TN, Moussalli MN. Periodontia clínica. São Paulo: Artes Médicas, 1980.

Lewis MAO, Jordan RCK. Doenças da boca – Manual prático, 2.ed. Rio de Janeiro: Revinter, 2014.

Mafer WG, Higiene MK, Levy B. Tratado de patologia bucal, 4.ed. São Paulo: Interamericana, 1985.

McCarty MF. Emergências em odontologia prevencion y tratamento, 2.ed. Lisboa: Atheneo, 1973.

McDonald RE. Odontopediatra, 5.ed. Rio de Janeiro: Guanabara Koogan, 1991.

Neville BW et al. Patologia oral & maxilofacial. Rio de Janeiro: Guanabara Koogan, 1998.

Parizotto SPC. Complicações de infecções odontogênicas em crianças. J Bras Odontoped Odontol Bebe. 1998 Out-Dez;1(4):95-101.

Peterson LJ et al. Cirurgia oral e maxilofacial contemporânea. Rio de Janeiro: Guanabara Koogan, 2000.

Prado R, Salim MA. Cirurgia bucomaxilofacial: Diagnóstico e tratamento. Rio de Janeiro: Guanabara Koogan, 2004.

Quinter M. Tratado de estomologia. São Paulo: Sarvier, 1988.

Regezi JA, Scuibba JJ. Patologia bucal. Rio de Janeiro: Guanabara Koogan, 1991.

Schrier RW. Manual de nefrologia, 8.ed. Rio de Janeiro: Thieme Revinter, 2017.

Shafer WG, Hine MK, Levy BM. Tratamento de patologia bucal, 4.ed. Rio de Janeiro: Interamericana, 1985.

Shauna C, Young A, Pousen K. Atlas de hematologia, 2.ed. Rio de Janeiro: Revinter, 2015.

Thomazi FA. Patologia bucal, 3.ed. Rio de Janeiro: Médica, 1987.

Topazian RG, Goldberg M H. Infecções bucomaxilofaciais, 3.ed. São Paulo: Santos, 1997.

Valente C. Emergências em bucomaxilofacial. Rio de Janeiro: Revinter, 1999.

Valente C. Técnicas cirúrgicas bucais e maxilofaciais. Rio de Janeiro: Revinter, 2003.

Yunen JR. UTI – Consulta em 5 Minutos. Rio de Janeiro: Revinter, 2015.

Zegarelli EV, Kutscher AH, Hyman GA. Diagnóstico das doenças da boca e dos maxilares, 2.ed. Rio de Janeiro: Guanabara Koogan, 1982.

5

Coleções Purulentas da Face e do Pescoço e Vias de Acesso

INTRODUÇÃO E GENERALIDADES

Coleções purulentas são produtos contidos nos tecidos decorrentes de lesões infecciosas, compostos pela degradação orgânica tecidual e microbiana, comunicados ou não com o meio externo por um processo fistuloso.

As infecções de origem odontogênica constituem um dos mais sérios problemas da bucomaxilofacial, possuindo variações bastante diversas. Existem infecções bem localizadas, de baixa intensidade e de simples tratamento, e infecções difusas, de alta virulência, de complexos tratamentos, colocando a vida do paciente em risco. Estas infecções correspondem a cerca de 70% daquelas que atingem a face e o pescoço.

Outras infecções menos frequentes originam-se: dos seios maxilares, das glândulas salivares, de traumatismos, de lesões e doenças do aparelho estomatognático e de outras situações que afetam o complexo maxilofacial. Neste item podem-se incluir as infecções oriundas de complicações de uma cirurgia. Estas infecções podem ocorrer até 30 dias após a cirurgia, sendo mais frequente entre o 5º e o 10º dia. Pode ocorrer mais tardiamente em período de até um ano, principalmente nos casos de colocação de próteses, como placas e parafusos.

As manifestações destas lesões infecciosas estão na dependência direta: 1. do(s) microrganismo(s) agressor(es); 2. do estado geral e resistência do paciente e 3. da anatomia local da infecção.

As vias de acesso são procedimentos cirúrgicos para tratamento das coleções purulentas, por meio de sua evacuação da intimidade dos tecidos, nestes casos considerados infectados. Mas também estão indicados para a evacuação de sangue nos casos de hematomas, nestes casos considerados limpos.

Microrganismos Agressores

As superfícies de revestimento do organismo humano, principalmente mucosas, possuem uma microbiota altamente fértil e variável, constituída de bactérias, fungos, vírus e protozoários, influenciados por diversos fatores como: nutrição, higiene, hábitos viciosos, doenças bucais como cáries e periodontopatias, resistência orgânica, entre outras. A maioria absoluta das infecções da face e do pescoço é causada por múltiplos microrganismos aeróbios e anaeróbios, comuns ou não a pele e as mucosas das vias digestivas e respiratórias que, quando associados, tornam-nas mais complexas.

As bactérias aeróbias necessitam de um mínimo de oxigênio para o seu metabolismo. As bactérias anaeróbias não necessitam de oxigênio, ao contrário são inibidas quando expostas a ele, constituindo seu metabolismo na fermentação da glicose.

A cavidade bucal possui microbiota nativa densa e diversa, com mais de 20 gêneros. Os mais comuns são: 1. cocos aeróbios facultativos Gram-positivos (alfa estreptococos, estreptococos não hemolíticos, estafilococos epidermes e estafilococos áureos); 2. cocos anaeróbios Gram-positivos (peptoestreptococos); 3. bacilos aeróbios facultativos Gram-positivos (difteroides, lactobacilos, actinomices); 4. bacilos anaeróbios Gram-positivos (difteroides); 5. cocos aeróbios facultativos Gram-negativos (neisseria); 6. cocos anaeróbios Gram-negativos (veilonela); 7. bacilos anaeróbios Gram-negativos (fusobactérias, bacteroides); 8. espiroquetas (treponema) e 9. leveduras (cândida albicans).

Pelo grau de agressividade, expansão e destruição, os microrganismos são chamados de virulento. Quanto maior o seu grau, mais é virulento, independentemente de ser bactéria, vírus, fungo ou protozoário. Os microrganismos mais virulentos são aqueles capazes de proliferar sem a presença de oxigênio, os anaeróbios de forma geral (cocos anaeróbios Gram-positivos; bacilos anaeróbios Gram-positivos; cocos anaeróbios Gram-negativos e bacilos anaeróbios Gram-negativos), principalmente os estafilococos.

A proliferação microbiana no interior dos tecidos orgânicos compromete e destrói estes tecidos. O organismo, para se defender, envia para o local da infecção os polimorfonucleados (neutrófilos) e outras células e organelas que entram em combate com os microrganismos. Desta batalha se degradam microrganismos, organelas e células orgânicas, que captam líquidos dos tecidos adjacentes e dá origem à exsudação purulenta, que possui características próprias.

Quando em contato com a exsudação, pode-se presumir a origem e o(s) microrganismo(s) causador(es) da infecção, facilitando sua localização e seu tratamento. Ao contato com a secreção deve-se atentar a sua coloração, sua consistência, seu odor e o sabor relatado pelo paciente. A partir de então se pode prever com maior exatidão a localização, o tipo de infecção e melhor planejar o tratamento.

Coloração

A exsudação purulenta de coloração branco-amarelada não tem muito contato com as gorduras, que colorem de amarelo, assim faz-se deduzir que a infecção possui origem mais profunda, longe da tela subcutânea rica em adipócitos. Geralmente surgem de infecções ósseas por estreptococos.

A exsudação amarela forte indica presença de muita gordura, sendo uma lesão superficial, próxima a tela subcutânea. Geralmente surgem de infecções dos tecidos moles por estafilococos.

A esverdeada indica a presença de piócitos associados a estrepto ou estafilococos. Geralmente surgem de infecções do trato respiratório.

A de coloração marrom-escura ou sanguinolenta está relacionada com a presença de sangue em razão da destruição tecidual. Isto mostra uma infecção de alta virulência, de alto poder destrutivo, portanto, grave. Podem surgir em qualquer lugar, mas não determinam a origem.

Consistência

A consistência fluida das coleções purulentas indica pouco contato com o tecido conjuntivo ou com o revestimento epitelial mucoso. Sem estes contatos, tais dados conotam uma infecção intraóssea.

A consistência densa indica presença de muito conjuntivo. Tais dados relacionam-se com uma infecção de tecidos moles.

A viscosa indica presença de secreção mucosa, presente, principalmente, nas vias aéreas e na boca, pelas glândulas salivares acessórias.

Odor

Relacionados com o odor, pode-se encontrar uma secreção sem cheiro (inodora), próprio de uma flora anaeróbia.

Os fétidos fecálicos (fezes) são oriundos da flora gastrointestinal como: *proteus ou Escherichia coli.*

Os fétidos putrescentes (carniças) possuem origem bucal: estreptococos.

Sabor

Quando a secreção tem contato com a boca do paciente, ele pode relatar o paladar que passa a assumir na gustação. Os amargos são de origem intestinal, como, por exemplo, a *Escherichia coli e proteus*; os doces são de origem estafilocócica.

Estado Geral e Resistência do Paciente

Os pacientes sadios enfrentam melhor as infecções, oferecendo mais resistência a elas através de equilíbrio imunológico e nutrição adequada. O paciente deve manter seu equilíbrio nutricional através das proteínas e das vitaminas A, D e, principalmente, C. Um paciente sadio e nutrido tem sua reparação acelerada pelos fatores energéticos e defesa orgânica apurada. A dieta deve ser balanceada, hiperproteica e hipercalórica, para fazer resistência a processos infecciosos.

A resistência orgânica é medida pelo poder de recuperação que o paciente tem, através dos leucócitos em número e forma sadias e demais células relacionadas com a reparação tecidual. Um estado geral sem alterações patológicas, que necessitem ou não de medicações oferece dificuldades à evolução da infecção.

Distúrbios endócrinos, em especial o diabetes, e o envelhecimento também influenciam favorecendo as infecções. Os microrganismos anaeróbios metabolizam a partir da fermentação da glicose, em abundancia nos pacientes diabéticos, devendo-se controlar os níveis glicêmicos antes da intervenção. No envelhecimento há deficiência microvascular, adelgaçamento cutâneo, perda da elasticidade tecidual e deficiência metabólica hormonal, que diminuem a resistência às infecções a partir dos 60 anos em média, quando o catabolismo é maior que o anabolismo.

Os fatores de risco do paciente para as infecções, não obstantes como complicações cirúrgicas, são: obesidade, extremos de idade, desnutrição e uso de medicação imunossupressora. Outros fatores que não podem ser descartados relacionam-se com o tempo de hospitalização, duração da cirurgia, uso de bisturi elétrico e cirurgias de emergência.

Anatomia Local da Infecção

A infecção também está relacionada com a resistência local limitada pelas estruturas anatômicas, oferecidas pela compactação óssea e forças de inserções musculares. Quanto mais resistente for o tecido, menor chance de progressão tem a infecção. Ossos e músculos são os mais resistentes, conjuntivos e espaços anatômicos os menos resistentes.

A localização de uma coleção purulenta está mais dependente dos fatores anatômicos e suas relações que a virulência da infecção. A pressão interna faz com que a coleção purulenta caminhe por onde tenha menor resistência, até atingir espaços anatômicos ou a superfície fistular. Portanto, as coleções purulentas situam-se em locais específicos onde encontram menores resistências anatômicas.

Espaços Anatômicos

São aberturas naturais compostas geralmente por tecido conjuntivo frouxo que não oferecem resistência anatômica às infecções.

Espaço Canino

Espaço existente entre a superfície do osso maxilar e os músculos levantador do ângulo da boca e levantador do lábio superior. Caracteriza-se por aumento de volume e massa flutuante na porção medial do terço médio facial próximo ao nariz. A infecção pode disseminar para cima atingindo a órbita pelo espaço existente próximo ao endocanto palpebral, evoluindo a celulite palpebral.

Espaço Bucal

Espaço entre o bucinador e o masseter, onde se localiza o corpo adiposo da bochecha (bola de Bichat), o ducto parotídeo e a artéria transversa da face. Caracteriza-se por aumento de volume mais lateral do terço médio, envolvendo a bochecha.

Espaço Submentoniano

Espaço entre o ventre anterior do digástrico e o milo-hióideo. Comunica-se com o espaço sublingual. Caracteriza-se por aumento de volume abaixo da sínfise mentoniana na região supra-hióidea.

Espaço Sublingual

Espaço entre o milo-hióideo e a língua. Está compreendido por tecido conjuntivo frouxo e se caracteriza por aumento de volume do assoalho bucal com elevação da língua e obstrução parcial das vias aéreas na orofaringe.

Espaço Submandibular

Espaço entre o milo-hióideo e os músculos supra-hióideos, próximos a glândula homônima e os molares inferiores. Caracteriza-se por aumento de volume da margem inferior da mandíbula a margem superior do hioide. Pode obstruir parcialmente a orofaringe e a laringofaringe.

Espaço Massetérico

Espaço entre o masseter e a face lateral do ramo mandibular, do arco zigomático a margem inferior da mandíbula. Caracteriza-se por aumento de volume na região lateroposterior da face, com dor pulsátil e severa e trismo.

Espaço Pterigomandibular

Espaço entre o pterigoide medial e a face medial do ramo mandibular, do processo pterigoide do esfenoide à margem inferior da mandíbula. Caracteriza-se por aumento de volume no palato mole e orofaringe, com desvio da úvula para o lado oposto, apresentando trismo e dificuldade de deglutição e respiração.

Espaço Parotídeo

Espaço do compartimento parotídeo. Contém a glândula parótida, nervo facial, artérias carótidas e veias. Possui aumento da região parotídea e lateral da faringe. É um espaço pouco afetado

Espaço Infratemporal

Espaço entre a asa maior do esfenoide, tendão do temporal e processo coronoide da mandíbula. Caracteriza-se por aumento de volume próximo ao arco zigomático e a tuberosidade maxilar, com trismo acentuado.

Espaços Faríngeos

Espaços envolvendo a rino, a oro e a laringofaringe. São muito importantes devido a facilidade de disseminação das infecções, principalmente odontogênicas. Caracteriza-se por dor intolerável irradiante para o ouvido, dificuldade de deglutição e trismo. Pode dificultar a deglutição e a respiração.

Complicações

São várias as complicações, todavia, as mais graves são obstrução das vias aéreas e a trombose do seio cavernoso.

Obstrução das Vias Aéreas

É a diminuição dos espaços faríngeos devido ao aumento de volume das áreas e regiões correlacionadas, podendo produzir asfixia.

Das manifestações infecciosas a mais correlacionada com a obstrução das vias aéreas e asfixia é a Angina de Ludwig, que toma os espaços das regiões glossossupra-hióideas (submentoniana, sublingual, submandibular e anterior da faringe).

Trombose do Seio Cavernoso

Seio cavernoso é um dos seios venosos da dura-máter, constituindo-se em veias intracranianas que **não** têm parede própria e sim por uma rede de fibras conjuntivas, localizado na parte anterior da base do crânio. Recebe veias do cérebro e da órbita, a veia oftálmica, objetivando drenar na veia jugular interna.

A sintomatologia compreende: dores nos olhos, febre alta, calafrios, taquicardia e sudorese, equimose peripalpebral, hemorragia subconjuntival e lacrimejamento.

A trombose do seio cavernoso apresenta alta mortalidade, pela transformação a meningite e a encefalite.

Escolha do Antimicrobiano

O real tratamento clínico é realizado com antibióticos. Este tratamento deve ser o mais objetivo possível com finalidade de dificultar a resistência microbiana. A escolha deve ser feita de acordo com critérios específicos para a situação tais quais: conhecimento sobre a droga, efeitos indesejáveis e colaterais, o custo, a disponibilidade e a via de administração.

Deve-se ter a localização exata da infecção. Aquelas superficiais de pele ou mucosas podem ser tratadas apenas com medicamento tópico, entretanto, os profundos, em tecidos desvitalizados, com má perfusão circulatória, exigem desbridamento e drenagem, pois os fármacos não atingem concentrações adequadas no local.

As técnicas para microscopia, como a cloração de Gram, são muito úteis na escolha do tratamento inicial, enquanto as culturas não ficam prontas.

Antes de administrar um antibiótico deve-se lembrar de que é um agente que pode causar alergias, para tanto se devem analisar os seus efeitos indesejados, o seu custo, o conhecimento sobre a droga e a via de administração.

Os antimicrobianos podem atuar de diversas maneiras sobre o mecanismo metabólico e estrutural do microrganismo: 1. Parede celular: penicilinas, cefalosporinas, vancomicinas, fosfomicina, aztreonam; 2. membrana citoplasmática: plimixina B, colistina, anfotericina B, nistatina, cetoconazol, fluconazol, itraconazol; 3. replicação cromossômica: metronizadol, quinolonas, ribavirina, aciclovir, fanciclovir, valaciclovir, penciclovir, zidovudina (AZT); 4. inibição da síntese proteica: tetraciclinas, cloranfenicol, clindamicina, lincomicina, eritromicina, azitromicina, estreptomicina, gentamicina, amicacina e 5. inibição metabólica: sulfonamidas, sulfonas, trimetropim.

O tratamento clínico por antibioticoterapia muda constantemente e exige atualização sistemática. Neste livro propõe-se uma relação consensual as indicações de antibióticos de escolha.

Os antimicrobianos são uma classe de medicamentos que tem impacto na morbidade dos pacientes. Suas indicações devem ser o mais precisas possível. Na urgência, em casos mais graves e sem isolamento bacteriano, fúngico ou viral, o prescritor deve usar regras para o uso empírico.

São regras para o uso racional de antimicrobianos:

1. Evitar o uso desnecessário.
2. O tempo de uso deve ser o menor possível.
3. A posologia deve ser a mais adequada à droga empregada.
4. Escolha adequada segundo o foco infeccioso.
5. Ajuste entimicrobiano após o resultado de culturas.

6. Adequação da via de uso.
7. Cuidado com interações farmacológicas.
8. Atentar ao estado geral do paciente e sua resposta imunológica.

COLEÇÕES PURULENTAS DOS TECIDOS DUROS

Conceito
São aquelas coleções purulentas que se estabelecem nas estruturas ósseas a partir dos dentes (endodôntica ou periodontal), de fissuras naturais ou patológicas, de traumatismos, do próprio osso ou por via sanguínea.

Classificação
Os principais processos infecciosos dos tecidos duros com exsudação purulenta são:

A) Periostite.
B) Osteíte.
C) Osteomielite.

Periostite
É a inflamação da membrana conjuntiva fibrosa envoltória do osso, sendo comum o seu envolvimento com osso adjacente, ocasionando osteoperiostite.

A periostite geralmente é causada por uma reação periapical que pode propagar-se ao periósteo e evoluir a um abscesso subperiósteo ou a um fleimão submaxilar. Também pode surgir de um trauma direto sobre o tecido ósseo, onde o edema afasta o periósteo do osso. Este afastamento produz muita dor e pode estimular a osteogênese para o preenchimento deste espaço.

As maiores incidências estão reservadas às zonas carentes de inserções musculares, como abóbada palatina, processo alveolar e margem inferior da mandíbula. Não obstante também acometem regiões de pequena espessura tegumentar, com pouca proteção ao osso, como a frontal, superciliar e nasal (Fig. 5-1).

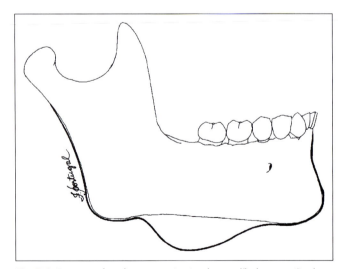

Fig. 5-1. Esquema de volumosa periostite de mandíbula na região dos molares.

O diagnóstico pode ser conseguido principalmente a partir da análise dos sinais e sintomas e de imagens.

O principal sinal é o aumento do espaço subperiósteo que causa abaulamento da região afetada, podendo ou não ser visível a inspeção simples. A palpação, este aumento de volume pode possuir consistência amolecida, sendo altamente sensível de forma espontânea ou ao simples toque.

Ao exame radiográfico pode-se observar um pequeno espessamento entre o osso e o periósteo, caso esteja em seu início, ou uma pequena exostose, caso tenha alguns dias de duração e já se tornando crônico.

É uma lesão leve e sem grandes consequências, podendo ser tratada ambulatorialmente.

O tratamento desses processos varia, evidentemente, com o seu estado agudo ou crônico, com sua localização, sua extensão e intensidade. Por isto não se pode estabelecer uma técnica operatória e, sim, princípios básicos. Geralmente o tratamento é clínico, por meio de medicamentos para combater a sintomatologia e a infecção. Raramente há necessidade de intervenção cirúrgica para drenagem.

Tratamento Clínico
A sintomatologia dolorosa leve deve ser combatida com analgésicos do grupo dos Salicilatos (AAS®, Melhoral®) ou dos pirasolônicos (Novalgina®, Dipirona®) em doses de 500 mg a cada 4 horas ou 6 horas, variando com a intensidade, não devendo ser utilizados por mais de 3 dias. Nos casos de dores moderadas pode-se optar por analgésicos mais fortes a partir da combinação de codeína e acetaminofen (Tylex®) administrando 1 comprimido de 30 mg a cada 4 horas ou 6 horas, variando com a intensidade da dor.

A antibioticoterapia leve deve ser feita com amoxicilina ou com ampicilina em dose inicial de ataque que deve durar por 2 dias e uma outra dose de manutenção por mais 5 dias. Na possibilidade de alergias a penicilina, a clindamicina deve ser a primeira escolha e a eritromicina a de segunda (Quadro 5-1).

A amoxicilina e a ampicilina são ativas contra a maioria dos microrganismos, podendo ser utilizadas no manejo empírico das infecções. São drogas contra microrganismos das vias aéreas superiores e digestivas (enterococos, proteus, salmonella, e. *coli*.).

A clindamicina age sobre cocos Gram-positivos, anaeróbios e toxoplasma. Geralmente é bem tolerada e possui indicações para infecções cutâneas, tecidos moles e ósseos e infecções bucais. É inferior ao metronidazol contra anaeróbios do sistema digestório. Possui capacidade de reduzir a produção de toxinas por estreptococos do grupo A.

A eritromicina age sobre mycoplasma, chlamydia, pneumococos, estreptococos e outros patógenos importantes.

Tratamento Cirúrgico
O tratamento cirúrgico consiste na eliminação da causa, do fator etiológico, o qual tem que ser identificado antes da proposta de tratamento. Geralmente esta causa se dá por fatores odontogênicos os quais exigem tratamento endodôntico ou, mesmo, a exodontia. Caso tenha se originado de um trauma, este deve ser tratado corretamente (ferida contaminada e/ou fratura exposta).

Quadro 5-1. Antibioticoterapia Leve para Pacientes Ambulatoriais*

Antibiótico	Vias de introdução	Adultos	Crianças
Amoxicilina (1ª) Ou Ampicilina (2ª)	Via oral	Ataque: 1 g = 2 cáps de 500 mg de 6/6 h por 2 dias Manutenção: 1 cáps de 500 mg de 6/6 h por 5 dias	50 mg/kg/dia, divididos em 4 doses de 6/6 h por 7 dias
Alergia à penicilina			
Cefadroxil (1ª)	Via oral	1 cáps de 500 mg de 12/12h	
Clindamicina (2ª) (Dalacin C®)	Via oral	1 cáps de 300 mg de 6/6 h durante 7 dias	15 mg/kg/dia, divididas em 4 doses de 6/6 h por 5 dias

*Observação importante: Estas medicações e posologias são sugestões e devem ser revistas antes da administração no paciente. São drogas que variam muito e que podem perder suas indicações com o tempo. Sugere-se verificar as recomendações mais atuais dos serviços antes de administrar qualquer fármaco.

Raramente há necessidade de drenagem. Quando for necessária deve-se promover uma incisão o mais próximo da área afetada possível. Esta incisão deve atingir até o periósteo, rompendo-o e permitindo o vazamento da exsudação purulenta. Com uma pinça hemostática introduzida fechada até o contato ósseo, promove-se o descolamento do periósteo a partir de sua abertura, abrindo espaço para o escoamento da exsudação purulenta.

Osteíte

É a inflamação do tecido ósseo, sendo um processo circunscrito confinado ao osso, de extensão variável, com pouca repercussão sobre o estado geral do paciente, podendo localizar-se em qualquer porção do tecido duro do maxilar ou da mandíbula.

Pode aparecer com frequência como complicação pós-exodôntica, geralmente seguida a traumatismo excessivo. As bactérias atingem a intimidade óssea através de seus canalículos de "Wolkmann" e de "Havers".

O diagnóstico de uma osteíte geralmente se vale dos dados sintomatológicos. A osteíte aguda apresenta dor intensa, sem pausas, com exacerbações noturnas; nos casos de molares inferiores comprometidos, pode haver trismo e halitose. A crônica geralmente é assintomática, podendo ou não apresentar fístula (Fig. 5-2). A infecção dificilmente consegue vencer as barreiras anatômicas locais, corticais ósseas e periósteo.

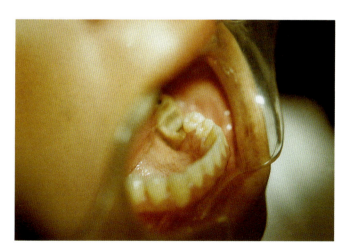

Fig. 5-2. Osteíte na região de primeiro molar inferior esquerdo. Observar extensa área de necrose.

Quando dentado, o paciente alega sensação de extrusão de dente geralmente envolvido, em razão de edema no ligamento periodontal e dor à percussão e à mastigação.

O exame radiográfico apresenta área radiolúcida, radiopaca ou mista. Nos casos de osteítes crônicas são radiolúcidas bem delimitadas ou radiopacas de forma análoga. As agudas podem apresentar áreas semelhantes a sequestros ósseos de tamanho variável. Todavia, normalmente, se reintegram durante ou após o tratamento.

Tratamento Clínico

A sintomatologia deve ser combatida por meio de analgésicos do grupo dos salicilatos (AAS®, Melhoral®) ou dos pirasolônicos (Novalgina®, Dipirona®) em doses de 500 mg a cada 4 horas ou 6 horas variando com a intensidade da dor, não devendo ser utilizados por mais de 3 dias. Como aumenta a noite, em razão da posição em decúbito, que concentra maior quantidade de sangue na cabeça, deve-se administrar um tranquilizante, sedativo e hipnótico como a Midazolam (Dormonid®) em 1 comprimido à noite, em torno de 20 ou 22 h.

A antibioticoterapia leve deve ser feita com amoxicilina ou com ampicilina em dose inicial de ataque que deve durar por 2 dias e uma outra dose de manutenção por mais 5 dias, totalizando 7 dias de medicação. Na possibilidade de alergias à penicilina, a clindamicina deve ser a primeira escolha, e a eritromicina a de segunda (Quadro 5-1).

Tratamento Cirúrgico

O tratamento cirúrgico consiste na eliminação da causa, do fator etiológico, o qual tem que ser identificado antes da proposta de tratamento. Geralmente esta causa se dá por fatores odontogênicos os quais exigem tratamento endodôntico ou, mesmo, a exodontia. Neste caso há necessidade de eliminação do processo supurativo.

Anestesia

A anestesia deve ser locorregional (bloqueio), sempre a distância.

A infiltração de um agente anestésico local em um processo supurativo é inviável e gravemente comprometedora do estado geral. Todo processo supurativo possui pH ácido pela presença de mediadores químicos, enzimas proteolíticas e tecidos em degradação. Sabe-se ainda que todo anestésico local também está em um meio ácido visando à sua reação com o tecido infiltrado. Portanto, a infusão de anestésico local em área inflamada não resulta em anestesia pelos dois meios serem ácidos, não havendo reação.

Além disso, os radicais dos agentes anestésicos locais possuem grande poder de difusão e absorção, não respeitando a barreira fibrosa orgânica peri-inflamatória. Desta forma os radicais dos agentes anestésicos locais levam para a corrente circulatória bactérias aglutinadas, as quais, nesta corrente, promovem bacteremia transitória. Esta bacteremia vai produzir reações sistêmicas como: febre, calafrios, sudorese e outros, agravando a situação clínica geral do paciente.

A anestesia por bloqueio deve ser à distância do foco de infecção. Geralmente próximo a forames como: supraorbitário, infraorbitário, mentoniano, mandibular, redondo e oval.

Incisão e Via de Acesso

A incisão deve ser o mais próximo possível da lesão. A via de acesso deve respeitar a anatomia regional e o potencial da gravidade.

Portanto, comprometimento ósseo do maxilar superior pode possibilitar uma incisão bucal de baixo para cima, respeitando a ação gravitacional para a drenagem espontânea nas posições clássicas: em pé e deitado.

Os processos supurativos da mandíbula localizados acima das linhas milo-hióidea e bucinadora possibilitam acesso bucal devido aos músculos milioide e bucinador se inserirem nestes acidentes anatômicos respectivamente. Os situados abaixo destes exigem incisão cervical supra-hióideo. Para tanto, deve-se ter sempre em mente a anatomia da região e a incisão sempre paralela à margem inferior da mandíbula, sempre de 15 e 20 mm abaixo desta.

A incisão deve ser paralela ao arco dentário o mais próximo possível da lesão. O seu tamanho é variável, de acordo com a extensão do processo, entre 10 e 15 mm e deve aprofundar-se até o periósteo.

Caso exista fístula, esta deve ser removida por incisões em cunha ou incluída na incisão, que deve circundá-la.

Nos casos em que o fator etiológico for um elemento dental, a via de acesso pode ser o alvéolo deixado pela avulsão deste.

Eliminação do Tecido Necrótico

Geralmente a coleção purulenta procura sair do tecido ósseo e se superficializar em direção a espaços naturais, a pele ou mucosa, implicando em destruição dos tecidos duros e moles no trajeto envolvido, às vezes não conseguido, permanecendo retidas no osso.

Com uma cureta de tamanho proporcional à lesão a ser removida eliminam-se cuidadosamente os tecidos necrosados e inflamatórios intraósseos. Os tecidos devem ser removidos até que o instrumento crepite ao osso sadio, produzindo o "grito ósseo".

Irrigação da Cavidade Patológica Óssea

Depois de curetado o osso necrótico, irriga-se abundantemente a loja cirúrgica com solução fisiológica. Depois disso, antes de fechar a ferida, aplica-se um antibiótico de uso tópico e concentração óssea (p. ex., Clorafenicol®).

Eliminação da Causa

Em se tratando de osteíte causada por um elemento dental, este deve ser tratado endodonticamente. Caso a lesão possua mais que 1 cm de diâmetro, a exodontia pode fazer-se necessária.

Sutura

A sutura deve ser realizada com fio reabsorvíveis 4-0 em pontos simples invertidos para os tecidos profundos e simples para os tecidos superficiais. A pele deve ser suturada com fio de náilon 4-0 ou 5-0 com pontos isolados simples.

O prognóstico é variável. Quanto mais rapidamente é tratada, melhor é o resultado.

Osteomielite

É a inflamação do tecido ósseo e de seus espaços medulares, podendo ser aguda, subaguda ou crônica, apresentando grande repercussão sobre o estado geral. É uma enfermidade grave, a qual pode produzir grandes áreas de destruição do tecido duro, principalmente mandibular, em razão de sua espessa cortical e modesta circulação sanguínea.

A osteomielite pode dar-se por continuidade de um foco periapical, uma complicação pós-operatória, a contaminação de um dente impactado ou a uma fratura exposta. Há também a osteomielite hematogênica causada por germes trazidos pela corrente circulatória de um foco distante.

É uma infecção grave causada por bactérias ou fungos. A bactéria mais comum é o Estafilococos Áureos, responsável por cerca de 80% das infecções. Outros agentes infectantes são: estreptococos, salmonellas, pseudomonas e enterobacterias.

Pode-se considerar como fatores predisponentes desta lesão a: sífilis, tuberculose, diabetes, actinomicose e algumas substâncias tóxicas como: fósforo, bismuto, mercúrio etc.

O diagnóstico pode ser conseguido observando-se: edema hemifacial, pele tensa e dolorida, gânglios enfartados, dor espontânea, língua saburrosa e sialorreia abundante. Isto evolui até a supuração do processo com fístula ou fístulas e secreção abundante de pus fétido. Os dentes da área apresentam-se com mobilidade. O estado geral pode apresentar-se com: hipertermia (febre), taquicardia, calafrios, sudorese e delírio (Fig. 5-3).

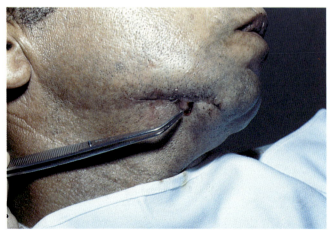

Fig. 5-3. Aspecto clínico de fístula de secreção purulenta e expulsão de sequestros ósseos de osteomielite pós-fratura exposta de corpo de mandíbula.

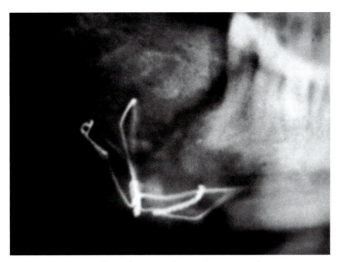

Fig. 5-4. Imagem radiográfica panorâmica de osteomielite de mandíbula por fratura desfavorável maltratada. Observar: deslocamento dos cotos fraturados, áreas de osteólise e sequestros ósseos.

As imagens ideais para o diagnóstico são: a radiografia panorâmica e a tomografia axial computadorizada. Radiograficamente, nos primeiros dias da doença, não se observam alterações. Após a segunda semana o osso aparece salpicado por áreas radiolúcidas e manchas radiopacas (sequestros ósseos), evoluindo a grandes destruições ósseas com aparência difusa (Fig. 5-4).

O tratamento deve ser clínico e cirúrgico. A terapêutica clínica recomenda internação do paciente, com hidratação venosa, analgesia, antibioticoterapia e outras de suporte.

Tratamento Clínico

Baseia-se no suporte do paciente e no combate a infecção.

A sintomatologia deve ser combatida através de analgésicos do grupo dos Salicilatos (AAS®, Melhoral®) ou dos Pirasolônicos (Novalgina®, Dipirona®) em doses de 500 mg a cada 4 horas, não devendo ser utilizados por mais de 3 dias. Devido às dores, incômodo e ansiedade deve-se administrar Midazolan (Dormonid®), 1 comprimido às 20 horas para auxiliar o sono.

Não se deve iniciar uma terapêutica cirúrgica local antes de preparar-se o estado geral do paciente portador de osteomielite, pois geralmente o doente está em estado orgânico deprimido. Este preparo consiste em hidratação, controle da acidose e da albinúria e bloqueio da bacteriemia transitória com antibióticos de largo espectro.

Tem-se que atentar para dieta alimentar adequada, com vitaminas C e D, cálcio, ferro e fósforo. Sempre que possível esta dieta deve ser por via oral e liquida ou pastosa. Em casos mais restritos de trismos e outros impedimentos para dieta oral esta deve ser feita por sondas oro ou nasogástricas. Neste caso de alimentação por sonda, a dieta é obrigatoriamente líquida e aplicada 200 mL a cada duas horas, seguidas de mesma quantidade de água. Tanto a alimentação quanto a hidratação (água) devem ser a temperatura ambiente. Não podem ser quentes nem frias para não agredir ainda mais o estômago.

O tratamento é preferencialmente hospitalar, sendo que no caso de dieta por sonda isto seria quase que obrigatório, nestes casos específicos.

Prescrição para o Paciente Hospitalizado

Observar que as indicações farmacológicas são ilustrativas e sugestivas. Antes de aplicar qualquer medicação, deve-se atualizar e ver as recomendações mais atuais indicadas pelos serviços de controle da infecção hospitalar e clínica médica.

A) Dieta líquida/pastosa hiperproteica e hipercalórica (sucos, vitaminas, mingaus, sopas, canjas, leite, feijão batido, fígado bovino batido, ovos quentes etc.) ± 3.000 calorias/dia. O ideal é que seja acompanhado por nutrólogo ou nutricionista.

B) Hidratação: solução glicosada: 2.000 mL; solução fisiológica: 500 mL. Deixar correr via endovenosa 35 gotas/min.

C) Energéticos: vitamina C e complexo B. Introduzir 1 ampola nos frascos 1 e 3 de solução glicosada.

D) Equilíbrio hidreletrolítico: KCl (cloreto de potássio). Introduzir 1 ampola de 5 mL a 19,8%: nos frascos 2 e 4 de solução glicosada. O sódio é reposto junto à solução fisiológica com 4,5 g.

E) Antibióticos (Quadro 5-2).

Quadro 5-2. Antibioticoterapia para Pacientes Hospitalizados com Osteomielite*

Antibióticos associados	Vias de introdução	Adultos	Crianças
Oxacilina +	Endovenosa	2 g diluídos em 80 mL de solução fisiológica em 30 microgotas/min de 6/6 h	25 mg/kg/dia diluídas em 60 mL de solução fisiológica em 30 microgotas/min de 6/6 h
Gentamicina	Endovenosa	5 a 7 mg/kg peso de 24/24 h Ambas em 15 dias	
Ou, se alérgico			
Cefazolina (Kefazol®, Kefex®) +	Endovenosa	2 g de 6/6 ou 8/8 h	
Amicacina	Endovenosa	1 grama de 8/8 h	

*Observação importante: Estas medicações e posologias são sugestões e devem ser revistas antes da administração no paciente. São drogas que variam muito e que podem perder suas indicações com o tempo. Sugere-se verificar as recomendações mais atuais dos serviços, antes de administrar qualquer fármaco.

F) Anti-inflamatório: Hidrocortisona (Solucortef®, Flebocortid®) aplicar lentamente uma ampola de 500 mg por via endovenosa a cada 24 horas; durante 3 dias.

G) Analgésico:
- Dores leves: Dipirona (Novalgina®, Dipirona®) – aplicar ampola de 2 mL diluído em 3 mL de água destilada, por via endovenosa, lentamente, de 4/4 h, em caso de dores leves ou febre. Avaliar alergias e tensão arterial, que não deve ser inferior a 100 x 60 mmHg, pois os pirasolônicos causam vasodilatação periférica e podem causar hipotensão.
- Dores moderadas: Tramadol (Tramal®) – aplicar 1 ampola de 100 mg por via intramuscular ou endovenosa lentamente, de 8/8 ou de 12/12 h, conforme a necessidade e intensidade da dor.
- Dores fortes: solução analgésica – analgésico forte (Dolantina®): 1 ampola de 2 mL + analgésico fraco (Novalgina®, Dipirona®) – 1 ampola de 5 mL + antiémetico (Plasil®, Eucil®) – 1 ampola de 2 mL + água destilada 7 mL – aplicar 4 mL desta solução por via endovenosa de 4/4 h, em casos de dores moderadas e fortes.

H) Sedativo: Midazolan (Dormonid®) tem efeito ansiolítico, sedativo e hipnótico. Deve-se avaliar constantemente a agitação do paciente e sua ansiedade.
- Para os pacientes que estejam deglutindo bem dar 1 comprimido por via oral às 8 e às 20 horas.
- Para os pacientes que não estejam deglutindo, aplicar uma ampola de 3 mL por via intramuscular às 20 horas.
- Não deve ser considerado nos casos de uso da solução analgésica.

I) Bochechos com água morna e compressas quentes sobre a área afetada o máximo de vezes possível. Geralmente 10 minutos a cada hora ou 2 horas, respeitando o sono, quando devem ser abolidos.

J) Cuidados gerais e sinais vitais bi-horários nas primeiras 24 horas e de 4 em 4 horas após este período crítico, caso o paciente apresente melhoras no quadro clínico.

A medicação antibiótica é insubstituível e a dose de ataque deve iniciar de 24 a 48 horas antes da cirurgia e deve ser mantida por mais 5 ou 7 dias, podendo ser substituída pela dose de manutenção por mais 1 semana. O antibiótico deve possuir concentração óssea e grande espectro de atuação. Os preconizados são: oxacilinas e lincomicinas (Quadro 5-2).

A oxacilina é uma penicilina semissintética capaz de resistir à inativação pelas betalactamases estafilocócicas. Por sua atividade superior à dos glicopeptídeos é um antibiótico de escolha em infecções graves por estafilococos.

A cefazolina é uma cefalosporina de primeira geração muito usada para tratamento empírico e para a profilaxia cirúrgica. São bastante ativas contra estafilococos e germes da cavidade bucal.

Em casos menos graves, menos agressivos, onde não há manifestações gerais como febre, calafrios, sudorese, mal-estar geral, taquicardia ou outra, pode-se proceder a um tratamento clínico ambulatorial.

Prescrição para o Paciente Adulto Ambulatorial

Observar que as indicações farmacológicas são ilustrativas e sugestivas. Antes de aplicar qualquer medicação, deve-se atualizar e ver as recomendações mais atuais indicadas pelos serviços de controle da infecção hospitalar e clínica médica.

A) Dieta líquida/pastosa hiperproteica e hipercalórica (sucos, vitaminas, mingaus, sopas, canjas, leite, ovos quentes, feijão batido, fígado bovino pouco cozido batido etc.) ± 3.000 calorias/dia.

B) Energéticos: complexo vitamínico com minerais (Centrum®, Combiron®) administrar 1 comprimido, 1 vez ao dia. Repor vitaminas como a C e minerais como cálcio e ferro, principalmente.

C) Antibiótico: cefalexina – administrar 1 g = 2 cápsulas de 500 mg por via oral de 6/6 h durante 7 dias. A cefalexina (cefazolina) atua sobre os Estafilococos intraósseos, Estreptococos e Proteus.

D) Anti-inflamatório: Enzimático para dissolver a barreira inflamatória e permitir a entrada do antibiótico na infecção (Parenzyme Enzimas®) administrar uma drágea de 6/6 h por via oral, durante 5 dias.

E) Analgésico:
- Dores leves – dipirona (Novalgina®, Dipirona®) dar 1 comprimido de 500 mg ou 1 gota/kg/peso, totalizando o máximo de 40 gotas em copo com um pouco de água filtrada de 4/4 h, em caso de dores leves ou febre. Avaliar alergias e tensão arterial, a qual não deve ser inferior a 100 x 60 mmHg, pois os pirasolônicos causam vasodilatação periférica e podem causar hipotensão.
- Dores moderadas – tramadol (Tramal®) dar uma cápsula de 100 mg ou 30 gotas com um pouco de água por via oral, de 8/8 ou de 12/12 h, conforme a necessidade e intensidade da dor.

F) Sedativo: midazolan (Dormonid®) tem efeito ansiolítico, sedativo e hipnótico. Deve-se avaliar constantemente a agitação do paciente e sua ansiedade. Dar 1 comprimido por via oral às 8 e às 20 horas.

G) Bochechos com água morna e compressas quentes sobre a área afetada o máximo de vezes possível. Recomenda-se aplicar um lenço aquecido por ferro elétrico sobre a região afetada na face de 5 a 10 minutos a cada hora nas primeiras 12 horas e depois de 24 horas a cada 2 horas.

Tratamento Cirúrgico

O tratamento cirúrgico consiste na eliminação da causa, drenagem e sequestrectomia (remoção dos sequestros ósseos).

Anestesia

A anestesia tem de ser locorregional (bloqueio) ou geral.

A infiltração deve ser por bloqueio e a distância jamais sendo aplicada no interior ou próxima a coleção purulenta, com anestésico com vasoconstritor.

Não se pode negligenciar a debilidade do estado sistêmico dos pacientes com osteomielite para enfrentar uma anestesia geral. Neste último caso o paciente deve ser hospitalizado com antecedência mínima de 24 horas e prescrever o tratamento clínico como sugerido para melhoria do estado geral do paciente.

Incisão e Via de Acesso

A incisão deve ser o mais próximo do ponto flutuante possível, quando este existir. Quando inexistente, a via de acesso deve respeitar a anatomia regional e o potencial da gravidade. Ponto de flutuação é a área amolecida na região endurecida dos tecidos moles produzidas pela congestão da infecção e sua coleção purulenta.

Portanto, comprometimento ósseo do maxilar pode possibilitar uma incisão bucal de baixo para cima, respeitando a gravidade nas posições clássicas: em pé e deitado.

Os processos supurativos da mandíbula, os mais comuns, são mais exigentes e menos complacentes com o prognóstico. As lesões situadas acima das linhas milo-hióidea e bucinadora possibilitam vias de acesso bucal devido aos músculos milióideo e bucinador se inserirem nestes acidentes anatômicos respectivamente. Os situados abaixo destes exigem incisão cervical supra-hióidea. Para tanto, deve-se ter sempre em mente a anatomia da região e a incisão sempre paralela à margem inferior da mandíbula, sempre de 1,5 a 2 cm abaixo desta. A incisão deve ser ampla para permitir a sequestrectomia, entretanto deve-se considerar impossível promover-se uma incisão sem ter-se em mente as linhas de "Langerhans" (Fig. 5-5).

Remoção da Causa

Varia de acordo com o fator etiológico:

1. *Endodonto:* endodontia ou avulsão dental.
2. *Periodonto:* raspagens e curetagens ou avulsão dental.
3. *Periocoronarite:* ulotomia. Evitar a remoção cirúrgica do dente envolvido até que o quadro clínico melhore consideravelmente.
4. *Fraturas abertas:* remoção de espículas, drenagem e sutura.
5. *Toxidade física ou química:* controle de dieta e exposição ao ambiente.
6. *Pós-operatório:* remoção de pontos, espículas e tecidos necróticos.

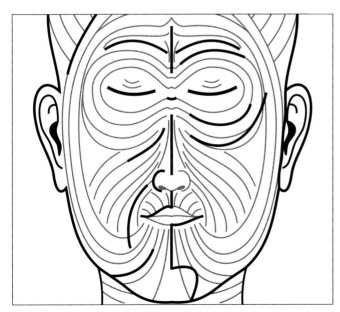

Fig. 5-5. Esquema das linhas de Langerhans em uma vista anterior. Esquema dos músculos envolvidos e linhas de incisões sugeridas.

Osteotomia e Sequestrectomia

Em lesões hipersépticas ou intensamente dolorosas indica-se a trepanação óssea para facilitar a drenagem. Esta osteotomia deve ser feita com cinzéis e martelos, para não disseminar ainda mais os microrganismos. Os rotatórios produzem hiperaquecimento e difundem mais a contaminação.

Os sequestros podem ser removidos por curetas ou pinças goivas, até sua eliminação total.

Irrigação

A cavidade patológica deve ser irrigada o máximo possível com uma solução antisséptica, antibiótica ou mista. A irrigação sob pressão com seringa hipodérmica de 50 ou 100 mL e agulha fina auxilia na remoção dos tecidos necróticos e sequestros ósseos e estimula o sangramento, favorecendo e acelerando a reparação óssea.

A solução antisséptica preferencial para estas irrigações é o Tergentol, diluído a 10% em solução fisiológica. Os antibióticos que vêm sendo usados são o cloranfenicol e a linfomicina. Tem-se desenvolvido, com resultados bastante satisfatórios para a irrigação de processos sépticos ósseos, uma solução de antimicrobianos e antissépticos. A solução é a seguinte mistura proporcional:

- 5,0 mL (1.000 mg) de cloranfenicol (Sintomicetina®, Quemicetina®).
- 2,0 mL (600 mg) de linfomicina (Frademicina®).
- 7,0 mL de tergentol.
- 7,0 mL de furacin líquido (antisséptico e emoliente).
- 7,0 mL de água destilada.

Estas substâncias são homogeneizadas sempre antes de serem utilizadas. Devem-se promover irrigações diárias ou duas vezes ao dia e devem anteceder a colocação de curativos.

Colocação de Dreno

Eliminado um segmento da lâmina cortical externa do osso, prepara-se um dreno de borracha macia de Penrose número 1 produzindo-se no mesmo, perfurações várias na porção que ficará introduzida nos tecidos com o objetivo de sugar ainda mais a exsudação. Deve estar lubrificado com uma pomada cicatrizante (Hipoglós®) ou vaselina para impedir sua aderência às margens da ferida.

O dreno é introduzido no foco da exsudação em forma de sanfona, de vai e vem, de cima para baixo e de anterior para posterior, alcançando o máximo do conteúdo da lesão. Deve permitir o escape de toda exsudação formada.

O dreno deve ser fixado, por ponto-sutura, na mucosa ou pele para que não tenha mobilidade, ou mesmo seja expulso.

Curativos

Os curativos consistem em higienização bucal com bochechos de clorexidina a 0,12% e/ou da pele (nos casos da face e da cervical) com pincelagens de gaze embebida em solução de clorexidina a 2%, irrigação abundante com a solução descrita acima preferencialmente, mobilização do dreno para evitar-se epitelizações em seu entorno e curativo propriamente dito, caso o acesso tenha sido facial ou cervical supra-hióidea. Neste caso o curativo deve ser apenas de proteção, isto é, frouxo, fofo no seu meio a fim de proporcionalizar uma boa drenagem e absorção pelas gazes do curativo.

A higiene bucal deve ser conseguida por escovação dental e enxáguo com colutórios, preferencialmente a base de clorexidina.

A irrigação diária com uma das soluções preconizadas deve ser feita através da luz do dreno ou por aplicação, paralela a este, com auxílio de agulha e seringa Luer e aspirador. Deve objetivar a remoção de tecidos necróticos e a estimulação de sangramento espontâneo.

A cada curativo deve-se mobilizar o dreno e remover um pequeno segmento a cada curativo, até sua remoção total.

Quando a via de acesso for facial ou cervical, há necessidade de colocação de gazes sobre a extremidade externa do dreno, com o objetivo de não permitir o contato direto da ferida com o meio ambiente, e para absorver o exsudato expelido. Para tanto o curativo não pode comprimir o dreno. As gazes devem ser colocadas frouxas e fixadas por esparadrapos somente em suas margens.

Estes procedimentos devem ser preferencialmente diários ou de dois em dois dias, de acordo com a gravidade do caso, até que desapareçam as manifestações clínicas e se feche a fístula. As secreções são acidas e se não removidas pela limpeza diariamente irritará a pele e poderá levá-la a necrose. A troca de curativos deve ser feita com o máximo controle da biossegurança, deve-se estar protegido por luvas e utilizar instrumentos estéreis. Todo material séptico removido deve ser lançado em lixo apropriado e descartado e o instrumental devidamente lavado e esterilizado.

O paciente infectado deve ficar em isolamento se a secreção não puder ser contida pelas compressas de gaze, isto é, em grandes drenagens.

Pós-Operatório

Acidentes

Os acidentes são muito variáveis e dependem da extensão e da gravidade do quadro. Contudo, sempre são passíveis: fraturas ósseas, lesões de tecidos moles, vasos e nervos.

Complicações

As complicações mais sérias podem ser bacteremia e septicemia, subsequentes a um mau preparo do estado sistêmico do doente. Podem estar presentes também hemorragias pós-operatórias.

Bacteriemia é a presença de toxinas ou de bactérias na corrente sanguínea, o que pode implicar em alterações sistêmicas como febre, calafrios, sudorese, mal-estar geral e outras.

Septicemia é a presença e proliferação de microrganismos no interior da corrente sanguínea, é uma infecção generalizada, a qual pode implicar em sérias complicações sistêmicas, colocando a vida do paciente em risco.

COLEÇÕES PURULENTAS DOS TECIDOS MOLES

Conceito

São aqueles que possuem ação nas estruturas tegumentares a partir dos dentes (endodôntica ou periodontal) ou não, de feridas ou outras lesões do revestimento epitelial (pele ou mucosa).

Classificação

Os processos infecciosos considerados neste estudo são:

1. Abscesso:
   - Periapical.
   - Periodontal.
2. Celulite.
3. Angina de Ludwig.

Abscesso

É a coleção purulenta circunscrita e mais ou menos localizada dos tecidos moles, podendo possuir origem odontogênica ou não.

O abscesso, quanto à fase, pode ser agudo ou crônico.

O agudo possui uma evolução rápida, dor acentuada, febre e mal-estar geral, podendo, ocasionalmente, produzir dor reflexa à distância.

O crônico possui aspecto mais localizado com ponto de flutuação, local mais superficial e amolecida da coleção purulenta, tendendo a fistular-se.

Periapical

O abscesso periapical, também chamado de dento-alveolar, alveolar ou radicular, é uma coleção purulenta circunscrita que envolve os tecidos periapicais.

A sua etiologia pode ser a partir da ação de agentes físicos, mecânicos, químicos e microbianos que atingem irreversivelmente a polpa dental.

A dor é bastante acentuada pela constante formação de pus, produzindo pressão sobre os tecidos da área, tumefação, extrusão e mobilidade do dente envolvido e sensibilidade extrema à percussão e à palpação.

Os dentes adjacentes podem também estar comprometidos. Os tecidos tegumentares da face apresentam rubor, aumento da temperatura e do volume (Fig. 5-6).

Radiograficamente, nos agudos, a radiografia pode ser negativa, não apresentar nenhum sinal como radiolucência, por ainda não haver desmineralização óssea ou mostrar

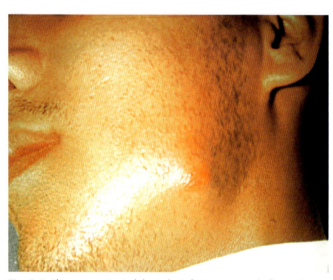

Fig. 5-6. Abscesso periapical de molar inferior e ponto de flutuação na região supra-hióidea à esquerda.

espessamento do perecimento. Nos processos crônicos, observam-se áreas radiolúcidas de tamanho e formato variáveis.

O tratamento indicado é o estabelecimento da drenagem e o controle medicamentoso de combate a sintomatologia e a infecção (ver a seguir). A drenagem pode ser feita pela abordagem da câmara pulpar, pela avulsão dental ou pela drenagem propriamente dita e eliminação da causa.

Periodontal

O abscesso periodontal ou lateral está associado a uma doença periodontal existente.

A sua etiologia é variável, contudo acredita-se ser pela obstrução por cálculos de uma bolsa profunda, em nível de colo dental (Fig. 5-7).

O tratamento é semelhante a qualquer outro abscesso, consistindo no tratamento cirúrgico de drenagem e remoção da causa e do tratamento clínico medicamentoso de combate a sintomatologia e a infecção.

Os pacientes com abscessos podem ser tratados em regime ambulatorial.

Tratamento Clínico

A sintomatologia dolorosa leve deve ser combatida através de analgésicos do grupo dos salicilatos (AAS®, Melhoral®) ou dos pirasolônicos (Novalgina®, Dipirona®) em doses de 500 mg a cada 4 horas, não devendo ser utilizados por mais de 3 dias. Nos casos de dores moderadas pode-se optar por analgésicos mais fortes a partir da combinação de codeína e acetaminofen (Tylex®) administrando 1 comprimido de 30 mg a cada 4 horas.

A infecção em forma de abscesso deve ser combatida através de antibióticos de largo espectro. Para tratamento clínico dos abscessos em regime ambulatorial deve-se prescrever amoxicilina (500 mg) VO de 8/8 h ou amoxicilina com clavulanato (500 mg) VO de 8/8 h por 10 dias. Caso o paciente tenha alergia à penicilina, deve-se indicar cefadroxil (500 mg) VO de 12/12 h.

Em condições especiais em que a evolução do abscesso apresente características de alta virulência (rápida evolução, grande aumento de volume, invasão tecidual adjacente e outras) ou que tenha comprometimento do estado geral (febre, sudorese profusa, calafrios, mal-estar geral e outras), indicam a hospitalização do paciente de um combate mais rigoroso a infecção.

A antibioticoterapia deve ser endovenosa e, preferencialmente, com penicilina cristalina de 1 a 2 milhões de UI (Unidades Internacionais) de 6/6 h. Em casos de alergias à penicilina opta-se pela prescrição de cefazolina de 1 a 2 gramas de 8/8 h. Esta antibioticoterapia deve ser de 7 a 10 dias corridos e ininterruptos.

Tratamento Cirúrgico

A drenagem consiste na evacuação de líquidos e semilíquidos do interior dos tecidos orgânicos (ver tratamento cirúrgico da celulite).

Celulite

Celulite, fleimão ou flegmão é a coleção purulenta difusa e invasiva dos tecidos moles, vencendo as barreiras locais, acarretando manifestações sistêmicas pela bacteremia transitória. Esta difusão é provocada pela presença de hialuronidase e fibrolisinas, as quais degradam as substâncias intercelulares e fibrinas. Os principais produtores destas substâncias são os estreptococos.

As celulites orbitárias, principalmente as pós-septais, apresentam alto risco de trombose do seio cavernoso e meningite. Portanto a antibioticoterapia deve ser feita com antibióticos de amplo espectro que ultrapassem a barreira hematoencefálica.

Devido ao intenso aumento de volume, os tecidos faciais apresentam-se distendidos, rígidos, avermelhados e muito doloridos, não circunscritos. Induz à hipertermia, leucocitose, mal-estar geral, calafrios e sudorese, geralmente com linfadenite regional. Nesta fase ainda não há necrose significativa, portanto ainda não existe a exsudação purulenta (Fig. 5-8).

A sua evolução é muito rápida e a toxidade severa. Exigem antibioticoterapia eficaz e intensa com administração de antibióticos de ação principal sobre os estreptococos, exigem, ainda, a remoção do fator causal e, assim que possível, a drenagem (Quadro 5-3).

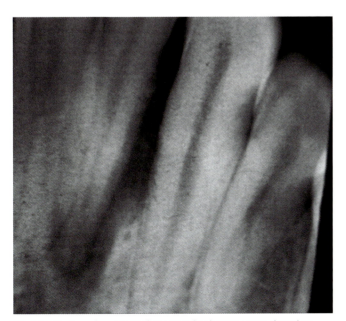

Fig. 5-7. Radiografia periapical mostrando abscesso periodontal na região de canino e lateral inferiores.

Quadro 5-3. Diagnóstico Diferencial entre Abscesso e Celulite

Características	Abscesso	Celulite
Duração	Crônica	Aguda
Dor	Localizada	Generalizada
Tamanho	Pequeno	Grande
Localização	Circunscrita	Difusa
Palpação	Flutuantes	Endurecidas
Exsudação	Sim	Não
Gravidade	Baixa	Alta
Bactérias	Anaeróbias	Aeróbias

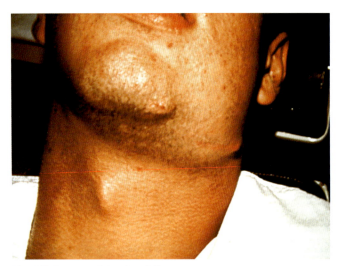

Fig. 5-8. Aspecto clínico da celulite.

Também pode-se apresentar diferenciação quanto à preferência do ambiente ideal para tratamento. Nos abcessos opta-se pelo tratamento ambulatorial e medicação por via oral, salvo em casos de grande evolução local e/ou apresentação de manifestações clínicas importantes. Nas celulites opta-se pelo tratamento em ambiente hospitalar e por medicação por via endovenosa.

Tratamento Clínico

Antes de preconizar o tratamento deve-se analisar se deve ser realizado em nível ambulatorial ou hospitalar, em razão da complexidade e gravidade da infecção. Deve-se verificar minuciosamente:

A) A evolução da infecção se lenta ou rápida.
B) A extensão da tumefação e o envolvimento da face e/ou pescoço.
C) A presença de trismo, pois aberturas bucais inferiores a 10 milímetros dificultam a dieta, a higiene e o tratamento local.
D) A presença de disfagia (falta de apetite) importante e/ou dispneia (alterações na frequência respiratória).
E) A temperatura corporal, aquelas acima de 38°C podem indicar bacteriemia ou septicemia.
F) O leucograma, valores acima de 12.000 mm³, com neutrocitose e com bastões iguais ou superiores a 10% indicam desvio à esquerda por infecção grave.
G) A reação orgânica à infecção.

Os pacientes com celulites devem ser tratados em regime hospitalar, pelo menos na fase aguda, devido ao comprometimento sistêmico.

A infecção em forma de celulite deve ser combatida através de antibióticos de largo espectro. Para tratamento clínico das celulites em regime ambulatorial deve-se prescrever cefadroxil (500 mg) VO de 12/12 h.

Na hospitalização deve-se solicitar acompanhamento simultâneo da clínica médica ou pediatria, se adulto ou criança, respectivamente.

Estes pacientes são portadores de infecções graves ou gravíssimas e devem ser monitorados laboratorialmente através dos seguintes exames de sangue: 1. hemograma completo – séries vermelha e branca, 2. bioquímica – glicose, ureia, creatinina, sódio e potássio. Repetir estes exames a cada 3 dias.

Prescrição para o Paciente Hospitalizado

Observar que as indicações farmacológicas são ilustrativas e sugestivas. Antes de aplicar qualquer medicação, deve-se atualizar e ver as recomendações mais atuais indicados pelos serviços de controle da infecção hospitalar e clínica médica.

A) Dieta líquida/pastosa hiperproteica (sucos, vitaminas, mingaus, sopas, canjas, leite etc.) ± 3.000 calorias/dia.
B) Hidratação – solução glicosada: 2.000 mL; solução fisiológica: 500 mL. Deixar correr via endovenosa 35 gotas/min.
C) Energéticos: vitamina C e complexo B. Introduzir 1 ampola nos frascos 1 e 3 de solução glicosada.
D) Equilíbrio hidroeletrolítico: KCl (cloreto de potássio). Introduzir 1 ampola de 5 mL a 19,8%: nos frascos 2 e 4 de solução glicosada . O sódio é reposto concomitante à infusão da solução fisiológica com 4,5 g.
E) Antibiótico (Quadros 5-4 e 5-5).
F) Anti-inflamatório: hidrocortisona (Solucortef®) aplicar ampola de 500 mg por via EV a cada 24 horas durante 3 dias.
G) Analgésico:
   ▪ Dores leves – dipirona (Novalgina®, Dipirona®): aplicar ampola de 2 mL diluído em 3 mL de água destilada, por via endovenosa lentamente de 4/4 h, em caso de dores leves ou febre. Avaliar alergias e tensão arterial, a qual não deve ser inferior a 100 x 60 mmHg, pois os pirasolônicos causam vasodilatação periférica e podem causar hipotensão.
   ▪ Dores moderadas – tramadol (Tramal®): aplicar 1 ampola de 100 mg por via intramuscular ou endovenosa lentamente, de 8/8 ou de 12/12 h, conforme a necessidade e intensidade.
   ▪ Dores fortes – solução analgésica: analgésico forte (Dolantina®) – 1 ampola de 2 mL + Analgésico Fraco (Novalgina®, Dipirona®) – 1 ampola de 5 mL + Antiémetico (Plasil®, Eucil®) – 1 ampola de 2 mL + água destilada 7 mL – aplicar 4 mL desta solução por via endovenosa de 4/4 h, em casos de dores moderadas e fortes.
H) Sedativo: midazolan (Dormonid®) tem efeito ansiolítico, sedativo e hipnótico. Deve-se avaliar constantemente a agitação do paciente e sua ansiedade. Para os pacientes que estejam deglutindo bem dar 1 comprimido por via oral às 8 e às 20 horas. Para os pacientes que não estejam deglutindo, aplicar uma ampola de 3 mL por via intramuscular as 20 horas. Não deve ser considerado nos casos de uso da solução analgésica.
I) Bochechos com água morna e compressas quentes sobre a área afetada o máximo de vezes possível (Quadro 5-4).

A Penicilina G Cristalina atua sobre os cocos Gram-positivos aeróbios e anaeróbios e bacilos anaeróbios, sendo bem indicadas em infecções dos tecidos moles.

Ampicilina pode substituir em segunda escolha a Penicilina G Cristalina.

A amicacina é um aminoglicosídeo que atua sobre os estafilococos áureos e bactérias Gram-negativas aeróbias. A associação destas duas tem efeito sinérgico sobre estreptococos na celulite e na Angina de Ludwig.

Quadro 5-4. Antibioticoterapia para Infecções Graves em Pacientes Internados*

Antibióticos associados	Vias de Introdução	Adultos	Crianças
Penicilina G Cristalina *ou*	Endovenosa	3 a 4 milhões de U.I. diluídos em 80 mL de solução fisiológica em 30 microgotas/min de 4/4 h ou de 6/6 h	150.000 U.I./kg/dia divididas em 4 a 6 doses diluídas em 60 mL de solução fisiológica em 30 microgotas/min de 4/4 h ou 6/6 h
Oxacilina (2ª)	Endovenosa	2 g aplicado lentamente de 6/6 h	
Associada à			
Amicacina	Endovenosa	500 mg diluídos em 80 mL de solução fisiológica em 30 microgotas/min de 12/12 h	15 mg/kg/dia divididos em 2 doses diluídas em 60 mL de solução fisiológica em 30 microgotas/min de 12/12 h
Ou			
Gentamicina	Endovenosa	80 mg diluídos em 80 mL de solução fisiológica em 30 microgotas/min de 8/8 h	1,5 mg/kg/dia dividido em 2 doses diluídas em 60 mL de solução fisiológica em 30 microgotas/min de 8/8 h

*Observação importante: Estas medicações e posologias são sugestões e devem ser revistas antes da administração no paciente. São drogas que variam muito e que podem perder suas indicações com o tempo. Sugere-se verificar as recomendações mais atuais dos serviços, antes de administrar qualquer fármaco.

Quadro 5-5. Antibioticoterapia para Infecções Graves em Pacientes Internados com Alergia a Penicilina*

Antibióticos associados	Vias de introdução	Adultos	Crianças
Clindamicina (Dalacin C®)	Endovenosa	600 mg diluídos em 100 mL de solução fisiológica em 30 microgotas de 8/8 h	20 mg/kg/dia, divididos em 4 doses diluídas em 60 mL de solução fisiológica em 30 microgotas/min de 4/4 h ou 6/6 h
Ou			
Cefazolina	Endovenosa	1 a 2 gramas de 8/8 h	30 mg/kg/dia divididos em 4 doses diluídos em 30 mL de solução fisiológica em 30 microgotas/min de 6/6 h
Associada à			
Amicacina	Endovenosa	500 mg diluídos em 80 mL de solução fisiológica em 30 microgotas/min de 12/12 h	15 mg/kg/dia divididos em 2 doses diluídas em 60 mL de solução fisiológica em 30 microgotas/min de 12/12 h
Ou			
Gentamicina	Endovenosa	80 mg diluídos em 80 mL de solução fisiológica em 30 microgotas/min de 8/8 h	1,5 mg/kg/dia divididos em 2 doses diluídas em 60 mL de solução fisiológica em 30 microgotas/min de 8/8 h

*Observação importante: Estas medicações e posologias são sugestões e devem ser revistas antes da administração no paciente. São drogas que variam muito e que podem perder suas indicações com o tempo. Sugere-se verificar as recomendações mais atuais dos serviços de infectologia e controle da infecção, antes de administrar qualquer fármaco.

A Gentamicina também é um Aminoglicosídeo indicada em baixas taxas de resistência a Gram-negativos. Associada à ampicilina ou à penicilina é bem indicada em infecções graves.

Entretanto, existem pacientes que têm sensibilidade à penicilina, neste caso tem-se uma associação alternativa a clindamicina ou Cloranfenicol associada à amicacina ou à gentamicina.

A clindamicina possui um custo mais elevado, quando em comparação aos outros aqui estudados.

O Cloranfenicol apresenta toxidade importante podendo ocasionar depressão da medula óssea e leucopenia e anemia aplásica, portanto deve ser utilizado somente em infecções gravíssimas em pacientes alérgicos a outros antibióticos.

Em casos menos graves, menos agressivos, onde não há manifestações gerais como febre, calafrios, sudorese, mal-estar geral, pode-se proceder a um tratamento clínico ambulatorial.

A Amicacina e a Gentamicina devem ser usadas por no máximo 7 dias em razão de sua alta toxidade auditiva e renal.

Prescrição para o Paciente Ambulatorial Adulto

Observar que as indicações farmacológicas são ilustrativas e sugestivas. Antes de aplicar qualquer medicação, deve-se atualizar e ver as recomendações mais atuais indicadas pelos serviços de controle da infecção hospitalar e infectologia.

A) Dieta líquida/pastosa hiperproteica e hipercalórica (sucos, vitaminas, mingaus, sopas, canjas, leite etc.) ± 3.000 calorias/dia.

B) Energéticos: vitamina C (Redoxon®) administrar 1 g em meio copo com água filtrada após totalmente dissolvida, 1 vez ao dia.

C) Antibiótico: cefalexina por via oral 1 g = duas cápsulas de 500 mg, de 6/6 h.

D) Anti-inflamatório: enzimático, para dissolver a barreira inflamatória e permitir a entrada do antibiótico na infecção (Parenzyme Enzimas®); administrar uma drágea de 6/6 h por via oral, durante 5 dias.

E) Analgésico:
- Dores leves: dipirona (Novalgina®, Dipirona®) – dar 1 comprimido de 500 mg ou 1 gota/kg/peso, totalizando o máximo de 40 gotas em copo com um pouco de água filtrada de 4/4 h, em caso de dores leves ou febre. Avaliar alergias e tensão arterial, a qual não deve ser inferior a 100 x 60 mmHg, pois os pirasolônicos causam vasodilatação periférica e podem causar hipotensão.
- Dores moderadas: tramadol (Tramal®) – dar uma cápsula de 100 mg ou 30 gotas com um pouco de água por via oral, de 8/8 ou de 12/12 h, conforme a necessidade e intensidade.

F) Sedativo: midazolan (Dormonid®) tem efeito ansiolítico, sedativo e hipnótico. Deve-se avaliar constantemente a agitação do paciente e sua ansiedade. Dar 1 comprimido por via oral às 8 e às 20 horas.

G) Bochechos com água morna e compressas quentes sobre a área afetada o máximo de vezes possível (Fig. 5-9).

Tratamento Cirúrgico

O tratamento cirúrgico baseia-se na instalação de uma via de acesso para drenagem.

Anestesia

Sempre que houver um processo infeccioso supurativo a anestesia só poderá ser realizada de forma locorregional (bloqueio) à distância ou geral. Na locorregional deve-se considerar que a introdução de agente anestésico local no interior de processos infecciosos pode produzir bacteriemia, além de não se instalar a anestesia. Na geral deve-se considerar que o paciente está com debilidade sistêmica e que a anestesia é sempre um risco, além disso, os pacientes com celulite geralmente têm trismo, que não permite a intubação oro ou nasotraqueal.

Incisão e Via de Acesso

Geralmente as celulites não apresentam ponto de flutuação para a drenagem. Quando existir, a incisão deve ser o mais próximo possível dele. Quando este for inexistente em razão da localização profunda da coleção purulenta, esta deve respeitar a anatomia regional e a ação gravitacional atmosférica.

Esta incisão deve ser posicionada de baixo para cima, a fim de possibilitar drenagem quando o paciente estiver em pé, sentado ou deitado.

Divulsão

A partir da incisão, o tecido celular subcutâneo e/ou muscular, deve ser separado delicadamente de forma a oferecer o mínimo de traumatismo possível. Esta separação pode ser levada a êxito com auxílio de tesoura de Metzembaum ou pinças hemostáticas.

Drenagem

Ao atingir o foco central da infecção, separam-se as margens da ferida com o próprio instrumental de divulsão, abrindo-se a tesoura de Metzembaum no interior dos tecidos, com o objetivo de abrir passagem ao líquido ou semilíquido, que constitui a coleção purulenta. É possível, de acordo com o estágio da infecção, que ainda não haja secreção e apenas saia sangue.

Se houver exsudação devem-se comprimir manualmente as estruturas superpostas ao foco, para complementar a remoção. A compressão simultânea deve ser de caudal para cranial e de cranial para a caudal, unindo-se na ferida, de forma análoga de anterior para posterior e de posterior para a anterior. Se não houver drenagem ou evacuação de exsudação, apenas deve-se colocar o dreno e aguardar a sua formação e saída.

Colocação de Dreno

Inicialmente prepara-se um dreno de borracha de Penrose número 1. Este dreno deve ser preparado com algumas perfurações em seu contorno na extensão que ficará na intimidade do foco com o objetivo de sugar ainda mais a exsudação.

Em seguida o dreno é introduzido no foco da exsudação em forma de sanfona, de vai e vem, de cima para baixo e de anterior para posterior, alcançando o máximo do conteúdo da lesão.

O dreno deve estar lubrificado com uma pomada cicatrizante (Hipogloss®) ou vaselina para impedir sua aderência às margens da ferida.

O dreno deve ser fixado, por ponto de sutura a mucosa, se o acesso for bucal para que não seja expulso por ações de mobilidade das bochechas, lábios ou língua. Na pele não há necessidade deste ponto.

Curativo

O curativo consiste na higiene da mucosa ou pele onde está fixado o dreno. Esta higienização deve ser feita com solução fisiológica e depois com água oxigenada, apenas na pele e na mucosa.

Em seguida este dreno deve ser mobilizado para evitar a epitelização ao se redor e formação de fístula cutânea. Após a mobilização deve-se remover e cortar cerca de 1 a 2 cm, de acordo com o seu tamanho e reação da lesão ao tratamento.

Quando a via de acesso for facial ou cervical supra-hióidea, o dreno é coberto com gaze, conforme descrito anteriormente no tratamento dos tecidos duros (Figs. 5-10 e 5-11).

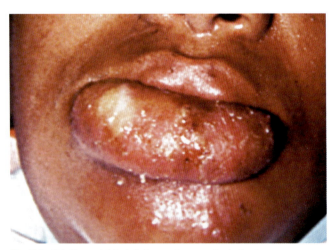

Fig. 5-9. Celulite no lábio inferior, após a manipulação de uma acne.

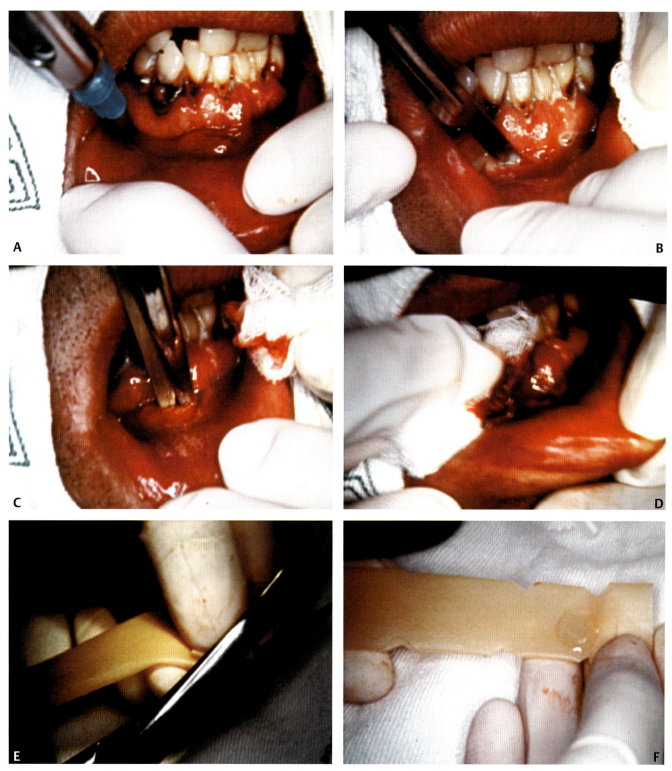

Fig. 5-10. Drenagem de abscesso. Via bucal. (**A**) Anestesia a distância. (**B**) Incisão. (**C**) Divulsão. (**D**) Drenagem. (**E**) Perfuração do dreno. (**F**) Lubrificação do dreno. *(Continua.)*

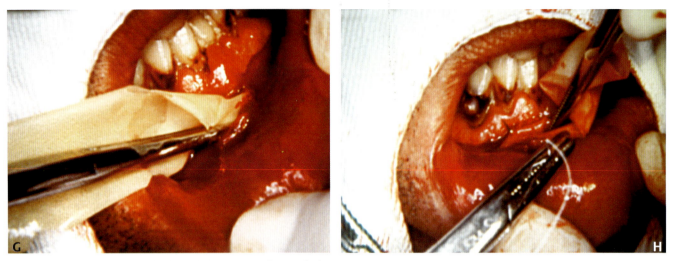

Fig. 5-10. *(Cont.)* (**G**) Colocação do dreno. (**H**) Sutura para fixação do dreno.

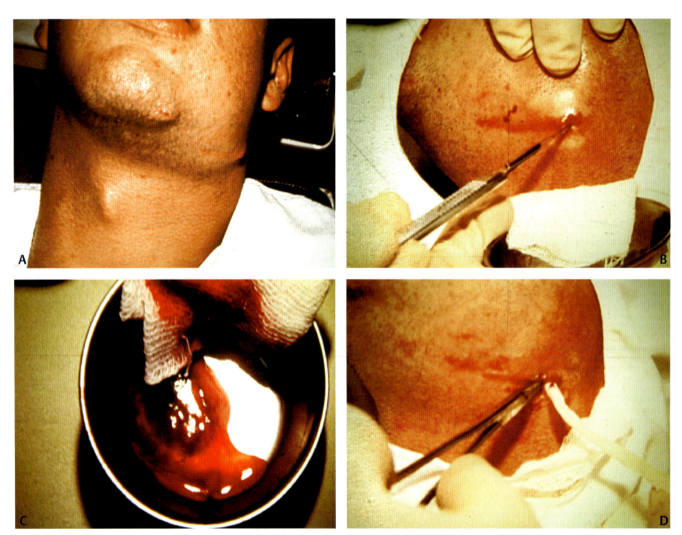

Fig. 5-11. Drenagem cervical de celulite. (**A**). Caso clínico. (**B**) Incisão. (**C**) Drenagem. (**D**) Início da colocação do dreno. *(Continua.)*

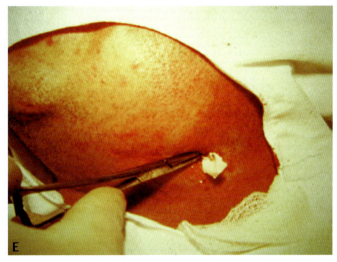

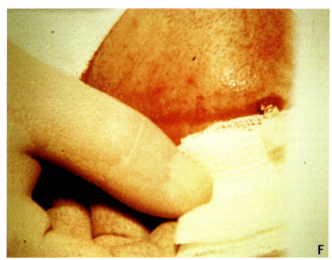

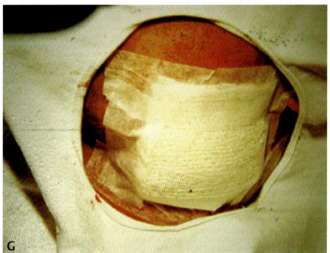

Fig. 5-11. *(Cont.)* (**E**) Conclusão da introdução do dreno. (**F**) Curativo protetor da pele. (**G**) Curativo cervical supra-hióide.

Angina de Ludwig ou Fleimão de Assoalho Bucal

Angina de Ludwig ou fleimão de assoalho de boca é uma infecção aguda, tóxica e grave, que invade os espaços submandibulares, sublinguais e submentonianas em ambos os lados, com evolução muito rápida, o que pode ser mórbido e mortal. São relativamente raras e possuem origem odontogênica em torno de 90% dos casos.

Esta entidade inicia-se no espaço submandibular envolvendo posteriormente os espaços sublingual e submentoniano. Surge a partir da lesão de um dente inferior, traumatismo penetrante do assoalho de boca, fratura exposta da mandíbula com ou sem osteomielite ou infecções das glândulas submandibulares.

É uma infecção de evolução rápida do assoalho de boca com consequente elevação de língua, não evidenciando localização. Apresenta-se como um extenso aumento de volume eritomatoso e endurecido nos espaços glossossupra-hióideos, que diminuem o diâmetro de parte da faringe e laringe.

Tornam-se dificultadas a mastigação, a deglutição e a respiração. O paciente apresenta hipertermia, taquicardia e taquipneia, mal-estar geral, dor severa, trismo, sialorreia e hálito fétido putrescente. Com a sua evolução há envolvimento do pescoço, podendo ocorrer edema: de glote, do espaço perifaríngeo, da bainha carotídea e da fossa pterigopalatina, o que obstrui a passagem de ar e implica em asfixia mecânica e séria possibilidade de morte. Quando o ar fica impedido de passar e o aumento de volume envolve todo o pescoço, há dificuldade de se promover a traqueostomia, fato que, muitas vezes, indica este procedimento de forma preventiva. Deve-se lembrar que não há possibilidade de cricotireoidostomia pela desconfiguração da anatomia e nem a intubação oro ou nasotraqueal, pelo trismo e pela oclusão da orofaringe (Fig. 5-12).

A Angina de Ludwig ou Fleimão de Assoalho de Boca constitui-se um grave problema, que indica a hospitalização do paciente para observação ostensiva e medicação venosa, constituindo o tratamento em antibioticoterapia maciça e drenagem.

Tratamento Clínico

Neste caso devem-se prescrever antibióticos associados a anti-inflamatórios e analgésicos com ação principal sistêmica. Concomitantemente promovem-se bochechos quentes com soluções antissépticas e compressas também quentes em toda a região supra-hióidea, enfatizando os ângulos mandibulares. Estes procedimentos devem ser realizados durante 10(dez)

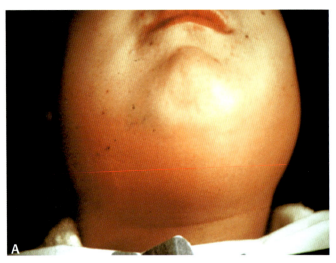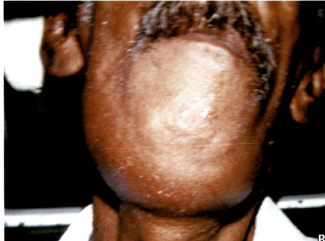

Fig. 5-12. Angina de Ludwig. (**A** e **B**) Casos clínicos.

minutos a cada hora ou 2(duas) horas, exceto durante o sono. Tem a intenção de promover-se um ponto de flutuação ou fistuloso bucal ou cervical.

São casos rebeldes de infecções com alta virulência, em localizações que comprometem a vida do paciente debilitado no estado geral, havendo necessidade de hospitalização para um tratamento mais rigoroso e monitorado.

Nestes casos há comprometimento metabólico do paciente por dificuldade de alimentar-se, seja por limitação fisiológica da dinâmica mandibular ou pela presença de fortes algias.

A hipertermia (febre) pode surgir pela presença de toxinas circulantes ou bacteremia transitória, a qual pode evoluir a uma septicemia.

A prescrição deve seguir o roteiro abaixo, não desatentando aos processos de hipersensibilidade.

Paciente Adulto Hospitalizado

Observar que as indicações farmacológicas são ilustrativas e sugestivas. Antes de aplicar qualquer medicação, deve-se atualizar e ver as recomendações mais atuais indicados pelos serviços de controle da infecção hospitalar e infectologia.

A) Dieta líquida/pastosa hiperproteica (sucos, vitaminas, mingaus, sopas, canjas etc.) ± 3.000 calorias/dia, sempre que possível.
B) Hidratação: solução glicosada: 2.000 mL; solução fisiológica: 500 mL. Deixar correr via endovenosa 35 gotas/min.
C) Energéticos: vitamina C e complexo B. Introduzir 1 ampola nos frascos 1 e 3 de solução glicosada.
D) Equilíbrio hidroeletrolítico: KCl (cloreto de potássio). Introduzir 1 ampola de 5 mL a 19,8%: nos frascos 2 e 4 de solução glicosada. A necessidade de 4,5 g de sódio é reposta durante a infusão de solução fisiológica.
E) Antibiótico: fazer uso de 3 antibióticos associados. A amicacina e a gentamicina são ototóxicas e nefrotóxicas. Os aminoglicosídeos e a clindamicina podem ocasionar bloqueio neuromuscular (reversível com sulfato de cálcio) durante ou após a anestesia geral, quando for o caso. Os aminoglicosídeos devem ser administrados por um período máximo de 7 a 10 dias, sendo mais úteis na celulite (Quadros 5-6 e 5-7).
F) Anti-inflamatório: hidrocortisona (Solucortef®) aplicar ampola de 500 mg por via EV da seguinte forma:

Quadro 5-6. Antibioticoterapia para Infecções Gravíssimas em Pacientes Internados*

Antibióticos associados	Vias de introdução	Adultos	Crianças
Linezolida	Endovenosa	600 mg de 12/12 h	
Associada à			
Piperacilina/ Trazobactran	Endovenosa	4,5 g de 6/6 h	
Associada à			
Amicacina	Endovenosa	500 mg diluídos em 80 mL de solução fisiológica em 30 microgotas de 12/12 h	15 mg/kg/dia divididos em 2 doses diluídas em 60 mL de solução fisiológica em 30 microgotas de 12/12 h

*Observações Importantes: Este tratamento antibioticoterápico deve ser por no mínimo 7 dias e por no máximo 14 dias.
Estas medicações e posologias são sugestões e devem ser revistas antes da administração no paciente. São drogas que variam muito e que podem perder suas indicações com o tempo. Sugere-se verificar as recomendações mais atuais dos serviços de infectologia e controle da infecção antes de administrar qualquer fármaco.

Quadro 5-7. Antibioticoterapia para Infecções Gravíssimas em Pacientes Internados Alérgicos à Penicilina*

Antibióticos associados	Vias de introdução	Adultos	Crianças
Clindamicina Ou	Endovenosa	600 mg diluídos em 100 mL de solução fisiológica em 30 microgotas/min de 6/6 h	20 mg/kg/dia divididos em 4 doses diluídas em 60 mL de solução glicosada em 30 microgotas/min de 6/6 h
Cloranfenicol	Endovenosa	1 g diluídos em 100 mL de solução fisiológica em 20 microgotas/min de 6/6 h	30 mg/kg/dia divididos em 4 doses diluídas em 30 mL de solução fisiológica em 25 microgotas/min de 6/6 h
Associada a			
Amicacina Ou	Endovenosa	500 mg diluídos em 80 mL de solução fisiológica em 30 microgotas/min de 12/12 h	15 mg/kg/dia divididos em 2 doses diluídas em 0 mL de solução fisiológica em 30 microgotas/min de 12/12 h
Gentamicina	Endovenosa	80 mg diluídos em 80 mL de solução fisiológica em 30 microgotas/min de 8/8 h	1,5 mg/kg/dia divididos em 3 doses diluídas em 60 mL de solução fisiológica em 30 microgotas/min de 8/8 h
Associada a			
Metronizadol	Endovenosa	500 mg diluídos em 100 mL de solução fisiológica em 30 microgotas/min de 6/6 h ou 8/8 h	25 mg/kg/dia divididos em 4 doses diluídas em 60 mL de solução fisiológica em 30 microgotas/min de 6/6 h

*Observações importantes: Fazer uso de três antibióticos associados.
Estas medicações e posologias são sugestões e devem ser revistas antes da administração no paciente. São drogas que variam muito e que podem perder suas indicações com o tempo. Sugere-se verificar as recomendações mais atuais dos serviços de infectologia e controle da infecção, antes de administrar qualquer fármaco.

- 6/6 h nas primeiras 24 horas;
- 8/8 h das 24 às 48 horas.
- 12/12 h das 48 as 72 horas.
- Avaliar: 1. estado geral do paciente; 2. evolução do edema e a possibilidade de asfixia.

G) Analgésico:
- Dores leves: dipirona (Novalgina®, Dipirona®) – aplicar ampola de 2 mL diluído em 3 mL de água destilada, por via endovenosa lentamente de 4/4 h, em caso de dores leves ou febre. Avaliar alergias e tensão arterial, a qual não deve ser inferior a 100 x 60 mmHg, pois os pirasolônicos causam vasodilatação periférica e podem causar hipotensão.
- Dores moderadas: tramadol (Tramal®) – aplicar uma ampola de 100 mg por via intramuscular ou endovenosa lentamente, de 8/8 ou de 12/12 h, conforme a necessidade do paciente e intensidade da dor.
- Dores fortes: solução analgésica – analgésico forte (Dolantina®) – 1 ampola de 2 mL + analgésico fraco (Novalgina®, Dipirona®) – 1 ampola de 5 mL + antiémetico (Plasil®, Eucil®) – 1 ampola de 2 mL + água destilada 7 mL – aplicar 4 mL desta solução por via endovenosa de 4/4 h, em casos de dores moderadas e fortes.

H) Sedativo: midazolan (Dormonid®) tem efeito ansiolítico, sedativo e hipnótico. Deve-se avaliar constantemente a agitação do paciente e sua ansiedade. Para os pacientes que estejam deglutindo bem dar 1 comprimido por via oral às 8 e às 20 horas. Para os pacientes que não estejam deglutindo, aplicar uma ampola de 3 mL por via intramuscular às 20 horas. Não deve ser considerado nos casos de uso da solução analgésica.

I) Bochechos com água morna e compressas quentes sobre a área afetada o máximo de vezes possível. Recomendável 10 minutos a cada hora ou 2 horas, respeitando o sono.

J) Cuidados gerais e sinais vitais bi-horários nas primeiras 24 horas. Melhorando o quadro clinico do paciente, aumentar o período de avaliação pela enfermagem para 4/4h. Caso não haja melhora significativa, manter as avaliações bi-horárias.

Tratamento Cirúrgico

O tratamento cirúrgico baseia-se na instalação de uma via de acesso para drenagem. Ainda não há um ponto de flutuação no qual se possa realizar uma drenagem. Caso exista, será o local onde se promove a drenagem.

O tratamento cirúrgico só pode ser realizado após iniciado o tratamento clinico, sendo o ideal pelo menos 24 horas após.

Anestesia

Sempre que houver um processo infeccioso supurativo a anestesia só poderá ser realizada de forma locorregional (bloqueio) à distância ou geral. Nestes casos há uma distorção anatômica que dificulta ou impossibilita a localização do tronco nervoso a ser anestesiado. Por outro lado, o paciente está com debilidade em seu estado geral, possui trismo e obstrução parcial da orofaringe e laringofaringe e o aumento de volume e dureza dos tecidos impossibilitam cricotireoidostomia ou traqueostomia, portanto dificultando ou impossibilitando a anestesia geral.

Quando esta for à situação, apenas anestesia a pele na área onde se fará a incisão e o procedimento será realizado apenas com sedação pelo anestesiologista, em sala de operações de um bloco cirúrgico.

Incisão e Via de Acesso

A incisão deve ser o mais próximo do ponto de flutuação possível. Quando este for inexistente devido à localização profunda da coleção purulenta, esta deve respeitar a anatomia regional e a ação gravitacional atmosférica.

Para estas anginas, o ideal é que sejam promovidas duas incisões para a via de acesso, realizadas em nível de gônios mandibulares, cerca de 20 mm abaixo deles, bilateralmente.

A incisão deve ser realizada com lâmina 11, que deve ser toda introduzida, respeitando os sentidos de dorsal para ventral (trás para frente), de caudal para cranial (baixo para cima) e de lateral para a medial (fora para dentro), respeitando os elementos anatômicos da região, principalmente ramo do nervo facial (marginal da mandíbula) e a artéria e veia faciais, que estão nestas proximidades em uma região anatômica deformada pelo aumento de volume produzido pelo edema.

Divulsão

A partir da incisão, os tecidos celulares subcutâneo e muscular, devem ser separados delicadamente de forma a sofrerem o mínimo de traumatismo possível. Esta separação pode ser levada a êxito com auxílio de tesoura de Metzembaum ou pinças hemostáticas que penetram fechadas nas feridas e se abrem em seu interior, afastando os tecidos sem grandes riscos de lesar elementos anatômicos importantes.

Drenagem

Ao atingir o foco da exsudação, se aguda, não se deve encontrar exsudato e sim apenas sangue, através de um sangramento modesto. Caso já esteja evoluindo há alguns dias pode-se encontrar um pouco de secreção.

De qualquer forma a tesoura de Metzembaum deve atingir fechada, a profundidade da ferida. Em seu interior deve ser aberta, separando-se as margens da ferida, com o objetivo de abrir passagem ao líquido ou semilíquido. Devem-se comprimir manualmente as estruturas superpostas ao foco, para complementar a remoção. A compressão simultânea deve ser de caudal para cranial e de cranial para a caudal, unindo-se na ferida, de forma análoga de anterior para posterior e de posterior para a anterior.

Colocação de Dreno

Saindo ou não secreção deve-se colocar um dreno. O dreno ideal é o de borracha mole tipo Penrose número 1. Este dreno deve ser preparado com algumas perfurações em seu contorno na extremidade que ficara em contato com a intimidade da infecção, com o objetivo de sugar ainda mais a exsudação. Deve estar lubrificado com uma pomada cicatrizante (Hipoglós®) ou vaselina para impedir sua aderência às margens da ferida.

Deve-se introduzir o máximo do dreno no interior do espaço preenchido pela infecção, em forma de sanfona, de vai e vem, de cima para baixo e de anterior para posterior. Em razão do acesso cervical e controle da mobilidade pelo trismo, não há necessidade de fixação por um ponto de sutura, que não seja expulso.

Curativo

O curativo consiste, basicamente, na higiene da mucosa ou pele onde está fixado o dreno. Este dreno deve ser bem mobilizado para não permitir a epitelização a sua volta e removido em cerca de 1 a 2 cm, de acordo com o seu tamanho e reação da lesão ao tratamento. Isto dificulta a formação de fístula.

A pele deve ser protegida por compressas de gaze de forma a não permitir contato direto com o dreno e com a secreção, o que a protege da acidez. Em seguida, o dreno é coberto com gaze de forma que fiquem frouxas e permitam a absorção da exsudação, sendo fixadas por esparadrapos apenas em suas extremidades (Fig. 5-13).

Este curativo deve ser realizado de 1 a 2 vezes por dia, estando na dependência da quantidade de secreção acumulada nas compressas de gazes.

Geralmente o processo regride totalmente entre 5 e 10 dias.

Pós-Operatório

Acidentes

Os acidentes são muito variáveis e dependem da extensão e gravidade do caso. Contudo, em se tratando de tecidos moles, pode haver lesões de vasos, nervos, músculos, glândulas, gânglios e outros.

Complicações

As complicações mais sérias podem ser: bacteriemia, septicemia e asfixia, principalmente nos casos de angina de Ludwig de pacientes mal preparados sistemicamente ou tratados tardiamente (Fig. 5-14).

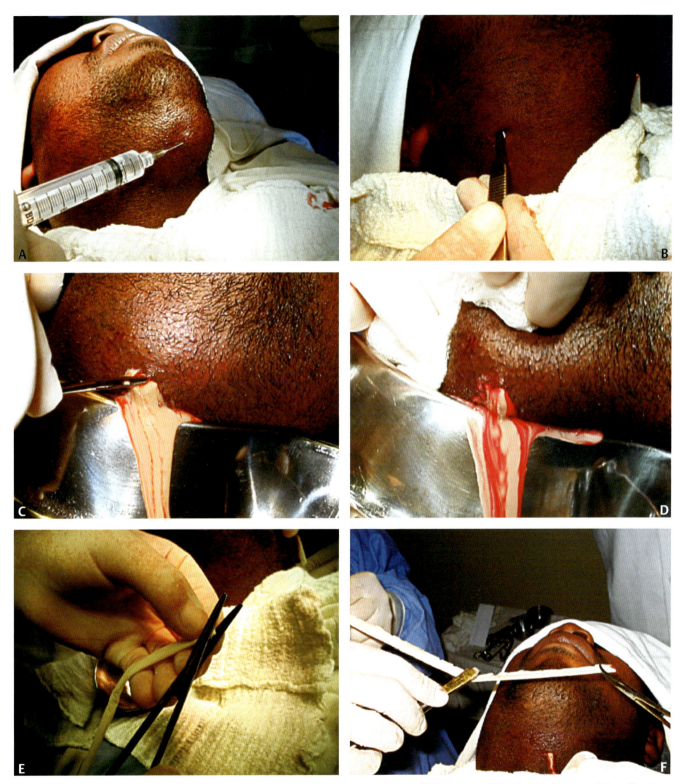

Fig. 5-13. Drenagem de Angina de Ludwig. (**A**) Anestesia superficial. (**B**) Incisão. (**C**) Divulsão. (**D**) Drenagem. (**E**) Perfuração do dreno. (**F**) Lubrificação do dreno. *(Continua.)*

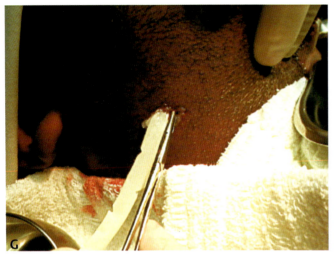
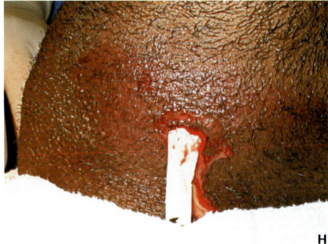

Fig. 5-13. *(Cont.)* (**G**) Colocação do dreno. (**H**) Dreno colocado.

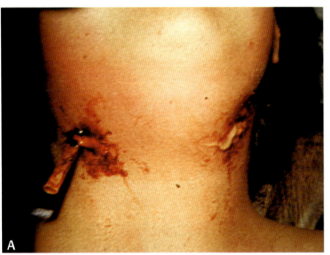
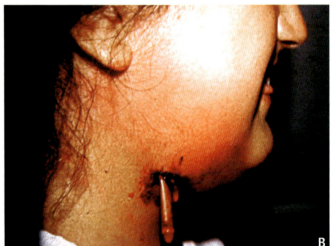

Fig. 5-14. Angina de Ludwig. (**A**) Vista frontal. (**B**) Vista em perfil. Observar gota na ponta do dreno.

BIBLIOGRAFIA

Albrechit E et al. Manual prático de anestesia locorregional ecoguiada. Rio de Janeiro: Thieme Revinter, 2016.

Aguiar SA. Atualização na clínica odontológica. São Paulo: Artes Médicas, 1992.

Azevedo MRA. Hematologia básica – Fisiopatologia e diagnóstico laboratorial, 5.ed. Rio de Janeiro: Revinter, 2014.

Bier O. Microbiologia e imunologia, 2.ed. Rio de Janeiro: Interamericana, 1990.

Brown AFT et al. Receituário de bolso – Emergências médicas. Rio de Janeiro: Thieme Revinter, 2017.

Caquet R. Exames de laboratório, 12.ed. Rio de Janeiro: Thieme Revinter, 2017.

Cline DM et al. Manual de emergências médicas, 7.ed. Rio de Janeiro: Revinter, 2014.

Dechaume M. Estomatologia, 4.ed. Barcelona: Masson, 1988.

Evans CC, High W. Doenças da pele no idoso – Manual prático ilustrado. Rio de Janeiro: Revinter, 2015.

Fialkov JA et al. Postoperative infections craniofacial reconstrutive procedures. J Craniofac Surg. 2001 Jul;12(4):362-8.

Gregori C. Cirurgia odontológica para o clínico geral. São Paulo: Sarvier, 1990.

Howe GL. Cirurgia oral menor, 3.ed. Santos: São Paulo, 1988.

Lewis MAO, Jordan RCK. Doenças da boca – Manual prático, 2.ed. Rio de Janeiro: Revinter, 2014.

McDonald, Ralph E. Odontopediatria, 5.ed. Rio de Janeiro: Guanabara Koogan, 1991.

Mello C. Contribuição à profilaxia da infecção focal dentária. Rio de Janeiro: Guanabara Koogan, 1941.

Moran SL, Cooney W. Cirurgia de tecidos moles. Rio de Janeiro: Revinter, 2014.

Neville BW et al. Patologia oral & maxilofacial. Rio de Janeiro: Guanabara Koogan, 1998.

Parizotto SPC. Complicações de infecções odontogênicas em crianças. J Bras Odontoped Odont Bebe. 1998 Out-Dez;1(4):95-101.

Peterson LJ et al. Cirurgia oral e maxilofacial contemporânea. Rio de Janeiro: Guanabara Koogan, 2000.

Prado R, Salim MA. Cirurgia bucomaxilofacial: Diagnóstico e tratamento. Rio de Janeiro: Guanabara Koogan, 2004.

Regezi JA, Scuibba JJ. Patologia bucal. Rio de Janeiro: Guanabara Koogan, 1991.

Shafer WG, Hine MK, Levy BM. Tratamento de patologia bucal, 4.ed. Rio de Janeiro: Interamericana, 1985.

Silva EP et al. Estudo comparativo entre drenos de borracha e tubular na drenagem de abscessos dentários. Rev Bras Cirurg Implant. 1999 Abr-Jun;6:19-27.

Topazian RG, Goldberg MH. Infecções bucomaxilofaciais, 3.ed. São Paulo: Santos, 1997.

Valente C. Emergências em bucomaxilofacial. Rio de Janeiro: Revinter, 1999.

Valente C. Técnicas cirúrgicas bucais e maxilofaciais. Rio de Janeiro: Revinter, 2003.

Whitaker JG. Focos infecciosos cranianos. Peculiaridades distintas de suas manifestações locais e à distância. Rev Bras Med. 1974;31(3):175-82.

Zegarelli EV, Kutscher AH, Hyman GA. Diagnóstico das doenças da boca e dos maxilares, 2.ed. Rio de Janeiro: Guanabara Koogan, 1982.

6

Hemorragias Bucomaxilofaciais

INTRODUÇÃO E GENERALIDADES

O sangue tem sido chamado de líquido circulante. Ele transporta oxigênio, minerais e nutrientes para as células, e dióxido de carbono e outros produtos residuais para o meio extracelular. Ele também transporta hormônios, enzimas e células sanguíneas.

O sangue é responsável pela regulação da temperatura corporal, transferindo calor entre o meio externo e a intimidade do corpo. As proteínas plasmáticas são responsáveis pela proteção do corpo contra hemorragia e infecções. Basicamente o sangue está composto por duas porções distintas: uma sólida, com partículas (organelas sanguíneas) em suspensão, e outra líquida (plasma).

O sangue oxigenado tem coloração vermelha viva, brilhante; o carbonado, desoxigenado, tem coloração púrpura escura. Em ambos a densidade varia entre 1.054 e 1.060 g/mL, enquanto a do plasma isolado varia de 1.024 a 1.028 g/mL. O sangue é ligeiramente alcalino, com pH variando entre 7,35 e 7,45, devidamente regulado pelos tampões sanguíneos, sendo este o valor ideal. Diminuições ligeiramente abaixo do valor normal são chamadas de acidose, ao passo que ligeiros aumentos são chamados de alcalose. Estes valores aumentados ou diminuídos mais que alguns décimos do valor ideal usualmente implicam óbitos, por serem letais. A viscosidade do sangue é de aproximadamente 4,5 vezes a da água, variando com o número de células, a quantidade de proteínas, a temperatura corporal e a quantidade de água presentes no corpo.

Conceitos

- Hemorragia (do grego: Haima = Sangue + Rhagein = Romper): é o escapamento anormal de sangue de um vaso em razão de alterações gerais e/ou locais.
- Estomatorragia (do grego: Stoma = Boca + Rhagein = Romper): é a hemorragia localizada em qualquer área da cavidade bucal.
- Fatniorragia (do grego: Phatnia = Alvéolo + Rhagein = Romper): é a hemorragia alveolar em consequência de avulsões dentárias.
- Ulorragia (do grego: Ulo = Gengiva + do grego Rhagein = Romper): é a hemorragia situada na gengiva marginal ou inserida. Geralmente ocorre por:
  - Carência vitamínica.

- Manifestação local de doença geral (p. ex., leucemia).
- Reações a medicamentos.
- Presença de cálculos etc.

Etiologia

As hemorragias podem ter como causas:

1. Alterações hemorragíparas por:
   - Distúrbios vasculares, principalmente fragilidade capilar.
   - Distúrbios plaquetários, por redução numérica (plaquetopenia) ou por deficiência funcional (plaquetopatia).
   - Distúrbios plasmáticos, por carência de um ou mais fatores.
   - Aumento de fibrinólise; fisiológico (p. ex., exercício físico) ou patológico (p. ex., excesso de plasmina, algumas drogas e toxinas).
2. Traumatismos locais como:
   - Incisões mal planejadas e demais defeitos de técnicas.
   - Acidentes.
   - Irritações crônicas: próteses danificadas, cálculos dentais, restos dentais etc.
   - Fraturas ósseas.
   - Outros.
3. Remanescências teciduais de processos de reação e/ou de inflamação (p. ex., neoplasias, abscessos, granulomas etc.).
4. Idiopáticas.

Fisiologia da Coagulação

O processo de hemóstase (interrupção do sangramento) completa-se a partir da interação de três mecanismos isolados:

1. Mecanismo vascular (vasoconstrição).
2. Mecanismo plaquetário (agregação plaquetária).
3. Mecanismo plasmático da coagulação (coágulo de fibrina).

Quando há normalidade no interior de um vaso sanguíneo, há uma ordem na disposição de suas organelas. Esta ordem é determinada pelo fluxo sanguíneo em relação ao peso celular. Assim sendo, as células com maior peso estão no centro, e, à medida que vão ficando mais leves, tendem à lateralização.

No momento em que um vaso sanguíneo é rompido (cortado), o sangue entra em contato com o tecido exposto. Neste instante inicia o processo de hemostasia.

A túnica muscular promove uma vasoconstrição imediata auxiliada pelo sistema nervoso autônomo simpático, com o objetivo de reduzir a área lesionada e, consequentemente, a perda sanguínea. Ao mesmo tempo, ao passo da vasoconstrição, há redução do fluxo sanguíneo e lateralização das células pesadas centrais, das plaquetas, formando os tampões.

As plaquetas se unem (agregam) formando um tampão temporário nos capilares lesionados. Importante ressaltar que existe, concomitantemente a isto, uma ação de prostaglandinas e tromboxanos para que ocorra esta formação. O uso de salicilatos (p. ex., Aspirina®, Melhoral®) interfere na ação das prostaglandinas e, em consequência, no processo de coagulação (Fig. 6-1).

O contato do sangue com os tecidos externos ativa dois sistemas separados de coagulação:

1. Uma intrínseca, do próprio plasma, onde há ativação do fator Hageman (XII), fator antecedente da tromboplastina (XI), fator Christmas (IX), fator anti-hemofílico (VIII) e fator Stwart-Prower (X).

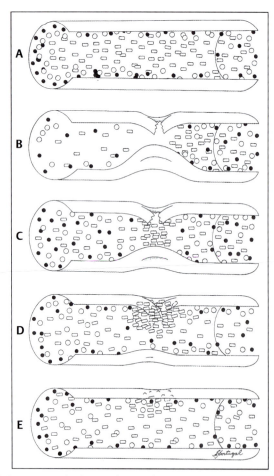

Fig. 6-1. Esquema dos fatores da coagulação. (**A**) Vaso sanguíneo e fluxos normais. (**B**) Ruptura do vaso sanguíneo, vasoconstrição e interrupção do fluxo circulatório. (**C**) Agregação plaquetária – tampão primário. (**D**) Maturação plaquetária – tampão secundário. (**E**) Cicatrização vascular.

2. Outra extrínseca, do tecido, onde o fator Stwart-Prower (X) é ativado diretamente pelo fator tromboplastina (III) após sofrer uma série de reações com a proconvertina (VII). O fator (X) ativado, somado ao íon cálcio (IV), à pro-acelerina (V) e ao fosfolipídeo, provoca a conversão de protrombina (II) em trombina, que transforma o fibrinogênio (I) em fibrina (Fig. 6-2).

Os íons de cálcio são necessários para a coagulação do sangue.

Classificações

Quanto à Localização

Quanto à localização, a hemorragia classifica-se em interna e externa.

Interna

É aquela em que o sangue fica retido nos tecidos e/ou em cavidades normais do corpo, não se exteriorizando (p. ex., fossa zigomática, fossa pterigomaxiliar, seio maxilar etc.). A hemorragia interna em bucomaxilofacial pode subdividir-se em espontâneas – que surgem de processos patológicos inteirados à fisiopatologia da coagulação (p. ex., hemofilia, plaquetopenia, escorbuto etc.) – e cirúrgicas, que podem ser traumáticas ou não. As traumáticas podem surgir: de contusão (p. ex., esmagamento da artéria maxilar); de ferida penetrante (p. ex., ruptura de grandes ramos da artéria carótida externa) e de ligaduras mal executadas (p. ex., fios inadequados, erros de técnica etc.). As não traumáticas exigem acurado exame do doente, provas laboratoriais (coagulograma), exames imageológicos (arterio ou aterografia, tomografia computadorizada) e exploração cirúrgica (laparotomia) por poder tratar-se de uma ruptura de aneurisma por exemplo.

Externa

É aquela em que o sangue se exterioriza do organismo e se perde no meio ambiente (p. ex., avulsão dental, ulectomia, fraturas expostas etc.).

Quanto ao Momento

Quanto ao momento, classifica-se em primária e secundária ou reacional.

Primária

É aquela que se dá no momento da intervenção cirúrgica ou trauma ou logo a seguir.

Secundária ou Reacional

É aquela que se dá pelo menos 8 horas após a intervenção cirúrgica ou trauma, podendo ocorrer até 30 dias pós-operatórios.

Quanto à Natureza

Quanto à natureza, classifica-se como se seguem.

Venosa

Caracterizada por sangue vermelho escuro, rico em dióxido de carbono e com pressão mínima.

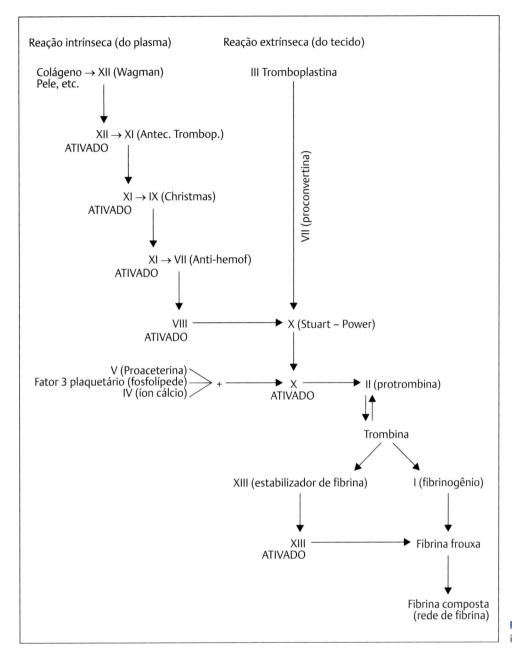

Fig. 6-2. Esquema das reações intrínseca e extrínseca do plasma.

Arterial

Caracterizada por sangue vermelho vivo, rico em oxigênio e de forte pressão.

Capilar

É caracterizada por sangue em vários porejos, formando hemorragia denominada "em lençol" em razão de sua formação em vários locais de uma região anatômica.

Prevenção da Hemorragia Cirúrgica

As hemorragias bucofaciais podem, facilmente, se transformar em emergências, caso o profissional não esteja apto a coibi-las. De modo geral, podem ser facilmente controladas por métodos bastante simples.

Não se pode manipular de forma cruenta um paciente aleatoriamente. Assim sendo, aconselha-se reservar os coagulogramas completos (I e II) a condições específicas e pedir os exames laboratoriais essenciais.

As hemorragias podem ser evitadas fazendo-se: uma correta anamnese, exames laboratoriais mais simples e de consultórios e, em casos mais particulares, exames laboratoriais específicos.

Qualquer antecedente de hemorragia exige averiguação:

1. Do tempo de sangramento (TS), que serve para avaliar a integridade vascular pela constrição, permeabilidade e resistência vasculares e a atividade plaquetária para avaliar a formação de tampões.
   - O método para encontrar-se o tempo de sangramento aconselhável no consultório é o de Duke. Este método

exige agulha, papel-filtro e cronômetro. A técnica consiste em fazer a antissepsia do lóbulo da orelha com álcool 70, clorexidina a 2% ou outro antisséptico de uso cotidiano na clínica cirúrgica e praticar uma perfuração de 2 mm de profundidade, com a agulha. Deixa-se fluir o sangue espontaneamente e se aciona o cronômetro. A cada 30 segundos, absorver a gota formada com o papel-filtro. O tempo normal varia entre 1 e 3 minutos e qualquer alteração exige os seguintes exames laboratoriais específicos: prova de fragilidade capilar, retração do coágulo e plaquetometria.

2. Do tempo de coagulação (TC), o qual serve para avaliar os mecanismos intrínseco e extrínseco do fator plasmático da coagulação.

- O método para encontrar-se o tempo de coagulação (TC) aconselhável no consultório é o de Quick. Este método exige agulha, três lâminas de vidro e cronômetro. A técnica consiste em se fazer a assepsia do quarto quirodáctilo (dedo) da mão esquerda com álcool 70, clorexidina a 2% ou outro antisséptico de uso cotidiano na clínica cirúrgica e se praticar a perfuração deste, de 2 mm de profundidade. Estimula-se a saída do sangue e se coloca uma gota em cada lâmina. Aciona-se o cronômetro. Pega-se uma das lâminas e a cada 30 segundos penetra-se a agulha na gota de sangue da lâmina e se levanta a mesma. Quando houver a coagulação, isto é, quando levantar toda a gota, pega-se a segunda lâmina e se procede da mesma forma, e depois igualmente na terceira lâmina. O tempo normal para o endurecimento das três gotas varia até 7 minutos. Qualquer alteração exige os seguintes exames específicos: tempo de tromboplastina parcial, para avaliar os fatores VII, VIII, IX, X, XI e XII; tempo de protrombina, para avaliar os fatores I, II, V, VII e X, e tempo de recalcificação do plasma, para avaliar a dependência dos fatores intrínsecos da tromboplastina (III).

Toda e qualquer anormalidade nos exames explorados deve ser corrigida por fármacos hemostáticos, como é demonstrado no esquema do tratamento clínico ou geral.

DIAGNÓSTICO

O diagnóstico das hemorragias baseia-se no estudo dos sinais e sintomas.

Diagnóstico da Hemorragia Externa

Na Área Bucomaxilofacial, com Ênfase na Boca

Por análise da sintomatologia local, nota-se presença do sangramento. Para ser confirmada a hemorragia, deve-se promover compressão da área suspeita por 10 a 15 minutos; muitas vezes a hemorragia, quando bucal, é provocada por sucção para cuspir, ou, quando em outra área facial, é provocada por outro tipo de esforço geralmente físico, e este tempo, que ultrapassa o da coagulação normal, é o suficiente para auxiliar a hemostasia. Se após a compressão houver persistência do sangramento, tem-se provada a situação hemorrágica.

Diagnóstico de Hemorragia Interna

Por análise da sintomatologia geral ou sistêmica, notam-se: palidez, taquicardia, dispneia, apatia, hipotensão, tontura, vômitos, extremidades cada vez mais frias.

Esta sintomatologia também pode atingir a hemorragia externa quando esta é de grande volume ou de longa decorrência.

A hemorragia pode evoluir para hipovolemia, choque hemorrágico e morte.

Por análise da sintomatologia local, nem sempre presente, pode-se notar: dor, edema, hematoma, calor etc.

TRATAMENTO

Hemostasia

É a eliminação do sangramento anormal de uma ferida. Pode ser dividido em:

A) Clínica ou geral (medicamentoso).
B) Cirúrgica ou local (compressão, pinçagem, ligadura, eletrocoagulação, tamponamento e sutura).
C) Clinicacirúrgica.

Tratamento Clínico ou Geral (Medicamentoso)

É aquele que consiste na administração dos fármacos hemostáticos e coagulantes por via sistêmica sem intervenção local.

Esta conduta pode ser aplicada nas hemorragias bucais, contudo, não se pode afirmar que se obtenham os resultados esperados, mesmo quando indicado de maneira conveniente com base nos testes de coagulação.

Este tipo de tratamento subdivide-se em:

A) Tratamento clínico de controle da hemorragia, cujo objetivo é eliminar a hemorragia. É um tratamento precário e que somente deve ser utilizado quando o método cirúrgico está com dificuldades ou impedido por algum motivo, e
B) Tratamento clínico de reposição, cujo objetivo é eliminar ou minimizar a sequela deixada pela hemorragia (Quadros 6-1 e 6-2).

As estomatorragias e as fatniorragias geralmente são de pequeno, médio ou grande porte; por ser assim, o tratamento inespecífico torna-se inviável sem o tratamento cirúrgico ou local. Contudo, em situações de emergência ou em que se necessite aguardar os resultados laboratoriais definitivos, podem-se utilizar os constritores capilares, apesar de terem ação paliativa de curta duração; assim como os estrógenos, que costumam apresentar bons resultados.

As ulorragias, quando estão presentes de forma espontânea, respondem bem aos fármacos vitamínicos, excetuando-se aquelas de manifestações de processos gerais (p. ex., leucemia). As provocadas (p. ex., trauma, cálculos, ulectomia etc.) geralmente respondem como as estômato e fatniorragias.

O tratamento clínico ou geral de reposição deve ser empregado sempre que se tenham dúvidas da quantidade de sangue perdido nos pacientes que se apresentem pálidos, hipotensos e/ou taqui ou bradicárdicos, dentre outros sinais de hipovolemia, embora se saiba que aproximadamente dois terços do líquido expelido nas hemorragias bucais são constituídos de saliva e que os sinais podem advir de distúrbios neurogênicos causados pela própria condição e visualização do sangue.

Quadro 6-1. Tratamento Clínico de Ataque às Hemorragias: Fármacos Hemostáticos Sistêmicos*

Grupo	Indicações
Antifibrinolíticos (Transamim®)	Hemofilia, fibrinólise patológica
Constritores (Adrenoxil®)	Todos os tipos, exceto fibrinólise
Estrógenos (Styptanon®)	Todos os tipos de hemorragias
Trombinas (veneno de cobras – Styptanon®)	Hipoprotrombinemia
Tromboplastina (Coaguleno®)	Raras, somente falta do fator III
Vitamina "K" (Synkavit®)	Antibioticoterapia por longo tempo, doença hemorrágica do recém-nato
Vitamínico (Trombovitan®)	Escorbuto, fragilidade capilar

*Observações importantes: Estas medicações são sugestões e devem ser revistas e atualizadas antes da administração no paciente. São drogas que variam muito e que podem perder suas indicações com o tempo ou saírem do mercado comercial. Sugere-se verificar as recomendações mais atuais dos serviços antes de administrar qualquer fármaco.
Muitas destas especialidades farmacêuticas exemplificadas estão fora do mercado comercial, entretanto, é importante, historicamente, ver como eram os grupos de ações e suas indicações.
Reitera-se tratar de meio complementar ao tratamento cirúrgico sem eficiência comprovada nas hemorragias de maiores volume e porte.

O tratamento de reposição não objetiva a cura da hemorragia, e, sim, a restauração ou manutenção do volume sanguíneo circulatório.

As soluções salinas e glicosadas objetivam a reposição de água, enquanto o concentrado de hemácias a 3,5% tem a função de repor qualidades plasmáticas do sangue.

Os demais fármacos hemostáticos não devem ser administrados sem a indicação laboratorial precisa, para se evitar o agravamento do quadro.

Anticoagulantes

O citrato de sódio, a heparina e são conhecidos anticoagulantes. O citrato de sódio remove os íons cálcio do sangue pela transformação em citrato de cálcio, que impede o sangue de coagular.

Outras drogas anticoagulantes, como o Dicumarol®, reduzem a conversão de protrombina em trombina e impedem que o sangue se coagule rapidamente. A heparina acelera a remoção trombina de vários minutos para alguns segundos. Drogas anticoagulantes podem ser usadas após cirurgias para prevenir a formação de coágulos nos vasos sanguíneos lesionados.

Então, como exemplo quando da reposição de sangue total para estabilização do volume circulatório, nos casos de transfusão sanguínea, se faz necessária a reposição de cálcio no líquido circulante. Caso contrário o paciente poderá manter ou agravar a perda de sangue pelo excesso de anticoagulante circulatório a partir da quarta bolsa transfusionada.

Importante ressaltar que os expansores plasmáticos e o sangue total para reposição (transfusão) são adicionados de anticoagulante.

Um coágulo formado em um vaso é chamado de trombo. Este coágulo desprendido, podendo obstruir um vaso de menor calibre na corrente circulatória é chamado de êmbolo.

Tratamento Cirúrgico ou Local

É aquele que consiste na manipulação do local onde se encontra o sangramento, podendo armar-se de meios mecânicos e químicos (fármacos), mas é fundamental o conhecimento anatômico dos vasos sanguíneos da boca e face.

O tratamento cirúrgico das hemorragias bucais modifica-se de acordo com o local a ser manipulado (Quadro 6-3 e Fig. 6-3).

Compressão

Consiste em apertar o local com os dedos polegar e indicador envolvidos em compressas de gaze, para sangramentos alveolares e para qualquer outro tipo de sangramento de tecidos moles na área bucomaxilofacial.

O objetivo é apertar os tecidos moles a fim de comprimir os vasos sanguíneos daquela região, ocluindo sua abertura vascular de modo a diminuir ou impedir o sangramento. Esta compressão é válida principalmente para sangramentos de pequenos portes (capilares, vênulas e arteríolas) e deve ser realizado durante 5 a 10 minutos, tempo suficiente para a coagulação. Pode ser resolutiva para a hemorragia ou para controlar o sangramento até que outro meio mais eficaz seja realizado. Deve ser executado com vigor, porém, com parcimônia para não causar outros

Quadro 6-2. Tratamento Clínico de Reposição para Hemorragias*

Grupo	Especialidade farmacêutica	Indicações
Hidratantes	Solução salina a 0,9% Solução glicosada a 5% Solução polipeptídica	Perda de volume sanguíneo até 2.000 mL para pacientes adultos de 70 kg Todos os pacientes
Expansores plasmáticos	Concentrado de hemácias	Perda de volume sanguíneo entre 2.000 e 3.000 mL para pacientes adultos de 70 kg Pacientes de mesma tipagem sanguínea
Sangue total	-	Perda de volume sanguíneo acima de 3.000 mL para pacientes adultos de 70 kg Pacientes de mesma tipagem sanguínea

*Observação importante: Os valores de perdas são aproximados e a indicação clínica está apoiada no quadro clínico do paciente, quando apresenta características gerais ou sistêmicas de hipovolemia.

Quadro 6-3. Tratamento Cirúrgico ou Local para a Hemorragia

Grupo	Tipo de tecido	Manobra cirúrgica	Indicações – para hemorragias
Estomatorragia	Moles	1. Compressão 2. Pinçamento 3. Ligadura 4. Sutura 5. Eletrocoagulação	1. Capilar de pequena intensidade 2. Venosa de pequena ou média intensidades 3. Arterial e venosa de grande intensidade 4. Capilar 5. Pequenos vasos de pequena intensidade
	Duros	6. Esmagamento	6. Vascular intraósseo
Fatniorragia	Duros	1. Compressão 2. Esmagamento ósseo 3. Sutura 4. Tamponamento	1. Capilar de pequena intensidade 2. Vascular intraósseo 3. Capilar 4. Vascular intraósseo
Ulorragia	Moles	1. Compressão 2. Eletrocoagulação	1. Capilar de pequena intensidade 2. Pequenos vasos de pequena intensidade

problemas. Deve ser capaz de ocluir mecanicamente o(s) vaso(s) sangrante(s) e/ou capilares da área de sangramento.

É um processo indispensável pelas suas vantagens. Não obstante, é um procedimento que pode ser utilizado a qualquer momento ou situação, como coadjuvante de outra manobra cirúrgica. Em casos de rompimentos acidentais de vasos mais calibrosos, devem ser levados a efeito imediatamente, até que se componha da pinça hemostática e se possa fazer a pinçagem. Durante esta compressão, limpa-se a região e empunha-se a pinça hemostática. Ao se desfazer a compressão, nitidamente se vê o vaso sangrante que deve ser pinçado.

Pinçagem

Consiste na aplicação de uma pinça hemostática para produzir a oclusão do vaso sangrento, quando localizado (pinçagem de vaso específico), ou, em última análise, de uma pequena região sangrenta (pinçagem em massa), de onde sai o sangue, sem visão e identificação nítida do vaso sanguíneo. A pinça hemostática curva deve prender o vaso com sua convexidade voltada para a extremidade livre do vaso sangrante, ficar voltada para os tecidos, ao passo que sua concavidade fica voltada para o cirurgião. Isto facilita a visão do vaso e a anodização durante a ligadura, quando for o caso.

O objetivo é ocluir, com auxílio de pinça hemostática específica, o vaso sangrante ou a região de sangramento, podendo ser resolutiva nos casos de pequenos vasos sanguíneos (vênulas, arteríolas e veias de pequeno calibre), quando deve permanecer fechada prendendo-o(s) por tempo entre 10 a 15 minutos. Para artérias de qualquer calibre e veias mais espessas tem-se que complementar a técnica com a ligadura do vaso ou região (ligadura em massa).

Em outros casos, onde não se possa dispor de tempo, com auxílio de um eletrocautério se faz a hemostasia, cauterizando a ponta da pinça, que queimará os tecidos orgânicos.

É um processo indispensável para poder-se realizar uma ligadura, de artérias ou veias de maior calibre, sendo indicado também antes de ser lesado, de forma preventiva. Isto ocorre sempre que o vaso sanguíneo esteja no trajeto da via de acesso cirúrgico. Neste caso disseca-se em torno de 2 cm do vaso. Com duas pinças hemostáticas curvas prende-se o vaso sanguíneo de forma que as concavidades das pinças fiquem voltadas entre si.

Com a tesoura secciona-se entre as pinças separando seus cotos. A partir daí prossegue-se com a ligadura.

Ligadura

Consiste em produzir a oclusão definitiva do vaso sangrento ou de uma pequena região, através de nó cirúrgico com fio reabsorvível simples ou cromado de espessura 2.0, após a pinçagem do mesmo. É indicada em sangramento de maior volume cuja oclusão temporária através da pinçagem não possua fundamento hemostático, geralmente hemorragia arterial ou de grandes veias.

Estes vasos maiores, quando lesados, produzem vasoconstrição e retração para a intimidade dos tecidos. Fisiologicamente, objetivam a diminuição espontânea da perda de líquido circulante. Mesmo assim estes vasos têm que ser localizados, dissecados, pinçados e ligados, sob pena do risco de uma hemorragia pós-operatória severa, fatalmente retornando o paciente para a mesa de cirurgia para hemostasia eficaz. Ligaduras em massa, isto é, do vaso sanguíneo e de tecidos adjacentes concomitantemente, além de arriscadas por poderem permitir hemorragia secundária, induzem a fibroses. Porém, quando o vaso de menor calibre não é devidamente localizado, a ligadura em massa é uma tática que pode ser utilizada.

Uma vez pinçado e a concavidade da pinça voltada para a área livre de frente para o cirurgião, com o fio reabsorvível 2.0, anodiza-se, com nó manual, as duas extremidades do vaso. O fio deve passar por baixo da pinça, rente à face convexa, onde os nós são dados.

Pinçagens e ligaduras de ramos da carótida externa (principalmente as artérias tireóidea superior, lingual, facial e temporal superficial) ou de seus colaterais e terminais estão indicados sempre que o sangramento vultoso tiver a ruptura destes vasos como causa ou estiverem no trajeto da via de acesso cirúrgica. Via de regra estas ligaduras não trazem problemas de irrigação às áreas faciais que irrigam em razão da vasta ramificação colateral e contralateral (Fig. 6-4).

Ligadura de Vasos Específicos

Consiste em dissecção, pinçagem e ligadura de vasos determinados, interrompendo a passagem de sangue, por estarem sangrando ou por estarem no trajeto de vias de acessos a áreas específicas.

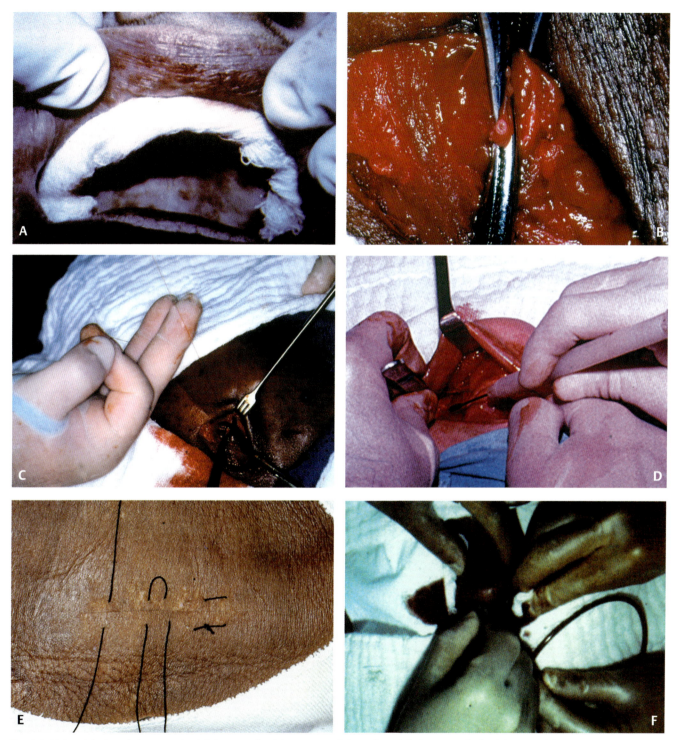

Fig. 6-3. Meios cirúrgicos de hemostasia. (**A**) Compressão. (**B**) Pinçagem. (**C**) Ligadura. (**D**) Eletrocoagulação. (**E**) Sutura. (**F**) Tamponamento.

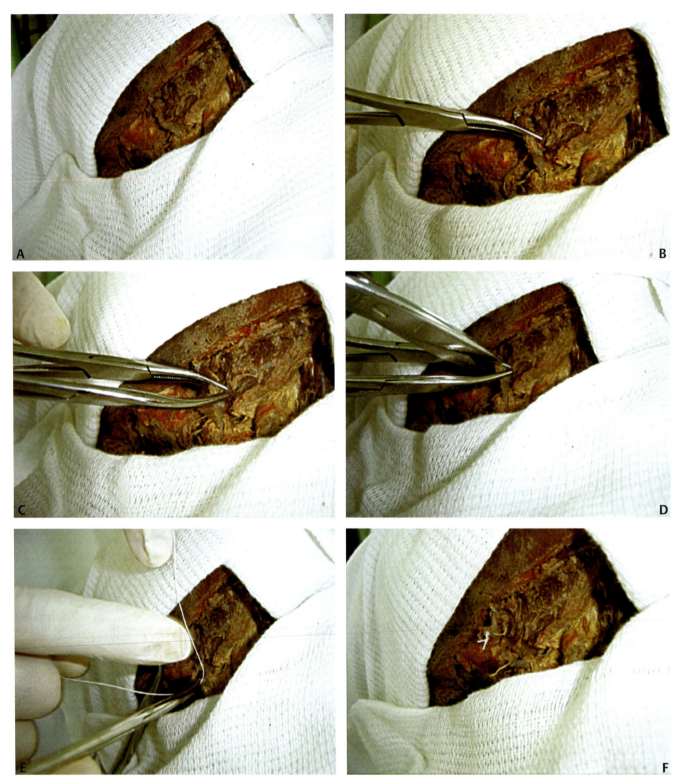

Fig. 6-4. Pinçagem e ligadura. (Realizadas em cadáver fixado do anatômico do UniFOA). (**A**) Vaso identificado e dissecado (artéria facial); (**B**) primeira pinçagem. (**C**) Segunda pinçagem. (**D**) Secção do vaso entre as pinças. (**E**) Ligadura vascular. (**F**) Aspecto dos cotos vasculares ligados.

O sangue arterial que irriga a área anatômica bucomaxilofacial provém, predominantemente, de modo quase exclusivo, de ramos colaterais e terminais da carótida externa. Esta artéria possui 6 ramos colaterais e 2 terminais. São as artérias colaterais: 3 anteriores, a tireóidea superior, a lingual e a facial; 2 posteriores, a occipital e a auricular posterior; e 1 medial, a faríngea profunda. São as artérias terminais: a maxilar e a temporal superficial. Destas dá-se ênfase àquelas mais acometidas que são as artérias lingual, facial, maxilar e temporal superficial. As demais não são tão importantes na área de atuação estabelecida.

Ligadura da Artéria Lingual

Está indicada quando estiver lesada e apresentar grandes hemorragias no assoalho de boca e da língua. A artéria lingual é consideravelmente sinuosa da sua origem na carótida externa até a língua e assoalho bucal.

Com o paciente em decúbito dorsal e com a cabeça em hiperextensão e inclinada para o lado oposto aquele em que se deseja ligar a artéria lingual. Deve-se promover uma incisão com cerca de três centímetros paralela e abaixo da margem inferior da porção lateral do corpo mandibular, sobre a glândula submandibular. Incisa-se e se divulsiona plano a plano até expor a glândula que é rebatida, localiza-se o nervo hipoglosso, o qual também deve ser dissecado e rebatido expondo a artéria lingual. Disseca-se em torno de 2 centímetros da artéria lingual. Com duas pinças hemostáticas mosquito curvas prende-se a artéria de forma que as concavidades das pinças fiquem voltadas uma para a outra. Com uma tesoura secciona-se a artéria entre as pinças. Com fio reabsorvível 3-0, passa-se por baixo da pinça e anodiza-se com as mãos. Repete-se na outra extremidade. Removem-se as pinças. Concluída a ligadura, suturam-se por planos.

Ligadura da Artéria Facial

Está indicada quando estiver lesionada e apresentar grandes hemorragias na cavidade bucal, com ênfase as paredes lateral e anterior, e na face, com ênfase as regiões: mentoniana, labial, geniana e masseterina.

A artéria lingual tem um trajeto anterossuperior da carótida externa até próximo ao ângulo anteroinferior do músculo masseter. Neste ponto se divide em uma porção que continua para a anterior paralela à margem inferior da mandíbula e uma outra porção que sobe próxima à margem anterior da porção inferior do músculo masseter. Com o paciente em decúbito dorsal e com a cabeça inclinada para o lado oposto àquele em que se deseja ligar a artéria facial, deve-se promover uma incisão com cerca de 3 cm paralela e abaixo da margem inferior do músculo masseter e para adiante. Incisa-se e se divulsiona a pele, a tela subcutânea e o platisma. Abaixo deste encontram-se a artéria e a veia faciais, paralelas, lado a lado, as quais devem ser dissecadas. Com duas pinças hemostáticas mosquito curvas prende-se a artéria de forma que as concavidades das pinças fiquem voltadas uma para a outra, e com uma tesoura secciona-se a artéria entre as pinças. Com fio reabsorvível 3-0, passa-se por baixo da pinça e anodiza-se com as mãos. Repete-se na outra extremidade. Removem-se as pinças e, concluída a ligadura, suturam-se por planos.

Ligadura da Artéria Temporal Superior

Está indicada quando estiver lesada e apresentar grandes hemorragias nas regiões parotídea, temporal e occipitofrontal. A artéria temporal superficial é a terminal mais externa da carótida externa, após a divisão próxima ao colo mandibular na intimidade da glândula parótida. Sobe verticalmente à frente do trago auricular, atrás da ATM, tornando-se subcutânea acima do arco zigomático, ponto ideal para o acesso.

Com o paciente em decúbito dorsal e com a cabeça inclinada para o lado oposto àquele em que se deseja ligar a artéria temporal superficial. Deve-se promover uma incisão com cerca de 3 cm paralela ao trago e se divulsiona a pele, a tela subcutânea e a fáscia da glândula parotídea, expondo a artéria. Com duas pinças hemostáticas mosquito curvas prende-se a artéria de forma que as concavidades das pinças fiquem voltadas uma para a outra. Com uma tesoura, secciona-se a artéria entre as pinças. Com fio reabsorvível 3-0, passa-se por baixo da pinça e anodiza-se com as mãos. Repete-se na outra extremidade. Removem-se as pinças e, concluída a ligadura, suturam-se por planos.

Ligadura da Artéria Maxilar

Esta artéria terminal é profunda e de difícil acesso ou inacessível à cirurgia sem danos significativos à morfofisiologia regional. Nesta necessidade, deve-se ligar a artéria carótida externa, esta realizada por cirurgião vascular.

Sutura

Consiste em unir tecidos moles vivos, aproximar as margens da ferida impedindo a saída de sangue, utilizando fios e agulhas apropriadas para a obstrução dos a partir de pontos com nós cirúrgicos. Os pontos podem ser simples ou contínuos, de acordo com o caso. Os pontos na mucosa bucal podem ser isolados simples ou contínuos entrelaçados; nos tecidos internos devem ser isolados invertidos e na pele podem ser isolados simples ou continuo intradérmico, caso a ferida seja incisa e reta.

Os tecidos profundos devem ser suturados com fio reabsorvível, em espessura 4-0, com exceção dos músculos mastigadores que devem ser suturados com fios 2-0. A mucosa bucal pode ser suturada com o mesmo fio dos tecidos profundos ou com fio de algodão ou seda número 10. A pele deve ser suturada com mono ou multináilon, em espessura de 5-0 para pontos isolados, ou em espessura 4-0 para o ponto contínuo intradérmico.

A sutura com finalidade de hemostasia deve ser realizada com pontos duplos em "U", geralmente englobando tecidos adjacentes, denominada sutura em massa. Os pontos não devem ser muito apertados, pois poderiam produzir necrose e dor (Figs. 6-5 e 6-6).

Eletrocoagulação

Consiste na cauterização, na queimadura elétrica de pequenos vasos sangrantes com o auxílio de um aparelho com pontas apropriadas (eletrocautério). O aparelho é regulável em intensidade, sendo calibrado de acordo com a região anatômica. A ponta ativa do cautério é encostada diretamente no vaso sanguíneo promovendo sua queimadura ou indiretamente, na pinça hemostática que pinça o vaso.

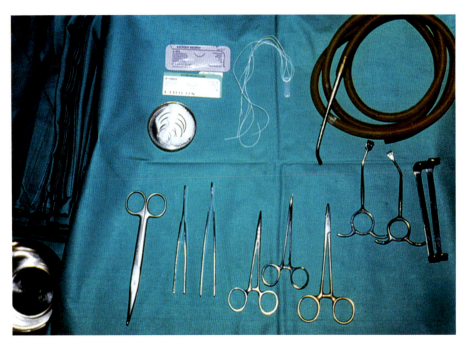

Fig. 6-5. Instrumental e material básicos para sutura.

A queimadura produzida pelo eletrocautério necrosa a extremidade do vaso ou da área onde foi utilizada. É uma queimadura de terceiro grau com consequentes necrose e oclusão de pequenos vasos.

Alguns cirurgiões usam a cauterização elétrica, através de bisturi elétrico, para incisões na mucosa. De uma forma ou de outra o seu uso deve ser parcimonioso, pois a queimadura poderá produzir dores pós-operatórios ou interferir no processo cicatricial.

O eletrocautério não pode queimar a pele, sob pena de deixar cicatriz fibrosa ou queloide.

Esmagamento Ósseo

Consiste em achatar o trabeculado ósseo, através de pequenas fraturas, com o auxílio de um instrumento rombo compacto (p. ex., cabos metálicos de espelho bucal ou alavancas) com o objetivo de ocluir os canais de Havers e de Wolkmann,

nutrientes do osso. Este processo, se mal operado, pode aumentar o traumatismo local e consequente hemorragia, portanto, deve ser evitado.

Tamponamento

Consiste em obstruir a cavidade em sangramento através de seu preenchimento com auxílio de material diverso. Este tamponamento pode ser interno ou externo.

A) *Interno:* consiste em saturar a cavidade sangrenta (p. ex., nariz, seio maxilar) com uma substância qualquer (p. ex., gaze com pomadas cicatrizantes ou fármacos tópicos). Nos casos de alvéolos pós-cirúrgicos, estas substâncias introduzidas devem ser preferencialmente reabsorvíveis. Aqui se podem utilizar os fármacos hemostáticos tópicos, como, por exemplo, o Zimuespuma®, o Geo-Foan® etc. Contudo, acredita-se que os resultados favoráveis alcançados

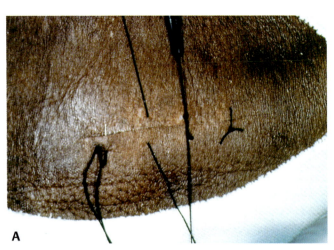

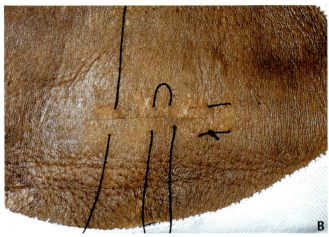

A **B**

Fig. 6-6. (**A**) Ponto simples isolado; (**B**) ponto duplo em "U".

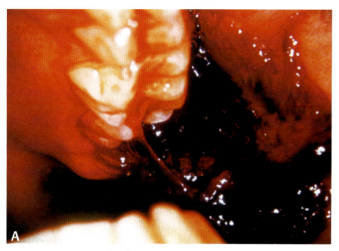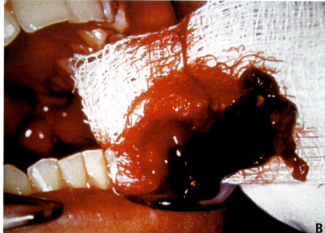

Fig. 6-7. Hemorragia alveolar – Fatniorragia. (**A**) Aspecto local alveolar. (**B**) Aspecto do coágulo na gaze.

se devem mais aos poderes mecânicos que químicos das drogas. Alguns autores não recomendam a colocação de qualquer substância no interior da ferida por acreditarem que facilitam a infecção e dificultam a cicatrização, podendo ser reconhecidos como corpo estranho.

B) *Externo:* consiste no curativo por bloqueio da ferida, geralmente alveolar, com tampão de gaze lubrificada por pomada oleosa outra cicatrizante qualquer ou por uma pasta de cimento de óxido de zinco e eugenol em consistência de massa de vidraceiro, o qual é fixado concomitante à sutura, os fios e os pontos prendem o tampão de encontro à ferida produzindo uma compressão. Ao promover-se a sutura com pontos isolados, deixam-se as extremidades soltas do fio de maneira que possibilite anodizar firmemente o tampão.

Estes tamponamentos devem ser removidos de três a quatro dias após sua colocação.

Tratamento Cirúrgico ou Local – Tardio

Geralmente as hemorragias secundárias aparecem em forma de fatniorragia, aparecendo a partir de 8 horas da cirurgia, até 30 ou 40 dias após. Outros tipos podem aparecer no caso de falhas técnicas no uso dos métodos cirúrgicos de hemostasia, sendo o seu tempo, em média, no máximo até 3 dias após.

No tratamento tardio é indispensável a limpeza total da ferida e, embora não haja concordância de todos os autores, aconselha-se a remoção de todo coágulo existente, pois, se houve a formação deste, obviamente haverá formação de outro, e este atual poderá estar camuflando, escondendo a origem da hemorragia. Antes de indicar ou utilizar os meios de hemostasia deve-se promover uma adequada limpeza da ferida e demais regiões da boca e da face, próximas ao sangramento. Deve-se limpar inicialmente com solução fisiológica e depois com solução de clorexidina a 0,12%, ambas embebidas em compressas de gaze. Removem-se todo o tecido necrótico e esquirolas ósseas, casos existentes, com objetivo de favorecer a reparação (Fig. 6-7).

Tratamento Clinicocirúrgico

É aquele que consiste na administração dos fármacos sistêmicos e manipulação das técnicas locais, ao mesmo tempo. É, portanto: o tratamento preventivo, o tratamento dos pacientes hemofílicos cirúrgicos e o tratamento curativo de pacientes portadores de discrasias hemorrágicas, onde o tratamento local seja duvidoso ou necessite de tempo para se obterem os resultados laboratoriais ou para se prosseguir com a cirurgia propriamente dita. No tratamento clinicocirúrgico preventivo podem-se utilizar os fármacos vitamínicos (Trombovitam®) administrados no pré-operatório, persistindo até 2 ou 3 dias após a cirurgia; ou utilizar os fármacos que satisfaçam a necessidade revelada pelos exames laboratoriais. O tratamento de pacientes hemofílicos cirúrgicos deve seguir o disposto no Quadro 6-4.

Às demais condições para tratamento clinicocirúrgico podem-se administrar drogas constritoras capilares (Especialidades Farmacêuticas: Adrenoxil®, Adrenostase®) caso não se conheça o processo e, caso se tenha pleno conhecimento, o combate deve ser direto pelo fármaco correspondente.

Quadro 6-4. Sequência de Tratamento Cirúrgico do Paciente Hemofílico*

Período	Procedimento	Indicações	Posologia
Pré-operatório	1. Administrar vitamina C, K e P (Trombovitam®) 2. Administrar globulina anti-hemofílica (Crioprecipitado®) 3. Administrar ácido épsilon-aminocaproico (Ipsilon®)	1. Para fortalecimento e diminuição da permeabilidade vascular 2. Para reposição do fator VIII plasmático da coagulação 3. Para impedir a degradação do coágulo formado	1. Um comprimido de 8/8 h um dia antes e três depois da cirurgia 2. 10 mL/kg de 8/8 h durante 14 a 21 dias 3. Dose única uma hora antes da cirurgia
Transoperatório	4. Infundir sangue total 5. Sutura e demais procedimentos para hemostasia	4. Para reposição de perdas sanguíneas 5. Para dificultar ou impedir a hemorragia	4. Gotejamento durante a cirurgia. De acordo com a perda 5. Durante toda a cirurgia
Pós-operatório	6. Antibióticos (Cefaloxina®) 7. Alimentação hiperproteica e hiperglicêmica 8. Repouso	6. Para evitar infecções 7. Para fazer uma nutrição hipercalórica para uma recuperação mais rápida 8. Para evitar gastos de energia e evitar hemorragia	6. 2 g no pré-operatório e 2 g a cada 2 horas, até o limite de 6 g 7. A cada 2 horas, até alcançar 3.500 calorias 8. Tempo integral por 7 dias

*Valores calculados para paciente sadio adulto de peso aproximado de 70 kg. Antes de proceder, confirmar a terapêutica, pois é variável.

BIBLIOGRAFIA

Aguiar SA. Atualização na clínica odontológica. São Paulo: Artes Médicas, 1992.

Andreasen JO. Traumatismo Dentário. São Paulo: Panamericana, 1971.

Azevedo MRA. Hematologia básica – Fisiopatologia e diagnóstico laboratorial, 5.ed. Rio de Janeiro: Revinter, 2014.

Borghelli RF. Temas de patologia bucal clínica, 2.ed. Buenos Aires: Mundi, 1988.

Brown AFT et al. Receituário de bolso – Emergências médicas. Rio de Janeiro: Thieme Revinter, 2017.

Calich V e Vaz C. Imunologia, 2.ed. Rio de Janeiro: Revinter, 2009.

Caquet R. Exames de laboratório, 12.ed. Rio de Janeiro: Thieme Revinter, 2017.

Cecil RL. Tratamento de medicina interna, 16.ed. Rio de Janeiro: Guanabara Koogan, 1982.

Coelho E et al. Técnicas de estudo da coagulação, 3.ed. São Paulo: Pedagogia e Universitária Ltda., 1981.

Crawford MH. Cardiologia – Diagnóstico e tratamento, 4.ed. Rio de Janeiro: Thieme Revinter, 2017.

Dechaume M. Estomatologia, 4.ed. Barcelona: Masson, 1988.

Gregori C. Cirurgia odontológica para clínico geral. São Paulo: Sarvier, 1990.

Guyton AC. Tratado de fisiologia médica, 4,ed. Tradução sob supervisão de Alcyr Kraemer. Rio de Janeiro: Guanabara Koogan, 1973.

Harmening DM. Técnicas modernas em bancos de sangue e transfusão, 6.ed. Rio de Janeiro: Revinter, 2015.

Howe GL. Cirurgia oral menor, 3.ed. Santos: São Paulo, 1988.

Lewis MAO, Jordan RCK. Doenças da boca – Manual prático, 2.ed. Rio de Janeiro: Revinter, 2014.

Lima. Manual de farmacologia clínica. Terapêutica e toxologia. Rio de Janeiro: Guanabara Koogan S.A., 1992.

McCarty MF. Emergências em odontologia prevencion y tratamento, 2.ed. Lisboa: Atheneo, 1973.

Neville BW et al. Patologia oral & maxilofacial. Rio de Janeiro: Guanabara Koogan, 1998.

Oliveira PH. Hematologia clínica. Rio de Janeiro: Atheneu, 1978.

Peterson LJ et al. Cirurgia oral e maxilofacial contemporânea. Rio de Janeiro: Guanabara Koogan, 2000.

Prado R, Salim MA. Cirurgia bucomaxilofacial: Diagnóstico e tratamento. Rio de Janeiro: Guanabara Koogan, 2004.

Regezi JA, Scuibba JJ. Patologia bucal. Rio de Janeiro: Guanabara Koogan, 1991.

Schrier RW. Manual de nefrologia, 8.ed. Rio de Janeiro: Thieme Revinter, 2017.

Shafer WG, Hine MK, Levy BM. Tratamento de patologia bucal, 4.ed. Rio de Janeiro: Interamericana, 1985.

Shauna C, Young A, Pousen K. Atlas de hematologia, 2.ed. Rio de Janeiro: Revinter, 2015.

Valente C. Emergências em bucomaxilofacial. Rio de Janeiro: Revinter, 1999.

Valente C. Técnicas cirúrgicas bucais e maxilofaciais. Rio de Janeiro: Revinter, 2003.

Yunen JR. UTI – Consulta em 5 Minutos. Rio de Janeiro: Revinter, 2015.

Zegarelli EV, Kutscher AH, Hyman GA. Diagnóstico das doenças da boca e dos maxilares, 2.ed. Rio de Janeiro: Guanabara Koogan, 1982.

7

Estomatites Agudas

INTRODUÇÃO

Estomatite é qualquer processo inflamatório da mucosa bucal, independentemente da sua localização, incluindo mucosas labial e jugal, gengivas, língua e palatos.

As agudas são aquelas que possuem mediadores químicos da inflamação e sintomatologia forte. Algumas são específicas e trata-se de emergências. São elas: 1. aftas; 2. herpes; 3. candidíases ou candidose; 4. estomatites alérgicas; 5. estomatites escarlatínicas e 6. nomas ou estomatites gangrenosas.

AFTAS

Conceito

A úlcera aftosa é uma doença comum caracterizada pelo desenvolvimento de ulcerações primarias na mucosa bucal, dolorosas e recidivantes, podendo ser única ou múltipla.

Etiologia/Etiopatogenia

As úlceras aftosas não apresentam causas estabelecidas. A literatura descreve vários fatores, entre eles o estresse emocional e a fadiga, associados a condições predisponentes e desencadeantes:

A) Fatores bacterianos.
B) Fatores autoimunes.
C) Fatores nutricionais.
D) Fatores precipitantes, aqueles que precedem ao aparecimento:
  - Traumatismo.
  - Condições endócrinas.
  - Fatores psíquicos.
  - Fatores alérgicos.

Os agentes bacterianos frequentemente relacionados são os estreptococos α-hemolíticos, numa forma pleomórfica transitória em "L", o qual é encontrado nas lesões aftosas típicas.

Os agentes autoimunes resultam em uma resposta às células da camada espinhosa do epitélio bucal alteradas antigenicamente, relacionados com IgE e IgM, constituindo-se em uma resposta imunológica local.

Os nutricionais relacionados com a dieta alimentar ácida ou em degradação. Relacionam-se com a deficiência de ferro, vitamina B12 e ácido fólico.

Os precipitantes relacionados com os traumas foram descritos como presentes em 75% de uma série e podem apresentar-se como mordidas acidentais, atos cirúrgicos, escovação vigorosa ou outros. As alterações endócrinas são observadas com frequência nos períodos de tensão pré-menstrual e menstrual, em razão dos altos índices de progesterona. Os efeitos psicológicos surgem da somatização de problemas, o que precipita o aparecimento da doença. As alergias a alguns tipos de alimentos e medicamentos implicam em grande incidência de exacerbação das úlceras aftosas recidivantes.

Classificação

As úlceras aftosas recidivantes podem ser únicas ou múltiplas e classificam-se quanto ao tamanho e forma, podendo ser:

1. Afta menor.
2. Afta maior.
3. Afta herpetiforme.

A úlcera aftosa menor é a mais comum e possui diâmetro até 10 mm, a maior é a forma mais séria e grave com diâmetro superior aos 10 mm e a herpetiforme tem aspecto de pequeninas úlceras que se coalescem, assemelhando-se a infiltrados virais da úlcera herpética.

Características Clínicas

Úlcera Aftosa Recidivante Menor

Apresenta-se como erosão superficial primária, única ou múltipla, coberta por membrana cinzenta, com margens bem circunscritas e halo eritematoso. Possuem tamanho geralmente entre 2 (dois) e 3 (três) milímetros, nunca excedendo a 9 (nove) mm. Localizam-se preferencialmente nos lábios, na mucosa jugal, nos sulcos vestibular e lingual, no palato mole, faringe e gengiva, não ligados ao periósteo. Apresentam-se isoladas ou múltiplas em número médio de 6 (seis) por surto, possuindo histórico de presença em mais membros da família. As úlceras expõem as terminações nervosas o que causa considerável dor espontânea e estimulada. Possuem duração média entre 5 (cinco) e 10 (dez) dias, não deixando cicatriz ou marca.

Úlcera Aftosa Recidivante Maior

Apresenta-se como erosão profunda primária, única ou múltipla, de duas a dez úlceras, coberta por membrana acinzentada, com margens bem definidas e circunscritas e halo eritematoso. Possui tamanho igual ou superior a 10 mm de diâmetro. Localiza-se, preferencialmente, nos lábios, mucosa jugal, língua, assoalho bucal, palato mole e fauces, possivelmente ligada ao periósteo. As úlceras profundas expõem mais ainda os filetes nervosos, causando dores mais fortes que aquelas das aftas menores. Possuem duração que pode persistir até 6 semanas, deixando cicatriz e recidivando em surtos. Há preferência pelo gênero feminino.

Úlcera Aftosa Recidivante Herpetiforme

Apresenta-se como erosões superficiais primárias, em número de até 100 miniúlceras que se coalescem e assemelham-se clinicamente às lesões herpéticas, embora, histologicamente, não se correspondam. As erosões localizam-se em qualquer região da cavidade bucal, sendo muito dolorosas em decorrência do número e da invasibilidade. Possuem duração relativamente curta, sendo, em média, entre 3 e 7 dias, não deixando cicatriz.

As aftas ocorrem em torno de 20% da população, preferindo o gênero feminino em uma proporção de 2 para 1.

Em qualquer das formas inicia-se com sensação de formigamento, com irritação e incômodo localizado na cavidade bucal, evoluindo a eritema que vai esbranquiçando, acompanhado por processo inflamatório de intensidade variável (Fig. 7-1).

Características Histológicas

O epitélio apresenta-se fragmentado, com membrana fibrinopurulenta, cobrindo a área ulcerada com colônias de microrganismos. O tecido conjuntivo subjacente apresenta-se com infiltrado celular inflamatório com predominância de polimorfonucleados (neutrófilos), recoberto por necrose dos tecidos próximos à superfície da lesão. Nas adjacências existem muitos linfócitos.

Tratamento

Como a causa não é determinada com segurança, o tratamento também não é único ou definitivo. O tratamento está na dependência do fator etiológico, que deve ser combatido. Assim o tratamento está na dependência, também, do bom-senso profissional e de uma pesquisa profunda da causa.

Tratamento Sistêmico

Não se faz um tratamento geral ou sistêmico aleatoriamente.

Bacterianos

Em casos específicos onde as úlceras tenham origem provável por bactérias, deve-se tratar sistemicamente com antibióticos, que, neste caso, devem ser:

- Amoxicilina: 500 mg (1ª escolha) ou Ampicilina: 500 mg (2ª escolha) na posologia por via oral de 1 cápsula de 6/6 h por 5 dias.
- Cefadroxil (em casos de alergia à penicilina) na posologia por via oral de 1 cápsula de 12/12 h por 5 dias.

Com este tratamento obtém-se uma resposta de redução da dor e da úlcera em cerca de 70% dos pacientes com este tipo de afta bacteriana.

Não se faz antibioticoterapia nos demais casos de aftas.

Imunológicos

Para as úlceras relacionadas com a queda da resistência utiliza-se medicamento sistêmico para o aumento da imunidade, estimulando a produção de linfócitos "t", através do:

- Cloridrato de levamisol (Ascaridil®) em doses de 150 mg na posologia por via oral de 1 comprimido de 8/8h por 30 dias.

Nutricionais

Para aquelas relacionadas com a deficiência nutricional há necessidade de suplementação dietética, prescrevendo vitamina B12, ácido fólico e ferro, relacionada com anemia ferropriva. Neste caso caracterizam-se por queilite labial, glossite e membranas esofágicas.

- Combiron® na posologia por via oral de 1 comprimido de 8/8h por 30 dias.

Precipitantes

Para aquelas relacionadas com as questões precipitantes deve-se avaliar:

Traumáticas

Nas aftas de origem traumática devem ser descobertas as causas destas agressões. Geralmente causadas por mordeduras, próteses mal-adaptadas, restos dentais e outras, seu tratamento é apenas local com a remoção da causa.

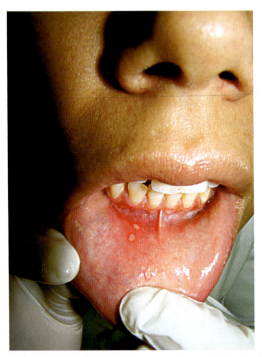

Fig. 7-1. Aftas no lábio inferior, próximas ao sulco vestibuloalveolar.

Endócrinas e Psicológicas

Para as associadas a causas endócrinas ou hormonais e psicológicas, devem ser tratadas de forma a evitar o estresse e a ansiedade. Isto pode ser conseguido com a administração de tranquilizantes.

- Valium® de 5 ou 10 mg na posologia por via oral de 1 comprimento à noite por 10 dias, para auxiliar uma boa noite de sono.

Alérgicas

Para as associadas a processos alérgicos pode-se indicar a administração de corticoide para uma imunossupressão.

- Celestone® 2 mg na posologia por via oral de 1 comprimento de 12/12 h por 5 dias.

Controle da Flora do Sistema Digestório

As condições predisponentes e desencadeantes como fatores bacterianos, autoimunes e nutricionais geralmente respondem muito bem à reposição da microflora por ingestão de iogurte com lactobacilos vivos 1 vez ao dia por 5 dias, para o tratamento das aftas em geral.

Tratamento Local

Sintomatológico

O tratamento local também é muito variável, sendo utilizado como emergencial para o alivio da dor. O tratamento sintomático pode ser realizado com lidocaína tópica (Xylocaína®, Lidocaína® em pomada ou spray), sobre a úlcera ou úlceras, antes as refeições.

Como proposta de tratamento podem ser indicados corticoides tópicos (Omcilom A em Orabase®) para aplicação sobre a úlcera de 4 a 6 vezes ao dia.

Bochechos

Estão indicados os bochechos com soluções aquosas. A mais utilizada é a solução com água oxigenada 10 volumes na proporção de meio copo de água filtrada morna com uma colher de sopa da água oxigenada. Promover estes bochechos 4 vezes por dia durante 3 dias. Se passar de 3 dias poderá haver um desequilíbrio da flora bucal e agravar o aparecimento das aftas.

Alguns autores preconizam o uso de bochechos com bicabornato de sódio em substituição à água oxigenada, entretanto, na mesma proporção e posologia, isto é, na proporção de meio copo de água filtrada morna com 1 colher de sopa de bicabornato de sódio em bochechos 4 vezes por dia. Possui a vantagem de ter ação desinfetante e anti-inflamatória, podendo ser usada por até 7 dias, porém de efeito menos significativo e rápido no tratamento das aftas.

Curativo

A cauterização química por derivado de fenol canforado ou nitrato de prata não pode ser considerada como tratamento ideal, todavia é uma proposta de tratamento sintomatológico imediato possível e bastante eficiente na maioria dos casos, mas é contraindicado nas úlceras aftosas recidivantes maiores, por agravarem o quadro da lesão em vez de aliviá-lo.

A cauterização química como tratamento imediato da úlcera aftosa deve ser feito com o auxílio de um fenol (p. ex., Paramonoclorofenol®). A úlcera deve ser isolada por isolamento relativo e bem seca com o auxílio de gaze ou algodão. Uma bolinha de algodão deve ser ligeiramente umedecida pela substância cáustica descrita acima. Em seguida pincela-se, com o auxílio de uma pinça para algodão, somente sobre a área ulcerada.

Aguarda-se cerca de 1 minuto e aplica-se outra bolinha de algodão embebida em álcool, para evitar necrose tecidual. A seguir retira-se o isolamento relativo.

O procedimento deve ser feito uma única vez ao dia, podendo ser repetido por mais uma vez no dia seguinte caso persista a sintomatologia, o que não é frequente, pois cessa quase que imediatamente após a primeira e única aplicação, nas aftas menores e herpetiforme.

Prognóstico

Geralmente é muito bom, raramente trazendo complicações.

HERPES

Conceito e Introdução

É uma infecção virótica autolimitada, recorrente e incurável, causada pelo vírus do herpes simples tipo 1 (labial), herpes simples tipo 2 (genital) e herpes-zóster.

Esta infecção viral é um problema de saúde mundial. Do latim, herpes significa rastejar, movimentar-se como cobras. A sua propriedade mais notável está na sua capacidade de estabelecer infecções persistentes durante toda a vida de seus hospedeiros, sofrendo reativação periódica. Embora a maioria absoluta da população mundial (cerca de 90%) seja portadora do vírus, nem todos apresentam manifestações.

Etiologia/Etiopatogenia

O herpes pertence à família hepesviridae e apresenta-se em mais de 100 tipos diferentes de vírus. Dentre estes os mais frequentes são:

1. Vírus herpes simples tipos 1 e 2 (labial e genital, respectivamente).
2. Vírus varicela-zóster (herpes-zóster).
3. Citomegalovírus (relacionados com neoplasias).
4. Herpes-vírus de Kaposi (associado a sarcoma e imunodepressão).

A contaminação pode ocorrer na infância, depois do nascimento, pelo contato do bebê com o vírus uterino ou vulvovaginal ou ser beijado por pessoa portadora da infecção. O vírus rompe a pele, percorre um nervo e se esconde numa junção nervosa, até ser reativado por fatores como: gripe, hipertermia, menstruação, fadiga, transtorno emocional, estresse, luz solar intensa e outros. Quando reativado, o vírus sai do nervo e vai à mucosa ou pele, onde causa a doença.

Este vírus é capaz de infectar outras áreas do corpo, basta ter contato direto ou indireto, o que tem que ser evitado.

A forma zóster é causada pelo vírus varicela-zóster, ocorrendo apenas em pessoas que tiveram varicela (catapora), mesmo sem manifestação clínica. É contaminada na infância, quando em presença da doença, e fica latente, aguardando reativação.

Classificação

1. *Herpes labial:* acomete, principalmente, os lábios, podendo atingir outras áreas como faringe, gengiva e fauces, por exemplo, através da pele e/ou na mucosa bucal. A primoinfecção se faz por rompimento da pele ou mucosa pelo herpes-vírus simples tipo 1, que adere aos axônios e ao gânglio trigeminal.
2. *Herpes genital:* acomete aos órgãos genitais masculinos e femininos, sendo considerada uma doença sexualmente transmitida, que atinge a milhões de pessoas. A primoinfecção se faz por rompimento da pele ou mucosa dos órgãos genitais masculino ou feminino pelo herpes-vírus simples tipo 2, que adere aos axônios e aos gânglios sacrais, próximo à coluna vertebral.
3. *Herpes-zóster:* acomete a várias regiões do corpo, sempre acompanhando um trajeto de feixe nervoso.
4. *Citomegalovírus e herpes-vírus de Kaposi:* não estão na área de competência da Especialidade de Cirurgia e Traumatologia Bucomaxilofacial.

Características Clínicas

É uma lesão altamente dolorosa com duração média de 7 a 15 dias, que pode aparecer mais de uma vez ao ano. Pode implicar em febre e enfartamento ganglionar regional.

Este vírus é capaz de infectar outras partes do corpo por conta da manipulação de ferida herpética e depois a colocação acidental em outra área, procedidas pelo próprio paciente sem atentar à migração infecciosa. Todo contato entre pessoas com manifestação da doença é altamente contagioso.

Portanto, seja qual for o herpes, o paciente deve ser orientado sobre o alto poder de contágio e de alguns cuidados indispensáveis, como: 1. lavar as mãos sempre que tocar na úlcera herpética; 2. evitar colocar as mãos ou coçar os olhos; 3. evitar beijar (labial) e evitar relações sexuais (genital); 4. evitar furar as bolhas e remover as crostas.

Herpes Labial e Genital

O herpes labial e o herpes genital passam por quatro estágios:

- *1º estágio:* a área aonde vai se manifestar o herpes, seja na pele ou na mucosa, começa a arder e coçar, sem nenhum sinal aparente de lesão, porém o paciente que já teve a manifestação anteriormente sabe que vai haver a recorrência da lesão.
- *2º estágio:* a área onde arde e coça começa a apresentar área de rubor (vermelhidão) e edema, onde pouco tempo depois vão surgir bolhas bastante dolorosas.
- *3º estágio:* a área onde está avermelhada começa a apresentar pequenas bolhas que duram de 1 a 3 dias. Estas bolhas se rompem e ulceram, fundindo-se em seguida, gerando uma ferida com secreção e mau odor, altamente dolorosa, espontaneamente ou mesmo ao mínimo esforço. Neste estágio é altamente contagioso. Pode durar mais 3 a 7 dias.
- *4º estágio:* a ferida começa a cicatrizar, formando uma crosta, com diminuição da sensibilidade dolorosa.

Em média, estas manifestações duram por 7 a 15 dias no total (Fig. 7-2).

Herpes-zóster

A forma zóster produz dores intensas, mesmo antes de se manifestar na pele, seja por ardor, coceira, rubor, bolhas ou úlceras. Diferentemente daquelas de manifestações labial e genital, não é localizada e suas dores são generalizadas e irradiadas. Acontece em uma área grande do corpo, ao contrário das outras formas, sempre seguindo o trajeto nervoso. Ao terceiro dia geralmente apresenta lesões em área específica em pontos nervosos terminais. Em seguida tornam-se amarelo-esbranquiçadas e lentamente formam bolhas e úlceras semelhantes às anteriores. Após 7 a 10 dias as feridas formam uma crosta, que permanece por mais, aproximadamente, 2 semanas. Depois de cicatrizada pode permanecer uma nevralgia pós-herpética. Pode ocorrer na face e, mais frequentemente, aparecem após os 60 anos.

A doença orofaríngea ou gengivoestomatite herpética ocorre mais frequentemente em crianças entre 1 e 5 anos e afeta a mucosa bucal e gengival. Tem duração média entre 2 e 3 semanas com manifestações clínicas como: febre, faringite, lesões vesiculares e ulcerativas, edema, gengivoestomatite, linfadenopatia submandibular, anorexia e mal-estar geral. São recidivantes.

Diagnóstico Laboratorial

O método usualmente utilizado é a citodiagnose de Tzanck. As técnicas sorológicas também podem ser realizadas, como a imunofluorescência e o teste enzimático.

Tratamento

Tratamento Sistêmico

Para todas as formas de herpes simples utiliza-se Aciclovir (Zovirax®, Aviral®), na dose de 200 mg ou 400 mg, na posologia de 4/4 h ou de 6/6 h dependendo da agressividade e extensão da(s) lesão(ões), durante 5 dias, podendo ser estendida nas infecções mais sérias, no herpes-zóster ou nos herpes recidivantes em 4 ou mais vezes ao ano, para até 10 a 14 dias. Nas formas de herpes-zóster, geralmente ligadas aos ramos do nervo trigêmeo, utiliza-se a mesma medicação na posologia de 2 comprimidos de 400 mg de 6/6 h durante 7 dias.

Em pacientes imunocomprometidos, a dose pode ser de 400 mg em mesma posologia, isto é, na dose de 400 mg, de 4/4 h, durante 5 a 14 dias dependendo do caso.

Nos casos mais graves, principalmente aqueles que alteram o estado geral do paciente colocando-o em debilidade e por dificuldade ou impossibilidade de alimentação, a hospitalização se faz necessária, para que se possa administrar, adequada hidratação endovenosa e aplicação de Aciclovir

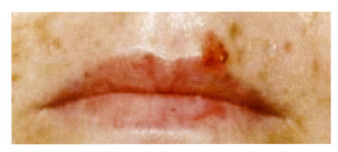

Fig. 7-2. Herpes de lábio superior à esquerda. Vesículas em ulceração.

também por via intravenosa, utilizando-se a dose de 5 mg/kg, a cada 8 horas. Além dos demais cuidados e reposições necessárias e possíveis em ambiente hospitalar.

Seja qual for a forma, o tipo ou a localização, a medicação deve iniciar com os primeiros sintomas, isto é, nos primeiros eritemas e pruridos. Quanto antes iniciar a medicação, menos tempo terá a lesão. Em pessoas com recorrências frequentes (mais de 4 episódios por ano), a profilaxia pode ser indicada, persistindo o tratamento por três meses consecutivos.

O Fanciclovir diminui a duração dos sintomas, apresentando comodidade posológica em relação ao Aciclovir. Está indicado na dose de 125 ou 250 mg de 8 em 8 ou de 12 em 12 horas, respectivamente, para as lesões menos graves.

Seja qual for a droga e a posologia utilizadas, não se podem desprezar os possíveis e prováveis efeitos colaterais da droga, muitas vezes utilizadas em doses bastante altas.

Observação Importante

Estas medicações e posologias são sugestões e devem ser revistas antes da administração no paciente. São drogas que variam muito e que podem perder suas indicações com o tempo. Sugere-se verificar as recomendações mais atuais dos serviços, antes de administrar qualquer fármaco.

Tratamento Local

O tratamento local assemelha-se em todos os tipos de manifestações da doença, apenas diferenciando quando o aparecimento for à pele ou na mucosa.

Na pele consiste, inicialmente, em lavagens em água corrente de pelo menos 4 vezes ao dia, com sabão neutro. Em seguida aplicam-se compressas geladas sobre a área afetada para ajudar no alívio da dor. Também está bem indicada a aplicação local de pomada de vaselina para evitar ressecamento e agravamento da sintomatologia. Em casos mais graves, onde as dores forem muito fortes, pode-se aplicar anestésico tópico em pomada (Lidocaína®), para massagens sobre a úlcera ou úlceras em substituição à vaselina.

Ainda na pele deve-se aplicar creme à base de Aciclovir (Zovirax®, Aviral®), sobre as lesões 4 vezes por dia. O uso 4 vezes por dia do creme deve iniciar com os primeiros sintomas de coceira, ardor e/ou rubor, e deve persistir por 5 dias ou até a cura. De forma análoga, pode-se utilizar o idoxuridine (Herpesine®), sendo esta forma líquida.

Na boca, quando há comprometimento da mucosa, inicialmente deve-se promover bochechos com solução de uma colher de água oxigenada a 10 volumes em meio copo de água uma gelada, 4 vezes ao dia. Em casos mais graves, onde as dores forem muito fortes, pode-se aplicar anestésico tópico em pomada (Lidocaína®), para massagens sobre a úlcera ou úlceras, principalmente, antes de alimentações.

As aplicações de cremes com agentes antivíroticos na boca são questionáveis. Na boca deve-se ter o cuidado de colocar o creme à base de Aciclovir (Zovirax®, Aviral®), somente sobre as lesões, evitando-se as mucosas sadias. O fluido bucal e a língua não permitem que este creme fique tempo suficiente sobre as lesões. Possivelmente o uso do idoxuridine (Herpesine®), que se apresenta de forma líquida, seja mais bem indicado, embora também não permaneça tempo suficiente sobre as úlceras.

Prognóstico

O prognóstico é variável e dependente das recidivas. Em pacientes imunodeprimidos pode causar sérios problemas, podendo atingir áreas nobres e até levar ao óbito em casos mais graves, mas geralmente o prognóstico é bom, com controle da manifestação infecciosa entre 5 e 15 dias, podendo ser regredida em menos tempo com a utilização precoce da medicação. Entretanto, é uma doença incurável, apenas controlada e eliminada sua manifestação clínica.

CANDIDÍASE OU CANDIDOSE

Conceito e Introdução

A candidíase ou candidose é uma doença oportunista comum na cavidade bucal causada por um fungo leveduriforme durante a desarmonia da microflora. Este microrganismo é bastante comum na cavidade bucal, no trato gastrointestinal e nas genitálias, mas só provoca a doença quando penetra nos tecidos.

É uma infecção bastante comum atingindo grande parte da população mundial. Está incluída em doenças sexualmente transmissíveis, tanto nas manifestações nas genitálias quanto na cavidade bucal.

Etiologia

A candidíase é causada pela *Candida albicans*, fungo dimórfico que pode se apresentar na forma inócua de levedura e na forma de hifas. Torna-se patogênico na presença de fatores predisponentes como: má higiene bucal, xerostomia, quimioterapia, radioterapia, imunodepressão, anemia ferropriva, desnutrição, endocrinopatias graves, diabetes e medicamentos (antibióticos, corticoides e imunossupressores).

Classificação

A candidíase classifica-se como:

1. Candidíase pseudomembranosa.
2. Candidíase eritromatosa: estomatite protética, glossite romboide mediana, queilite angular, candidíase multifocal crônica e candidíase atrófica aguda.
3. Candidíase hiperplásica.
4. Candidíase mucocutânea.

Características Clínicas

Candidíase ou Candidose Pseudomembranosa

É a forma mais comum de candidíase bucal. Caracteriza-se pela presença de placas brancas ou branco-amareladas, cremosas, que podem ser removidas por raspagem, deixando superfície eritromatosa ligeiramente sangrante. São frequentes na mucosa jugal, língua, palato e lábios. Pode ser assintomática ou ter a sensação de ardor, com hálito e sabor desagradáveis. Conhecido como "sapinho", aparece associado à antibioticoterapia e imunossupressão, quando há desarmonia microbiana e queda da resistência orgânica, respectivamente.

Candidíase ou Candidose Eritematosa

É a forma de zonas difusas, vermelhas e limites mal definidas. Tem preferência pela dorsal lingual e no palato, com ardor. Relacionam-se com antibioticoterapia, corticoidoterapia ou drogas imunossupressoras. Clinicamente apresenta-se como uma região atrófica.

- *Estomatite protética:* surge por traumas mucosos por próteses mal-adaptadas e mal higienizadas, formando colônias bacterianas e fúngicas. Aparecem, principalmente, no palato caracterizado pela presença de eritema e edema da mucosa, com comprometimento linfático ganglionar e ausência de sintomatologia.
- *Glossite romboide mediana:* superfície avermelhada, lisa ou nodular, na linha média do dorso lingual.
- *Queilite angular:* superfície avermelhada, fissurada, irritada, ulcerada com margens definidas no ângulo da boca (comissura) com presença de película esbranquiçada, frequente na terceira idade e na perda da dimensão vertical, associada à deficiência nutricional e reserva de saliva na comissura.
- *Candidíase ou candidose multifocal crônica:* presença de manifestações de cândida em várias regiões, sendo mais frequentes no palato, dorso lingual e comissuras labiais. Apresenta área avermelhada com camada branca e sensação de ardor.
- *Candidíase e candidose atrófica aguda:* presença de áreas de descamação da superfície da mucosa, por lesões vermelhas, difusas e não elevadas, língua sem papilas filiformes caracterizando-se como língua careca bem dolorida.

Candidíase ou Candidose Hiperplásica

É a forma de placas brancas, assintomáticas que não são removíveis ao raspado, sendo menos comum e controversa, pois autores acreditam tratar-se de leucoplasia. Frequente na mucosa jugal, dorso lingual, palato e comissura labial. Margens elevadas e superfícies rugosas brancas.

Candidíase ou Candidose Mucocutânea

É a forma mais grave da candidíase bucal, associada à desordem imunológica, lesões nas unhas e pele. São placas brancas espessas que não se destacam à raspagem (Fig. 7-3).

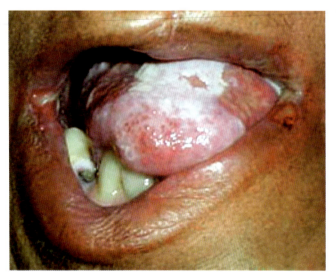

Fig. 7-3. Candidose ou candidíase bucal com predominância na língua.

Tratamento

Tratamento Sistêmico

Antimicrobiano

O tratamento sistêmico consiste na administração de antimicrobiano, neste caso antifúngico- antimicótico específico, através do Fluconazol (Fluconal®, Fluconazol®) que se apresenta na concentração de comprimidos com 50, 100, 150 e 200 mg e de solução (líquido) com 50 e 200 mg.

A posologia para as infecções da mucosa deve ser de 1 vez ao dia, por 14 dias, sendo a indicação da concentração em miligramas variante de acordo com a gravidade e extensão das lesões, bem como a forma de sua apresentação de acordo com a facilidade ou não de deglutição.

Quando as infecções fúngicas se instalam na pele, o tratamento sistêmico consiste na administração de um comprimido de 50, 100, 150 e 200 mg, 1 vez por semana, durante 6 semanas.

Complementar

O tratamento complementar se dá a partir da reposição da microflora através da ingestão de iogurte natural 1 vez ao dia por 5 dias, para o tratamento das candidíases em geral.

O paciente deve evitar alimentos com hidrocarbonatos (açúcares) e gorduras, pelo fato de serem preferenciais destes fungos. Motivo pelo qual aparecem com muita frequência em pacientes diabéticos.

Observação Importante

Estas medicações e posologias são sugestões e devem ser revistas antes da administração no paciente. São drogas que variam muito e que podem perder suas indicações com o tempo. Sugere-se verificar as recomendações mais atuais dos serviços antes de administrar qualquer fármaco.

Tratamento Local

O tratamento local inicia-se com boa higienização, através de lavagens constantes.

A higienização pode ser realizada com auxílio de um antisséptico como a clorexidina a 0,12%, em bochechos por 3 a 4 vezes ao dia durante o tratamento, não devendo ultrapassar a 5 dias de tratamento.

A fitoterapia recomenda bochechos com chá de "poejo". Flores ou folhas de poejo devem ser colocadas em um recipiente com cerca de um litro de água filtrada e colocada no fogo até iniciar a fervura. Deixar o líquido repousar e colocar na geladeira. Os bochechos podem ser feitos também de 3 ou 4 vezes ao dia. A solução gelada refresca e alivia o ardor das áreas afetadas.

O tratamento antimicrobiano (antifúngico-antimicótico) tópico deve ser realizado com a nistatina (Micostatim®) sendo colocado cerca de 1 mL em cada lado da cavidade bucal e permanecer por cerca de 3 a 5 minutos na boca, e repetir 4 vezes ao dia, por 5 a 7 dias. Preferencialmente, utilizar a medicação após a higienização com os bochechos.

Pode-se aplicar o Miconazol Gel a 2% (Daktarin Gel Oral®) aplicado sobre as lesões 2 vezes ao dia durante 15 a 30 dias.

Independentemente da medicação, é imprescindível a higienização eficaz e correta da cavidade bucal e de próteses, quando for o caso, e a atenção aos fatores predisponentes como anemia, perda da dimensão vertical, próteses mal-adaptadas, antibioticoterapia e imunossupressão.

Prognóstico
O prognóstico é favorável, mas os fatores predisponentes devem ser removidos ou tratados.

ESTOMATITE ALÉRGICA

Conceito
É o processo inflamatório da cavidade bucal por sensibilidade tardia ao contato ou à exposição a um antígeno de baixo peso molecular de uma série de substâncias sensibilizantes, que penetram na pele ou mucosa.

Etiologia
Seria impossível fazer uma lista das drogas que podem causar sensibilidade imunológica, pela diversidade de seu número. A estomatite alérgica pode resultar de um contato com várias substâncias que podem ser alérgicas como: materiais dentários (acrílico, bases de liga metálica), produtos de higiene bucal (dentifrícios, colutórios, pós para dentadura), produtos cosméticos (balas, goma de mascar) e agentes terapêuticos (álcool, antibiótico, clorofórmio, iodetos, fenol, procaína, essências voláteis).

Características Clínicas
Os pacientes podem apresentar lesões eritematosas ou tipo urticária, difusas ou localizadas em áreas específicas. Caracteriza-se por edema, eritema, ardor, prurido e perda do paladar. Podem, inicialmente, apresentar vesículas ou bolhas, manchas purpúricas e edema angioneurótico.

As áreas mais envolvidas são: gengiva, palato, lábios e língua. Quando ocorre na gengiva faz lembrar uma GUNA, e, quando na língua, a pilosa negra, marrom ou amarela (Fig. 7-4).

Tratamento

Tratamento Sistêmico
Como tratamento imediato, para eliminação dos sintomas agudos, deve-se administrar drogas anti-histamínicas

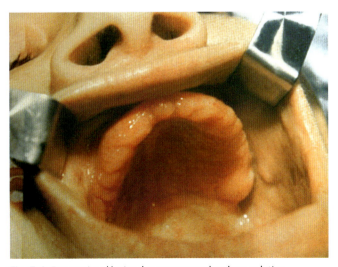

Fig. 7-4. Estomatite alérgica dos processos alveolar e palatino.

(Fenergan®) na posologia de uma ampola em dose única endovenosa aplicada lentamente e, em casos mais graves, corticoides (Decadron®) na posologia de uma ampola em dose única também endovenosa aplicada lentamente.

Tratamento Local
O melhor tratamento para a estomatite alérgica ou de contato deve ser a remoção do alérgeno. Geralmente, após descoberta a causa e eliminado o agente sensibilizante, os sinais e sintomas regridem. Na persistência deve-se aplicar corticoide tópico sobre as lesões (Omcilom em OraBase®), em camadas 4 vezes ao dia.

ESTOMATITE ESCARLATÍNICA

Conceito
A escarlatina é uma doença infecciosa sistêmica causada por estreptococos do tipo beta-hemolítico.

Etiologia
A escarlatina começa como uma amidalite estreptocócica com faringite, na qual microrganismos elaboram uma toxina eritrogênica que atinge os vasos sanguíneos e produzem erupções cutâneas características.

Possui período de incubação de 1 a 7 dias com febre, enantema e exantema, precedida por cefaleia, náuseas, vômito, febre e calafrios. Enantema é a erupção que se manifesta na superfície das mucosas que revestem as cavidades naturais, neste caso a boca. Exantema é a erupção que se manifesta na superfície da pele de forma difusa ao longo do corpo, neste caso na face.

Características Clínicas
Assemelha-se à amidalite e faringite, sendo predominante em crianças entre 3 e 12 anos, durante o inverno.

1. Amígdalas edemaciadas, eritematosa e com exsudação amarelada.
2. Faringe edemaciada e eritematosa.
3. Palato mole com mesmas características adicionadas de petéquias.
4. Mucosa bucal edemaciada, hiperemiada e dolorida.
5. Língua branca e moriforme (dorso da língua com cobertura branca, encontradas apenas as papilas fungiformes e aspecto de morango) nos 2 primeiros dias. Próximo ao 5º dia, vermelha e moriforme (a cobertura branca descama-se e apresenta uma superfície eritematosa dorsal com papilas fungiformes hiperplásicas).
6. Pele com áreas puntiformes de coloração normal projeta-se pelo eritema e textura de lixa. Linhas vermelhas causadas pela fragilidade capilar nas zonas de estresse.
7. Face com eritema difuso sem zonas puntiformes. Palidez circumbucal. A descamação da face produz pequenas camadas, pode durar de 3 a 8 semanas.

Apresentam febre de cerca de 39,4°C no 2º dia, retornado ao normal em 6 dias. Erupção da febre escarlate em forma de queimadura de sol. Estas erupções desaparecem em uma semana, quando tem início a descamação da pele, disseminando para o resto da pele na 3ª semana, sendo as extremidades as últimas a serem atingidas.

O paciente apresenta também cefaleias, calafrios e vômitos, com comprometimento ganglionar cervical.

Tratamento

Tratamento Sistêmico

É importante e indispensável para prevenir a possibilidade de complicações, como a febre reumática e a glomerulonefrite.

Por ser a escarlatina uma doença infecciosa sistêmica causada por estreptococos do tipo beta-hemolítico, o antibiótico de escolha é a tetraciclina na posologia de 500 mg de 6/6 h para as lesões em adultos.

Ainda para adultos, em segunda escolha indica-se a eritromicina, também na dosagem de 500 mg de 6/6 h.

Para crianças entre 5 e 15 anos indica-se também a tetraciclina ou a eritromicina na dose de 250 mg de 8/8 h. Mas esta dosagem deve ser revisada pelo médico pediatra da criança.

Além do tratamento antimicrobiano, não se pode desprezar o tratamento sintomático (dor e febre). Tem-se indicado o paracetamol ou ibuprofeno na posologia de 500 mg de 4/4 h ou de 6/6 h, de acordo com os sintomas, no paciente adulto. A prescrição nas crianças deve ser acompanhada pelo médico pediatra.

Observação Importante

Estas medicações e posologias são sugestões e devem ser revistas antes da administração no paciente. São drogas que variam muito e que podem perder suas indicações com o tempo. Sugere-se verificar as recomendações mais atuais dos serviços, antes de administrar qualquer fármaco.

Tratamento Local

Baseia-se na higienização e controle da flora microbiana.

Prognóstico

Com o tratamento adequado, o prognóstico é excelente. A febre e os sintomas mostram acentuada melhora em 48 horas após o início do tratamento. A febre reumática é rara, assim como o eritema nodoso e a glomerulonefrite. A recuperação produz uma imunidade permanente contra os ataques recorrentes da escarlatina.

NOMA OU ESTOMATITE GANGRENOSA

Conceito e Etiologia

Noma ou estomatite gangrenosa, também chamada de cancro oral, é a necrose rápida dos tecidos bucais, frequente em pessoas com deficiências nutricionais e debilidade geral.

O noma é uma infecção a partir dos microrganismos de Vincent e, portanto, com características semelhantes à GUNA.

Característica Clínicas

Aparece preferencialmente em crianças. Geralmente surge como pequena úlcera da mucosa gengival, que rapidamente envolve os maxilares, lábios e bochechas por necrose gangrenosa. A doença pode evoluir até expor os tecidos ósseos maxilares.

Possui odor extremamente fétido putrescente e destruição gordurosa rápida. O palato e, ocasionalmente, a língua podem estar envolvidos em processos mais avançados. Destruição superficial recoberto por membrana acinzentada, localizada ou generalizada.

Existe hipertermia moderada a alta e agravamento da debilidade sistêmica, sendo considerada uma doença grave, podendo levar a morte.

Tratamento

Tratamento Sistêmico

O tratamento sistêmico deve ser levado a efeito imediatamente ao diagnóstico em razão da gravidade do caso. Inicialmente este tratamento consiste em antibioticoterapia de largo espectro, em dose de ataque.

Os antimicrobianos de escolha são: Ciprofloxacino (1ª) e Flagyl (2ª). O ciprofloxacino apresenta-se em comprimidos de 250 e 500 mg e deve ser administrado na posologia de 12/12 h por 5 a 7 dias. O Flagyl apresenta-se em comprimidos de 250 e 400 mg e deve ser administrado na posologia de 12/12 h por 7 a 10 dias. São medicamentos e dose para adultos, sendo que o Flagyl pode ser usado em crianças a partir de 12 anos.

Devem-se eliminar as deficiências nutritivas e vitamínicas, por meio de dietas específicas e rápidas. Deve-se prescrever complexo vitamínico (Combiron®) um comprimido antes das refeições.

O repouso no leito é fundamental.

Além do tratamento antimicrobiano, não se pode desprezar o tratamento sintomático (dor e febre). Tem-se indicado paracetamol ou ibuprofeno na posologia de 500 mg de 4/4 h ou de 6/6 h de acordo com os sintomas, no paciente adulto. A prescrição nas crianças deve ser acompanhada pelo médico pediatra.

Observação Importante

Estas medicações e posologias são sugestões e devem ser revistas antes da administração no paciente. São drogas que variam muito e que podem perder suas indicações com o tempo. Sugere-se verificar as recomendações mais atuais dos serviços antes de administrar qualquer fármaco.

Tratamento Local

O tratamento local consiste em limpeza delicada da superfície da mucosa bucal, com gaze embebida em água oxigenada (10 volumes) e solução fisiológica meio a meio (50% de cada). Em seguida manda-se o paciente bochechar com solução de água oxigenada (10 volumes) a 10%, diluída em água destilada, 4 vezes ao dia, durante 3 dias.

Para auxiliar na alimentação recomenda-se a aplicação tópica de um anestésico local (Xylocaína®, Lidocaína® pomada) para massagens sobre as lesões.

Em casos mais graves, em que a necrose tecidual atinge a profundidade ou área extensa, deve-se promover o desbridamento da área ou úlcera, com a remoção do máximo possível de tecido necrosado. Neste caso há necessidade de se promover uma anestesia locorregional por bloqueio a distância, pois é altamente dolorido.

BIBLIOGRAFIA

Avery DR, Mcdonald, RE. Odontopediatria, 2.ed. Rio de Janeiro: Ed. Guanabara Koogan S.A., 1986.

Azevedo MRA. Hematologia básica – Fisiopatologia e diagnóstico laboratorial, 5.ed. Rio de Janeiro: Ed. Revinter, 2014.

Azul AM, Trancoso PF. Principais lesões da cavidade oral. Rev Port Clin Geral 2006;22:369-77.

Ballenger JJ. Enfermidade de 1ª nariz, garganta, oído, cabeza y cuelo, 2.ed. Madrid: Salvat Editores S.A., 1980.

Becheli LM, Curban, G.V. Compêndio de dermatologia, 5.ed. São Paulo: Ed. Atheneu, 1978.

Beigi R H. Doenças sexualmente transmissíveis. Rio de Janeiro: Ed. Revinter, 2014.

Bevilacque F et al. Medicina interna, 9.ed. Rio de Janeiro: Ed. Guanabara Koogan S.A., 1979 (Tomo II).

Bier O. Microbiologia e imunologia, 2.ed. Rio de Janeiro: Ed. Pan-Americana, 1990.

BOKK, K., HOGOE, N., KORTING, G.W. Doenças e Sintomas da Cavidade Bucal e da Região Perioral, 1ª ed., Editora Manoele, São Paulo, 1988.

Borghelli RF. Temas de patologia bucal clínica, 2.ed. Buenos Aires: Ed. Mundi, 1988.

Brook I. Microbiology and management of periodontal infeccions. Gen Dent 2003 Sept.-Oct.;519(3);424-8.

Brown AFT et al. Receituário de bolso – Emergências médicas. Rio de Janeiro: Ed. Thieme Revinter, 2017.

Calich V e Vaz C. Imunologia, 2.ed. Rio de Janeiro: Ed. Revinter, 2009.

Caquet R. Exames de laboratório, 12.ed. Rio de Janeiro: Ed. Thieme Revinter, 2017.

Dani R. Gastroenterologia essencial. 3.ed. Rio de Janeiro: Ed. Guanabara Koogan, 2006.

Dechaume M. Estomatologia, 4.ed. Barcelona: Ed. Masson, 1988.

Evans CC, High WA. Doenças da pele no idoso – Manual prático ilustrado. Rio de Janeiro: Ed. Revinter, 2015.

Freitas JA, Ambrizzi DR. Estomatites. Catanduva, SP: Faculdade de Medicina de Catanduva, 2005.

Greenberg MS, Glick M. Medicina oral de Burket - Diagnóstico e tratamento. São Paulo: Grupo Editora Nacional, 2008.

Hungria H. Otorrinolaringologia, 5.ed. Rio de Janeiro: Ed. Guanabara, 1990.

Jawetz E. Microbiologia médica, 15.ed. Tradução de Maria de Fátima Azevedo. Rio de Janeiro: Ed. Guanabara Koogam, 1984.

Karen RC, Candido RC. Diagnóstico laboratorial da candidose oral. News Lab 2007;83:138-45.

Lewis MAO, Jordan RCK. Doenças da boca – Manual prático, 2.ed. Rio de Janeiro: Ed. Revinter, 2014.

Lima. Manual de farmacologia clínica. Terapêutica e toxicologia, Rio de Janeiro: Ed. Guanabara Koogan, 1992.

Lopes FO. Temas de otorrinolaringologia, 4.ed. Rio de Janeiro: Ed. Manoele, 1980.

Loureiro CCS de et al. Efeitos adversos de medicamentos tópicos e sistêmicos na mucosa bucal. Revista Brasileira Otorrinolaringologia 2004;70(1):106-11.

McCarty MF. Emergências em odontologia. Prevención y tratamento, 2.ed. Lisba: Ed. Atheneo, 1973.

McDonald RE. Odontopediatra, 5.ed. Rio de Janeiro: Ed. Guanabara Koogan, 1991.

Moran SL, Cooney W. Cirurgia de tecidos moles. Rio de Janeiro: Ed. Revinter, 2014.

Neville W. Atlas de patologia oral clínica. Rio de Janeiro: Guanabara Koogan, 2001.

Pernetta C. Terapêutica infantil, 5.ed. Rio de Janeiro: Ed. Atheneu, 1974.

Quinter M. Tratado de estomologia. São Paulo: Ed. Sarvier, 1988.

Regezi JA, Scuibba JJ. Patologia bucal. Rio de Janeiro: Ed. Guanabara Koogan, 1991.

Rubbin E. Patologia. Rio de Janeiro: Ed. Interlivros, 1990.

Shafer WG, Hine MK, Levy BM. Tratamento de patologia bucal, 4.ed. Rio de Janeiro: Ed. Interamericana, 1985.

Silverman SJ. Atlas colorido das manifestações bucais da AIDS. São Paulo: Ed. Santos, 1989.

Valente C. Emergências em bucomaxilofacial. Rio de Janeiro: Ed. Revinter, 1999.

Valente C. Técnicas cirúrgicas bucais e maxilofaciais. Rio de Janeiro: Ed. Revinter, 2003.

Valentine MD, Lightensteins LM. Compêndio de enfermidades alérgicas e imunológicas. Publicação Científica, 513, Jornal of the American Medical Association, Washington, D. C., Organización Panamericana de 1ª Salud, 1989.

Zegarelli EV, Kutscher AH, Hyman GA. Diagnóstico das doenças da boca e dos maxilares, 2.ed. Rio de Janeiro: Ed. Guanabara Koogan, 1982.

8

Pacientes com Necessidades Especiais Sistêmicas

INTRODUÇÃO

Durante os exames semiológicos e/ou clínicos sistêmicos, o profissional pode deparar-se com alterações fisiopatológicas importantes e comprometedoras diante do tratamento a ser oferecido. Estas alterações ou doenças sistêmicas podem comprometer a vida e a saúde do paciente, requerendo atenções especiais.

Sempre que possível, estes pacientes portadores de enfermidades sistêmicas e com necessidades de atendimentos especiais devem ser encaminhados para médicos nas especialidades relacionadas com as condições que o acomete, para fins de controle ou tratamento devidos, antes de qualquer intervenção odontológica mais agressiva.

Quando o atendimento for emergencial, em que o profissional atendente tem que resolver todos os problemas, ele tem que ter conhecimentos e habilidades relacionadas com estas questões sistêmicas. Cabe ao cirurgião-dentista detectar o problema ou enfermidade, saber das limitações e exigências impostas por ele e oferecer um atendimento com o menor risco possível.

Os principais problemas estão associados aos aparelhos ou sistemas: cardiovascular, respiratório, hematológico, neurológico e genitais.

As principais e mais importantes alterações são:

1. *Cardiovasculares:* hipertensão arterial sistêmica (HAS), próteses cardíacas, transplantes cardíacos, insuficiência cardíaca congestiva (ICC), infarto do miocárdio e disritmias cardíacas.
2. *Respiratórias:* resfriado, gripe, pneumonia, tuberculose, bronquite, enfisema pulmonar e doença pulmonar obstrutiva crônica (DPOC).
3. *Hematológicas:* anemia, leucopenia e leucemia.
4. *Neurológicas:* distúrbios neurovegetativos e dependências químicas.
5. *Nefrológica:* a falência renal exigente de hemodiálise.
6. *Genitais femininas:* menstruação, gravidez e menopausa.

ALTERAÇÕES CARDIOVASCULARES

As principais e mais comuns alterações cardiovasculares são: hipertensão arterial sistêmica (HAS), próteses cardíacas, transplantes cardíacos, insuficiência cardíaca congestiva (ICC), infarto do miocárdio e disritmias cardíacas.

Hipertensão Arterial Sistêmica (HAS)

Conceito

Hipertensão arterial sistêmica (HAS) é o aumento contínuo dos limites da tensão arterial decorrentes das pressões sistólica e diastólica.

Etiologia e Classificação

A HAS pode ter origem de enfermidades cardiovasculares, nefrológicas e neurológicas, não se descartando origens endócrinas, de efeitos colaterais de medicamentos e outros, ou apenas decorrente de estresse físico ou emocional, neste caso reversível.

Quando há aumento somente da tensão sistólica (a maior), pode estar associada ao estresse emocional e à ansiedade, o que é reversível e controlável com administração de tranquilizantes por via oral. Entretanto, se o aumento for somente da diastólica (a menor) ou de ambas ao mesmo tempo, deverá estar relacionada com problemas cardíacos, o que pode ter uma gravidade considerável (Quadro 8-1).

A HAS pode fazer-se presente ou agravar-se: no envelhecimento, no sedentarismo, na dieta hipersódica e outros.

Prevenção

1. Tranquilizar o paciente antes do tratamento com controle do medo, da ansiedade e da dor, prescrever tranquilizante (Diazepam®, Valium®), 1 comprimido de 5 ou 10 mg por via oral 1 hora antes do atendimento.

Quadro 8-1. Classificação da Hipertensão Arterial Sistêmica – O INC VI*

Categoria	Sistólica (mmHg)	Diastólica (mmHg)
Ideal	< 120	< 80
Normal	< 130	< 85
Normal alta	130 a 139	85 a 89
Hipertensão		
Estágio 1	140 a 159	90 a 99
Estágio 2	160 a 179	100 a 109
Estágio 3	> 180	> 110

*Sixth Report of the Joint National Committee on Prevention, Detection, Evaluation and Treatment of High Blood Pressure.

2. Reduzir ao máximo o tempo de atendimento.
3. Atender o paciente com HAS de manhã cedo ou no final da tarde, quando a tensão arterial tende a ser menor.
4. Evitar tratamento quando os valores estiverem superiores a 160 × 100 mmHg. Caso o paciente com valores iguais ou superiores a 180 × 120 mmHg de tensão arterial necessite de tratamento odontológico ou cirúrgico emergenciais, administrar, além do tranquilizante, diurético (Lasix®) 2 horas antes do procedimento.

Cuidados durante o Atendimento

Anestesia Locorregional

Quando for necessária anestesia infiltrativa, evitar uso de agentes anestésicos locais com vasoconstritores. Deve-se considerar que anestésicos sem vasoconstritores exigem maiores quantidades para uma anestesia eficaz, e sua absorção é muito maior, o que pode levar a uma toxidade em doses um pouco maiores.

Anestesia Geral

Caso o procedimento possa ser adiado, deve-se encaminhar o paciente para que a cardiologia realize o controle da enfermidade. Caso seja urgência, o anestesista deve utilizar todos os meios e medicamentos para controlar esta tensão arterial antes, durante e após a anestesia.

Qualquer que seja a anestesia, a técnica de atendimento deve ser a menos traumática possível, executada sem perdas de tempo e sem estresse.

Medicamentos de Urgência

Durante o atendimento a pacientes com HAS, o profissional deve ter em mãos os medicamentos que possam ser utilizados em casos de urgência.

1. Diazepínico:
- Crise hipertensiva leve: Diazepam®, Valium® – 1 comprimido de 5 ou 10 mg por VO (via oral).
- Crise hipertensiva moderada ou grave: Diazepam®, Valium® – 1 ampola de 10 mg por via IM (intramuscular), de acordo com a gravidade. Em ambas tem por objetivo combater a ansiedade, angústia, estresse e medo. Deve-se evitar a via EV (endovenosa) por poder induzir a sedação profunda, variando com a sensibilidade do paciente, dando-se preferência à via oral.
2. Inibidor da enzima conversora da angiotensina (Captopril®) – 1 comprimido de 25 mg colocado no assoalho bucal. Tem função vasodilatadora, prescrito em conjunto com o cardiologista.
3. Diurético (Lasix®) – 1 ou 2 ampolas por via EV. Tem como objetivo retirar líquido da corrente circulatória.

Pode-se optar pela adição de:

1. Propranolol: um comprimido de 40 mg por via oral.
2. Clonidina: um comprimido de 0,15 mg por via oral.
3. Hidralazina: um comprimido de 25 mg por via oral.
4. Metildopa: um comprimido de 500 mg por via oral (Figs. 8-1 e 8-2).

Observação Importante

Estas prescrições específicas devem ser realizadas pelo cardiologista ou pelo clínico médico.

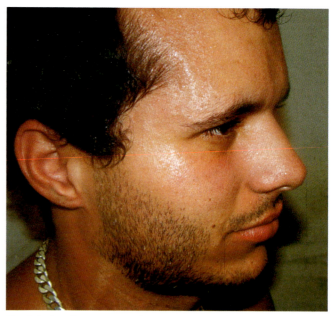

Fig. 8-1. Crise hipertensiva. Observar congestão facial, sudorese e vermelhidão.

Próteses Cardíacas

Conceito

Próteses cardíacas são materiais aloplásticos (não vivos) biocompatíveis colocados em alguma parte do coração ou, mesmo, para substituí-lo, como marca-passo, válvulas e, entre outros, o coração inteiro.

Etiologia

Cardiopatias severas com insuficiência funcional requerem aplicação de próteses cardíacas. O marca-passo está indicado em casos de alterações na produção e distribuição elétricas para as fibras cardíacas. As válvulas substituem as naturais, quando estas apresentam problemas, geralmente pós-infarto, assim como o coração aloplástico.

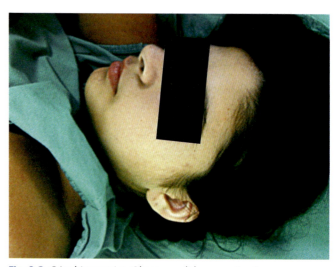

Fig. 8-2. Crise hipotensiva. Observar palidez e prostração.

Prevenção

Próteses cardíacas exigem cuidados muito especiais, pois os pacientes fazem uso constante de anticoagulantes, que levam os fatores de coagulação com funções em níveis muito baixos, chegando a 10 ou 20% de sua atividade normal. Evidentemente, com a ação deste medicamento o paciente perde o poder de hemóstase e, em casos de ferimentos, a instalação de um quadro hemorrágico será inevitável. Assim, estes pacientes devem possuir tais percentuais elevados antes de intervenções que possam produzir sangramento, ao mínimo de 40 a 60% de sua atividade. Isto deve ser conseguido com a suspensão parcial do medicamento, em comum acordo com o cardiologista. Não se pode esquecer que níveis mais altos de atividade hemostática também facilitam a formação de trombos que colocam a vida ou sua qualidade em risco.

Nos casos de emergência o profissional terá que lançar mão de todos os meios e métodos locais para a hemostasia, pois haverá sangramento abundante. Não se deve administrar hemostáticos sistêmicos. Estas prescrições específicas devem ser realizadas pelo cardiologista ou pelo clínico médico.

Cuidados durante o Atendimento

Para os pacientes com marca-passo total deve-se atentar para jamais utilizar bisturi elétrico ou eletrocautério, pois podem interferir no aparelho cardíaco, dificultando ou impedindo seu funcionamento.

Caso o tratamento seja invasivo, por menor que se apresente, a profilaxia antimicrobiana é indispensável para evitar a endocardite microbiana. A boca é rica em microrganismos correlacionados a esta enfermidade. O ideal, em casos em que se possa programar, é que comece no dia anterior ao procedimento e se prolongue por um total de 7 dias. Nas emergências deve-se fazer uma dose de ataque e outra de manutenção, por via endovenosa.

Quando for necessária anestesia infiltrativa, deve-se evitar uso de agentes anestésicos locais com vasoconstritores, pois estes podem exigir mais do coração, pelo aumento da frequência e tensão arterial.

A técnica de atendimento deve ser a menos traumática possível, executada sem perdas de tempo e sem estresse.

Medicamentos de Urgência

Antibiótico (Cefazolina®) – 1 ampola de 1 g. Dose de ataque de 2 g e dose de manutenção de 1 g a cada 2 horas durante a intervenção cruenta invasiva, por via endovenosa.

Tradicionalmente, há anos, utiliza-se Penicilina G Cristalina de 2 a 3 milhões de Unidades Internacionais (UI) de 4/4 h por via EV. Também muito usada é a ampicilina 1,5 g com oxacilina 2 g, de 4/4 por via EV.

Nos casos de alergias à penicilina, está indicada o cefadroxil 1 cápsula de 500 mg de 12/12 h.

Observação Importante

Estas medicações e posologias são sugestões e devem ser revistas antes da administração no paciente. São drogas que variam muito e que podem perder suas indicações com o tempo. Sugere-se verificar as recomendações mais atuais dos serviços, antes de administrar qualquer fármaco.

Transplantes

Conceito

Transplante é a substituição de órgãos por meio de intervenções cirúrgicas cruentas, neste caso o coração, mas todos os transplantes passam pelos mesmos processos.

Etiologia

Cardiopatias severas com falência funcional.

Prevenção

Os transplantes exigem cuidados muito especiais, pois necessitam, constantemente, de altas doses de anticoagulantes, que levam os fatores de coagulação a níveis muito baixos, chegando a 10 ou 20% de sua atividade normal. Com a perda do poder de hemóstase, ferimentos instalam um quadro hemorrágico inevitável. Outro importante fator é a imunossupressão conseguida por medicamentos (ciclosporina A), que implica em debilidade geral e suas correlações, inclusive infecção.

Para procedimentos invasivos estes pacientes devem possuir níveis de coagulação de pelo menos 40 a 60% de sua atividade. Isto deve ser conseguido com a suspensão parcial do medicamento, em comum acordo com o cardiologista.

Em razão da imunossupressão, a antibioticoterapia torna-se imprescindível.

Cuidados durante o Atendimento

Sempre que possível, o tratamento invasivo deve ser suspenso por 6 meses. Quando isto não for possível, deve-se prevenir a hemorragia com a redução parcimoniosa do anticoagulante e a infecção com profilaxia antibiótica.

Quando for necessária anestesia infiltrativa, deve-se usar de agentes anestésicos locais com vasoconstritores, para a vasoconstrição periférica auxiliar no controle do sangramento.

Nos casos de emergência o profissional terá que lançar mão de todos os meios e métodos locais para hemostasia, pois haverá sangramento abundante, devendo a cirurgia ser a menos traumática possível, executada sem perdas de tempo e sem estresse. Não se deve administrar hemostáticos sistêmicos.

Medicamentos de Urgência

Antibiótico (Cefazolina®) – 1 ampola de 1 g. Dose de ataque e de 2 g e dose de manutenção de 1 g a cada 2 horas de intervenção cruenta invasiva, por via endovenosa.

Tradicionalmente, há anos, utiliza-se Penicilina G Cristalina de 2 a 3 milhões de Unidades Internacionais (UI) de 4/4 h por via EV. Também muito usada é a ampicilina 1,5 g com oxacilina 2 g de 4/4 h por via EV.

Nos casos de alergias à penicilina está indicada a vancomicina 15 mg/kg de 12/12 h por via EV.

Observação Importante

Estas medicações e posologias são sugestões e devem ser revistas antes da administração no paciente. São drogas que variam muito e que podem perder suas indicações com o tempo. Sugere-se verificar as recomendações mais atuais dos serviços antes de administrar qualquer fármaco.

Insuficiência Cardíaca Congestiva (ICC)

Conceito

Insuficiência cardíaca congestiva é a deficiência do coração, através de seus ventrículos, em manter o débito cardíaco com o fluxo de sangue exigido pelo corpo, havendo congestão que aumenta seu tamanho e diminui sua eficácia.

Etiologia

As principais causas são: hipertensão, coronariopatias e valvulopatias.

Sinais Clínicos

Dispneia, tosse, estertores pulmonares, fadiga, astenia, cardiomegalia e taquicardia com menores amplitudes, edema de membros inferiores com predominância nas extremidades e distensão das veias cervicofaciais (Fig. 8-3).

Prevenção

O atendimento em tal circunstância tem que ser evitado a qualquer custo. O paciente deve ficar em repouso e devem-se administrar diurético e digital (Digoxina® 0,25 mg/dia por via oral). Reduzir ao máximo a ingestão de sal nos alimentos.

Cuidados durante o Atendimento

Quando o atendimento for inevitável, deve ser realizado em regime hospitalar com apoio multidisciplinar que contenha cardiologista, pneumologista e anestesiologista.

Tranquilizar o paciente antes do tratamento, com controle do medo, da ansiedade e da dor. Pode-se prescrever tranquilizante (Diazepam®), 1 comprimido de 5 ou 10 mg por via oral 1 hora antes do atendimento.

Reduzir ao máximo o tempo de atendimento e durante todo o tempo o paciente deve estar sob oxigenoterapia por cateter até 5 litros por minuto.

Quando for necessária anestesia infiltrativa optar pela lidocaína e evitar vasoconstritores, pois estes podem exigir mais do coração, pelo aumento da frequência e tensão arterial.

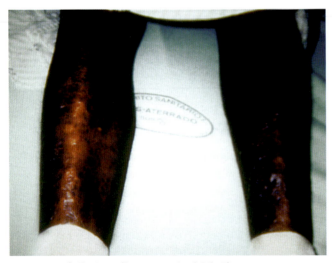

Fig. 8-3. Insuficiência cardíaca congestiva (ICC). Observar ressecamento e descamação dos membros inferiores.

A técnica de atendimento deve ser a menos traumática possível, executada sem perdas de tempo e sem estresse.

Medicamentos de Urgência

1. *Tranquilizante:* Diazepam® – 1 comprimido de 5 ou 10 mg por via oral 1 hora antes do atendimento.
2. *Diurético:* Furosemida (Lasix®) – 1 ou 2 ampolas por via EV. Tem como objetivo retirar líquido da corrente circulatória. A dose deve ser ajustada sempre que houver mudanças no estado clínico, com o objetivo de manter o paciente no estado menos congesto possível.
3. *Vasodilatadores:* Enalapril – 10 mg de 12/12 h; Captopril – 50 mg de 8/8 h por VO: estas prescrições específicas devem ser realizadas pelo cardiologista ou pelo clínico médico.

Observação Importante

Estas medicações e posologias são sugestões e devem ser revistas antes da administração no paciente. São drogas que variam muito e que podem perder suas indicações com o tempo. Sugere-se verificar as recomendações mais atuais dos serviços, antes de administrar qualquer fármaco.

Infarto Agudo do Miocárdio (IAM)

Conceito

Infarto do miocárdio é a morte, necrose celular cardíaca por falta de irrigação sanguínea.

Etiologia

O infarto pode ter como causa um trombo que obstrui a artéria impedindo que o sangue chegue às células cardíacas (infarto isquêmico) ou pela ruptura de um vaso, geralmente por aneurisma, também impedindo a chegada de sangue até as células cardíacas (infarto hemorrágico).

Prevenção

O sobrevivente do infarto do miocárdio deve ter suas funções cardíacas limitadas ao máximo, principalmente nas primeiras 2 semanas pós-infarto, quando o reinfarto pode ser fatal. O paciente deve ficar em repouso e sem estresse.

Nos infartos isquêmicos, manter 200 mg de ácido acetil-salicílico (AAS® Infantil) via oral a cada 24 horas, exceto se comprovada intolerância à droga; nestes casos pode-se administrar diclopidina 250 mg por via oral de 12 em 12 horas. Estas prescrições específicas devem ser realizadas pelo cardiologista ou pelo clínico médico.

Cuidados durante o Atendimento

Não é recomendado qualquer tipo de tratamento que cause estresse, medo ou dor ao paciente nos primeiros 6 (seis) meses.

Estes pacientes fazem uso de anticoagulante que deve ser reduzido até que atinja níveis cirúrgicos entre 40 a 60% de suas funções.

Quando o atendimento for inevitável deve ser realizado em regime hospitalar com apoio multidisciplinar que contenha cardiologista e anestesiologista, sabendo-se do alto risco cirúrgico.

Tranquilizar o paciente antes do tratamento, com controle do medo, da ansiedade e da dor. Analgesia (Morfina® 3 a 5 mg EV).

Monitorar continuamente o paciente.

Depois de 6 meses do infarto, o tratamento pode ser realizado em ambulatório ou consultório, reduzindo-se ao máximo o estresse.

Em ambas as situações deve-se reduzir ao máximo o tempo de atendimento e durante todo o tempo o paciente deve estar sob oxigenoterapia por cateter até 5 litros por minuto.

Quando for necessária anestesia infiltrativa, evitar uso de agentes anestésicos locais com vasoconstritores, pois estes podem exigir mais do coração, pelo aumento da frequência e tensão arterial.

A técnica de atendimento deve ser a menos traumática possível, executada sem perdas de tempo e sem estresse.

Medicamentos de Urgência

1. Tranquilizante (Diazepam®) – 1 comprimido de 5 ou 10 mg por via oral, 1 hora antes do atendimento. Caso haja necessidade de associação de analgesia e sedação, deve-se administrar o Midozolan (Dormonid®).

Disritmia Cardíaca

Conceito

Disritmias cardíacas são alterações das bulhas sistólicas e diastólicas, atriais ou ventriculares, bradi ou taquicardias.

Etiologia e Sintomatologia

As arritmias surgem, geralmente, a partir de isquemia cardíaca.

Os pacientes queixam-se de palpitações no peito e irregularidade no pulso.

Na taquicardia apresenta frequência acima de 100 batimentos por minuto, por estímulo de nervo colinérgico e bloqueio do nervo vago (anticolinérgico). É frequente em pacientes sedentários, tabagistas, ansiosos e estressados. Valores superiores a 180 batimentos por minuto significam taquicardia paroxística, o que impede a sequência de atendimento e exige repouso imediato, por estar próximo de uma fibrilação cardíaca, que fatalmente evolui para parada cardíaca.

Na bradicardia apresenta frequência abaixo de 40 batimentos por minuto. É frequente em pacientes atletas ou com hipotireoidismo ou pressão intracraniana. Valores inferiores a 40 batimentos por minuto alteram a eficiência do sistema circulatório, o que, fatalmente, evolui para parada cardíaca.

Prevenção

1. Tranquilizar verbalmente o paciente antes do tratamento, com controle do medo, da ansiedade e da dor.
2. Reduzir ao máximo o tempo de atendimento.
3. Evitar tratamento quando a frequência for superior a 100 ou inferior a 50 batimentos por minuto.

Nas taquicardias, tranquilizar o paciente antes do tratamento com controle do medo, da ansiedade e da dor. Pode-se prescrever tranquilizante, sendo um procedimento contraindicado nas bradicardias.

Cuidados durante o Atendimento

Anestesia Locorregional

Quando for necessária anestesia infiltrativa, usar lidocaína como agente anestésico local, **sem** vasoconstritores nas taquicardias e **com** vasoconstritor nas bradicardias.

Anestesia Geral

Caso o procedimento possa ser adiado, deve-se encaminhar o paciente à cardiologia para realização do controle da enfermidade. Caso seja urgência, o anestesista deve utilizar todos os meios e medicamentos para controlar esta disritmia antes, durante e após a anestesia.

Qualquer que seja a anestesia, a técnica de atendimento deve ser a menos traumática possível, executada sem perdas de tempo e sem estresse.

Medicamentos de Urgência

Taquicardia

Durante o atendimento a pacientes com taquicardia, o profissional deve ter em mãos os medicamentos que podem ser utilizados em casos de urgência.

1. Diazepínico:
   - *Crise leve:* Diazepam® – 1 comprimido de 5 ou 10 mg por VO.
   - *Crise hipertensiva moderada ou grave:* Diazepam®, Valium® – 1 ampola de 10 mg por via IM, de acordo com a gravidade. Em ambas há o objetivo de combater a ansiedade, angústia, estresse e medo. Deve-se evitar a via EV por poder induzir a sedação profunda, variando com a sensibilidade do paciente, dando-se preferência à via oral.
2. Lidocaína: Lidocaína®, Xilocaína® – como anestésico local.
3. Amiodarona: em dose de ataque de 1.200 mg/dia VO. Esta prescrição específica deve ser realizada pelo cardiologista ou pelo clínico médico.

ALTERAÇÕES RESPIRATÓRIAS

O aparelho respiratório é dividido em superior (cavidade nasal, nasofaringe e laringe) e em inferior (traqueia, brônquios e pulmões).

As principais e mais comuns alterações respiratórias são: resfriado, gripe, pneumonia, tuberculose, bronquite, enfisema pulmonar e doença pulmonar obstrutiva crônica (DPOC).

Resfriado Comum

Conceito

Resfriado comum é uma infecção viral aguda, altamente contagiosa do aparelho respiratório superior.

Etiologia

Surge a partir do vírus do resfriado, que possui incubação de 1 ou 2 dias, transmitido pela saliva e pelo líquido expirado dos pulmões.

Sinais Clínicos

Irritação da garganta, congestão nasal, corrimento nasal e espirros.

Prevenção e Tratamento

Evitar contatos diretos ou indiretos com pacientes infectados, pois não há tratamento específico, sendo coadjuvantes o repouso e a analgesia.

Cuidados durante o Atendimento

Não há impedimentos orgânicos ao tratamento emergencial, porém, quando eletivo, pode ser evitado porque o paciente apresenta-se indisposto e a congestão nasal e os espirros podem atrapalhar o atendimento.

Medicamentos de Urgência

Desnecessários, podendo ser administrados apenas analgésico e antipirético, se os sintomas forem abundantes.

Gripe

Conceito

Gripe é uma infecção viral aguda, altamente contagiosa do aparelho respiratório superior e inferior.

Etiologia

Surge subitamente a partir do vírus da gripe, que é transmitido pela saliva e pelo líquido expirado dos pulmões.

Sinais Clínicos

- *Sinais:* irritação da garganta, congestão nasal, corrimento nasal e espirros, prostração, calafrios e febre. Infecções secundárias como: otites, sinusites, pneumonias.
- *Sintomas:* cefaleia frontal.

Prevenção e Tratamento

Evitar contatos diretos ou indiretos com pacientes infectados, pois não há tratamento específico, sendo coadjuvantes repouso, analgesia, antitermia e ingestão de líquidos, assim como no resfriado. Atualmente existem vacinas, porém são usadas mais em pacientes acima de 60 anos, quando sua resistência orgânica está mais debilitada.

As complicações podem exigir antibioticoterapia.

Quanto mais líquido ingerir, mais dilui as secreções e melhora a respiração.

Cuidados durante o Atendimento

Não há impedimentos orgânicos ao tratamento emergencial, embora apresente alterações sistêmicas e imunológicas. Quando eletivo, deve ser evitado porque o paciente apresenta-se indisposto e a congestão nasal e os espirros podem atrapalhar o atendimento.

Medicamentos de Urgência

Desnecessários, podendo ser administrados apenas analgésico e antipirético, se os sintomas forem abundantes.

Pneumonia

Conceito

Pneumonia é a inflamação do pulmão, podendo ser lobular (parcial) ou broncopulmonar (total).

Etiologia

Surge a partir da complicação de uma gripe ou infecção própria por bactérias, fungos ou vírus.

Sinais Clínicos

Lobular (Parcial)

- *Sinais:* podem ocorrer em qualquer idade com febre alta e calafrios. Rubor facial, tosse e secreção esverdeada com fios de sangue.
- *Sintomas:* dor respiratória.

Broncopulmonar (Total)

- *Sinais:* podem ocorrer em qualquer idade, porem tem preferência por crianças e idosos. Secreção purulenta com estrias de sangue. Febre alta continua.
- *Sintomas:* dor respiratória,

Prevenção e Tratamento

O tratamento é por antibioticoterapia, raramente deixando sequelas.

Cuidados durante o Atendimento

A pneumonia atinge diretamente os sistemas de defesa do paciente, portanto, deve-se evitar tratamentos . Na emergência deve-se fazer profilaxia antibiótica e ter em mãos um broncodilatador.

É necessário estabelecer uma via aérea adequada, aspirando-se, de forma eficaz, as secreções, quando necessárias.

O oxigênio deve ser administrado aos pacientes graves com presença de cianose ou dispneia moderadas ou acentuadas. Este oxigênio pode ser suplementado por cateter nasal, por máscara ou por tenda de oxigênio. Deve ser administrado a 3 litros/minutos, não devendo ultrapassar a 5 litros/minutos para não deprimir o centro respiratório em razão da diluição do gás carbônico circulante.

Todos os procedimentos devem ser evitados até a cura do paciente, estando a anestesia geral inalatória contraindicada.

Medicamentos de Urgência

Em casos de atendimento de emergência, havendo excesso de secreção e dificuldade respiratória.

1. *Aminofilina:* aplicar uma ampola de 10 mL diluída em 100 mL de solução glicosada por via EV, lentamente. A aminofilina tem a função de dilatar os brônquios e bronquíolos pulmonares, facilitando a respiração. Esta prescrição específica deve ser realizada pelo cardiologista ou pelo clínico médico.

Tuberculose

Conceito

Tuberculose é uma infecção por micobactéria grave que atinge os pulmões, com comprometimento do estado geral e risco de vida, pela disseminação pela corrente circulatória.

Etiologia

Surge a partir da micobactéria da tuberculose (Bacilo de Koch).

Sinais Clínicos

- *Sinais:* podem ocorrer em qualquer idade com secreção sanguinolenta (hemoptise). Debilidade geral, tosse, perda de peso, sudorese noturna. Podem apresentar pequenas lesões bucais e enfartamento ganglionar regional.
- *Sintomas:* assintomática.

Prevenção e Tratamento

O tratamento é por antimicroterapia. Este tipo de tratamento deve ser realizado por pneumologista, embora possa ter manifestações bucais.

Cuidados durante o Atendimento

A tuberculose atinge diretamente os sistemas de defesa do paciente, portanto, devem-se evitar tratamentos odontológicos antes do tratamento específico. Na emergência deve-se agir dentro dos maiores rigores de biossegurança nos pacientes ativos, em razão de seu contágio pela saliva e a grande possibilidade de infecção cruzada.

Quando possível, o tratamento odontológico deve aguardar de 4 a 6 semanas após o início do tratamento e mesmo assim ter em mãos um broncodilatador.

Todos os procedimentos devem ser evitados até a cura do paciente, estando a anestesia geral inalatória contraindicada.

Medicamentos de Urgência

Em casos de atendimento de emergência, havendo excesso de secreção e dificuldade respiratória.

1. *Aminofilina:* aplicar uma ampola de 10 mL diluída em 100 mL de solução glicosada por via EV, lentamente. A aminofilina tem a função de dilatar os brônquios e bronquíolos pulmonares, facilitando a respiração. Esta prescrição específica deve ser realizada pelo pneumologista ou pelo clínico médico.

Bronquite

Conceito

Bronquite é a inflamação da mucosa que reveste os brônquios, podendo ser aguda ou crônica.

Etiologia

Possuem origem basicamente alérgica, relacionando-se com estresse e ansiedade.

Sinais Clínicos

Aguda

Acometem mais crianças e idosos.

- *Sinais:* tosse seca, dificuldade respiratória.
- *Sintomas:* dores no peito.

Crônica

Acometem mais adultos entre 30 e 60 anos, agravando-se com o tabagismo e poluição ambiental. Tem preferência pelo inverno.

- *Sinais:* escarro purulento e tosse, dispneia e broncospasmo.
- *Sintomas:* dor respiratória.

Prevenção e Tratamento

O tratamento é repouso, inalações broncodilatadoras e antitussígeno. Em crianças e idosos deve-se prescrever também antibiótico e os adultos devem abster-se do tabagismo. Estas prescrições específicas devem ser realizadas pelo cardiologista ou pelo clínico médico.

Cuidados durante o Atendimento

A bronquite atinge diretamente os pulmões, portanto, devem-se evitar tratamentos odontológicos. É uma doença complicada pela dificuldade respiratória. Na emergência deve-se fazer profilaxia antibiótica e expectorante, tendo em mãos um broncodilatador.

Todos os procedimentos devem ser evitados até a cura do paciente, estando a anestesia geral inalatória contraindicada.

Medicamentos de Urgência

Em casos de atendimento de emergência, havendo excesso de secreção e dificuldade respiratória.

1. *Aminofilina:* aplicar uma ampola de 10 mL diluída em 100 mL de solução glicosada por via EV, lentamente. A aminofilina tem a função de dilatar os brônquios e bronquíolos pulmonares, facilitando a respiração.

Enfisema Pulmonar

Conceito

Enfisema pulmonar é o aumento dos espaços aéreos alveolares em decorrência da dilatação ou destruição de suas paredes, resultando na perda da elasticidade pulmonar e obstrução ao fluxo aéreo, com dispneia.

Etiologia

Está relacionada com o tabagismo.

Sinais Clínicos

- *Sinais:* aumento do diâmetro anteroposterior do tórax. Redução da expansão torácica ao respirar com dispneia e cianose, nos casos mais graves.
- *Sintomas:* cefaleia frontal.

Sinais Radiográficos

- Sinais: aumento do diâmetro anteroposterior do tórax. Observar os espaços radiolúcidos na radiografia de tórax em perfil (Fig. 8-4).

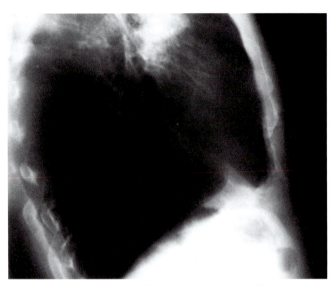

Fig. 8-4. Enfisema pulmonar. Observar os espaços radiolúcidos na radiografia de tórax em perfil.

Prevenção

Evitar tabaco, caso o paciente seja fumante.

Cuidados durante o Atendimento

O paciente deve ser oxigenado por cateter nasal até 5 litros por minuto.
É uma doença complicada e grave pela dificuldade respiratória. Na emergência deve-se fazer profilaxia por medicação broncodilatadora. Esta prescrição específica deve ser realizada pelo pneumologista ou pelo clínico médico.

Todos os procedimentos devem ser evitados, estando a anestesia geral inalatória contraindicada.

Medicamentos de Urgência

Em casos de atendimento de emergência, havendo excesso de secreção e dificuldade respiratória.

1. *Aminofilina:* aplicar 1 ampola de 10 mL diluída em 100 mL de solução glicosada por via EV, lentamente. A aminofilina tem a função de dilatar os brônquios e bronquíolos pulmonares, facilitando a respiração. Esta prescrição específica deve ser realizada pelo pneumologista ou pelo clínico médico.
2. *Oxigênio:* administrar por cateter nasal, com fluxos baixos, em geral até 5 litros/minuto, sem a necessidade de umidificação.

Doença Pulmonar Obstrutiva Crônica (DPOC)

Conceito

DPOC é a mistura de problemas pulmonares patológicos (bronquite – enfisema).

Etiologia

Está relacionada com a exposição prolongada a irritantes como tabaco.

Sinais Clínicos

A mucosa fica edemaciada, há produção excessiva de secreções e broncospasmo.

- *Sinais:* dispneia ao esforço mínimo, tosse e expectoração, respiração forçada e ruidosa.
- *Sintomas:* mal-estar geral.

Sinais Radiográficos

- Sinais: aumento do diâmetro anteroposterior do tórax. Observar os espaços radiolúcidos na radiografia de tórax em perfil (Fig. 8-5).

Prevenção e Tratamento

Evitar tabaco. O tratamento é feito com broncodilatadores e corticoides.

Cuidados durante o Atendimento

O paciente deve ser oxigenado por cateter nasal a 5 litros por minuto.
É uma doença complicada e grave pela dificuldade respiratória. Na emergência deve-se fazer profilaxia por medicação broncodilatadora e corticoide.

Todos os procedimentos devem ser evitados, estando a anestesia geral inalatória contraindicada.

No caso emergencial em que se tem que atuar no paciente com DPOC, contraindica-se sedativos e deve ser realizado no período da tarde, logo após o almoço, quando as manifestações estão menos ativas.

Medicamentos de Urgência

Em casos de atendimento de emergência, havendo excesso de secreção e dificuldade respiratória.

1. *Aminofilina:* aplicar uma ampola de 10 mL diluída em 100 mL de solução glicosada por via EV, lentamente. A aminofilina tem a função de dilatar os brônquios e bronquíolos pulmonares, facilitando a respiração.

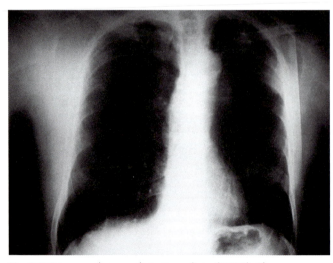

Fig. 8-5. Doença pulmonar obstrutiva crônica (DPOC). Observar as expansões na radiografia de tórax em posteroanterior.

2. *Hidrocortisona* (Solu-Cortef®, Flebocortid®): aplicar 200 a 500 mg EV em dose única, de acordo com a gravidade do caso, para reduzir a inflamação das vias aéreas e consequente secreção.
3. *Broncodilatador por nebulização:* agonista β2 adrenérgico (Fenoterol – 10 gotas); anticolinérgico (Brometo de Ipratrópio – Berotec® – 20 gotas) e 5 mL de solução fisiológica. Fazer nebulização no máximo 3 vezes com intervalos de 20 minutos para cada nebulização.

Estas prescrições específicas devem ser realizadas pelo cardiologista ou pelo clínico médico.

ALTERAÇÕES HEMATOLÓGICAS

As principais e mais comuns alterações hematológicas são: anemia, leucopenia e leucemia.

Anemia

Conceito
Anemia é a diminuição dos glóbulos vermelhos circulantes.

Etiologia
Podem ocorrer por hemorragia ou hemólise, estando associados à deficiência de ácido fólico e cianocobalamina (vitamina B12) e de ferro, com interferência na oxigenação e vitalidade celulares.

Sinais Clínicos
Prostração, dispneia, vertigens, cefaleia, pele de cor amarelada e mucosa vermelha clara ou rosa. Retardo cicatricial (Fig. 8-6).

Prevenção e Tratamento
Dieta e administração de vitamina B12 e ferro, nos casos de anemia perniciosa e ferropriva, respectivamente, por serem as condições mais frequentes.

Cuidados durante o Atendimento
Os pacientes anêmicos contraindicam procedimentos cirúrgicos invasivos. Em casos emergenciais, onde se tenha que

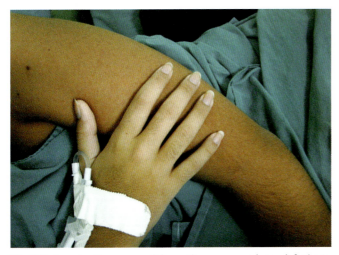

Fig. 8-6. Anemia. Observar a palidez cutânea e ungueal, por deficiência de glóbulos vermelhos.

agir de forma cruenta, deve-se fazer transfusão de concentrado de hemácias.

Medicamentos de Urgência
Inexistente, pois a formação de glóbulos vermelhos é lenta.

Leucopenia

Conceito
Leucopenia é a diminuição dos glóbulos brancos circulantes.

Etiologia
Podem ocorrer por hemorragia ou ação de drogas que interferem na produção dos leucócitos, com interferência na defesa celular e orgânica.

Sinais Clínicos
Prostração, dispneia, vertigens, cefaleia, pele de cor amarelo-limão e mucosas vermelhas claras ou rosas.

Prevenção e Tratamento
Dieta. Descobrir e evitar o fator causal.

Cuidados durante o Atendimento
Os pacientes leucopênicos com valores inferiores a 4.000 mm^3 contraindicam procedimentos cirúrgicos invasivos, pois comprometem a defesa do organismo. Em casos emergenciais, onde se tenha que agir de forma cruenta, deve-se fazer antibioticoterapia profilática, principalmente nos acessos bucais.

Sempre que possível, deve-se aguardar o restabelecimento clínico do paciente.

Medicamentos de Urgência
Inexistente, pois a formação de glóbulos brancos é lenta.

Leucemia

Conceito
Leucemia é o aumento excessivo dos glóbulos brancos circulantes, com aparecimento de células imaturas, sendo uma proliferação maligna monoclonal de células da medula óssea.

Tipos
Podem ser agudas e crônicas, linfoides ou mieloides, de acordo com a apresentação, o comportamento e a linhagem acometida.

Etiologia
Podem ocorrer de forma idiopática ou por um estímulo qualquer.

Sinais Clínicos
Prostração, palidez, erupções cutâneas, epistaxe e gengivorragias. Adenopatias cervicais e infecção bucal.

Tratamento
O tratamento é quimioterápico.

Cuidados durante o Atendimento

Os pacientes leucêmicos contraindicam procedimentos cirúrgicos invasivos, principalmente aqueles que estão em tratamento quimioterápico, que impede a cicatrização.

Não se podem oferecer tratamentos cruentos nestes pacientes.

Medicamentos de Urgência

Inexistente.

ALTERAÇÕES NEUROLÓGICAS

As principais e mais comuns alterações neurológicas são: distúrbios neurovegetativos e dependências químicas.

Distúrbios Neurovegetativos

Conceito

São reações desagradáveis produzidas pelo próprio paciente em razão do medo, estresse, ansiedade e do temperamento agressivo ou introvertido do mesmo.

Etiologia

Interações medicamentosas, problemas sociais, familiares, profissionais e/ou sexuais.

Sinais Clínicos

São muito variáveis para cada indivíduo. Disritmia cardíaca, dispneia, sudorese, confusão mental e outros.

Prevenção e Tratamento

Dirigir-se ao paciente com firmeza e decisão, sem perder a compostura e a razão.

Antes do procedimento o paciente deve ser rigorosamente esclarecido de todas as etapas planejadas para seu tratamento, incluindo o pós-operatório. Isto evita surpresas e reações adversas.

Cuidados durante o Atendimento

Não ceder às reivindicações do paciente, que pode desejar a interrupção a todo instante. Agir com firmeza e segurança, não deixando o paciente com qualquer dúvida.

Medicamentos de Urgência

Diazepínico:
- Crise leve (Diazepam®): 1 comprimido de 5 ou 10 mg por VO.
- Crise moderada ou grave (Diazepam®, Valium®): 1 ampola de 10 mg por via IM, de acordo com a gravidade, evitando-se a via EV e preferindo-se a VO. Ambas tem como objetivo combater ansiedade, angústia, estresse e medo. Quando administrados por via EV, pode induzir ao sono, o que pode complicar o atendimento.

Dependências Químicas

Conceito

São as necessidades físicas e mentais de um indivíduo que requer utilização constante de drogas lícitas ou ilícitas, por meio de estimulações metabólicas.

Etiologia

Ações químicas sobre o sistema nervoso. São as drogas mais comuns: lícitas (álcool, tranquilizantes, hipnoanalgésicos e anabolizantes) e ilícitas (maconha, cocaína, craque).

Sinais Clínicos

São muito variáveis para cada indivíduo. Disritmia cardíaca, dispneia, sudorese, confusão mental, inquietude, descontrole muscular, perda ou redução dos reflexos, alucinações e outros.

Pode haver lesões hepáticas e neurológicas temporárias ou permanentes.

Prevenção e Tratamento

Dirigir-se ao paciente com firmeza e decisão, sem perder a compostura e a razão.

Antes do procedimento o paciente deve ser rigorosamente esclarecido de todas as etapas planejadas para seu tratamento, incluindo o pós-operatório. Isto evita surpresas e reações adversas.

Cuidados durante o Atendimento

Deve-se estar atento às interações medicamentosas potencializadoras ou anuladoras. A cocaína pode potencializar o efeito das medicações, principalmente pré-anestésicas e anestésicas gerais, devendo evitar o uso por, no mínimo 48 horas, sob pena de uma parada cardíaca.

Medicamentos de Urgência

Diazepínico:

1. Crise leve (Diazepam®): 1 comprimido de 5 ou 10 mg por VO.
2. Crise moderada ou grave (Diazepam®, Valium®: 1 ampola de 10 mg por via IM, de acordo com a gravidade, evitando-se a via EV e preferindo-se a VO. Ambas tem como objetivo combater a ansiedade, angústia, estresse e medo.

ALTERAÇÕES GENITURINÁRIAS

A principal e mais comum alteração nefrológica é a falência renal exigente de hemodiálise.

As principais e mais comuns alterações genitais femininas são: menstruação, gravidez e menopausa.

Hemodiálise

Conceito

Hemodiálise é a filtragem sanguínea extracorpórea realizada sistemática e periodicamente. É realizada a cada 2 dias (dia sim, dia não) por um tempo médio de 4 horas cada sessão. Para tanto, o paciente deve estar com alto nível de anticoagulante, para o sangue não coagular no interior da máquina.

Etiologia

Problemas renais crônicos com falência funcional que impossibilitem a filtragem sanguínea. São os principais causadores: diabetes descompensado e doenças renais crônicas.

Sinais Clínicos
Fragilidade geral, ansiedade, de aspecto sofrido, fístula de diálise (*shunt*) (Fig. 8-7).

Prevenção e Tratamento
Deve-se evitar tudo que exija função renal, como por exemplo, medicações de excreção renal e anti-inflamatórios em geral. Deve-se fazer uma profilaxia antimicrobiana não nefrotóxica.

Quando se faz a hemodiálise intensifica-se um pouco a dose de anticoagulante, portanto, pacientes nestas condições devem ser tratados nos dias intermediários à filtragem.

Cuidados durante o Atendimento
Uso constante de anticoagulantes, que levam os fatores de coagulação com funções em níveis muito baixos chegando a 10 ou 20% de sua atividade normal. Evidentemente, com a ação deste medicamento o paciente perde o poder de hemóstase e, em casos de ferimentos, a instalação de um quadro hemorrágico será inevitável. Assim, estes pacientes devem possuir tais percentuais elevados antes de intervenções que possam produzir sangramento, nunca inferior a 40-60% de sua atividade. Isto deve ser conseguido com a suspensão parcial do medicamento, em comum acordo com o nefrologista. Não se pode esquecer que níveis mais altos de atividade hemostática, também facilitam a formação de trombos que colocam a vida ou sua qualidade em risco. Geralmente utilizam Cumarínico (Marevan®), que deve ser suspenso 3 dias antes da intervenção cirúrgica, pois atua na agregação plaquetária e na formação de fibrina. Deve-se evitar o excesso de heparina na véspera do atendimento, durante a hemodiálise.

Caso o tratamento seja invasivo, por menor que se apresente, a profilaxia antimicrobiana é indispensável para evitar infecções renais bacterianas. A boca é rica em bactérias correlacionadas com esta enfermidade. O ideal, em casos programados, é que comece no dia anterior ao procedimento e se prolongue por um total de 7 dias.

Quando for necessária anestesia infiltrativa podem-se usar agentes anestésicos locais com vasoconstritores para ajudar no controle do sangramento.

Nos casos de emergência, a técnica de atendimento deve ser a menos traumática possível, executada sem perdas de tempo e sem estresse, lançando mão de todos os meios e métodos locais para hemostasia, pois haverá sangramento abundante. Não se devem administrar hemostáticos sistêmicos.

Medicamentos de Urgência
Antibiótico (Cefazolina®) – 1 ampola de 1 g. Dose de ataque de 2 g e dose de manutenção de 1 g a cada 2 horas de intervenção cruenta invasiva, por via endovenosa.

Tradicionalmente, há anos, utiliza-se Penicilina G Cristalina de 2 a 3 milhões de Unidades Internacionais (UI) de 4 em 4 horas por via EV. Também muito usada é a ampicilina 1,5 g com oxacilina 2, de 4 em 4 horas por via EV.

Nos casos de alergias à penicilina está indicada a vancomicina 15 mg/kg de 12 em 12 horas por via EV.

Observação Importante
Estas medicações e posologias são sugestões e devem ser revistas antes da administração no paciente. São drogas que variam muito e que podem perder suas indicações com o tempo. Sugere-se verificar as recomendações mais atuais dos serviços antes de administrar qualquer fármaco.

Menstruação
Conceito
É o processo fisiológico de eliminação do óvulo não fecundado juntamente com sangue e demais componentes uterinos secundários.

Fisiologia
Este processo fisiológico feminino tem início em torno dos 12 anos e término em torno de 45 anos. Dura aproximadamente 3 a 5 dias a cada 28 a 30 dias, com alterações hormonais que antecedem e se mantêm durante este período.

Cuidados durante o Atendimento
Não existem implicações ou interações deste processo fisiológico com procedimentos odontológicos cirúrgicos ou não, podendo ser realizados sem preocupações especiais.

Deve-se considerar que neste período a mulher tem alterações hormonais que mexem com os sistemas femininos, sentindo-se incomodada, estressada, tensa, impaciente, mais sensível, irritada e temerosa. Considera-se também a tensão pré-menstrual (TPM), onde a mulher pode apresentar-se fortemente irritada.

Nos processos cruentos com hemorragia trans ou pós-operatórias, não se usam fármacos hemostáticos sistêmicos, pois estes podem interferir no sangramento genital.

Medicamentos de Urgência
Durante o atendimento a pacientes com tensão pré-menstrual ou menstruadas, o profissional deve ter em mãos os medicamentos que possam ser utilizados em casos de urgência.

1. Diazepínico: crise hipertensiva leve – (Diazepam®) – 1 comprimido de 5 ou 10 mg por VO na véspera do atendimento e 1 hora antes dele.

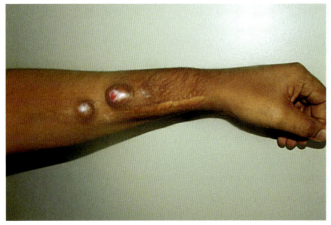
Fig. 8-7. Fístula arteriovenosa *shunt* por hemodiálise.

Menopausa

Conceito

É o processo fisiológico de interrupção da ovulação e fertilidade feminina, que geralmente ocorre na 5ª década de vida.

Fisiologia

Este processo fisiológico feminino tem início em torno dos 45 anos, quando há diminuição da produção e secreção de hormônios como estrógeno e progesterona. O útero atrofia, os seios ficam mais flácidos e a vagina mais seca e menos contrátil.

Há queixas de rubor e calor na face, no pescoço e na porção superior do tórax.

Cuidados durante o Atendimento

Não existem implicações ou interações deste processo fisiológico com procedimentos odontológicos cirúrgicos ou não, podendo ser realizados sem preocupações especiais. Apenas os procedimentos devem ser mais curtos e rápidos.

Deve-se considerar que neste período a mulher tem alterações hormonais que mexem com os sistemas femininos, sentindo-se estressada, irritada e deprimida. Pode apresentar a gengiva edemaciada, sangrante e dolorosa.

Gravidez

Conceito

É o processo fisiológico de fecundação e desenvolvimento do embrião e do feto. Não é e não pode ser considerada ou tratada como doença, sendo um processo divino e maravilhoso.

Fisiologia

Este processo fisiológico feminino tem início na fecundação e termina próximo ao 9º mês de gravidez. Há alterações hormonais e fisiológicas, mas sem prejuízo da integridade da mulher.

No primeiro trimestre da gravidez o embrião está em formação e estímulos externos podem alterar seu desenvolvimento normal, pois é neste período que se dão as instalações de malformações. No terceiro trimestre o feto está em maturação e estímulos externos podem levar ao aborto ou à prematuridade.

Os hormônios femininos somados ao biofilme podem deixar a gengiva com sangramentos estimulados ou espontâneos.

Cuidados durante o Atendimento

Não existem impedimentos para a realização de procedimentos odontológicos neste período, todavia, os cirúrgicos cruentos devem ser reservados para o segundo trimestre de gestação, entre o 4º e 6º meses.

Durante todo o tempo de gestação devem-se evitar imagens a partir de geração de irradiação, que não podem ser realizadas em gestantes. Quando inevitáveis, devem ser realizadas após a proteção da maior área possível da mãe com avental de chumbo e o protetor da glândula tireoide, pois os raios X têm efeitos teratogênicos.

Outro motivo de atenção especial está na prescrição farmacológica, onde não se deve prescrever ou administrar fármacos que passem pela barreira hematoplacentária, em especial antibióticos à base de tetraciclina, em razão de sua alta concentração junto ao íon cálcio produzir coloração escurecida nas dentinas. De forma análoga, um pouco menos impregnante, deve-se evitar o cloranfenicol.

Evita-se flúor em excesso em razão da possibilidade de fluorose, também com severa impregnação na dentina e nos ossos, produzindo uma coloração escura, que agride por demais a estética pela coloração do dente.

Quando a paciente tiver que ser submetida a tratamento, não deve permanecer por muito tempo em decúbito dorsal. Nesta posição o feto pressiona a artéria aorta abdominal e a veia cava inferior, diminuindo o suprimento e o retorno de sangue ao útero, abdome e membros inferiores. Isto incomoda a paciente e pode prejudicar ao feto em tempos maiores.

Pode-se utilizar anestésico local com vasoconstritor, pois a ação deste agente é local, não interferindo na contração ou circulação uterina, e mantém o anestésico no local introduzido por mais tempo, o que ajuda em sua biotransformação e eliminação sem riscos de toxidade.

Deve-se considerar que neste período a mulher tem alterações hormonais e psicológicas que a deixam mais sensível, frágil e temerosa.

BIBLIOGRAFIA

Aguiar SA. Atualização na clínica odontológica. São Paulo: Artes Médicas, 1992.

Alves E. Cirurgia de urgência, 3ª ed. Rio de Janeiro: Guanabara Koogan, 1977.

Arruda JV, Neder AC. Anestesiologia odontológica. São Paulo: Artes Médicas, 1977.

Azevedo MRA. Hematologia básica: Fisiopatologia e diagnóstico laboratorial, 5.ed. Rio de Janeiro: Revinter, 2014.

Baranski TJ et al. Endocrinologia e diabetes: Manual de consulta, 3.ed. Rio de Janeiro: Thieme Revinter, 2016.

Beers MH e Berkow R. Manual Merk: Diagnóstico e tratamento, 17.ed. São Paulo: Roca, 2000.

Bennett RC. Anestesia local e controle da dor na prática dentária, 7.ed. Rio de Janeiro: Guanabara Koogan, 1986.

Bier O. Microbiologia e imunologia, 2.ed. Rio de Janeiro: Panamericana, 1990.

Bombona AC. Manual ilustrado de anestesia local aplicada à clínica odontológica, 3.ed. São Paulo: Panamericana, 1988.

Borghelli RF. Temas de patologia bucal clínica, 2.ed. Buenos Aires: Mundi, 1988.

Brown AFT et al. Receituário de bolso: Emergências médicas. Rio de Janeiro: Thieme Revinter, 2017.

Cecil RL. Tratamento de medicina interna, 16.ed. Rio de Janeiro: Guanabara Koogan, 1982.

Cline DM et al. Manual de emergências médicas, 7.ed. Rio de Janeiro: Revinter, 2014.

Coelho E et al. Técnicas de estudo da coagulação, 3.ed. São Paulo: Pedagogia e Universitária Ltda., 1981.

Cohen L. Sinopse de clínica médica em odontologia, 2.ed., Traduzido por Meurer JL. Rio de Janeiro: Guanabara Koogan, 1980.

Dechaume M. Estomatologia, 4.ed. Barcelona: Masson, 1988.

Evans CC, High WA. Doenças da pele no idoso: Manual prático ilustrado. Rio de Janeiro: Revinter, 2015.

Gregori C. Cirurgia odontológica para o clínico geral. São Paulo: Sarvier, 1990.

Guyton AC. Tratado de fisiologia médica, 4.ed. Tradução sob supervisão de Alcyr Kraemer. Rio de Janeiro: Guanabara Koogan, 1973.

Harmening DM. Técnicas modernas em bancos de sangue e transfusão, 6.ed. Rio de Janeiro: Revinter, 2015.

Harrison. Medicina interna, 11.ed. Rio de Janeiro: Guanabara Koogan, 1988.

Howe GL. Cirurgia oral menor, 3.ed. São Paulo: Ed. Santos, 1988.

Lewis MAO, Jordan RCK. Doenças da boca: Manual prático, 2.ed. Rio de Janeiro: Revinter, 2014.

Lima. Manual de farmacologia clínica: Terapêutica e toxicologia, Rio de Janeiro: Guanabara Koogan, 1992.

McCarty MF. Emergências em odontologia: Prevención y tratamento, 2.ed. Lisboa: Atheneo, 1973.

McDonald RE. Odontopediatra, 5.ed. Rio de Janeiro: Guanabara Koogan, 1991.

Neville W. Atlas de patologia oral clínica. Rio de Janeiro: Guanabara Koogan, 2001.

Oliveira PH. Hematologia clínica. Rio de Janeiro: Atheneu, 1978.

Parizotto SPC. Complicações de infecções odontogênicas em crianças. J Bras Odontopediatr Odontol Bebe 1998 Out-Dez;1(4):95-101.

Peterson LJ et al. Cirurgia oral e maxilofacial contemporânea. Rio de Janeiro: Guanabara Koogan, 2000.

Prado R, Salim MA. Cirurgia bucomaxilofacial: Diagnóstico e tratamento. Rio de Janeiro: Ed. Guanabara Koogan, 2004.

Regezi JA, Scuibba JJ. Patologia bucal. Rio de Janeiro: Guanabara Koogan, 1991.

Rubbin E. Patologia. Rio de Janeiro: Interlivros, 1990.

Schrier RW. Manual de nefrologia, 8.ed. Rio de Janeiro: Thieme Revinter, 2017.

Shafer WG, Hine MK, Levy BM. Tratamento de patologia bucal, 4.ed. Rio de Janeiro: Interamericana, 1985.

Shauna C, Young A, Pousen K. Atlas de hematologia, 2.ed. Rio de Janeiro: Ed. Revinter, 2015.

Souza JA. Conduta cirúrgica odontológica no paciente idoso, Odontólogo Moderno. Ed. de Publicações Científicas Ltda, 1991. v. 18, nº. 3.

Topazian RG, Goldberg MH. Infecções bucomaxilofaciais, 3.ed. São Paulo: Ed. Santos, 1997.

Valente C. Emergências em bucomaxilofacial. Rio de Janeiro: Revinter, 1999.

Valente C. Técnicas cirúrgicas bucais e maxilofaciais. Rio de Janeiro: Revinter, 2003.

Yunen JR. UTI – Consulta em 5 minutos. Rio de Janeiro: Revinter, 2015.

Zegarelli EV, Kutscher AH, Hyman GA. Diagnóstico das doenças da boca e dos maxilares, 2.ed. Rio de Janeiro: Guanabara Koogan, 1982.

9 Situações de Emergência no Atendimento

INTRODUÇÃO

Emergência ou urgência, por definição, é uma circunstância que exige ação criativa e imediata por ser inesperada, embora previsível.

Situações de emergência são condições orgânicas de ação ou reação que colocam a vida ou a integridade do paciente em risco.

A incidência dos casos de urgência durante um atendimento clínico e/ou cirúrgico ou outro, por complicações diversas, tem aumentado ultimamente em razão das condições gerais do paciente e pelas técnicas e procedimentos mais complexos.

Pela socialização da odontologia, os cirurgiões-dentistas cada vez mais estão próximos de pacientes com saúde fragilizada e com dificuldades de acesso a tratamentos. A cada dia o cirurgião dentista está mais próximo de pacientes portadores crônicos ou latentes de lesões ou entidades patológicas sistêmicas, cujas causas são variáveis e seus efeitos são ou não dramáticos. Assim, o paciente, por vezes, procura um tipo de atendimento e, por circunstâncias, é atendido por outro.

Pacientes acometidos de mal súbito durante uma sessão clínica de um simples procedimento deixam o profissional inexperiente, ou mesmo com longos anos de prática, em situação de apuro, por exigirem tratamentos imediatos adequados, que, geralmente, o cirurgião-dentista não tem preparo cognitivo ou psicomotor suficiente na graduação. De acordo com o interesse individual ou a especialidade, a qualificação e a capacitação são adquiridas em cursos de pós-graduação, ou não. Enfatiza-se que estas situações podem aparecer a qualquer momento e em qualquer situação e que o profissional Cirurgião-Dentista tem de estar preparado para enfrentá-las e resolvê-las ou minimizar seus efeitos danosos.

Aqui vale lembrar a todos os profissionais da odontologia, mesmo aqueles em atividades somente em suas clínicas particulares, o que diz a Lei nº 5.081, de 24/08/86, em seu artigo 6º, inciso VIII:

> "Compete ao cirurgião-dentista: prescrever e aplicar medicação de urgência nos casos de acidentes graves que comprometam a vida e a saúde do paciente."

O não atendimento a esta exigência técnica emergencial pode induzir o profissional a complicações legais de responsabilidade civil e/ou criminal, variando com o dano causado.

Em razão desta necessidade descrevem-se as condições mais frequentes e possíveis consideradas de emergência durante o atendimento, incluindo as fases pré e pós, quando o paciente está sob os cuidados e responsabilidade do profissional.

Estas situações possuem origem, características clínicas, tratamentos e prognóstico bastante variáveis. Geralmente surgem em pacientes que possuam algum tipo de comprometimento sistêmico à saúde, relacionados com as condições de estresse, ansiedade e medo, e atuam nos sistemas: nervoso central, cardiovascular, respiratório e endócrinos metabólicos.

Os sinais clínicos podem ser evidentes, patognomônicos ou discretos e pouco perceptíveis. Os tratamentos podem ser: 1. clínico, por meio de medicamentos ou manobras não invasivas, ou 2. cirúrgico, por meio de procedimentos cruentos.

Os resultados podem ser reversíveis, não deixando qualquer tipo de sequela ou dano, ou podem ser irreversíveis, deixando sequelas ou danos, inclusive o óbito. Entretanto, assim que se deparar com as situações de emergência consideradas mais graves, alguém próximo ao profissional deve ligar imediatamente para o resgate ou outro socorro médico enquanto ele presta os primeiros atendimentos. Nos grandes centros, o serviço de pronto atendimento e resgate é acionado pelo telefone 192 ou 193, devendo o cirurgião-dentista ter em mãos este telefone para acionar, quando necessário. Em caso de dúvidas, acione o suporte avançado de vida, sendo preferível pecar pelo excesso que, neste caso, pela falta ou omissão de socorro.

Por ordem didática podem-se citar as seguintes situações de emergência: lipotimia, síncope, crise epilética, histeria e crise do pânico, crise asmática, toxidade, choque anafilático, angina de peito, infarto agudo do miocárdio, disritmias cardíacas, crise hipotensiva, crise hipertensiva, edema agudo de pulmão, acidente vascular encefálico, crise metabólica aguda (diabetes e hipoglicemia) e choque hipovolêmico.

Os temas abordados partem do princípio de pacientes adultos.

KIT DE EMERGÊNCIA

Em todos os consultórios, ambulatórios ou clínicas odontológicas deve existir o *kit* de emergência, para eficaz tratamento das situações de emergência no atendimento odontológico, que são inesperadas, porém previsíveis.

Anexo a este *kit* deve haver alguns equipamentos de emergência indispensáveis a qualquer atendimento, não sendo artigos de luxo e sim prioridade para a biossegurança, como os equipamentos de oxigenoterapia e de monitoração dos sinais vitais do paciente.

Os materiais devem ser repostos a cada 5 anos e os medicamentos e oxigênio de acordo com seu prazo de validade. Este *kit* deve estar em uma caixa fechada e guardada em local de fácil acesso.

Equipamentos
- *Kit* de oxigênio (Fig. 9-1).
- *Kit* de monitoração (Fig. 9-2).
- Glicosímetro, agulha e fita (Fig. 9-3).

Material
- Seringas Luer descartáveis de 20, 10, 5 e 1 mL (2 unidades de cada).

- Agulhas 25 × 7 para injeção intramuscular ou endovenosa (2 unidades de cada).
- Agulhas 13 × 4,5 para injeção subcutânea (2 unidades de cada).
- Algodão em rolo de pequeno tamanho (1 unidade).
- Gazes em compressas (estéreis) – algumas unidades envelopadas e estéreis.
- Álcool 70% (1/2 litro bem fechado).
- Luvas de procedimento (algumas unidades do tamanho do cirurgião-dentista).
- Luvas cirúrgicas (envelopes do tamanho do cirurgião-dentista) – 3 unidades.
- Scalp ou borboleta – 19, 21, 23 e 25 para punção venosa e infusão de medicamentos em gotejamento (2 unidades de cada).
- Gelco com mandril – mesmo uso do scalp (2 unidades de cada).
- Equipo para soro (2 unidades de cada).
- Esparadrapo (rolo).
- Micropore (rolo).
- Atadura crepom de 10 cm (3 unidades de cada).
- Sonda orotraqueal (de Guedell).
- Cateter para cricotireoidostomia (2 unidades de cada).
- Anestésico tópico em pomada (1 unidade – tubo).
- Borracha para garrote.

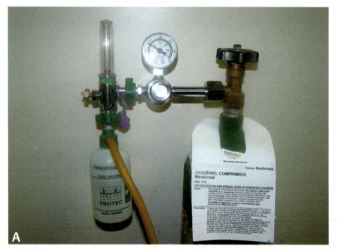

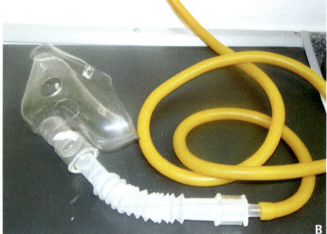

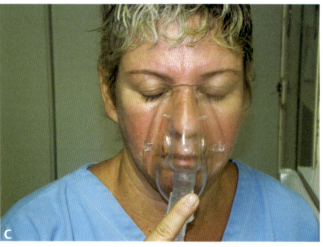

Fig. 9-1. *Kit* de oxigênio. (**A**) Equipamento: bala com válvulas e recipiente para água (umedecer o oxigênio). (**B**) Tubos e máscara. (**C**) Oxigenoterapia por máscara (simulação no HSJB).

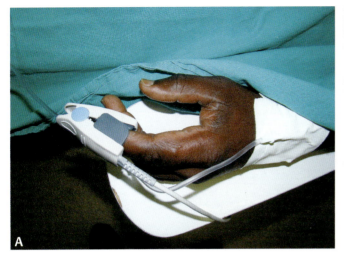
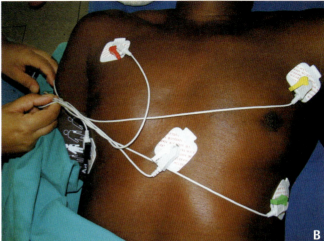
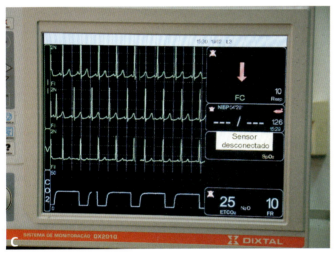

Fig. 9-2. *Kit* de monitoração do paciente. (**A**) Aplicação do oxímetro no dedo. (**B**) Aplicação do tensiômetro no braço e eletrodos no peito. (**C**) Monitor de completo: frequência e ritmos cardíacos, saturação de oxigênio e tensão arterial com eletrocardiografia.

Instrumental
- Ambu.
- Termômetro (2 unidades).
- Estetoscópio.
- Esfigmomanômetro.
- Laringoscópio.
- Pinça de McGill.
- Cânula para intubação com cuff – tamanhos: 7,5; 8 e 8,5 (2 unidades de cada).

Medicamentos (2 Unidades de Cada)
- *Adrenalina (Adrenalina)® 1/1.000 UI:* ampola com 1 mL para uso SC.
- *Anti-hipoglicêmico (Glucagon)®:* ampola para uso SC, IM e EV.
- *Anti-histamínico (Fenergan)®, Polaramine®:* ampola de 2 mL para uso EV.
- *Atropina (Atropina)®:* ampola de 1 mL para uso EV.
- *Bicarbonato de sódio:* ampola com 20 mL para uso EV.
- *Broncodilatadores em aerossóis (Aerolin®, Berotec®):* em forma de spray (um frasco).
- *Broncodilatador injetável (Aminofilina®):* ampola para uso EV.
- *Diazepínicos injetáveis (Valium®, Dienpax®):* ampola com 10 mg IM ou EV.

- *Diazepinicos orais (Diazepam®, Valium®):* comprimidos de 5 ou 10 mg para uso VO.
- *Diurético (Lasix®):* ampola para uso EV.
- *Etilefrina (Efortil®):* ampola para uso EV.
- *Glicose a 50%:* ampola com 10 mL para uso EV.
- *Hidrocortisona (SoluCortef®, Flebocortide®):* ampolas com 100 e 500 mg uso EV.
- *Inibidor da enzima conversora da angiotensina (Captopril®, Captoprem®):* cápsula ou comprimido de 50 mg para VO ou colocação sublingual.
- *Insulina (Insulina®):* ampola em Unidades Internacionais para uso SC, IM ou EV.
- *Isossorbida (Isordil)®:* cápsula de 5 mg para VO.
- *Midazolan (Dormonid®):* comprimido de 15 mg para VO.
- *Salicilato (AAS®):* comprimidos de 100 mg para VO.
- *Solução fisiológica a 0,9%:* frascos com 500 mL para uso EV.
- *Solução glicosada a 5%:* frascos com 500 mL para uso EV.

LIPOTIMIA
Conceito
Lipotimia é a reação psicomotora, portanto neurogênica, que está identificada por uma depressão somática, com mal-estar passageiro em decorrência da diminuição temporária do suprimento sanguíneo no cérebro.

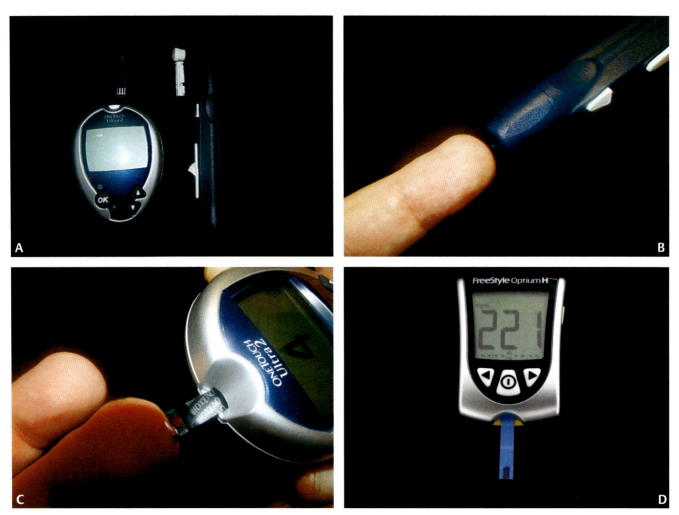

Fig. 9-3. Avaliação da glicemia. (**A**) Aparelho, estilete e fita. (**B**) Ferindo o dedo. (**C**) Colocando gota de sangue na fita. (**D**) Aparelho com a fita e o resultado.

Etiologia

Aumento da adrenalina endógena determinando vasoconstrição periférica e diminuição na oferta de sangue para o cérebro com hipóxia cerebral em decorrência de: ansiedade ou medo, dor intensa inesperada ou alimentação insuficiente. Também pode resultar da diminuição da frequência respiratória induzida pelo paciente de forma consciente ou não causada por tensão provocada pelo medo ou pela dor.

Prevenção

1. Tranquilizar o paciente antes do tratamento, com controle do medo, da ansiedade e da dor
2. reduzir ao máximo o tempo de atendimento.
3. evitar manobras bruscas e inesperadas.
4. Indicar dieta leve 2 horas antes do procedimento, sem anestesia ou sob anestesia locorregional.

Características Clínicas

- *Sinais:* palidez generalizada acentuada com extremidades frias (leve hipotermia), sudorese profusa, náuseas e vômitos, desvio ocular e bradicardia. Tensão arterial normal.

- *Sintomas:* visão turva ou embaçada, zumbidos na orelha, mal-estar geral.

   Obs.: Caso o paciente ou acompanhante esteja em pé, podem ocorrer queda sem defesa e ferimento.

Tratamento Imediato

Manobras Gerais

1. Interromper o atendimento mantendo a segurança para evitar acidentes, até a completa reversão do problema.
2. Colocar o paciente em posição de Trendelenburg na cadeira odontológica, na maca ou no leito (Fig. 9-4).
3. Oxigenar o paciente por cateter nasal ou máscara, com até 5 litros por minuto, sendo o ideal 3 litros. Valores superiores a 5 litros diluem o gás carbônico circulante, o que deprime o centro respiratório, que perde o seu desencadeador (Fig. 9-1).

Manobra Específica

Posição de esforço – com o paciente sentado, sugerir que abaixe a cabeça em direção aos joelhos. O profissional deve posicionar suas mãos abertas sobre a cabeça do paciente, pressionando-a para baixo, enquanto ele é orientado para levantá-la.

Isto faz com que haja aumento da circulação sanguínea na cabeça (Fig. 9-5).

Medicação de Urgência (Nome Comercial)
Desnecessários.

Terapêutica Coadjuvante
Orientar para o paciente respirar lenta e profundamente pelo nariz, repetidas vezes, até normalizar-se, quando o tratamento pode ser continuado.

Observações
1. A lipotimia em pacientes ou acompanhantes que estejam em pé pode levar à queda.
2. Geralmente esta afecção não traz perturbações ou deixa sequelas, sendo totalmente reversível.
3. O paciente deve ser tranquilizado verbalmente, sob a alegação de que é uma situação frequente e sem consequências consideráveis.
4. Depois de tratado, pode-se concluir o tratamento planejado.

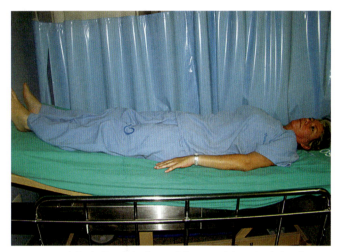

Fig. 9-4. Posição de Trendelenburg. Cabeça posicionada abaixo do restante do corpo (simulação no HSJB).

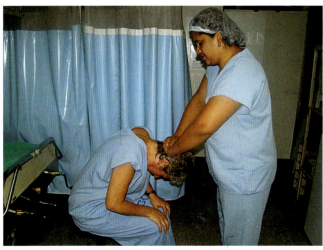

Fig. 9-5. Posição de esforço (simulação no HSJB).

SÍNCOPE
Conceito
Síncope é a perda parcial ou total da consciência por afecção que atua em órgãos vitais, como coração e pulmões, pela diminuição súbita e crítica do suprimento sanguíneo, promovendo depressões somáticas que, se não revertidas, podem evoluir até mesmo paradas cardiorrespiratórias.

Etiologia
Diminuição súbita na oferta de sangue para o cérebro com hipoxia cerebral brusca e crítica, de início bastante variado com o agente sistêmico deflagrador neurogênico, cardiogênico ou vasomotor, ligadas ao medo, à ansiedade e ao estresse emocional.

Prevenção
1. Tranquilizar o paciente antes do tratamento, com controle do medo, da ansiedade e da dor.
2. Reduzir ao máximo o tempo de atendimento e a perda de sangue.
3. Evitar manobras bruscas ou inesperadas.
4. Indicar dieta leve 2 horas antes do procedimento, sem anestesia ou sob anestesia locorregional.
5. Evitar calor e excesso de pessoas no ambiente de trabalho, que deve ser climatizado.

Classificação
Depressivas Somáticas
Aquelas que culminam em perda da consciência.

Graves
Aquelas que podem chegar à parada cardiorrespiratória.

Características Clínicas
Depressivas Somáticas
- *Sinais:* palidez acentuada ou cianose de extremidades (variando com o tempo da afecção), sudorese generalizada fria, abundante e pegajosa, dispneia, arritmia cardíaca (bradicardia), perda do tônus muscular, dilatação das pupilas. Perda dos sentidos.
- *Sintomas:* mal-estar geral forte e indefinido com sensação de flutuação, dores no peito, zumbido na orelha, visão turva, náuseas ou vômito.

Graves
Sinais:
- Perda da consciência.
- Parada respiratória, parada cardíaca.

Tratamento Imediato
Acionar serviço de emergência e resgate por um dos telefones: 192 (ambulância), 193 (bombeiros), 190 (polícia militar) ou 194 (polícia federal), preferencialmente nesta ordem. Deve ser feito por alguém da equipe ou acompanhante enquanto o profissional procede às manobras gerais.

Manobras Gerais

Depressivas Somáticas

1. Interromper o atendimento, removendo todos os materiais e instrumentais que porventura esteja em contato com o paciente, garantindo sua segurança.
2. Deitar o paciente no chão com as pernas elevadas para concentrar o volume sanguíneo para o tórax e a cabeça.
3. Observar respiração do paciente, facilitando-a, colocando o paciente com a cabeça em hiperextensão e liberando a roupa, principalmente no colarinho, tórax e quadril.
4. Se houver ferida sangrando, promover compressão ou outro meio de hemostasia nesta emergência.
5. Oxigenoterapia com até 5 litros por minuto, sendo o ideal 3 litros por cateter nasal (Fig. 9-1).
6. Colocar compressas geladas sobre a testa do paciente.

Graves

1. Todas as acima.
2. Caso note que o paciente vai vomitar, colocá-lo em decúbito lateral esquerdo, para evitar aspiração.
3. Verificar os sinais vitais – monitorar o paciente (Fig. 9-2).
4. Caso evolua à parada cardiorrespiratória, promover a reanimação (ver Cap. 10 – Procedimentos de Emergência). Solicitar auxílio por resgate (ligar para 192, 193).

Medicação de Urgência (Nome Comercial)

Depressivas

Não recomendadas, desnecessárias.

Graves

1. *Adrenalina 1:1.000:* aplicar 0,5 mL subcutânea. Tem o objetivo de aumentar a contração do miocárdio. Devem-se evitar doses maiores, porque podem produzir vasoconstrição periférica.
   Punção venosa imediata para a administração de:
2. *Solução glicosada (hidratação):* deixar correr em alto fluxo, de 60 a 80 gotas por minuto, via EV. Lembre-se de que as células neuronais se nutrem por meio da glicose.

Observações

1. Depressivas somáticas: nestas situações, o período de inconsciência é breve, de alguns segundos a poucos minutos. De acordo com o tempo do procedimento e da síncope e do estado geral do paciente devem-se fechar feridas e interromper o atendimento nesta oportunidade, aguardando recuperação total do paciente por pelo menos uma hora depois de reabilitado.
2. Graves:
   - Entregar o paciente o mais rápido possível aos cuidados de um CTI, pois pode estar relacionada com parada cardiorrespiratória.
   - Jamais abandonar o paciente, prestando-lhe assistência intensiva, enquanto aguarda a chegada de pessoal especializado ou ambulância aparelhada (ligar para 192, 193).

Em ambos os casos o paciente deve ser tranquilizado verbalmente sob a alegação de ser uma situação frequente e praticamente sem consequências, embora se saiba que a situação pode tornar-se grave.

CRISE EPILÉPTICA

Conceito

É uma convulsão neurológica generalizada, resultante de uma disfunção fisiológica temporária do cérebro em decorrência de uma descarga elétrica anormal e autolimitada dos neurônios corticais, levando à perda da consciência.

Etiologia

A convulsão pode ter como origem o estresse metabólico e fisiológico que contribui para lesão permanente do cérebro, com liberação de catecolaminas, que provocam arritmias cardíacas.

Os fatores desencadeantes podem ser:

1. Desidratação.
2. Estresse emocional.
3. Traumatismo.
4. Febres moderada e forte.
5. Ansiedade e medo.
6. Desnutrição, jejum ou hipoglicemia.
7. Problemas com o sono.
8. Abstinência do álcool e de drogas ilícitas.
9. Dor intensa e inesperada.
10. Injeção intravascular acidental de agente anestésico local.

Prevenção

1. Evitar fatores desencadeantes.
2. controlar a ansiedade, o medo e a dor.
3. recomendar alimentação 2 horas antes do atendimento.
4. recomendar que o paciente tome as medicações de rotina para o controle das enfermidades sistêmicas.

Características Clínicas

O estado epilético pode compreender uma única convulsão, com duração superior a 10 minutos, ou múltiplas convulsões repetidas 2 ou 3 vezes sem recuperação da consciência durante 30 minutos ou mais.

As convulsões aumentam a temperatura corporal, diminuem a oxigenação celular e aumentam a acidose lática, induzem hipoglicemia e hipotensão arterial.

As convulsões, chamadas de fase ativa, são precedidas de uma fase áurea, de ausência, de aviso do desencadeamento.

Fase Áurea

É um breve período de ausência, de afastamento mental do meio, acompanhadas ou não de pequenos tremores nas mãos e pés. Podem ocorrer sinais e sintomas vagos como perda de consciência, cefaleia, enjoo, olhar parado e indefinido, desvios oculares, vertigens. (O doente em fase áurea pode até se movimentar, viajar e praticar vários atos inconscientes, parecendo, para o leigo, atos normais.)

Fase Ativa

É a fase da descarga elétrica no cérebro com convulsões generalizadas durante 2 a 5 minutos, por meio de contrações musculares tônicas que vão se intensificando. Nesta fase há perda brusca e total da consciência. O ar é expelido dos pulmões de maneira forçada entre as pregas vocais contraídas, o que produz um som caracterizado como "grito epilético".

Apresenta cianose nas extremidades, respiração difícil, salivação espumante e, às vezes, sanguinolenta por mordida na língua.

Tratamento Imediato
Acionar serviço de emergência e resgate por um dos telefones: 192 (ambulância), 193 (bombeiros), 190 (polícia militar) ou 194 (polícia federal), preferencialmente nesta ordem.

Manobras Gerais
1. Eliminar toda atividade que possa estar desencadeando a convulsão.
2. Interromper o atendimento, eliminando os fatores de risco.
3. Deitar o paciente em lugar seguro, até mesmo no chão, a fim de evitar queda e complicar o quadro clínico, não o estimulando de qualquer forma.
4. Liberar as vias aéreas e oxigenar o paciente com 5 litros por minuto (Fig. 9-1).
5. Proteger a cabeça e membros para não baterem em pontos ou lugares contundentes, colocando a cabeça em lateralidade, a fim de que as secreções escoem pelas comissuras labiais. Porém, o paciente não deve ser estimulado nem manipulado enquanto estiver em crise.
6. Afrouxar as roupas.
7. Monitorar os sinais vitais (Fig. 9-2).

Medicação de Urgência (Nome Comercial)
Punção venosa imediata para administração de:

1. *Diazepínicos (Diazepam®, Valium®):* aplicar 10 mg IM em dose única. Tem como objetivo neutralizar ou diminuir as descargas elétricas cerebrais. Deve-se evitar a via EV para evitar possível depressão somática.
2. *Solução fisiológica e glicosada:* hidratação e reposição de volume circulatório com as soluções em gotas aceleradas de 60 a 80 gotas por minuto, administradas alternadamente por via EV.

   Obs.: Medicação de acordo com a gravidade do caso.

Terapêutica Coadjuvante
1. Colocar a cabeça do paciente em hiperextensão com lateralidade para facilitar a respiração e o escoamento de secreções.
2. Aspirar secreção salivar.
3. Afrouxar a roupa no pescoço, tórax e abdome, especialmente colarinho e cinto.

Observações
1. Cuidados gerais: remover próteses e todo possível corpo estranho das vias aéreas por aspiração, por pinçagens etc.
2. A primeira crise convulsiva é sempre mais grave. Pode-se usar cânula orofaríngea (de Guedell).
3. A duração da crise normalmente varia entre 2 e 5 minutos de contrações. Passada a crise, sobrevém um sono profundo ou torpor por alguns minutos.
4. Encaminhar ao Pronto-Socorro quando:
   - A crise durar mais que 10 minutos;
   - Houver identificação de condições fisiológicas ou patológicas (gravidez, abstinências);
   - Crises recorrentes (mais de uma crise). Solicitar auxílio por resgate (ligar para 192, 193).
5. Obrigatoriamente, o profissional tem que ter em mãos as medicações indicadas para reverter o quadro e tirar a vida do paciente de risco (*kit* de emergência), porém, caso não tenha, o paciente deve ser manipulado o mínimo possível até a chegada do resgate.

HISTERIA E CRISE DO PÂNICO

Conceitos
Histeria é o distúrbio neurovegetativo induzido pelo próprio paciente, mesmo que ele não aceite. É uma simulação de doença que, se não diagnosticada em tempo hábil, pode levar a danos sérios ao paciente medicado sem necessidade.

Crise do pânico é a reação emocional de grande intensidade em que o paciente se acha dominado por um medo inexplicável e imenso, potencializado pelo próprio paciente.

Medo é uma resposta comportamental fisiológica e emocional frente a uma ameaça. Ansiedade é um estado emocional desagradável com origens em causas menos claras ou definidas.

Etiologia
A histeria e a crise do pânico são bastante semelhantes e acometem pacientes com medo e ansiedade, quando defrontam situações de risco, dor intensa ou submissão.

Prevenção
1. Tranquilizar o paciente ou prescrever ou administrar tranquilizantes profiláticos para aqueles que apresentem características de ansiedade e medo (Diazepam® 10 mg ou Dormonid® 15 mg via oral uma hora antes do atendimento);
2. esclarecer todos os passos do atendimento, a fim de que não haja surpresas;
3. não deixar o paciente sozinho sob qualquer hipótese;
4. evitar tratamentos longos;
5. evitar dor.

Características Clínicas
Variam de indivíduo para indivíduo. Podem determinar queda da própria altura, mas o paciente procura simular a queda e sempre escolhe o lugar para cair, defendendo-se e protegendo-se para não se machucar na queda.

- *Sinais:* apresentam excessivos batimentos das pálpebras e desvios oculares, sudorese intensa, rubores e calafrios. Pode haver contrações musculares, tremores ou estremecimentos generalizados e até gritos e choro como forma de protesto.
- *Sintomas:* sensação de aperto no peito, sensação de falta de ar, palpitações, vertigem, náuseas e desconforto abdominal, sensação de adormecimento ou formigamento nas extremidades.

Tratamento Imediato

Manobras Gerais
1. Interromper o atendimento e eliminar as condições que possam estar causando medo e ansiedade.

2. Tranquilizar o paciente transmitindo-lhe confiança e segurança, dirigindo-se com firmeza, decisão e não aceitando imposições.
3. Afrouxar as roupas do paciente.
4. Recomendar respiração nasal firme e profunda, por repetidas vezes, até seu restabelecimento.

Medicação de Urgência (Nome Comercial)

1. *Diazepínicos injetáveis (Diazepam®, Valium®):* aplicar uma ampola de 10 mg por via IM em dose única, nas condições mais graves, objetivando tranquilizar o paciente.
   Ou
2. *Diazepínicos orais (Diazepam® 5 ou 10 mg):* administrar um comprimido por VO, em dose única, nas condições mais leves, porém, com os mesmos objetivos.
   Ou
3. *Midazolam (Dormonid® 15 mg):* quando se desejam efeitos ansiolítico, sedativo e hipnótico, produzindo amnésia.

Terapêutica Coadjuvante

Caso o paciente simule inconsciência, passagens de gases embebidas de amônia próximas às narinas podem reanimar o paciente, porém, esta terapêutica deve ser substituída por palavras que deem segurança ao paciente.

Observações

1. Sendo uma situação de origem neurovegetativa, avaliar o paciente que, quase sempre, tem problemas pessoais ou de família, devendo ser encaminhado a psicólogo ou psiquiatra para tratamento.
2. Não desprezar o paciente, nunca o deixando sozinho.
3. O paciente deve ser tranquilizado verbalmente sob a alegação de ser uma situação frequente e praticamente sem consequências, mas que há necessidade de sua colaboração. Mostrar segurança e tranquilidade profissional. Mesmo que o cirurgião-dentista esteja tenso e apreensivo, ele deve demonstrar tranquilidade e segurança ao paciente e à equipe.

CRISE ASMÁTICA

Conceito

É a manifestação de agudização da asma brônquica, dificultando a respiração.

Etiologia

O agente determinante é a asma brônquica crônica, que, quando exposta a estímulos desencadeantes (agentes alergênicos), intensificam subitamente a constrição dos brônquios por edema de suas paredes e o aumento de secreções viscosas e espessas, dificultando ou impedindo a passagem do ar, o que coloca a vida em risco.

Os agentes predisponentes são, principalmente:

1. Estresse emocional.
2. Medo.
3. Dor intensa.
4. Ansiedade.
5. Outros.
   Os agentes desencadeantes podem ser:

1. *Alérgenos:* são agentes irritantes que circulam pelo ar inspirado e que desencadeiam processo inflamatório no paciente com asma. São exemplos: fumaça, poeira industrial, pólen, ácaros e outros.
2. *Farmacológicos:* são agentes irritantes de origem medicamentosa, ingeridos pelo paciente com asma. Os mais comuns são: aspirina, indometacina, fenoprofeno, ibuprofeno e fenilbutazona.
3. *Atmosféricos:* são agentes poluentes dispersos no ar em geral, que irritam o sistema imunológico de pacientes alérgicos, e inversões térmicas bruscas, comuns aos ambientes e à natureza. São exemplos: dia quente e clínica climatizada, dia frio e sala com lareira.
4. *Infecções:* são microrganismos irritantes que podem causar processos alérgicos ou inflamatórios, principalmente os respiratórios como: vírus da gripe, estafilococos, bacilos e outros.
5. *Fisiológicos:* são exercícios físicos além dos limites orgânicos do paciente, que provocam cansaço e exigem mais do aparelho respiratório.
6. *Emocional:* são alterações orgânicas advindas: do estresse emocional, do medo, da dor, da preocupação, da ansiedade e outros.

Prevenção

Inicia-se pelo controle do agente determinante, a asma brônquica, através do reconhecimento do paciente de risco. Em seguida evitam-se as condições desencadeantes ambientais e fisiológicas. Para concluir, deve-se controlar o estresse emocional, o medo, a dor e a ansiedade. Em casos de prescrições pré, trans ou pós-operatórias, não usar alérgenos, dando preferência ao acetaminofeno (Paracetamol®, Dórico®) como analgésico e a clindamicina como antibiótico.

Características Clínicas

- *Sinais:* dispneia (taquipneia) em repouso, sibilo respiratório (respiração ruidosa, borbulhosa) e hipóxia celular com cianose de extremidades (dedos, lábios, mucosas), tosse com ou sem secreção, dilatação anteroposterior do tórax, taquicardia, sudorese por retenção de gás carbônico. Insuficiência respiratória aguda.
- *Sintomas:* sensação de aperto no peito, fadiga generalizada, confusão mental.

Tratamento Imediato

Acionar serviço de emergência e resgate por um dos telefones: 192 (ambulância), 193 (bombeiros), 190 (polícia militar) ou 194 (polícia federal), preferencialmente nesta ordem.

Manobras Gerais

1. Interromper o atendimento com segurança, até a completa reversão do problema.
2. Colocar o paciente em local ventilado, com a cabeça em hiperextensão para facilitar a respiração, com os braços ao longo do corpo para liberar o tórax.
3. Tranquilizar o paciente por meio do diálogo. **Não** usar medicações tranquilizantes para evitar depressão respiratória pelo sistema nervoso autônomo central.

Manobra Específica

Viabilizar oxigenação com até 5 litros por minuto, sendo o ideal 3 litros. Valores superiores a 5 litros diluem o gás carbônico, bloqueando o centro respiratório (Fig. 9-1).

Medicação de Urgência (Nome Comercial)

Punção venosa imediata para administração de:

1. *Hidrocortisona (SoluCortef®, Flebocortid®):* aplicar de 200 a 500 mg EV em dose única, de acordo com a gravidade do caso, para reduzir a inflamação das vias aéreas e consequente secreção.
2. *Broncodilatadores em spray (Aerolin®, Berotec®):* em forma de nebulização ou inspiração para os casos mais simples.
3. *Aminofilina:* aplicar uma ampola diluída em solução glicose a 5% por via EV, lentamente. A aminofilina tem a função de dilatar os brônquios e bronquíolos pulmonares, facilitando a respiração.
4. *Adrenalina (1:1.000 ou 1 mg):* aplicar uma ampola subcutânea se a crise não ceder e houver intensificação da dispneia, pois é um potente broncodilatador.
5. *Solução fisiológica e glicosada:* hidratação e reposição de volume circulatório com as soluções em gotas aceleradas de 60 a 80 gotas por minuto, administradas alternadamente por via EV.

Observações

1. Com estas manobras e medicações, o caso é reversível, porém, deve-se evitar a continuidade do tratamento, caso seja possível.
2. Obrigatoriamente, o profissional tem que ter em mãos as medicações indicadas para reverter o quadro e tirar a vida do paciente de risco (*kit* de emergência), porém, caso não tenha, deve-se remover a causa e o paciente deve ser manipulado o mínimo possível até a chegada do resgate, sabendo-se das consequências que poderá assumir.
3. Não deixar o paciente sozinho nenhum momento e tranquilizá-lo verbalmente sob a alegação de ser uma situação frequente e praticamente sem consequências, mas que há necessidade de sua colaboração. Mostrar segurança e tranquilidade para o paciente, a equipe e acompanhantes.

TOXICIDADE

Conceito

Toxicidade ou overdose é a reação por excesso de medicamento ou droga, atingindo concentração crítica no sangue circulante e provocando estimulação da atividade neuronal excitatória do sistema nervoso central.

Etiologia

A toxidade se estabelece quando a administração da droga é maior do que a eliminação e a biotransformação. Isto ocorre em administração de grandes quantidades ou concentrações de determinada droga, ou quando ela é administrada por via de grande absorção, ou quando é introduzida muito rapidamente. Portanto, além da quantidade excessiva do medicamento, deve-se levar em consideração a vascularização da área em contato com a droga e a potencialização e retenção

dada pelo vasoconstritor, quando for o caso dos agentes anestésicos locais.

Determinados medicamentos apresentam por si só pequena tolerância orgânica, atingindo a corrente sanguínea, afetando diretamente os centros vitais.

Prevenção

Esta situação de emergência pode ser perfeitamente evitada desde que utilizadas drogas dentro das quantidades e concentrações recomendadas, administradas por vias indicadas de forma lenta.

Classificação

Esta situação de emergência pode ser classificada de acordo com a concentração tóxica em reações: branda, moderada ou grave, que envolvem alterações neurológicas centrais, cardiovasculares e respiratórias. Geralmente as condições vão se agravando de modo sequencial, raramente aparecendo de imediato como grave.

Características Clínicas

Reação Branda

- *Sinais:* excitação, ansiedade, inquietude, angústia, náuseas.
- *Sintomas:* confusão mental, tonturas, mal-estar geral, cefaleias.

Reação Moderada

- *Sinais:* inquietude, movimentação exagerada e irregular da musculatura cuticular (mímica facial), movimentos oculares e hipertensão arterial e taquicardia leves, náuseas e vômitos.
- *Sintomas:* zumbidos auditivos, embaçamento visual, calafrios.

Reação Grave

- Sinais:
  - Convulsões tônico-clônicas generalizadas, depressão do sistema nervoso central, insuficiência respiratória aguda, hipotensão arterial, sonolência, colapso cardiovascular, midríase paralítica.
  - Parada cardiorrespiratória.

Tratamentos Imediatos

Acionar serviço de emergência e resgate por um dos telefones: 192 (ambulância), 193 (bombeiros), 190 (polícia militar) ou 194 (polícia federal), preferencialmente nesta ordem.

Manobras Gerais

Variam de indivíduo para indivíduo, mas qualquer que seja a forma, o tratamento deve ser interrompido e as medidas de segurança tomadas. Geralmente o quadro clínico é evolutivo, bem como o tratamento, raramente se partindo para a condição mais grave e rara da afecção.

Interromper o tratamento e colocar o paciente em condições de segurança.

Branda

1. Colocar o paciente em local ventilado, com a cabeça em hiperextensão para facilitar a respiração, com os braços

paralelos ao corpo para liberar o tórax, afrouxando o colarinho e o cinto abdominal.
2. Tranquilizar o paciente por meio de diálogo.
3. Viabilizar oxigenação com até 5 litros por minuto, sendo ideal 3 litros por cateter (Fig. 9-1).
4. Monitorar os sinais vitais.

Moderada
1. Todas as anteriores.
2. Colocação do paciente em Trendelenburg (Fig. 9-4).

Grave
1. Deitar o paciente na cama, maca ou chão e colocar as pernas acima do nível da cabeça.
2. Reanimação cardiorrespiratória (ver Cap. 10 — Procedimentos de Emergência). Solicitar auxílio por resgate (ligar 192, 193).

Medicação de Urgência (Nome Comercial)

Branda
Desnecessária.

Moderada
Punção venosa imediata para administração de:

1. *Solução fisiológica e glicosada:* hidratação e reposição de volume circulatório com as soluções em gotas aceleradas de 60 a 80 gotas por minuto, administradas alternadamente pela via EV.
2. *Diazepínicos (Valium®, Diazepam®):* aplicar uma ampola de 10 mg IM em dose única. Tem como objetivo bloquear ou diminuir a hiperexcitabilidade do sistema nervoso central, facilitando a metabolização da droga. Evitar a via EV em razão da possibilidade de depressão respiratória pela absorção mais rápida da droga.

Grave
1. Todas as anteriores, aplicadas na forma moderada. Caso evolua, a grave tendência é a parada cardíaca e respiratória, devendo-se completar administração medicamentosa com:
2. *Bicarbonato de sódio:* aplicar 1 mL por quilograma peso, sendo o ideal, em média, 20 mL por via EV, podendo ser repetido. Tem o objetivo de combater a acidose metabólica circulatória. Não é fundamental, porém, é importante.
3. *Adrenalina:* aplicar 0,5 mL subcutânea, podendo ser repetida a cada 5 minutos. Tem por objetivo aumentar a contração do miocárdio e, em doses maiores, a vasoconstrição periférica, concentrando o sangue nos órgãos vitais.
4. *Atropina:* aplicar uma ampola de 1 mL por via EV, podendo ser repetida a cada 5 minutos. Tem por objetivo bloquear o nervo vago e aumentar a frequência cardíaca.
5. *Corticoide (Solu-Cortef®, Flebocortid®):* aplicar entre 200 e 500 mg por via EV em dose única, nas condições mais graves. Tem a função de impedir a formação inflamatória.

Nos casos gravíssimos, com parada cardiorrespiratória eminente, utilizar Dexametasona 2,5 mL por via EV em dose única.

Observações
1. Nas intoxicações graves: acionar serviço de emergência e resgate pelo telefone 192 ou 193, conforme a região do Brasil.
2. Obrigatoriamente, o profissional tem que ter em mãos as medicações indicadas para reverter o quadro e tirar a vida do paciente de risco (kit de Emergência), porém, caso não tenha, o paciente deve ser manipulado o mínimo possível até a chegada do resgate.
3. O paciente consciente deve ser tranquilizado verbalmente sob a alegação de ser uma situação frequente e praticamente sem consequências, mas que há necessidade de sua colaboração, mesmo que se saiba que, na realidade, a intoxicação grave realmente é muito perigosa para a vida do paciente. Mostrar segurança e calma, mesmo que esteja a ponto de desespero.

CHOQUE ANAFILÁTICO

Conceito
É a reação alérgica generalizada e aguda com comprometimento simultâneo de vários sistemas orgânicos, em razão de manifestações imunológicas entre um antígeno e um anticorpo, sendo a anafilaxia a reação de defesa que objetiva combater ao antígeno.

Etiologia
O choque anafilático tem como causa a reação orgânica frente a um antígeno (estranho), independentemente de sua quantidade, com o qual já tenha tido contato antes e formado anticorpos (defesa) para combatê-lo. Os antígenos, neste caso, são farmacológicos e materiais odontocirúrgicos, agentes irritantes de origem medicamentosa, introduzidos no paciente durante a atividade profissional, sendo os mais comuns os anestésicos e antibióticos.

Prevenção
1. Tranquilizar o paciente antes do tratamento, com controle do medo, da ansiedade e da dor; 2. evitar medicações ou materiais alergênicos; 3. na semiologia, interrogar sobre alergias.

Características Clínicas
A anafilaxia está acompanhada de hipotensão com ou sem perda da consciência. Há liberação de histamina, que agride os pulmões, vasos sanguíneos, intestinos e pele, podendo levar à asfixia e morte em 60 a 80% dos casos. A histamina produz vasodilatação e aumenta a permeabilidade vascular, fazendo a transudação de plasma para o espaço extravascular, produzindo hipovolemia e edema com retenção de sangue venoso. A persistência destes sinais leva à falência dos órgãos, inclusive vitais.

- Sinais:
  - Palidez ou cianose com extremidades frias de acordo com o tempo da situação, angioedema (pálpebras, lábios, língua, faringe), rinorreia aquosa, sudorese difusa e intensa, taquicardia e taquipneia com dificuldades respiratórias, hipotensão, midríase paralítica, tosse e espirros, erupções cutâneas, náuseas e vômitos.
  - Parada cardiorrespiratória.

■ Sintomas: confusões mentais, fraqueza e prostração, sensação de aperto na garganta (edema de glote), coceira e ardor localizado ou generalizado, tontura e vertigens, dores precordiais.

Tratamentos Imediatos

Acionar serviço de emergência e resgate por um dos telefones: 192 (ambulância), 193 (bombeiros), 190 (polícia militar) ou 194 (polícia federal), preferencialmente nesta ordem.

Manobras Gerais

1. Interromper o atendimento, com controle da segurança e hemostasia.
2. Colocar o paciente em posição de Trendelenburg (Fig. 9-4). Afrouxar suas roupas.
3. Oxigenar o paciente com até 5 litros por minuto, sendo o ideal 3 litros. Valores maiores que 5 litros diluem o gás carbônico circulante, o que deprime o centro respiratório, perdendo o seu desencadeador (Fig. 9-1).

Manobras Específicas

Nos casos em que o tratamento geral não tenha surtido êxito, promover:

1. Intubação oro ou nasotraqueal nos casos de edema de glote ou
2. Cricotireoidostomia, caso a intubação não seja possível (ver Capítulo 10 — Procedimentos de Emergência).

Medicação de Urgência (Nome Comercial)

Punção venosa imediata para administração de:

1. *Hidrocortisona (Solu-Cortef®, Flebocortid®):* aplicar 500 mg EV em dose única, nas condições mais graves. Tem a função de impedir a produção de anticorpos.
2. *Anti-histamínico (Fenergan®, Histacur®):* aplicar 2 mL EV lentamente em dose única. Tem a função de bloquear a histamina e sua liberação.
3. *Adrenalina:* aplicar 0,5 mL por via subcutânea, podendo ser repetida a cada 5 minutos. Tem objetivo de aumentar a contração do miocárdio e reverter a vasodilatação e broncoconstrição provocadas pela histamina e evitar a degradação celular.
4. *Aminofilina:* aplicar uma ampola diluída em solução glicosada a 5% EV, lentamente. A aminofilina tem a função de dilatar os brônquios e bronquíolos pulmonares, facilitando a respiração. A glicose hipertônica fortalece o sistema nervoso central.
5. *Solução fisiológica e glicosada:* hidratação e reposição de volume circulatório com as soluções em gotas aceleradas de 60 a 80 gotas por minuto, administradas alternadamente pela via EV.

Se houver paradas cardíaca e pulmonares, promover a reanimação cardiorrespiratória (ver Capítulo 10 — Procedimentos de Emergência) e completar a medicação de urgência com:

1. *Bicarbonato de sódio:* aplicar 1 mL por quilograma peso, sendo o ideal, em média, 20 mL por via EV, podendo ser repetida. Tem objetivo de combater a acidose metabólica circulatória. Não é fundamental, porém, é importante.

2. *Atropina:* aplicar uma ampola de 1 mL. EV, podendo ser repetida a cada 5 minutos. Tem o objetivo de bloquear o nervo vago e aumentar a frequência cardíaca.

Terapêutica Coadjuvante

1. Oxigenar o paciente com até 5 litros por minuto, sendo o ideal 3 litros. Valores maiores que 5 litros diluem o gás carbônico circulante, o que deprime o centro respiratório, que perde seu desencadeador (Fig. 9-1).
2. Cricotireoidostomia, se necessário. Aplicar uma agulha de grosso calibre na traqueia, imediatamente abaixo da cartilagem cricóidea. Colocar o paciente em decúbito dorsal e a cabeça em hiperextensão. Apalpar a cartilagem tireóidea na porção superior e mediana da região infra-hióidea, e a cartilagem cricóidea, imediatamente a baixo. Entre as duas, na linha mediana, está a membrana cricotireóidea, que deve ser transfixada pelo cateter, a fim de permitir a passagem do ar (ver Capítulo 10 — Procedimentos de Emergência).

Observações

1. Aspiração de secreção brônquica.
2. Providenciar auxílio clínico no pronto-socorro imediatamente, em hospital que possua Unidade de Tratamento Intensivo (UTI). Solicitar auxílio por resgate. (Ligar para 192, 193 ou outro da região.)
3. Não desproteger ou desacompanhar o paciente. Manter observação ostensiva e integral.
4. Obrigatoriamente, o profissional tem que ter em mãos as medicações indicadas para reverter o quadro e tirar a vida do paciente de risco (*kit* de emergência), porém, caso não tenha, o paciente deve ser manipulado o mínimo possível até a chegada do resgate, sabendo que, sem as medicações não forem imediatamente aplicadas, o paciente pode evoluir a óbito em mais de 80% dos casos.

ANGINA DE PEITO

Conceitos

Angina de peito é a dor e o desconforto peitoral ou pressão precordial por isquemia e hipóxia transitórias do músculo cardíaco por constrição das artérias coronarianas.

Etiologia

Aumentos da frequência cardíaca e da pressão sistólica ou da contratilidade das fibras cardíacas com redução do fluxo sanguíneo coronariano são as principais causas da angina de peito. Com a queda de oxigênio, as fibras cardíacas produzem ácido lático, que diminui seu pH (potencial de hidrogênio), produzindo dor.

A principal causa da angina de peito é a obstrução da artéria coronariana por esclerose, podendo também ser ocasionada por espasmos vasculares ou uso de cocaína. Como coadjuvantes aparecem:

1. Tabagismo.
2. Estresse físico e emocional.
3. Ansiedade.
4. Mudanças bruscas de temperaturas ambientais.
5. Dores intensas e inesperadas no atendimento.

Prevenção

1. Tranquilizar o paciente antes do tratamento, com controle do medo, da ansiedade e da dor.
2. evitar atendimento a pacientes etilizados (alcoolizados).
3. evitar adrenalina ou similar.

Características Clínicas

- *Sinais:* ansiedade, angústia e medo de morrer, impaciência, palpitações e perda da consciência.
- *Sintomas:* sensação de peso ou congestão retrosternal, podendo irradiar-se para a face interna do braço esquerdo, a mandíbula e o pescoço daquele lado. Dor aguda, intensa e repentina a esquerda do esterno.

Tratamento Imediato

Manobras Gerais

1. Interromper o atendimento com segurança, até a completa reversão do problema.
2. Colocar o paciente em posição ligeiramente sentada e afrouxar as roupas para facilitar a respiração.
3. Oxigenar o paciente com até 5 litros por minuto, sendo o ideal 3 litros. Valores maiores que 5 litros diluem o gás carbônico circulante, o que deprime o centro respiratório, perdendo seu desencadeador (Fig. 9-1).
4. Monitorar os sinais vitais (Fig. 9-2).

Medicação de Urgência (Nome Comercial)

Preventivo:

1. *Diazepínicos (Diazepam®):* um comprimido de 10 mg VO uma hora antes do atendimento.
2. *Midazolam (Dormonid®):* um comprimido de 15 mg VO uma hora antes do atendimento.

Curativo:

1. *Dinitrato de isossorbida (Isordil®):* aplicar de 2,5 a 5 mg sublingual. Tem a função de vasodilatador central que tem por objetivo o restabelecimento circulatório coronariano.
2. *Midazolam (Dormonid®):* um comprimido de 15 mg VO. Possui ações ansiolíticas, sedativas e hipnóticas.

Terapêutica Coadjuvante

Orientar o paciente a respirar lenta e profundamente pelo nariz, repetidas vezes, até normalizar-se, quando o tratamento pode ser continuado.

Observação

A angina de peito geralmente não traz perturbações ou deixa sequelas, podendo ser totalmente reversível, mas o paciente deve ser tranquilizado verbalmente sob a alegação de ser uma situação possível e praticamente sem consequências, mas que há necessidade de sua colaboração, ficando tranquilo. Mostrar segurança e calma.

INFARTO AGUDO DO MIOCÁRDIO

Conceito

É a necrose do músculo cardíaco, com prejuízo funcional, por falta de suprimento sanguíneo celular.

Etiologia

Redução drástica ou interrupção do fornecimento de sangue das fibras cardíacas, por rompimento vascular ou sua obstrução. São mais susceptíveis pacientes com:

1. Hipertensão arterial sistêmica.
2. Obesidade mórbida.
3. Hipertireoidismo.
4. Insuficiência cardíaca congestiva, tabagismo e angina de peito.

São predisponentes:

1. Exercício físico.
2. Temperaturas ambientais muito baixas.
3. Estresse emocional.

Classificação

Isquêmico

Redução drástica ou interrupção do fornecimento de sangue das fibras cardíacas por obstrução do vaso por um trombo ou êmbolo, precedido por esclerose do vaso, o que provoca estreitamento de sua luz e redução do fluxo sanguíneo.

Hemorrágico

Redução drástica ou interrupção do fornecimento de sangue das fibras cardíacas por rompimento do vaso por um aneurisma ou trauma, o que provoca o derrame de sangue no pericárdio e auxilia a necrose celular por pressão.

Prevenção

1. Tranquilizar o paciente antes do tratamento, com controle do medo, da ansiedade e da dor,
2. Reduzir o tempo de atendimento o máximo possível,
3. Evitar manobras bruscas ou tratamentos demorados.

Características Clínicas

O infarto do miocárdio pode ocorrer a qualquer dia ou horário, embora seja mais comum poucas horas após o despertar. É de difícil diagnóstico pelo cirurgião-dentista pela falta de contato com esse tipo de lesão.

- *Sinais:* palidez generalizada acentuada ou cianose de extremidades (lábios, pontas dos dedos, orelha), sudorese profusa, disritmia cardíaca (taqui ou bradicardia), hiper ou hipotensão arterial, redução do pulso carotídeo, náuseas ou vômitos, ligeira hipertermia, dispneia ou apneia, perda súbita da consciência.
- *Sintomas:* pressão desconfortável no tórax, com ou sem dor forte, com duração de 10 minutos ou mais. As dores podem assemelhar-se às da angina de peito. Fraqueza generalizada. Tonturas e vertigens.

Tratamento Imediato

Acionar serviço de emergência e resgate por um dos telefones: 192 (ambulância), 193 (bombeiros), 190 (polícia militar) ou 194 (polícia federal), preferencialmente nesta ordem.

Manobras Gerais

1. Interromper o atendimento e garantir a segurança, produzir hemostasia, caso esteja em andamento cirúrgico.

2. Colocar o paciente recostado, quase sentado, com as pernas elevadas, a fim de diminuir a hipotensão. Afrouxar as roupas do paciente.
3. Oxigenar o paciente com até 5 litros por minuto, sendo o ideal 3 litros. Valores maiores que 5 litros diluem o gás carbônico circulante, o que deprime o centro respiratório, perdendo seu desencadeador (Fig. 9-1).
4. Monitorar os sinais vitais (Fig. 9-2).

Medicação de Urgência (Nome Comercial)

1. *Salicilato (AAS®):* 200 mg mastigável VO; deixar absorver no assoalho de boca. Tem como finalidade a trombólise. Deve ser usado apenas no infarto isquêmico e jamais no hemorrágico, pois agravaria o caso.
2. *Diazepínico (Diazepam®):* 1 comprimido de 10 mg VO. Tem como objetivo combater a ansiedade, angústia, estresse e medo ou; Midazolam (Dormonid®) – um comprimido de 15 mg VO. Possui ações ansiolíticas, sedativas e hipnóticas.
3. *Isossorbida (Isordil®):* cápsula de 5 mg aberto na região sublingual. Tem como função energizar as fibras cardíacas.

Punção venosa imediata para administração de:

1. *Solução fisiológica e glicosada:* hidratação e reposição de volume circulatório com as soluções em gotas aceleradas de 60 a 80 gotas por minuto, administradas alternadamente por via EV.
2. *Meperidina:* 1 ampola de 100 mg diluída em 10 mL de solução glicosada a 5% por via EV. Tem o objetivo de diminuir a dor.

Se houver paradas cardíaca e pulmonares, promover a reanimação cardiorrespiratória (Capítulo 10 – Procedimentos de Emergência) e completar a medicação de urgência com:

1. *Bicarbonato de sódio:* aplicar 1 mL por quilograma de peso, sendo o ideal, em média, 20 mL por via EV, podendo ser repetida. Tem por objetivo combater a acidose metabólica circulatória. Não é fundamental, porém, é importante.
2. *Atropina:* aplicar 1 ampola de 1 mL por via EV, podendo ser repetida a cada 5 minutos. Tem como objetivo bloquear o nervo vago e aumentar a frequência cardíaca.

Terapêutica Coadjuvante

Orientar o paciente a respirar lenta e profundamente pelo nariz, repetidas vezes, até o socorro chegar.

Observações

1. O infarto é mensurado pelo tamanho da área afetada, podendo ser pequeno e sem consequências, ou grandes, podendo levar à morte. Caso o paciente mantenha-se vivo é porque a área não foi muito extensa. O problema é a possibilidade de reinfarto.
2. Se a área de infarto for grande haverá uma parada cardiorrespiratória, o que geralmente é fatal. Mesmo sem grandes possibilidades de reversão, deve-se promover a reanimação até a chegada do resgate (Capítulo 10 – Procedimentos de Emergência).
3. Obrigatoriamente, o profissional tem que ter em mãos as medicações indicadas para reverter o quadro e tirar a vida

do paciente de risco, porém, caso não tenha, o paciente deve ser manipulado o mínimo possível até a chegada do resgate.
4. O paciente deve ser tranquilizado verbalmente. Mostrar segurança e calma.

DISRITMIA CARDÍACA

Conceito

Disritmias cardíacas são alterações das bulhas sistólicas e diastólicas, atriais ou ventriculares, bradi ou taquicardias.

Etiologia

As arritmias surgem, geralmente, a partir de isquemia cardíaca, com diminuição do seu débito. Esta crise pode ter origem a partir de enfermidades cardiovasculares, neurológicas, endócrinas, efeitos colaterais de medicamentos, entre outros menos frequentes.

Os pacientes queixam-se de palpitações no peito e irregularidade no pulso.

Prevenção

1. Tranquilizar verbalmente o paciente antes do tratamento, com controle do medo, da ansiedade e da dor.
2. Reduzir ao máximo o tempo de atendimento.
3. Evitar tratamento quando a frequência estiver superior a 100 ou inferior a 50 batimentos por minuto.

Nas taquicardias tranquilizar o paciente antes do tratamento, com controle do medo, da ansiedade e da dor. Pode-se prescrever tranquilizante (Diazepam®) na posologia de 1 comprimido de 5 ou 10 mg por VO uma hora antes do atendimento. Este procedimento é contraindicado nas bradicardias.

Características Clínicas

- *Taquicardia:* apresenta frequência acima de 100 batimentos por minuto, por estímulo de nervo colinérgico e bloqueio do nervo vago. É frequente em pacientes sedentários, tabagistas, ansiosos e estressados. Valores superiores a 180 batimentos por minuto significam taquicardia paroxística, o que impede a sequência de atendimento e exige repouso imediato, por estar próximo de uma fibrilação cardíaca, que fatalmente evolui à parada cardíaca.
- *Bradicardia:* apresenta frequência abaixo de 40 batimentos por minuto. É frequente em pacientes atletas ou com hipotireoidismo ou pressão intracraniana. Valores inferiores a 40 batimentos por minuto alteram a eficiência do sistema circulatório, o que fatalmente evolui à parada cardíaca.

Tratamento Imediato

Manobras Gerais

1. Interromper o atendimento e garantir a segurança, produzir hemostasia.
2. Oxigenar o paciente com até 5 litros por minuto, sendo o ideal 3 litros. Valores maiores que 5 litros diluem o gás carbônico circulante, o que deprime o centro respiratório, que perde seu desencadeador (Fig. 9-1).
3. Monitorar os sinais vitais (Fig. 9-2).

Manobra Específica

1. Anestesia locorregional: quando for necessária anestesia infiltrativa, usar lidocaína como agente anestésico local, sem vasoconstritores nas taquicardias e com vasoconstritor nas bradicardias.
2. Anestesia geral: caso o procedimento possa ser adiado, deve-se encaminhar o paciente para a cardiologia realizar o controle da enfermidade. Caso seja urgência, o anestesista deve utilizar todos os meios e medicamentos para controlar esta disritmia antes, durante e após a anestesia.

Medicação de Urgência (Nome Comercial)

Durante o atendimento a pacientes com taquicardia, o profissional deve ter em mãos os medicamentos que podem ser utilizados em casos de urgência.

1. Diazepínico:
   - *Crise leve (Diazepam®):* 1 comprimido de 5 ou 10 mg por VO ou Midazolam (Dormonid®) – 1 comprimido de 15 mg VO. Possui ações ansiolíticas, sedativas e hipnóticas.
   - *Crise moderada ou grave (Diazepam®, Valium®):* 1 ampola de 10 mg por via IM, de acordo com a gravidade. Em ambas, tem por objetivo combater ansiedade, angústia, estresse e medo.
2. *Lidocaína (Lidocaína®, Xilocaína®):* como anestésico local.

Terapêutica Coadjuvante

Repouso e cuidados gerais (Fig. 9-6).

Observações

1. Não apresentando melhora imediata, procurar o serviço médico de urgência mais próximo.
2. Acompanhar o doente até deixá-lo sob cuidados específicos.
3. Obrigatoriamente, o profissional tem que ter em mãos a medicação indicada para reverter o quadro e tirar a vida do paciente de risco (*kit* de emergência), porém, caso não tenha, o paciente deve ser manipulado o mínimo possível até a chegada do resgate.
4. O paciente consciente deve ser tranquilizado verbalmente sob a alegação de ser uma situação frequente e, praticamente, sem consequências, mas que há necessidade de sua colaboração. Mostrar segurança e calma.

CRISE HIPOTENSIVA

Conceito

É a queda mais ou menos brusca da tensão arterial, cuja sistólica esteja abaixo de 80 mmHg e a diastólica abaixo de 40 mmHg.

Etiologia

A crise hipotensiva pode estar relacionada com problemas de funcionamento cardíaco, a partir de diminuição do seu débito, o que leva à diminuição da volemia ou vasodilatação, implicando na queda da pressão sanguínea. Esta crise pode ter origem a partir de enfermidades cardiovasculares, neurológicas,

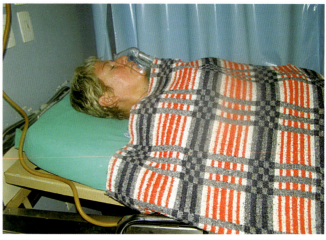

Fig. 9-6. Paciente deitado, agasalhado e oxigenado (simulação no HSJB).

endócrinas, efeitos colaterais de medicamentos, entre outros menos frequentes.

Prevenção

1. Tranquilizar o paciente antes do tratamento, com controle do medo, da ansiedade e da dor.
2. Reduzir ao máximo o tempo de atendimento.
3. Evitar manobras bruscas ou tratamentos demorados.
4. Recomendar alimentar-se 2 horas antes do tratamento.

Características Clínicas

- *Sinais:* palidez generalizada acentuada ou cianose de extremidades (lábios, pontas dos dedos, orelha), sudorese profusa e calafrios, bradicardia e dispneia com pulso lento e fraco.
- *Sintomas:* vertigens e náuseas.

Tratamento Imediato

Manobras Gerais

1. Interromper o atendimento e garantir a segurança, produzir hemostasia.
2. Colocar o paciente em posição de Trendelenburg (Fig. 9-4). Afrouxar as roupas do paciente.
3. Oxigenar o paciente com até 5 litros por minuto, sendo o ideal 3 litros. Valores maiores que 5 litros diluem o gás carbônico circulante, o que deprime o centro respiratório, que perde seu desencadeador (Fig. 9-1).
4. Monitorar os sinais vitais (Fig. 9-2).

Manobras Específicas

1. *Hipotensão leve:* colocar uma pitada de sal de cozinha (cloreto de sódio) na região sublingual do paciente.
2. *Hipotensão severa:* idem à leve, porém, em maior quantidade.

Medicação de Urgência - Hipotensão Severa (Nome Comercial)

Punção venosa imediata para administração de:

1. *Solução fisiológica e glicosada:* hidratação e reposição de volume circulatório com as soluções em gotas aceleradas

de 60 a 100 por minuto, administradas alternadamente pela via EV.

2. *Etilefrina (Efortil®):* 1 ampola EV em dose única.

Terapêutica Coadjuvante

Repouso, agasalho e cuidados gerais (Fig. 9-6).

Observações

1. Não apresentando melhora imediata, procurar o serviço médico de urgência mais próximo.
2. Acompanhar o doente até deixá-lo sob cuidados específicos.
3. Obrigatoriamente, o profissional tem que ter em mãos a medicação indicada para reverter o quadro e tirar a vida do paciente de risco, porém, caso não tenha, o paciente deve ser manipulado o mínimo possível até a chegada do resgate.
4. O paciente consciente deve ser tranquilizado verbalmente sob a alegação de ser uma situação frequente e praticamente sem consequências, mas que há necessidade de sua colaboração. Mostrar segurança e tranquilidade.

CRISE HIPERTENSIVA

Conceito

Crise hipertensiva é o aumento mais ou menos brusco da tensão arterial, cuja sistólica seja igual ou superior a 160 mmHg e a diastólica igual ou maior que 110 mmHg.

Etiologia e Classificação

A crise hipertensiva acontece por hiperatividade cardíaca ou redução da passagem sanguínea. Ambas podem ter origem de enfermidades cardiovasculares, neurológicas, endócrinas, efeitos colaterais de medicamentos etc, ou apenas decorrente de estresse físico ou emocional, neste caso reversível.

A crise hipertensiva pode estar relacionada com problemas hipertensão arterial sistêmica (HAS). Considera-se crise hipertensiva valores iguais ou maiores que 180 mmHg para a sistólica e 110 mmHg para a diastólica.

Quando há aumento somente da tensão sistólica pode estar relacionada com o estresse emocional e com a ansiedade, o que é reversível e controlável com administração de tranquilizantes por via oral. Entretanto, se o aumento for somente da diastólica ou de ambas ao mesmo tempo, deverá estar relacionada com problemas cardíacos, o que pode ter uma gravidade considerável.

Prevenção

1. Tranquilizar o paciente antes do tratamento, com controle do medo, da ansiedade e da dor, prescrever ou administrar tranquilizante (Diazepam®) na posologia de um comprimido de 5 ou 10 mg por via oral 1 hora antes do atendimento. 2. Reduzir ao máximo o tempo de atendimento; 3. atender o paciente com HAS de manhã cedo ou à tarde, quando a tensão arterial tende a ser menor.

Características Clínicas

- *Sinais:* sudorese generalizada e cianose de extremidades e congestão facial; dispneia, respiração ruidosa e tosse, inquietude e taquicardia com pulso forte e rápido; ligeira hipertermia.
- *Sintomas:* dor epigástrica e sensação de pressão no peito, vertigens, enjoo, cefaleia intensa, escotomas cintilantes (pontos brilhantes na visão), zumbido no ouvido.

Tratamento Imediato

Acionar serviço de emergência e resgate por um dos telefones: 192 (ambulância), 193 (bombeiros), 190 (polícia militar) ou 194 (polícia federal), preferencialmente nesta ordem.

Manobras Gerais

1. Interromper o atendimento e garantir a segurança, produzir hemostasia em casos de intervenções cirúrgicas.
2. Colocar o paciente sentado em 90° com as pernas cruzadas para dificultar a circulação. Evitar esforço.
3. Oxigenar o paciente com até 5 litros por minuto, sendo o ideal 3 litros. Valores maiores que 5 litros diluem o gás carbônico circulante, o que deprime o centro respiratório e perde o seu desencadeador (Fig. 9-1).
4. Monitorar os sinais vitais (Fig. 9-2).

Medicação de Urgência na Crise Hipertensiva (Nome Comercial)

1. Diazepínico:
   - *Crise hipertensiva leve (Diazepam®):* administra-se um comprimido de 5 ou 10 mg por VO ou Midazolam (Dormonid®) – 1 comprimido de 15 mg por VO. Possui ações ansiolíticas, sedativas e hipnóticas.
   - *Crise hipertensiva moderada ou grave (Diazepam®, Valium®):* 1 ampola de 10 mg por via IM, de acordo com a gravidade. Em ambas, objetiva combater a ansiedade, angústia, estresse e medo.
2. *Inibidor da enzima conversora da angiotensina (Captopril®):* 1 cápsula de 50 mg, que é aberta e o líquido derramado no assoalho bucal. Tem função vasodilatadora.
3. *Diurético (Lasix®):* 1 ou 2 ampolas por via EV. Tem como objetivo retirar líquido da corrente circulatória.

Obs.: Não infundir soluções fisiológica ou glicosada, pois aumentariam o volume circulatório e a tensão arterial. O objetivo, na crise hipertensiva, é diminuir este volume circulatório.

Terapêutica Coadjuvante

Garroteamento — consiste em diminuir a passagem de sangue pelos grandes vasos de membros superiores e inferiores. Utilizam-se tiras de elásticos apropriados para garroteamento. Deve ser alternado (sempre 1 membro livre e 3 garroteados) a cada 5 minutos, liberando-se um membro e garroteando-se o que estava livre. Fazer como sistema de rodízio. Caso a crise mantenha-se constante, mesmo com as medidas acima, estará se desenvolvendo um edema agudo pulmonar.

Observações

1. Não apresentando melhora imediata, procurar o serviço médico de urgência mais próximo (ligar 192, 193 ou

outro de atendimento pré-hospitalar da região em que se encontre o profissional).

2. Acompanhar o doente até deixá-lo sob cuidados específicos.

3. Obrigatoriamente, o profissional tem que ter em mãos as medicações indicadas para reverter o quadro e tirar a vida do paciente de risco, porém, caso não tenha, o paciente deve ser manipulado o mínimo possível até a chegada do resgate.

4. O paciente consciente deve ser tranquilizado verbalmente sob a alegação de ser uma situação frequente, mas que há necessidade de sua colaboração. Mostrar segurança e calma.

EDEMA PULMONAR AGUDO

Conceito

É a insuficiência respiratória aguda por congestão rápida dos pulmões com acúmulo de líquido nos espaços alveolares, geralmente associada à insuficiência cardíaca, com retenção de gás carbônico.

Etiologia

O edema agudo de pulmão relaciona-se com a hipertensão arterial sistêmica (HAS), com a insuficiência cardíaca congestiva (ICC) e com aumento da pressão venosa pulmonar. Os pulmões ficam enrijecidos com resistência à penetração de ar e dificuldade de troca de gases (hematêmese – troca de gás carbônico por oxigênio). O paciente pode ir a óbito por afogamento em suas próprias secreções. Pode ser deflagrado por situações de esforço físico, estresse emocional e ansiedade, viroses respiratórias, tensão e medo.

Prevenção

1. Tranquilizar o paciente antes do tratamento, com controle do medo, da ansiedade e da dor, (Diazepam®) – 1 comprimido de 5 ou 10 mg por VO, 1 hora antes do atendimento.

2. reduzir ao máximo o tempo de atendimento.

3. usar pequenos volumes anestésicos locais.

4. evitar tratar pacientes com insuficiência cardíaca congestiva (ICC) que estejam resfriados ou gripados.

Características Clínicas

O edema pulmonar agudo instala-se rapidamente.

- Sinais:
  - Dispneia severa com roncos respiratórios; tosse leve e seca ou com escarro espumoso e raiado de sangue; sudorese intensa e cianose generalizada com congestão facial; ansiedade extrema.
  - Parada respiratória e cardíaca.
- Sintomas: confusão mental, sensação de asfixia e morte eminente.

Tratamentos Imediatos

Acionar serviço de emergência e resgate por um dos telefones: 192 (ambulância), 193 (bombeiros), 190 (polícia militar) ou 194 (polícia federal), preferencialmente nesta ordem.

Manobras Gerais

1. Interromper o atendimento e garantir a segurança, produzir hemostasia.

2. Colocar o paciente sentado em ângulo de 90° com as pernas e braços cruzados para dificultar a circulação. Evitar esforço.

3. Oxigenar o paciente com até 5 litros por minuto, sendo o ideal 3 litros. Valores maiores que 5 litros diluem o gás carbônico circulante, o que deprime o centro respiratório, que perde o seu desencadeador (Fig. 9-1).

4. Monitorar os sinais vitais (Fig. 9-2).

Manobras Específicas

1. Garrotear três membros com borracha ou cinto, devendo sempre haver revezamento entre os membros a cada 5 minutos. O garrote deve manter a pulsação do membro. Tem por objetivo diminuir a passagem de sangue pelos grandes vasos de membros superiores e inferiores. Utilizam-se tiras de elástico apropriadas para o garroteamento. Fazer como sistema de revezamento (Fig. 9-7).

2. Pode haver necessidade de promover a intubação oro ou nasotraqueal, caso o paciente evolua para apneia (Fig. 9-8).

Medicação de Urgência (Nome Comercial)

Punção venosa imediata para administração de:

1. *Diazepínicos (Valium®, Diazepam®):* aplicar 1 ampola de 10 mg por via EV, em dose única. Tem como meta bloquear ou diminuir a hiperexcitabilidade do sistema nervoso central, com o objetivo de combater ansiedade, angústia, estresse e medo.

2. *Inibidor da enzima conversora da angiotensina (Captopril®):* administrar 1 cápsula de 50 mg aberta e seu líquido derramado no assoalho bucal, na sublingual. Tem função vasodilatadora.

3. *Diurético (Lasix®):* aplicar 1 ou 2 ampolas por via EV. Tem como objetivo retirar líquido da corrente circulatória.

4. *Aminofilina (Aminofilina®):* aplicar 1 ampola diluída em solução glicosada a 5% EV, lentamente. A aminofilina tem

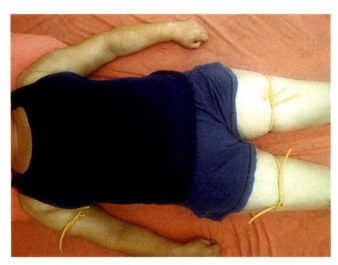

Fig. 9-7. Garroteamento de três membros. Revezamento a cada 5 minutos.

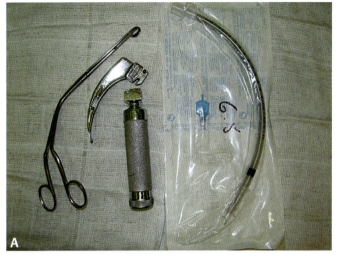
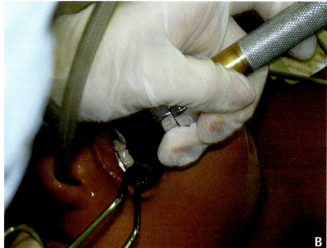
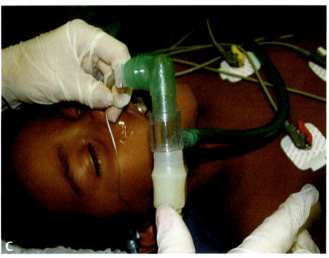

Fig. 9-8. Intubação nasotraqueal. (**A**) Material: laringoscópio, pinça McGill e tubo. (**B**) Paciente sendo intubado. (**C**) Paciente intubado.

a função de dilatar os brônquios e bronquíolos pulmonares, facilitando a respiração.

Obs.: Não infundir soluções fisiológica ou glicosada, pois aumentariam o volume circulatório e a tensão arterial. O objetivo, no caso desta situação, é diminuir o volume circulatório.

Terapêutica Coadjuvante
Aspirar a secreção, sempre que necessário.

Observações
1. Se não sair da fase aguda com este tratamento imediato, manobras e medicações, não sai com nenhum outro.
2. Obrigatoriamente, o profissional tem que ter em mãos as medicações indicadas para reverter o quadro e tirar o paciente do risco de vida (kit de emergência), porém, caso não tenha, realizar as manobras gerais e específicas até a chegada do resgate com suporte avançado de vida, mesmo sabendo que estarão incompletas.
3. O paciente consciente deve ser tranquilizado verbalmente. Mostrar segurança e calma.
4. Solicitar auxílio por resgate (ligar para 192, 193 ou outro serviço de sua região) o mais rápido possível.

5. Acompanhar o doente até deixá-lo sob cuidados específicos.
6. Se houver uma evolução do edema pulmonar haverá uma parada cardiorrespiratória, o que geralmente é fatal. Mesmo sem grandes possibilidades de reversão, deve-se promover a reanimação até a chegada do resgate (Capítulo 10 – Procedimentos de Emergência).

ACIDENTE VASCULAR ENCEFÁLICO (AVE)

Conceito
É a necrose ou infarto cerebral, com prejuízo funcional manifestado por deficiências neurológicas, por falta de suprimento sanguíneo celular, sendo de alta gravidade e cujas manifestações variam de acordo com a área encefálica atingida, podendo levar à morte.

Etiologia
O suprimento sanguíneo encefálico é assegurado por um sistema colateral eficiente, por meio de anastomoses com ramos da carótida interna contralateral e com ramos da carótida externa do mesmo lado, mesmo assim pode haver redução drástica ou interrupção do fornecimento de sangue as fibras

neuronais, por rompimento vascular ou sua obstrução. São mais susceptíveis pacientes com:

1. Hipertensão arterial sistêmica (HAS), embora possa ocorrer em pacientes normotensos.
2. Arteriosclerose e aterosclerose.
3. Hipercoagulabilidade e hiperviscosidade sanguíneas.
4. Aneurismas cerebrais.
5. Uso de álcool etílico e drogas ilícitas.

Além destes fatores, podem associar-se a:
1. Crise hipertensiva.
2. Crise de hipertireoidismo.
3. Uso crônico de anticoncepcionais orais.
4. Tabagismo.
5. Problemas com o sono.
6. Uso de drogas simpaticomiméticas como cocaína e anfetamina.

Classificação

Isquêmico

Redução drástica ou interrupção do fornecimento de sangue pelas fibras nervosas por obstrução do vaso por um trombo ou êmbolo, precedido por esclerose do vaso, o que provoca estreitamento de sua luz e redução do fluxo sanguíneo intracraniano, representando 85% dos casos.

Hemorrágico

Redução drástica ou interrupção do fornecimento de sangue pelas fibras nervosas por rompimento do vaso por um aneurisma ou trauma, o que provoca o derrame de sangue na caixa craniana, aumentando sua pressão, o que auxilia a necrose celular encefálica, principalmente do córtex, sendo condição mais grave e representando 15% dos casos.

Prevenção

1. Tranquilizar o paciente antes do tratamento, com controle do medo, da ansiedade e da dor; 2. reduzir ao máximo o tempo de atendimento; 3. evitar manobras bruscas ou inesperadas; 4. verificar os sinais vitais antes de iniciar qualquer procedimento.

Características Clínicas

O acidente vascular encefálico pode ocorrer a qualquer dia ou horário, embora seja mais comum à tarde e à noite. Este acidente acontece abruptamente com manifestações clínicas relacionadas com a área encefálica acometida, podendo-se incluir:

- *Sinais:* fraqueza ou torpor súbito facial, pupilas desiguais (anisocoria); paralisia hemicorporal flácida (hemiplegia), desarticulação da fala (desartria ou deslalia); calafrios e perda do controle dos esfíncteres (pode urinar ou defecar involuntariamente); náuseas e vômitos; perda da consciência.
- *Sintomas:* tonturas e vertigens, cefaleia intensa e repentina, confusão mental.

Tratamento Imediato

Acionar serviço de emergência e resgate por um dos telefones: 192 (ambulância), 193 (bombeiros), 190 (polícia militar) ou 194 (polícia federal), preferencialmente nesta ordem.

Manobras Gerais

1. Interromper o atendimento e garantir a segurança, produzir hemostasia, nos casos de intervenções cirúrgicas.
2. Colocar o paciente em posição deitado, com a cabeça levemente elevada. Afrouxar as suas roupas e deixá-lo confortável.
3. Oxigenar o paciente com até 5 litros por minuto, sendo o ideal 3 litros. Valores maiores que 5 litros diluem o gás carbônico circulante, o que deprime o centro respiratório, que perde seu desencadeador somente para os pacientes inconscientes (Fig. 9-1). Este tempo deve ser evitado em pacientes lúcidos.
4. Monitorar os sinais vitais (Fig. 9-2).

Medicação de Urgência (Nome Comercial)

Punção venosa imediata para administração de:

1. *Solução glicosada:* hidratação e reposição de volume circulatório de forma lenta com 30 gotas por minuto.
2. *Corticoide (Dexametasona®):* aplicar uma ampola com 10 mg por via EV lentamente, objetivando evitar o edema cerebral.

Caso o paciente esteja com hipertensão, igual ou acima de 160×100 mmHg, administrar:

1. *Diurético (Lasix®):* aplicar uma ou duas ampolas por via EV. Tem como objetivo retirar líquido da corrente circulatória.

Se houver paradas cardíaca e pulmonares, promover a reanimação cardiorrespiratória (Capítulo 10 – Procedimentos de Emergência) e completar a medicação de urgência com:

1. *Bicarbonato de sódio:* aplicar 1 mL por quilograma de peso, sendo, em média, o ideal 20 mL por via EV, podendo ser repetida. Tem como objetivo combater a acidose metabólica circulatória; não é fundamental, porém é importante.
2. *Atropina:* aplicar uma ampola de 1 mL por via EV, podendo ser repetida a cada 10 minutos. Tem objetivo de bloquear o nervo vago e aumentar a frequência cardíaca.

Terapêutica Coadjuvante

Orientar para o paciente respirar lenta e profundamente pelo nariz, repetidas vezes até o socorro chegar.

Observações

1. O acidente vasculoencefálico é mensurado pelo tamanho da área afetada, podendo ser pequena e com poucas consequências, ou grandes, podendo levar à hemiplegia ou à morte.
2. Se a área de infarto encefálico for grande, haverá uma parada cardiorrespiratória, o que geralmente é fatal. Mesmo sem grandes possibilidades de reversão, deve-se promover a reanimação até a chegada do resgate (Capítulo 10 – Procedimentos de Emergência).
3. Obrigatoriamente, o profissional tem que ter em mãos as medicações indicadas para reverter o quadro e tirar a vida do paciente de risco (*kit* de emergência), porém, caso não tenha, manipular o paciente o mínimo possível, até a chegada do resgate com suporte avançado de vida.
4. O paciente consciente deve ser tranquilizado verbalmente. Mostrar segurança e calma.

CRISE METABÓLICA

Conceito

É a descompensação do controle e consumo, principalmente, da glicose, por excesso (hiperglicemia) ou por falta (hipoglicemia).

Etiologia

A hiperglicemia pode apresentar-se com cetoacidose, comum em diabetes tipo I (insulinodependentes), e não cetônica hiperosmolar em diabetes tipo II (não dependentes de insulina). Ocorre a presença de glicose e cetona na urina. Neste caso há liberação da secreção de glucagon e de adrenalina, ambos induzem a gliconeogênese, o que leva à hiperglicemia grave e acidose metabólica. Se esta cetoacidose não for revertida imediatamente pode haver colapso vascular, insuficiência renal aguda, trombose vascular e síndrome da angústia respiratória no adulto.

A hipoglicemia pode atingir níveis críticos em pacientes diabéticos ou não diabéticos. Ocorre de forma súbita e pode ser grave, por ser a glicose o principal substrato energético do cérebro, sendo sua falta produtora de distúrbios funcionais, lesão tecidual e a morte do neurônio, caso seja em tempo prolongado. Pode ser causada por:

1. Doença renal.
2. Insuficiência suprarrenal autoimune.

São predisponentes:
1. Falta de exercícios físicos.
2. Estresse emocional, ansiedade e medo.
3. Excesso de hipoglicemiantes orais.
4. Uso excessivo de álcool etílico.

Prevenção

Hiperglicemia ou Hipoglicemia

1. Tranquilizar o paciente antes do tratamento, com controle do medo, da ansiedade e da dor (Diazepam® – administrar 1 comprimido de 10 mg pela VO, 1 hora antes do atendimento).
2. Reduzir ao máximo o tempo de atendimento.
3. Evitar manobras bruscas e inesperadas.
4. Recomendar alimentar-se adequadamente 2 horas antes do tratamento.
5. Recomendar tomar a medicação de rotina para o controle da glicose.
6. Evitar atendimento em pacientes alcoolizados.

Características Clínicas

1. Hiperglicemia:
   - *Sinais:* respiração profunda e lenta, hipotensão pela acidose e desidratação; sede intensa, xerostomia e hálito cetônico com aumento da diurese; rubor facial, náuseas e vômitos.
   - *Sintomas:* anorexia (inapetência), dores abdominais.
2. Hipoglicemia:
   - *Sinais:* palidez generalizada com sudorese acentuada; pulso rápido e fraco, irritabilidade; convulsões e perda da consciência.

- *Sintomas:* vertigens com sensação de desmaio e de fraqueza generalizada com sonolência; cefaleia e visão turva ou dupla com confusão mental.

Tratamento Imediato

Acionar serviço de emergência e resgate pelo telefone 192, 193 ou outro de sua região.

Manobras Gerais

1. Interromper o atendimento e garantir a segurança, produzir hemostasia nos casos de intervenções cirúrgicas.
2. Colocar o paciente em posição confortável e afrouxar suas as roupas.
3. Oxigenar o paciente com até 5 litros por minuto, sendo o ideal 3 litros. Valores maiores que 5 litros diluem o gás carbônico circulante, o que deprime o centro respiratório, que perde o seu desencadeador (Fig. 9-1).
4. Monitorar os sinais vitais (Fig. 9-2).
5. Verificar a glicemia do paciente por glicosímetro (aparelho e fita) (Fig. 9-3).

Manobras Específicas

- *Hiperglicemia:* oferecer pequenas quantidades de água a cada 20 minutos.
- *Hipoglicemia:* administrar açúcar para o paciente (café doce, água com açúcar, doce etc.).

Medicação de Urgência – Hiperglicemia (Nome Comercial)

Punção venosa imediata para administração de:

1. Solução fisiológica: hidratação e reposição de volume circulatório com 30 gotas por minuto da solução.
2. Insulina: aplicar de 25 a 50 unidades por via IM ou SC, variando com a gravidade do caso.

Medicação de Urgência – Hipoglicemia (Nome Comercial)

Punção venosa imediata para administração de:

1. *Solução glicosada:* hidratação e reposição de volume circulatório com as soluções em gotas aceleradas entre 60 e 80 gotas por minuto.
2. *Glicose a 50%:* aplicar uma ampola por via EV, muito lentamente. A glicose hipertônica tem função de fortalecer o sistema nervoso central, em dose única.
3. *Anti-hipoglicêmico (Glucagon®):* aplicar uma ampola de 1 mg por via SC, IM ou EV, de acordo com a gravidade. Este fármaco tem a função de abortar a crise.

Terapêutica Coadjuvante

Repouso e cuidados gerais (Fig. 9-6).

Observações

1. Não apresentando melhora imediata, procurar o serviço médico de urgência mais próximo.
2. Obrigatoriamente, o profissional tem que ter em mãos as medicações indicadas para reverter o quadro e tirar o paciente do risco de vida (*kit* de emergência), porém,

caso não tenha, realizar as manobras gerais e específicas até a chegada do resgate com suporte avançado de vida, mesmo sabendo que estarão incompletas.
3. O paciente consciente deve ser tranquilizado verbalmente. Mostrar segurança e tranquilidade.
4. Acompanhar o doente até deixá-lo sob cuidados específicos.

CHOQUE HIPOVOLÊMICO

Conceito
É uma síndrome hipotensiva aguda causada por perda considerável do volume do líquido circulante:
1. Água (desidratação, diarreia e vômitos).
2. Plasma (queimaduras).
3. Sangue (hemorragias).

Etiologia
A perda de volume circulatório provoca aumento na liberação de catecolaminas (adrenalina, noradrenalina e isoproterenol), determinando vasoconstrição periférica e hipoglicemia. Os tecidos em hipóxia começam a produzir ácido lático pela respiração anaeróbia, o que provoca acidez metabólica.

Existem pacientes com predisposição a esta situação, como os portadores de:

1. Avitaminose K.
2. Hemofilia.
3. Hepatopatias graves.
4. Púrpura trombocitopênica idiopática.
5. Hipertensão arterial sistêmica (HAS).
6. Uso de drogas anticoagulantes.

Prevenção
1. Tranquilizar o paciente antes do tratamento, com controle do medo, da ansiedade e da dor.
2. Reduzir ao máximo o tempo de atendimento.
3. Usar pequenos volumes anestésicos locais.
4. Evitar traumas extensos.

Características Clínicas
A hipotensão por volemia se estabelece a partir da perda de 1 litro de líquido circulante. No paciente adulto, o choque pode iniciar-se a partir da perda de 3 litros.
- *Sinais:* extremidades frias e úmidas por sudorese com palidez ou cianose generalizada (dependendo do tempo do choque); taquicardia e taquipneia; dilatação pupilar (midríase); desarticulação verbal (desartria e deslalia).
- *Sintomas:* sede, confusão mental e enjoo.

Tratamentos Imediatos
Acionar serviço de emergência e resgate por um dos telefones: 192 (ambulância), 193 (bombeiros), 190 (polícia militar) ou 194 (polícia federal), preferencialmente nesta ordem.

Manobras Gerais
1. Interromper o atendimento e garantir a segurança, produzir hemostasia pelos métodos convencionais.

2. Colocar o paciente em posição de Trendelenburg (Fig. 9-4), o que pode aumentar o sangramento da ferida, caso esteja na boca ou cabeça. Afrouxar as roupas do paciente.
3. Oxigenar o paciente com até 5 litros por minuto, sendo o ideal 3 litros. Valores maiores que 5 litros diluem o gás carbônico circulante, o que deprime o centro respiratório, que perde o seu desencadeador (Fig. 9-1).
4. Monitorar os sinais vitais (Fig. 9-2).

Manobras Específicas
1. *Classificação sanguínea:* tirar amostra de sangue para classificação, tipagem e fator Rh.
2. *Hemostasia:* utilizar um dos métodos cirúrgicos de hemostasia.
3. *Repor volume circulatório:* inicialmente, repor com soluções fisiológica e glicosada.

Medicação de Urgência
Punção venosa imediata para administração de:

1. *Solução fisiológica e glicosada:* hidratação e reposição de volume circulatório com as soluções em gotas aceleradas de 80 a 100 por minuto, administradas alternadamente.
2. *Hemostático sistêmico (Styptanon®, Premarin®):* aplicar 1 ampola por via IM ou EV lentamente, com o objetivo de auxiliar a hemostasia.
3. *Diazepínicos (Valium®, Diazepam®):* aplicar 1 ampola de 10 mg por via EV em dose única. Tem como objetivo bloquear ou diminuir a hiperexcitabilidade do sistema nervoso central, induzindo ao repouso.

Terapêutica Coadjuvante
1. Oxigenoterapia por máscara ou cateter (Fig. 9-1).
2. Aquecimento do paciente (Fig. 9-6).

Observações
1. A hipovolemia é uma condição grave que exige acompanhamento eficiente e constante, com transfusão de sangue total.
2. Há indicação de internação do paciente, às vezes devendo ser encaminhado para UTI, para repor volume circulatório e controlar os desvios produzidos pela hipovolemia.
3. Obrigatoriamente, o profissional tem que ter em mãos as medicações indicadas para reverter o quadro e tirar o paciente do risco de vida (kit de emergência), porém, caso não tenha, realizar as manobras gerais e específicas, até a chegada do resgate com suporte avançado de vida, mesmo sabendo que estarão incompletas.
4. O paciente consciente deve ser tranquilizado verbalmente. Mostrar segurança e calma.

BIBLIOGRAFIA
Aguiar SA. Atualização na clínica odontológica. São Paulo: Artes Médicas; 1992.
Albrecht E, Bloc S, Cadas H, Moret V. Manual prático de anestesia locorregional ecoguiada. Rio de Janeiro: Revinter; 2016.
Alves E. Cirurgia de urgência. 3.ed. Rio de Janeiro: Guanabara Koogan; 1977.
Azevedo MRA. Hematologia básica: Fisiopatologia e diagnóstico laboratorial. 5.ed. Rio de Janeiro: Revinter; 2014.

Baranski TJ et al. Endocrinologia e diabetes: Manual de consulta. 3.ed. Rio de Janeiro: Thieme Revinter; 2016.

Beers MH e Berkow R. Manual Merk: Diagnóstico e tratamento. 17.ed. São Paulo: Roca; 2000.

Bennett JJ. Enfermidades de la nariz garganta, oído, cabeza y celo, 2.ed. Madrid: Salvat Madrid; 1980.

Bennett RC. Anestesia local e controle da dor na prática dentária. 7.ed. Rio de Janeiro: Guanabara Koogan; 1986.

Bevilacque F et al. Medicina interna. 9.ed. Rio de Janeiro: Guanabara Koogan; 1979. (Tomo II).

Bombona AC. Manual ilustrado de anestesia local aplicada à clínica odontológica. 3.ed. São Paulo: Panamericana; 1988.

Borghelli RF. Temas de patologia bucal clínica. 2.ed. Buenos Aires: Mundi; 1988.

Brown AFT et al. Receituário de bolso: Emergências médicas. Rio de Janeiro: Thieme Revinter; 2017.

Brunicardi FC, Andersen DK, Billiar TR et al. Tratado de cirurgia. 9.ed. Rio de Janeiro: Revinter; 2013.

Calich V e Vaz C. Imunologia. 2.ed. Rio de Janeiro: Revinter; 2009.

Caquet R. Exames de laboratório. 12.ed. Rio de Janeiro: Thieme Revinter; 2017.

Cecil RL. Tratamento de medicina interna. 16.ed. Rio de Janeiro: Guanabara Koogan; 1982.

Centeno GAR. Cirurgia bucal con patologia, clínica y terapêutica. 7.ed. Buenos Aires: El Atheneo; 1973.

Cline DM et al. Manual de emergências médicas. 7.ed. Rio de Janeiro: Revinter; 2014.

Cohen L. Sinopse de clínica médica em odontologia. 2.ed. trad. por Meurer JL. Rio de Janeiro: Guanabara Koogan; 1980.

Crawford MH. Cardiologia: Diagnóstico e tratamento. 4.ed. Rio de Janeiro: Thieme Revinter, 2017.

Cuellar Erazo GA, Baccarini Pires MT. Manual de urgências em pronto-socorro. 2.ed. Rio de Janeiro: Médica e Científica, 1987.

Dechaume M. Estomatologia. 4.ed. Barcelona: Masson; 1988.

Guyton AC. Tratado de fisiologia médica. 4.ed. trad. sob supervisão de Alcyr Kraemer. Rio de Janeiro: Guanabara Koogan; 1973.

Harmening DM. Técnicas modernas em bancos de sangue e transfusão. 6.ed. Rio de Janeiro: Revinter, 2015.

Harrison. Medicina interna. 11.ed. Rio de Janeiro: Guanabara Koogan, 1988.

LIMA. Manual de farmacologia clínica: Terapêutica e toxicologia. Rio de Janeiro: Guanabara Koogan; 1992.

McCarty MF. Emergências em odontologia prevencion y tratamento. 2.ed. Lisboa: Atheneo; 1973.

Neville BW et al. Patologia oral e maxilofacial. Rio de Janeiro: Guanabara Koogan; 1998.

Peterson LL. Cirurgia oral e maxilofacial, 3.ed. Rio de Janeiro: Guanabara Koogan; 2000.

Prado R, Salim MA. Cirurgia bucomaxilofacial: Diagnóstico e tratamento. Rio de Janeiro: Guanabara Koogan; 2004.

Regezi JA, Scuibba JJ. Patologia bucal. Rio de Janeiro: Guanabara Koogan; 1991.

Rubbin E. Patologia. Rio de Janeiro: Interlivros; 1990.

Schrier RW. Manual de nefrologia. 8.ed. Rio de Janeiro: Thieme Revinter, 2017.

Shafer W.G., Hine, M.K., Levy, B.M. Tratamento de Patologia Bucal. 4ª ed. Rio de Janeiro: Interamericana; 1985.

Shauna C, Young A, Pousen K. Atlas de hematologia. 2.ed. Rio de Janeiro: Revinter; 2015.

Silva BA et al. Pacientes de alto risco em odontologia. Rio de Janeiro: Médica e Científica, 1988.

Souza JA. Conduta cirúrgica odontológica no paciente idoso. Odontólogo Moderno. Editora de Publicações Científicas Ltda, 1991. v. 18. n. 3.

Valente C. Emergências em bucomaxilofacial. Rio de Janeiro: Revinter; 1999.

Valente C. Técnicas cirúrgicas bucais e maxilofaciais. Rio de Janeiro: Revinter; 2003.

Yunen JR. UTI: Consulta em 5 Minutos. Rio de Janeiro: Revinter; 2015.

Zegarelli EV, Kutscher AH, Hyman GA. Diagnóstico das doenças da boca e dos maxilares. 2.ed. Rio de Janeiro: Guanabara Koogan, 1982.

INTRODUÇÃO E GENERALIDADES

Procedimentos de emergência são ações que ajudam a preservar a vida ou a integridade do paciente em risco.

Pacientes acometidos de traumatismos, acidentes ou complicações cirúrgicas, mal súbito ou outra possível condição que pode levar à morte, exigem do profissional atendente e sua equipe tratamentos imediatos adequados, que, geralmente, o cirurgião-dentista não tem preparo cognitivo ou psicomotor suficientes no curso de graduação. De acordo com o interesse individual ou a especialidade, a qualificação e a capacitação são adquiridas em cursos de pós-graduação ou não.

Em razão da necessidade de proceder-se de forma imediata, descrevem-se os procedimentos mais frequentes para manter a vida e a integridade do paciente, o qual passa aos cuidados e responsabilidade do profissional. São eles:

1. Vias de introdução de medicamentos.
2. Liberação das vias aéreas: desobstrução, intubação, cricotireoidostomia e traqueostomia.
3. Reanimação cardiorrespiratória: ventilação artificial e massagem cardíaca extratorácica.

Estes procedimentos geralmente são realizados em ambiente hospitalar, quando o bucomaxilo está em seu plantão ou trabalho de rotina, entretanto, pode haver a necessidade de ações imediatas e criativas no consultório ou clínica odontológica pública ou privada, quando, durante o atendimento, o cirurgião-dentista é surpreendido por uma grave situação de emergência.

Nos ambientes hospitalares o profissional conta com material e instrumental apropriados e específicos e, muitas vezes, conta também com recursos humanos de apoio bastante treinados, acontecendo o inverso nos consultórios e clínicas odontológicas, quando, geralmente, não há material e instrumental necessários, muito menos pessoal auxiliar de apoio. Neste caso o profissional deve agir com o que tem e solicitar que alguém acione imediatamente o serviço de emergência e resgate pelos telefones: 192 (ambulância), 193 (bombeiros), 190 (polícia militar) ou 194 (polícia federal), preferencialmente nesta ordem. É de extrema importância que se tenha no consultório ou clínica odontológica um *kit* de emergência para poder prestar um adequado tratamento emergencial, descrito no início do capítulo de Situações de Emergência.

Os temas abordados partem do princípio de pacientes adultos.

VIAS DE INTRODUÇÃO DE MEDICAMENTOS

Em uma emergência não basta apenas saber quais medicamentos e de que forma administrar (domínio cognitivo – conhecimento teórico), há também a necessidade de se saber introduzi-los no paciente (domínio psicomotor – habilidades práticas). Cada medicamento tem uma apresentação e, cada via de introdução, suas características e técnicas próprias.

Antes de qualquer administração medicamentosa deve-se verificar sua data de validade, só se introduz medicamento dentro de seu prazo.

As vias de introdução de medicamentos são: oral (bucal), sublingual, subcutânea, intramuscular e endovenosa.

Vias de Introdução

Via Oral

- *Indicações:* medicamentos de uso contínuo na apresentação de comprimidos, cápsulas ou líquidos.
- *Desvantagens:* método de absorção e ação bastante lentas.
- *Material:* nenhum.
- *Técnica:* colocar o medicamento na boca e deglutir com um pouco de água.

Via Sublingual

- *Indicações:* medicamentos em cápsula ou líquido que necessitem de reabsorção mais rápida.
- *Desvantagens:* método de absorção e ação lentas.
- *Material:* nenhum.
- *Técnica:* abrir a cápsula e colocar seu líquido no assoalho bucal, deixando ser absorvido naturalmente.

Via Parenteral (Injetável)

Material

Para introdução parenteral de medicamentos há necessidade de material e equipamentos próprios:

1. Seringas descartáveis de: 20, 10, 5, 3 e 1 mL.
2. Agulhas descartáveis de: 25 × 8; 25 × 7 e 13 × 4,5. Para preparo do medicamento: 30 × 10.
3. *Scalp* ou borboleta, Gelco com mandril e Plast Equipo (Fig. 10-1).

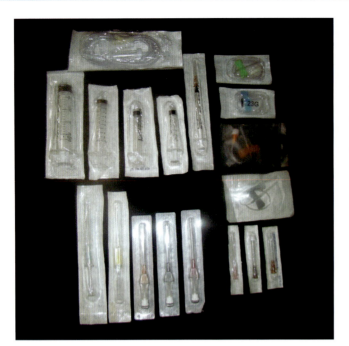

Fig. 10-1. Material para introdução parenteral de medicamentos. Seringas descartáveis de: 20, 10, 5, 3 e 1 mL. Agulhas descartáveis de: 25 x 8; 25 x 7 e 13 x 4,5. Scalp ou borboleta, Jelco com mandril e Plast Equipo.

Preparo de Medicamentos

Procedimentos dentro do controle da biossegurança. Abrir seringa pelo lado do êmbolo. Abrir agulha 30 × 10 pelo canhão. Unir a seringa à agulha. Desinfetar o gargalo da ampola ou frasco-ampola com álcool 70%. Introduzir a agulha na ampola ou frasco e aspirar ao medicamento. Caso o medicamento esteja em pó, deve-se diluí-lo com água destilada e promover movimentos de vai e vem para a diluição correta.

Limpar a região onde se fará a injeção com algodão ou gaze embebida em álcool 70%.

Via Subcutânea

- *Indicações:* para drogas que necessitem ser absorvidas lentamente: adrenalina, insulina, heparina e vacina antirrábica são exemplos.
- *Desvantagens:* método relativamente doloroso, irreversível (uma vez injetado não se retira mais).
- *Material:* seringas de 1 mL; agulhas de 13 × 4,5.
- *Técnica:* as melhores regiões para esta via são: 1. abdome, ao redor do umbigo; 2. face interna do braço; e 3. face interna da coxa. Pinça-se a pele com o indicador e polegar da mão não operadora, mantendo firme e separado dos demais planos. A pequena agulha deve ser penetrada em ângulo de 90° até atingir a tela subcutânea, evitando o músculo. Portanto, não deve ser totalmente introduzida, apenas a espessura que o biótipo do paciente permita. Soltar a pele, refluir o êmbolo para analisar punção vascular e injetar lentamente. Ao concluir, remover a agulha e comprimir a ferida puntiforme com o algodão ou gaze embebida em álcool 70%, por alguns instantes.

Obs.: O volume máximo a ser injetado no adulto é de 2 mL, mas normalmente se aplica 1 mL.

Via Intramuscular

- *Indicações:* pacientes com distúrbios gástricos, restrição alimentar ou incapazes de ingeri-las por via oral. Via mais rápida que a oral.
- *Desvantagens:* método doloroso, irreversível (uma vez injetado não se retira mais).
- *Material:* seringas de 5, 3 ou 1 mL; agulhas de: 25 × 8 ou 25 × 7.
- *Técnicas:* deve-se empunhar a seringa em forma de caneta e posicionar o bisel da agulha para baixo. A agulha deve possuir ângulo de 90° com a pele no local de introdução. Com a mão não operadora, comprimir lateralmente o músculo, afastando os planos, introduzir ¾ (três quartos) do comprimento da agulha, soltar o músculo, refluir o êmbolo para saber se está dentro de um vaso e introduzir o líquido lentamente. Ao concluir, remover a agulha e comprimir a ferida puntiforme com o algodão ou gaze embebida em álcool 70% por alguns instantes.
  - Braço: no músculo deltoide, no terço superior do braço. Mede-se 3 dedos, aproximadamente 4 cm abaixo do ombro. O músculo deve estar relaxado, quando o líquido deve ser introduzido lentamente. O volume máximo ideal a ser injetado nesta via e local é de 2 mL.
  - Coxa: na região anterolateral, no terço médio do músculo vasto lateral. É um músculo desprovido de vasos e nervos e de fácil acesso, facilitando a aplicação. O paciente deve estar em decúbito dorsal e relaxado. O volume máximo ideal é de 3 a 4 mL.
  - Nádega: na região dorsoglútea tem três músculos importantes: os glúteos máximo, médio e mínimo. Deve-se dividir a região em quadrantes, devendo-se introduzir a agulha no quadrante superior lateral. O paciente preferencialmente deve permanecer deitado em decúbito ventral com os músculos relaxados. O volume máximo ideal é de 4 a 5 mL.
  - Observação: se houver dor mais forte e intensa do que aquela esperada após a injeção do medicamento, pode-se aplicar bolsa de gelo por 10 minutos a cada hora nas primeiras 6 horas, sobre a região onde houve a aplicação.
- *Resumo:* o volume máximo a ser injetado no adulto é de:
  - 2 mL no músculo deltoide no braço.
  - 3 a 4 mL no músculo vasto lateral da coxa.
  - 4 a 5 mL no músculo dorsoglúteo na nádega (Fig. 10-2).

Via Endovenosa

- Indicações: pacientes com distúrbios gástricos ou restrição alimentar; situações de emergência onde se necessita efeito imediato; doses de ataque de medicamento que será continuada por infusão (p. ex., antibiótico); administração de soluções para repor água e eletrólitos; administração de vários medicamentos em sequência.
- Desvantagens: método um pouco doloroso, irreversível (uma vez injetado não se retira mais) e de efeito muito rápido.
- Material:
  - Seringas de: 20, 10, 5, 3 ou 1 mL; agulhas de: 25 × 7.
  - Dispositivos: *Scalp* ou borboleta ou Gelco com mandril e Plast Equipo – para manter veia e permitir introdução contínua de soluções e medicamentos.

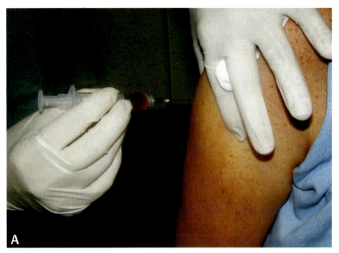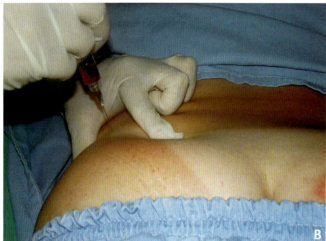

Fig. 10-2. Injeções intramusculares mais frequentes. (**A**) Deltoide (braço), (**B**) glúteo (nádega).

- Técnicas: deve-se empunhar a seringa em forma de faca e posicionar o bisel da agulha para cima. A agulha deve possuir ângulo de 15° com a pele no local de introdução. Refluir o êmbolo para saber se realmente está dentro do vaso e introduzir o líquido lentamente. Ao concluir, remover a agulha e comprimir a ferida puntiforme com o algodão ou gaze embebida em álcool 70% por alguns instantes.
  - Braço: fazer torniquete com garrote de borracha em torno de 10 cm acima de onde se selecionou para fazer a punção venosa com agulha se for para uma introdução, ou com dispositivo se for para várias introduções sequenciais com horários definidos e/ou para introdução de soluções aquosas. O torniquete objetiva congestão venosa, aumentando seu calibre, portanto, deve-se solicitar para o paciente abrir e fechar as mãos várias vezes. As principais veias do ventre são a cefálica, voltada para o corpo, e a basílica, voltada mais para a lateral.
  - Antebraço: fazer torniquete com garrote de borracha no braço. O torniquete objetiva congestão venosa, aumentando seu calibre, portanto, deve-se solicitar para o paciente abrir e fechar as mãos várias vezes. As principais veias do ventre são a mediana e a cubital, situadas bem mais a medial.
  - Mão: fazer torniquete com garrote de borracha no antebraço. As principais veias do dorso da mão, ideais para infusões de líquidos, através de dispositivos, compreendem a rede venosa dorsal da mão (Figs. 10-3 e 10-4).

LIBERAÇÃO DAS VIAS AÉREAS

A face contém os primeiros órgãos dos aparelhos: digestório (boca) e respiratório (nariz e fossas nasais), que se unem na faringe o que, por si só, pode predispor as obstruções das vias aéreas, o que pode ser agravado pelos traumatismos da face e do pescoço, que podem interferir na respiração, principalmente aquelas associadas ao traumatismo cranioencefálico, onde os pacientes ficam inconscientes.

Etiologia das Obstruções

As obstruções parcial ou completa das vias aéreas podem ter como causas:

1. Aspiração de material particulado como corpos estranhos, alimentos, próteses dentárias, material restaurador, dentes ou seus fragmentos, pedaços de vidros e outros.
2. Fraturas faciais alveolares e maxilofaciais.
3. Aspiração de sangue e vômitos.
4. Edemas extensos da boca, língua e faringe.
5. Infecções do espaço glossossupra-hióideo e outros.

Corpos Estranhos

Introduzidos nas vias aéreas, os corpos estranhos podem produzir obstruções parciais e total, de acordo com seu tamanho, forma e localização.

A presença de corpos estranhos nas vias aéreas inferiores requer ação imediata e eficaz do profissional atendente, capacitado para realizar as manobras necessárias para evitar uma asfixia do paciente. Mesmo em obstruções parciais deve-se agir o mais rápido possível, pois pode evoluir e obstruir totalmente a via aérea. Nos casos de corpos estranhos irritando as paredes da traqueia e brônquios, há formação de secreção mucosa, viscosa e densa, a qual, junto com o corpo estranho, obstrui a luz da traqueia ou brônquios dificultando ou impedindo a respiração.

Fraturas Faciais

Em especial: a mandíbula, a maxila e o nariz.

1. As fraturas mandibulares, principalmente as parassinfisárias bilaterais, produzem retrusão do segmento fraturado, associados aos tecidos moles adjacentes, obstruindo o istmo da garganta acima da epiglote. Estas fraturas acontecem próximos aos caninos, seja em pela mesial, ou seja, pela distal, onde atuam as forças musculares. O músculo ventre anterior do digástrico traciona o segmento mentoniano para baixo e para trás. Quando este segmento toma uma posição mais inferior e dorsal, os músculos milo-hióideos, inseridos nas linhas homônimas, comprimem as porções laterais do corpo mandibular para a linha média, prendendo o segmento mentoniano naquela posição a caudal e a dorsal. Concomitantemente, ao retrair o segmento mentoniano, o segmento tegumentar também é retraído, pela inserção dos músculos gênio-hióideo

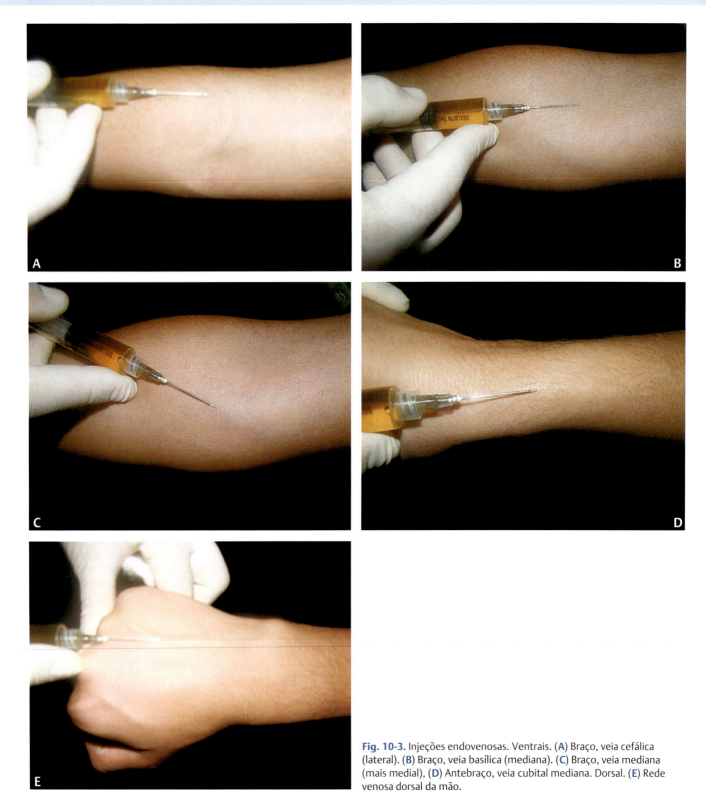

Fig. 10-3. Injeções endovenosas. Ventrais. (**A**) Braço, veia cefálica (lateral). (**B**) Braço, veia basílica (mediana). (**C**) Braço, veia mediana (mais medial), (**D**) Antebraço, veia cubital mediana. Dorsal. (**E**) Rede venosa dorsal da mão.

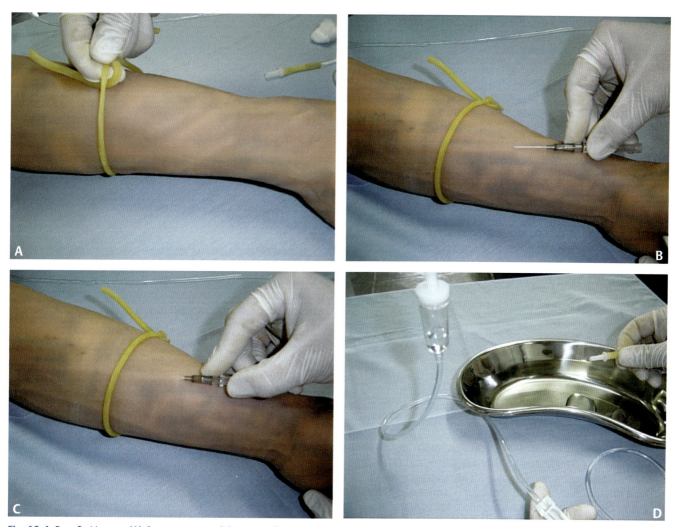

Fig. 10-4. Punção Venosa. (**A**) Garroteamento. (**B**) Posição do dispositivo. (**C**) Introdução do dispositivo. (**D**) Equipo de solução. *(Continua.)*

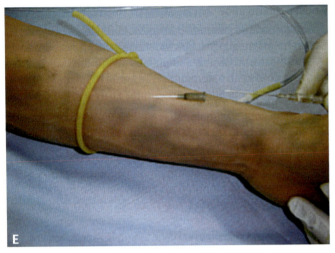

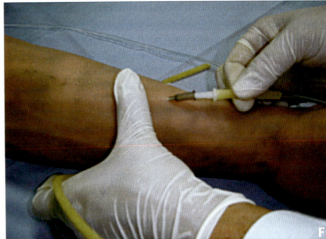

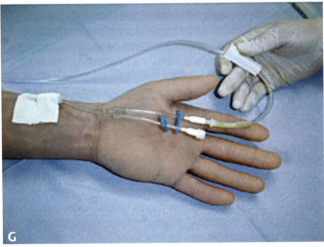

Fig. 10-4. *(Cont.)* (**E**) Remoção da agulha. (**F**) Conexão do equipo. (**G**) Resultado final.

e genioglosso, projetando a língua em direção à faringe, obstruindo o istmo da garganta e impossibilitando a passagem do ar para a traqueia em direção aos pulmões.

2. As fraturas maxilares, principalmente as de Le Fort I, podem produzir a retrusão do bloco ósseo, obstruindo o istmo da garganta abaixo das coanas. Estas fraturas acontecem em nível do assoalho da cavidade piriforme, do assoalho dos seios maxilares, tuberosidade maxilar e processo pterigoide do esfenoide. Ao caminhar para trás, leva consigo o palato mole, com seus músculos e demais elementos moles, obstruindo o istmo da garganta e impossibilitando a passagem do ar para a traqueia em direção aos pulmões.

3. As fraturas de nariz por si só não obstruem as vias aéreas como as outras fraturas descritas acima. Entretanto, podem produzir intenso sangramento e este pode obstruí-las.

Hemorragias

Os sangramentos abundantes que atingem os tecidos moles orais e faciais, cujo sangue caminhe para a boca, podem provocar asfixia por obstrução da garganta. Geralmente originam-se das artérias, ramos da carótida externa, em especial as suas colaterais anteriores: lingual e facial; e as suas terminais: temporal superficial e maxilar.

Fleimão de Assoalho Bucal (Angina de Ludwig)

Fleimão de assoalho de boca, ou angina de Ludwig, é uma infecção aguda, tóxica e grave, que invade os espaços submandibulares, sublinguais e submentonianas em ambos os lados, com evolução muito rápida, o que pode ser mórbido e mortal. São relativamente raras e possuem origem odontogênica em torno de 90% dos casos.

Esta entidade inicia-se no espaço submandibular envolvendo posteriormente os espaços sublingual e submentoniano. Surge a partir da lesão de um dente inferior, traumatismo penetrante do assoalho de boca, fratura exposta da mandíbula com ou sem osteomielite ou infecções das glândulas submandibulares.

É uma infecção de evolução rápida do assoalho de boca com consequente elevação de língua, não evidenciando localização. Apresenta-se como extenso aumento de volume eritromatoso e endurecido nos espaços glossossupra-hióideos, que diminuem o diâmetro de parte da faringe e laringe.

Manifestações Clínicas

Obstrução Parcial

- *Sinais:* tosse com chiado, dispneia, cianose de extremidades (diminuição de oxigênio), rouquidão.
- *Sintomas:* medo, ansiedade e nervosismo.

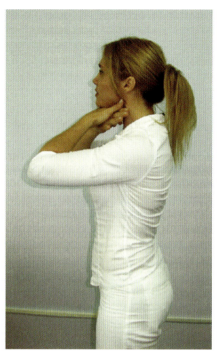

Fig. 10-5. Posição universal de engasgo. Uma ou duas mãos na porção anterior do pescoço. Simulação realizada por colega de especialidade no UniFOA.

Obstrução Total

- *Sinais:* impossibilidade de fala, apneia (ausência de respiração), ausência de tosse, paciente agarra a garganta com uma ou com as duas mãos (sinal universal de engasgo), cianose de extremidades (Fig. 10-5).
- *Sintomas:* confusão mental e perda da consciência.

Desobstrução das Vias Aéreas

Corpos Estranhos

Nas obstruções parciais inicialmente deve-se fazer uma inspeção com varredura da cavidade bucal, objetivando localizar o corpo estranho, que pode estar no istmo da garganta. Caso esteja visível, proceder a sua remoção manual ou com auxílio de pinça de preensão (Fig. 10-6). Deve-se estimular tosse vigorosa.

- *Impactos nas costas:* na persistência da sintomatologia devem-se dar impactos nas costas do paciente objetivando a expulsão do corpo estranho. Coloca-se o paciente de pé e promovem-se impactos fortes em suas costas, aproximadamente no centro do tórax entre as escápulas. Tais impactos objetivam pressionar o mediastino, o que pode expulsar o corpo estranho. Porem pequenos impactos não tem nenhum

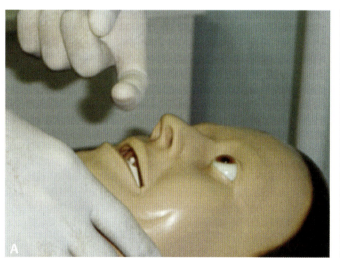
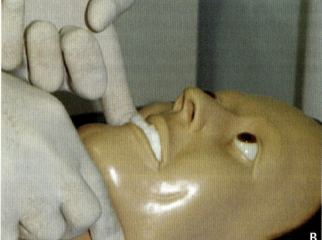
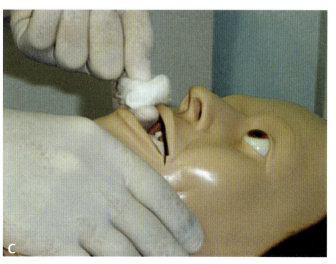

Fig. 10-6. Remoção de corpo estranho no istmo da garganta – Simulação em manequim. (**A**) Posição do paciente, com a boca bem aberta e a cabeça defletida para dificultar o aprofundamento do corpo estranho. (**B**) Introdução do dedo indicador. (**C**) Remoção do corpo estranho.

valor clínico. Devem-se aplicar cinco fortes golpes e avaliar a respiração. Este procedimento pode ser repetido por uma vez, pois se não expulsar o corpo estranho não irá mais expulsar (Fig. 10-7).

- *Manobra de Heimlich:* aumento da dificuldade de ventilação, presença de cianose e/ou impossibilidade de falar indica a manobra de Heimlich. O paciente e o profissional postam-se de pé, estando o profissional por trás, apoiando o seu tórax na porção superior do tórax do paciente (clavículas e côndilos dos úmeros do profissional sobre as escapulas do paciente). Em seguida o reanimador coloca suas mãos, uma sobre a outra, posicionadas sobre o processo xifoide do osso esterno do paciente, com cuidado para não envolver este processo ou costelas, evitando-se fraturas destas estruturas. Pelas compressões simultâneas, tracionando as mãos em encontro ao tórax, comprime-se e diminui o espaço do mediastino, consequentemente comprimindo os pulmões, retirando todo o ar de seu interior. Com a saída

mais ou menos brusca do ar dos pulmões, há grande possibilidade de se expulsar o corpo estranho. Deve-se promover ciclo com cinco compressões, podendo repetir por uma vez este ciclo (Fig. 10-8).

Caso o paciente perca a consciência, deve ser colocado no chão em decúbito dorsal. O reanimador deve sentar-se sobre as coxas do paciente, posicionando as mãos abaixo do processo xifoide do osso esterno. Comprimir, com força e vigor ligeiramente para cima por cinco vezes, quando se deve inspecionar por varredura a orofaringe, onde pode estar o corpo estranho que deve ser removido (Fig. 10-9). Este procedimento assemelha-se àquele em que se pretende expelir água dos pulmões de indivíduo afogado.

Se o corpo estranho não for removido, deve-se avançar e encaminhar o paciente para um ambiente hospitalar para se fazer uma broncoscopia objetivando a remoção do corpo estranho ou, até mesmo, uma cirurgia torácica com este objetivo.

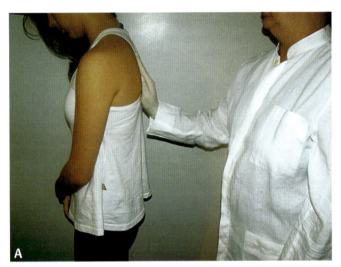
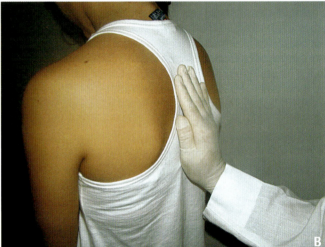

Fig. 10-7. Manobra do impacto nas costas – Simulação. (**A**) Posições do profissional e do paciente. (**B**) Posição da mão do profissional.

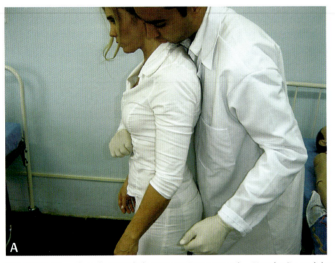
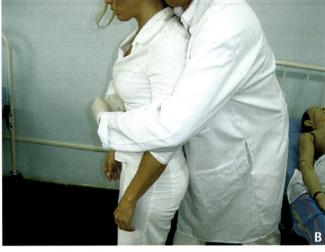

Fig. 10-8. Manobra de Heimlich com paciente em pé – Simulação no laboratório do UniFOA. (**A**) Posições do profissional e do paciente. (**B**) Posição das mãos e dos ombros do profissional, comprimindo o mediastino do paciente.

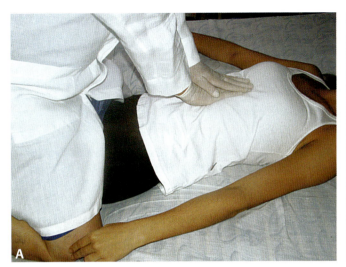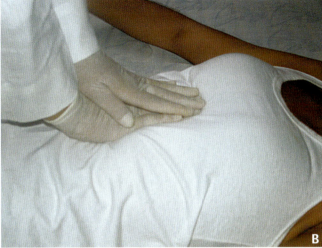

Fig. 10-9. Manobra de Heimlich com o paciente em decúbito dorsal – Simulação. (**A**) Posições do profissional e do paciente. (**B**) Posição das mãos do profissional.

Fraturas Faciais

Mandibulares

Para reverter a asfixia tem-se que desobstruir o istmo da garganta, neste caso obstruído pela língua. De imediato a língua deve ser tracionada para fora pela preensão com os dedos indicador e polegar ou com um instrumental de preensão qualquer. Entretanto, não é o suficiente porque ao desprendê-la ela volta para a posição de obstrução. Assim, tem-se que tracionar o segmento mentoniano fraturado para frente e para cima, colocando-o em sua posição original. Esta tração pode ser feita com as próprias mãos ou com auxílio de uma pinça de preensão. Como está presa pelas porções laterais do corpo mandibular, às vezes é necessário que um auxiliar as empurre para os lados com suas próprias mãos.

Uma vez reduzidas as fraturas, em razão das forças musculares contrárias ao tratamento, deve-se considerar que estas fraturas são desfavoráveis e exigem a confecção de uma contenção provisória. O ideal é que seja colocado uma barra de Erich com fios de aço inox flexíveis para esta contenção, porém, é aceitável uma odontossíntese em escada única ou a cada fratura, lembrando-se que se deve envolver pelo menos 2 dentes a cada lado do traço de fratura.

Maxilares

O bloqueio das vias aéreas por obstrução do istmo da garganta, neste caso, é dado pelo palato mole. A tração do bloco fraturado pode ser simples ou não, pois ele pode estar solto ou impactado no maciço facial. As forças musculares neste caso são insignificantes. A tração deve ser para baixo e para frente e pode ser realizada com as próprias mãos ou com auxílio de uma pinça específica, a de Howe.

Em razão de as forças musculares serem pequenas, é desnecessária qualquer contenção para o fim de liberação das vias aéreas. Todavia, caso o segmento esteja muito solto, pode retruir novamente, obliterando o istmo da garganta, sem nenhuma força extra, o ideal é fixá-lo de imediato com auxílio de placas e parafusos. Duas placas em "L" com quatro furos para a eminência canina de cada lado e duas retas, também de quatro furos, para a crista zigomatoalveolar direita e esquerda são suficientes e ideais. Nesta impossibilidade, colocar barras de Erich nas arcadas superior e inferior e bloqueio intermaxilar ortopédico com anéis de elásticos seria a melhor solução.

Nasais

Como a obstrução neste caso é feita pelo sangramento, deve-se tracionar a pirâmide nasal (ossos nasais e processos frontais dos maxilares) para cima, com o auxílio de uma pinça Hochester, liberando a cavidade piriforme e realizando um tamponamento da fossa nasal.

Nos casos de fraturas, para liberar a passagem de ar pela orofaringe, pode-se utilizar a cânula de Guedel (Fig. 10-10).

Hemorragias

O sangramento em abundância obstrui as vias aéreas, principalmente quando coagula na boca. Deve-se inicialmente promover uma eficiente aspiração para remoção do sangue coagulado ou não. Ao aspirar e limpar procurar os pontos ou áreas sangrentas. Promover compressão destes pontos ou áreas para diminuir o sangramento.

Quando a origem do sangramento é um vaso calibroso (p. ex., lingual, facial, maxilar), a pinçagem e ligadura podem ser imprescindíveis. Nesta impossibilidade, não contendo a hemorragia, indica-se uma intubação orotraqueal de urgência e reposição de volume.

INTUBAÇÃO ORO OU NASOTRAQUEAL

Conceito

É a colocação de sonda ou tubo específico dentro da traqueia com acesso bucal ou nasal.

Indicações

Pacientes inconscientes ou semiconscientes com:

1. Edema de laringe, com sinal de asfixia.
2. Traumatismo de laringe.
3. Traumatismos faciais com risco de asfixia.

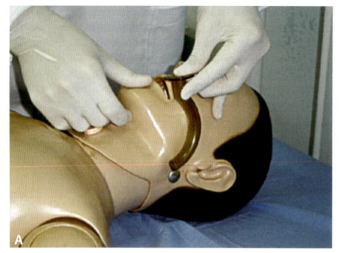

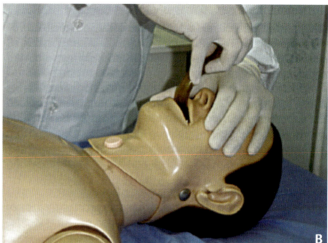

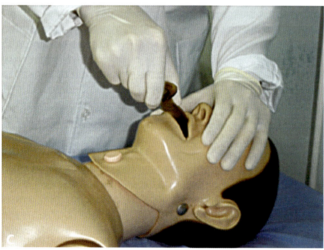

Fig. 10-10. Colocação de cânula de Guedel – Simulação em manequim. (**A**) Seleção da cânula. (**B**) Início da introdução, com a extremidade voltada para o palato. (**C**) Introdução com a extremidade voltada para a orofaringe.

4. Alguns traumatismos cranioencefálicos.
5. Alguns processos infecciosos do pescoço (angina de Ludwig).

Este procedimento deve ser feito, preferencialmente, por anestesista ou intensivista, mas em caso de emergência pode ser realizado por qualquer profissional de saúde capacitado para fazê-la.

Material Necessário

- *Laringoscópio:* instrumento composto por cabo e lâmina reta ou curva e de tamanho variável, com luz na sua extremidade.
- *Sonda ou tubo traqueal:* instrumento maleável, de tamanho variável (no adulto 7,5; 8,0 e 8,5), com ou sem *cuff* (balonete de oclusão da traqueia, enchido com ar).
- *Pinça de McGill:* pinça de preensão curva que serve para auxiliar na introdução do tubo na luz da traqueia.
- *Complementares:* aspirador, aparelho de oxigênio ou ambu.

Técnica

1. Com máscara e aparelho de oxigênio a 5 litros por minuto ventilar o paciente. O profissional deve postar-se atrás do paciente, que está em decúbito dorsal com a cabeça estendida, pressionando a máscara contra o seu nariz e boca, comprimindo o ambu em torno de 16 vezes por minuto.

2. Introduzir a lâmina do laringoscópio na boca do paciente de forma a afastar a língua e permitir a visão direta da laringe. O cabo deve ser empunhado pela mão esquerda para permitir que a direita fique livre. Visualizar o esôfago, a traqueia e a epiglote.

3. Com a mão direita introduzir na boca ou no nariz e na faringe o tubo previamente selecionado. Em seguida, empunhando a pinça McGill, prende-se a extremidade distal do tubo, que está na faringe, objetivando sua orientação até a traqueia, abaixo da epiglote.

4. Observar a entrada e saída de ar pelo tubo, que não deve aprofundar-se em demasia na traqueia evitando-se intubar seletivamente o brônquio direito.

5. Insuflar o cuff com 5 mL de ar utilizando uma seringa de Luer. Certificar-se de que o tubo está na traqueia e não no esôfago. Fixar o tubo com esparadrapo lateralmente voltado para uma das comissuras bucais se for bucal ou em uma das narinas se for nasal (Fig. 10-11).

Obs.: Caso encontre dificuldade para intubar, deve-se abortar o procedimento, ventilar novamente o paciente e tentar a intubação outras vezes. Na falência do êxito, partir para a cricotireoidostomia.

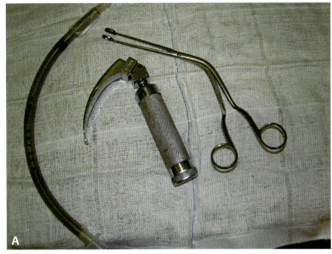
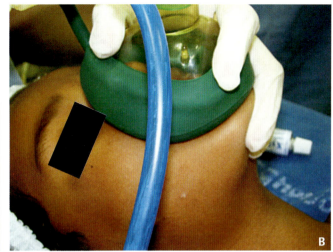
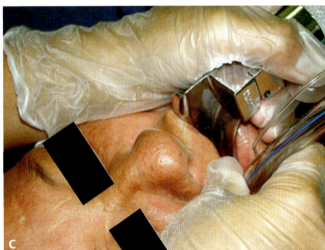
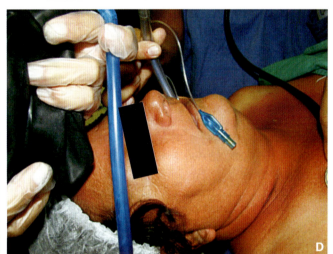
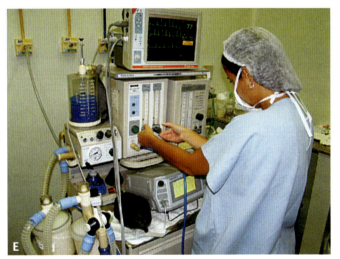

Fig. 10-11. Intubação nasotraqueal. (**A**) Material: laringoscópio, sonda ou tubo orotraqueal, pinça de McGill. (**B**) Aparelho de oxigênio ou ambu. (**C**) Introdução do tubo. (**D**) Paciente intubado. (**E**) Equipamento de monitoração.

CRICOTIREOIDOSTOMIA

Conceito

Cricotireoidostomia é a abertura da via aérea inferior por meio da membrana cricotireóidea. É um procedimento imediato e temporário, pois a partir de 30 a 40 minutos, pela expiração inadequada, inicia o acúmulo lento e gradual de gás carbônico nos pulmões.

Indicações

1. Dificuldade ou impossibilidade de intubação naso ou orotraqueal.
2. Obstrução da glote por corpo estranho.
3. Edema de laringe, com sinal de asfixia.
4. Traumatismo de laringe.
5. Traumatismos faciais com risco de asfixia.
6. Traumatismos faciais que não permitem intubação naso ou orotraqueal.
7. Alguns traumatismos cranioencefálicos.
8. Alguns processos infecciosos do pescoço (angina de Ludwig).

Instrumental

1. Cateter agulhado calibre 12 ou 14 de 8,5 cm montado em seringa de Luer de 10 mL.
2. Equipamento de oxigênio.

Técnica Operatória

Posicionamento do Paciente

O paciente deve ficar em decúbito dorsal com a cabeça para trás e o pescoço em hiperextensão, com a pele bem esticada.

Localização do Ponto de Punção

Pela palpação, localizam-se a cartilagem tireoide, a membrana cricotireóidea e a cartilagem cricoide, imediatamente abaixo. Estabilizar o segmento evitando movimentos.

Punção

Introduzir a agulha do cateter numa inclinação de 90° no espaço referente à membrana, entre as cartilagens. Durante a introdução deve-se aplicar uma pressão negativa na seringa, aspirando à medida que o cateter avança, desta forma, quando o cateter entrar na traqueia o ar passará para a seringa, momento em que se interrompe a introdução da agulha. Retira-se a agulha e completa-se a penetração do cateter mais um pouco.

Colocação de Oxigênio

O tubo de oxigênio é conectado ao cateter. Na respiração espontânea o paciente inspira a quantidade de oxigênio que desejar.

Ventilação Artificial

Nos casos de parada respiratória deve-se realizar a ventilação artificial com auxílio de ambu.

Para cada compressão do ambu, em torno de um segundo de inspiração, deve-se aguardar em torno de quatro segundos para a expiração passiva. Conectam-se os tubos e insuflam-se os pulmões. Para a expiração, desconectam-se os tubos (Fig. 10-12).

Obs.: Este procedimento produz uma ventilação inadequada, devendo ser temporária e substituída o mais rápido possível.

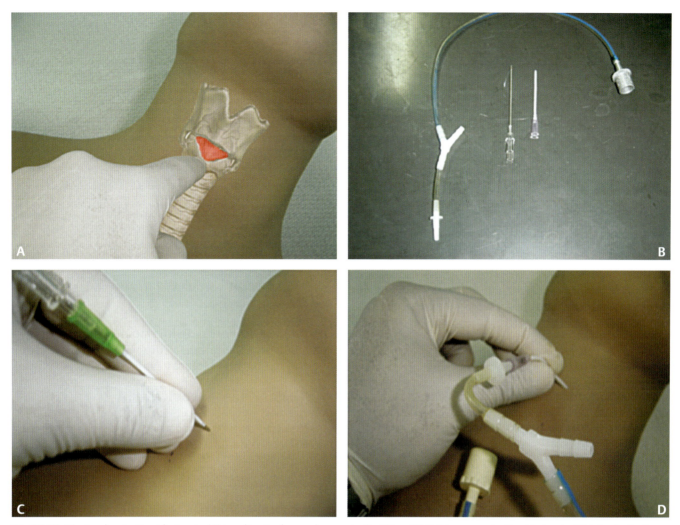

Fig. 10-12. Técnica de cricotireoidostomia. (**A**) Localização da membrana cricotireóidea. (**B**) Cateter para cricotireoidostomia. (**C**) Introdução do cateter com agulha. (**D**) Conexão para adaptação ao aparelho de oxigênio.

TRAQUEOSTOMIA

Conceito

Traqueostomia é o procedimento cirúrgico que consiste na abertura da traqueia através de um orifício e colocação de cânula.

Indicações

1. Traumatismo ou alergia com edema de laringe e sinal de asfixia.
2. Paciente intubados há muito tempo com excesso de secreção.
3. Traumatismos faciais com risco de asfixia.
4. Traumatismos faciais múltiplos nos terços médio e inferior que não permitem intubação naso ou orotraqueal.
5. Alguns traumatismos cranioencefálicos.
6. Alguns processos infecciosos do pescoço (angina de Ludwig).
7. Grandes queimados com tendência a choque hipovolêmico e asfixia.
8. Fraturas múltiplas de costela.

Instrumental

1. Bisturi.
2. Pinças de dissecção e dentes de rato.
3. Tesoura curva e de pontas rombas (tipo Metzembaum).
4. Afastadores de Farabeuf e garra para pele.
5. Pinças hemostáticas.
6. Cânula para traqueostomia.

Classificações

Quanto à Necessidade

A traqueostomia pode ser classificada, quanto à necessidade, em: emergência e eletiva.

A de emergência tem que ser realizada imediatamente e não se preocupa com estética ou outras sequelas superficiais.

A eletiva é realizada seguindo os princípios da cirurgia, não deixando sequelas.

Quanto à Posição

Quanto à posição, a traqueostomia pode ser: alta, média e baixa.

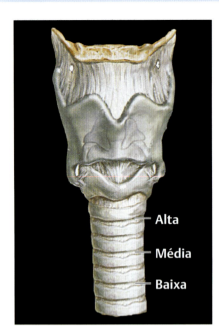

Fig. 10-13. Posições da traqueostomia quanto à altura.

A alta envolve o primeiro e segundo anéis cartilaginosos abaixo do istmo tireoidiano. A média envolve o terceiro e quarto anéis e a baixa, o quinto e sexto anéis cartilaginosos traqueais (Fig. 10-13).

Técnicas Operatórias

De Emergência

Hoje em desuso, substituído pela cricotireoidostomia.

Posicionamento do Paciente

O paciente deve ficar em decúbito dorsal com a cabeça para trás e o pescoço em hiperextensão, com a pele bem esticada.

Localização do Ponto de Incisão na Pele

Pela palpação, localizam-se as cartilagens tireoide, cricoide e do primeiro anel traqueal, na linha mediana e de cima para baixo.

Incisão dos Planos Superficiais

Vertical pela linha mediana, aprofundando e atravessando os planos: pele, tela subcutânea, músculo platisma, fáscia cervical superficial, fáscia traqueal e os anéis cartilaginosos.

Divulsão

Com uma tesoura romba, separam-se os tecidos e os músculos cervicais. Todo vaso encontrado deve ser identificado e afastado. Nesta impossibilidade, devem ser pinçados, ligados e seccionados.

Incisão Traqueal

A incisão deve ser superficial na face anterior, a fim de não lesionar a parede posterior e não permitir acesso ao espaço esofágico em vez da traqueia. Deve-se ter cuidado para não lesionar o istmo da tireoide. A traqueia deve ser incisada linearmente, sem remover-se a cartilagem, a fim possibilitar uma boa reparação posteriormente.

Colocação da Cânula

A cânula deve ser introduzida na traqueia e fixada no pescoço.

Eletiva Média

Posicionamento do Paciente

Em decúbito dorsal com a cabeça para trás e o pescoço em hiperextensão. Para facilitar, coloca-se uma almofada entre as escápulas do paciente.

Anestesia

A indicação e aplicação de uma anestesia está na dependência de uma série de fatores. De acordo com o grau de asfixia o paciente pode ter uma descarga endógena do hormônio endorfina e não necessitar de anestesia. Pacientes inconscientes também não necessitam deste tempo.

Em pacientes lúcidos e orientados que estejam reclamando de dor, devem receber uma anestesia locorregional infiltrativa com agente anestésico local associado a vasoconstritor. Deve-se utilizar seringa Luer de 20 mL e infiltrar toda a região infra-hióidea a ser manipulada na porção anterior e mediana, da pele até o plano mais profundo. O vasoconstritor ajuda no controle da hemostasia.

Localização do Ponto de Incisão na Pele

Pela palpação, localizam-se as cartilagens tireoide, cricoide e do primeiro anel traqueal, na linha mediana e de cima para baixo.

Incisão dos Planos Superficiais

Deve ser horizontal e de aproximadamente 2 a 3 cm de extensão. A traqueostomia média deve ser a eleita, portanto, a incisão fica sobre o terceiro ou quarto anel da traqueia. A incisão se estende aprofundando e atravessando os planos: pele, tela subcutânea, músculo platisma, fáscia cervical superficial, fáscia traqueal e os anéis cartilaginosos.

Divulsão

Separação por planos. A cada plano incisado deve-se promover sua separação horizontal do plano imediatamente a superior utilizando-se uma tesoura de Metzembaum curva. Durante a incisão e a divulsão, podem-se lesionar alguns vasos, como, por exemplo, a veia jugular anterior e a artéria tireoide superior. Durante a divulsão estes elementos anatômicos podem ser identificados, pinçados e ligados (Fig. 10-14).

Incisão Traqueal

A traqueia é estabilizada com auxílio dos afastadores. Uma vez estável, com uma lâmina, secciona-se o 4º anel cartilaginoso em forma de "C" ou de "I" ou "H", com cuidado para não lesionar a parede posterior da traqueia.

Uma vez demarcada a incisão, transfixa-se a cada lado um fio em "U" para afastar a abertura e servir de referência. Com a lâmina de bisturi faze a incisão escolhida (Fig. 10-15).

Colocação de Cânula

A cânula deve possuir um diâmetro de aproximadamente três quartos da luz traqueal. A cânula deve ser introduzida, inicialmente, no sentido anteroposterior, posteriormente mudando a posição para craniocaudal. Quando totalmente introduzida, sua luz deve ser aspirada a fim de remover sangue ou secreção. O cuff ou balonete deve ser cheio com 5 mL de ar e a cânula fixada ao redor do pescoço (Fig. 10-16).

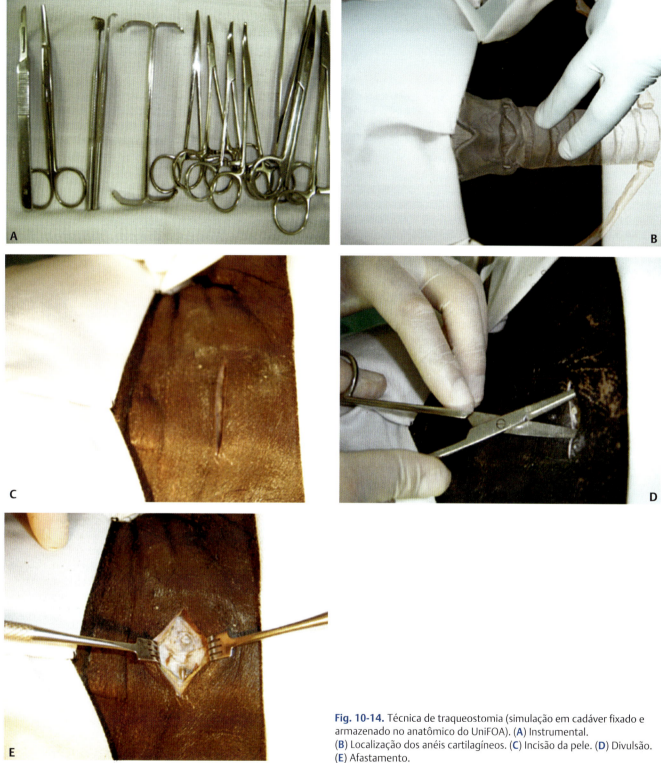

Fig. 10-14. Técnica de traqueostomia (simulação em cadáver fixado e armazenado no anatômico do UniFOA). (**A**) Instrumental. (**B**) Localização dos anéis cartilagíneos. (**C**) Incisão da pele. (**D**) Divulsão. (**E**) Afastamento.

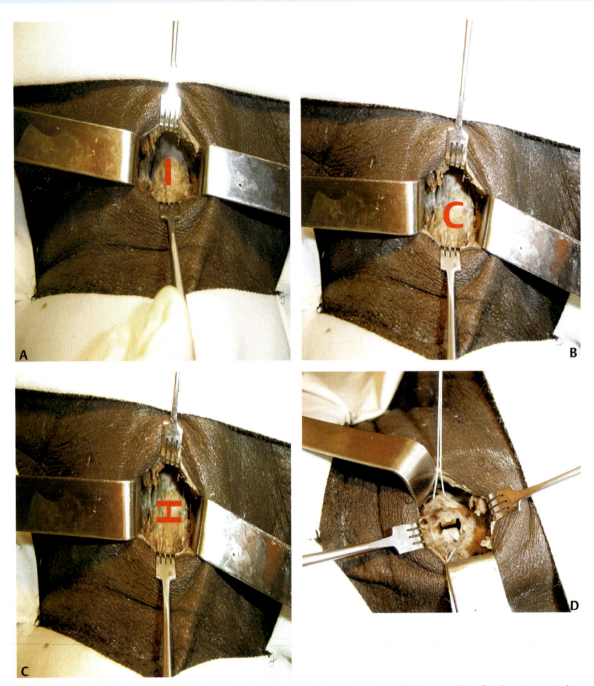

Fig. 10-15. Técnica de traqueostomia continuação. Incisão do anel cartilaginoso (simulação em cadáver fixado e armazenado no anatômico do UniFOA). (**A**) Incisão em "I". (**B**) Incisão em "C". (**C**) Incisão em "H". (**D**) Passagem de fios lateralmente ao local da incisão.

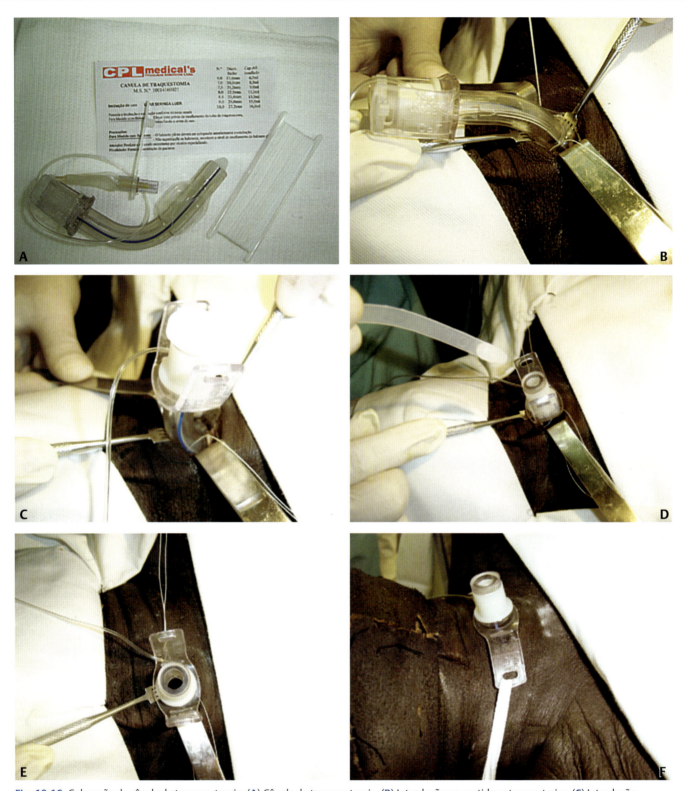

Fig. 10-16. Colocação da cânula de traqueostomia. (**A**) Cânula de traqueostomia. (**B**) Introdução no sentido anteroposterior. (**C**) Introdução superoinferior. (**D**) Remoção do vedamento. (**E**) Aspiração da cânula. (**F**) Fixação com fitas.

Cuidados Pós-Operatórios

1. Aspiração constante da traqueia através da cânula, com auxílio de uma sonda macia e flexível, e cuidados para evitar-se uma sucção excessiva, produzindo trauma no revestimento traqueal.
2. Manter o paciente sempre acompanhado, até aprender a conviver com a traqueostomia.

REANIMAÇÃO CARDIORRESPIRATÓRIA

Conceitos e Introdução

Parada cardiorrespiratória é a súbita interrupção na eficácia da circulação sanguínea e da respiração.

Reanimação cardiorrespiratória é um conjunto de manobras que suprem o déficit da circulação e da respiração, ou até reverter o quadro, voltando à normalidade fisiológica.

Havendo uma parada, cardíaca ou respiratória, a outra também para em torno de um minuto após a primeira. O sistema nervoso pode suportar sem oxigênio de 3 a 5 minutos, a partir do qual entra em necrose deixando lesões nas áreas afetadas até a morte encefálica.

Etiologia da Parada Cardiorrespiratória

A causa é variada e complexa.

A parada respiratória, mais comumente, pode ocorrer em consequência da:

1. Obstrução das vias aéreas.
2. Depressão do sistema nervoso central por traumatismo cranioencefálico, acidente vascular encefálico, excesso de gás carbônico e medicamentos.

Na parada cardíaca pode ocorrer:

1. Choque cardiogênico.
2. Acidose respiratória.
3. Hiperpotassemia.
4. Infarto cardíaco.
5. Choque anafilático.
6. Acidose metabólica do diabetes.

Diagnóstico

O diagnóstico da parada cardiorrespiratória passa pela análise dos seguintes sinais:

1. Falência ventilatória, com ausência dos murmúrios vesiculares e do movimento de expansão torácica.
2. Ausência de pulso arterial e pela falta de resposta a estímulos.
3. As pupilas começam a dilatar entre 30 e 45 segundos após a interrupção da circulação adequada. O retorno da contração pupilar durante as tentativas de ressuscitamento indica o restabelecimento da oxigenação encefálica.

Técnicas de Reanimação

Reanimação Respiratória Boca a Boca

Posição do Paciente

1. Colocar o paciente em decúbito dorsal, superfície dura e reta (chão) e braços ao longo do corpo.
2. Colocar a cabeça em hiperextensão, pois o indivíduo inconsciente possui relaxamento muscular, o que pode produzir uma ptose (queda) da língua, obstruindo as vias aéreas acima da laringe. Colocar um coxim (ou alguma coisa que eleve o tórax) entre as escápulas para facilitar a extensão.
3. Elevar as pernas do paciente, a fim de acumular mais sangue para os órgãos nobres.
4. Colocar a cânula orofaríngea de Guedel (Fig. 10-10).

Ventilação

1. Com os dedos polegar e indicador da mão oposta veda-se o nariz do paciente, comprimindo-se as narinas.
2. Com a outra mão empurra-se o mento do paciente para cima e para frente, liberando a passagem do ar.
3. O reanimador inspira forte e profundamente e coloca seus lábios contra os do paciente e expira o ar de forma lenta e leve, empurrando-o para as vias aéreas do paciente, sem romper a oclusão fisiológica do esôfago. Neste passo o tórax deve expandir-se. Caso esteja com a cânula, isto é facilitado. Não se deve permitir contato da boca do reanimador com a boca do paciente, sendo estes separados por compressas de gaze impedindo a troca de salivas.
4. Para a expiração do paciente o reanimador deve afastar-se e deixar a boca e as vias aéreas do paciente livres.

Observação:

1. Em ambientes preparados, em vez de utilizar-se da respiração mecânica direta, usa-se ambu ou similar dispositivo mecânico manual. A máscara deve ser colocada de forma que a sua porção mais afilada fique sobre a raiz nasal e a maior sobre o mento de forma bem justa a não permitir evasão do ar. Em seguida comprime-se a bolsa do ambu, efetuando a respiração. Neste caso geralmente promove-se entre 12 a 16 incursões respiratórias por minuto.
2. A manobra deve ser repetida até que ele volte a respirar espontaneamente ou chegue suporte avançado de resgate, acionado pelos telefones: 192 ou 193 (Fig. 10-17).
3. Atualmente, com os novos conceitos e ações em biossegurança, vem-se eliminando cada vez mais os contatos físicos nos atendimentos médicos. Assim muitos autores e socorristas tem evitado realizar as reanimações boca a boca, enfatizando a utilização da cânula de Guedel (Fig. 10-10) e o ambu (Fig. 10-18).

Nas reanimações combinadas, quando o socorrista não tem em mãos o auxílio do ambu, muitas vezes a reanimação boca a boca é desprezada, sendo substituídas apenas pela interrupção temporária da massagem cardíaca extratorácica a cada 15 incursões. Nesta parada momentânea, os pulmões podem inspirar ar.

Reanimação Cardíaca Extratorácica

Impacto Torácico

Quando a parada é notada de imediato, uma pancada forte deve ser dada no terço médio do esterno. Com isto há uma resposta energética que pode reiniciar o bombeamento. Esta manobra não deve ser tentada mais de uma vez.

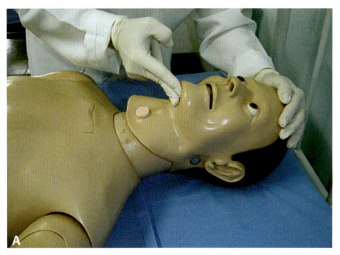
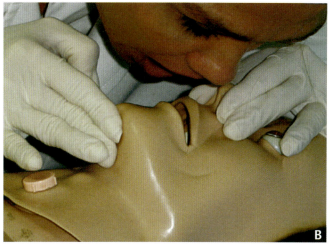

Fig. 10-17. Ventilação boca a boca. Simulação em manequim de reanimação. (**A**) Colocar o paciente em decúbito dorsal com cabeça em hiperextensão. (**B**) Reanimador vedando o nariz com uma das mãos e levantando o mento com a outra.

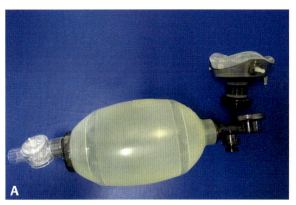
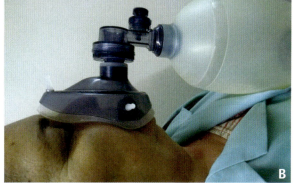

Fig. 10-18. (**A**) Ambu. (**B**) Aplicação do ambu.

Massagem Cardíaca

1. Com o paciente deitado em posição de vítima (em decúbito dorsal e cabeça em hiperextensão), o reanimador, com os braços esticados, coloca a porção proximal de uma de suas mãos paralela e sobre a metade inferior do esterno, cerca de 3 cm acima do processo xifoide, ficando a parte proximal da outra mão sobre a primeira.
2. Com os cotovelos estendidos, pressiona-se o corpo do reanimador diretamente sobre o tórax do paciente. Isto pressiona o esterno cerca de 4 a 5 cm no adulto, contra a coluna vertebral, consequentemente, comprimindo o coração que fica entre o esterno e as vértebras.
3. Estas compressões intermitentes apertam o coração ejetando o sangue dos ventrículos. Quando é liberado, o coração relaxa e permite que o sangue entre nos ventrículos. Ao repetir a compressão o sangue sai com pressão dos ventrículos em direção aos pulmões ou ao arco aórtico, se direito ou esquerdo respectivamente.
4. As compressões devem ser firmes e delicadas, consecutivas, uniformes e rítmicas, de forma que consiga em torno de 80 a 100 compressões por minuto. A cada 30 compressões, dá-se um pequeno intervalo para a respiração espontânea.

5. Os dedos do reanimador não devem pressionar o tórax do paciente, evitando-se as fraturas ou luxações costais (Fig. 10-19).

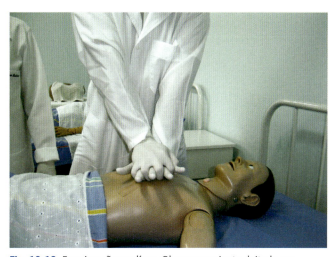

Fig. 10-19. Reanimação cardíaca. Observar paciente deitado em superfície dura e reta com as mãos sobre o tórax do paciente. – Simulação em manequim de reanimação no laboratório do UniFOA.

Reanimação Combinada (Ventilação e Massagem)

A reanimação tem uma frequência variável com a idade do paciente. A idade em anos varia como exposto abaixo, sendo que a frequência cardíaca deve ser de 100 batimentos por minuto em qualquer uma delas:

1. Para a etapa 1, crianças até 1 ano, 5 massagens ininterruptas = 1 ventilação.
2. Para a etapa 2, crianças de 1 a 8 anos, 15 massagens interruptas = 2 ventilações.
3. Para a etapa 3, adolescentes e adultos, 30 massagens interruptas = 2 ventilações (Fig. 10-20).

As massagens em crianças, seja da etapa 1 ou da etapa 2, devem ser realizadas com os dedos indicador e maior.

Interrupção da Reanimação Combinada (Ventilação e Massagem)

A reanimação deve ser interrompida quando:
1. O paciente voltar a ter pulso e respiração espontânea.
2. O reanimador for substituído.
3. Houver exaustão do reanimador.
4. Não houver mais reflexo pupilar.
5. O tempo de reanimação chegar a 30 minutos.

Tratamento Medicamentoso

Assim que seja possível, deve-se puncionar uma veia do paciente e mantê-la.
1. *Solução fisiológica e glicosada:* hidratação e reposição de volume circulatório com as soluções em gotas aceleradas de 60 a 80 gotas por minuto, administradas alternadamente pela via EV.
2. *Bicarbonato de sódio:* aplicar 1 mL por quilograma peso, sendo em média o ideal 20 mL EV, podendo ser repetida. Tem o objetivo de combater a acidose metabólica circulatória, não é fundamental, porém, é importante.
3. *Adrenalina:* aplicar 0,5 mL por via SC, podendo ser repetida a cada 5 minutos. Tem por objetivo aumentar a contração do miocárdio e, em doses maiores, a vasoconstrição periférica, concentrando o sangue nos órgãos vitais.

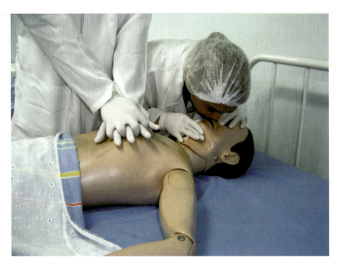

Fig. 10-20. Reanimação combinada com dois reanimadores. – Simulação em manequim de reanimação no laboratório do UniFOA.

4. *Atropina:* aplicar uma ampola de 1 mL EV, podendo ser repetida a cada 5 minutos. Tem por objetivo bloquear o nervo vago e aumentar a frequência cardíaca.
5. *Corticoide (Solu-Cortef®, Flebocortide®):* aplicar entre 200 e 500 mg por via EV em dose única, nas condições mais graves. Tem a função de impedir a formação inflamatória.

Acidentes e Complicações

1. *Vômito:* neste caso deve-se colocar o paciente em decúbito lateral e aguardar o término, para depois reposicioná-lo, limpá-lo e continuar com o tratamento emergencial.
2. *Distensão gástrica:* sopros com muita força ou muito rápidos podem provocar o enchimento do estômago por ar. Isto é prejudicial ao tratamento porque comprime os pulmões, dificultando a ventilação.
3. *Fraturas de costelas:* forças exageradas ou fora do local indicado podem provocar fraturas costais. Estas fraturas podem perfurar a pleura e gerar pneumotórax hipertensivo ou hemotórax.
4. *Lesões de vísceras:* diafragma, fígado e baço, podendo gerar hemotórax e pneumotórax hipertensivo.

BIBLIOGRAFIA

Aguiar SA. Atualização na clínica odontológica. São Paulo: Artes Médicas; 1992.

Albrecht E, Bloc S, Cadas H, Moret V. Manual prático de anestesia locorregional ecoguiada. Rio de Janeiro: Revinter; 2016.

Alves E. Cirurgia de urgência. 3.ed. Rio de Janeiro: Guanabara Koogan; 1977.

Azevedo MRA. Hematologia básica: Fisiopatologia e diagnóstico laboratorial. 5.ed. Rio de Janeiro: Revinter; 2014.

Baranski TJ et al. Endocrinologia e diabetes: Manual de consulta. 3.ed. Rio de Janeiro: Thieme Revinter; 2016.

Beers MH e Berkow R. Manual Merk: Diagnóstico e tratamento. 17.ed. São Paulo: Roca; 2000.

Bennett JJ. Enfermidades de la nariz garganta, oído, cabeza y celo. 2.ed. Madrid: Salvat Madrid; 1980.

Bennett RC. Anestesia local e controle da dor na prática dentária. 7.ed. Rio de Janeiro: Guanabara Koogan; 1986.

Bevilacque F et al. Medicina interna. 9.ed. Rio de Janeiro: Guanabara Koogan; 1979. (Tomo II).

Bombona AC. Manual ilustrado de anestesia local aplicada à clínica odontológica. 3.ed. São Paulo: Panamericana; 1988.

Borghelli RF. Temas de patologia bucal clínica. 2.ed. Buenos Aires: Mundi; 1988.

Brown AFT et al. Receituário de bolso: Emergências médicas. Rio de Janeiro: Thieme Revinter; 2017.

Brunicardi FC, Andersen DK, Billiar TR et al. Tratado de cirurgia. 9.ed. Rio de Janeiro: Revinter; 2013.

Calich V e Vaz C. Imunologia. 2.ed. Rio de Janeiro: Revinter; 2009.

Caquet R. Exames de laboratório. 12.ed. Rio de Janeiro: Thieme Revinter; 2017.

Cecil RL. Tratamento de medicina interna. 16.ed. Rio de Janeiro: Guanabara Koogan; 1982.

Centeno GAR. Cirurgia bucal con patologia, clínica y terapêutica. 7.ed. Buenos Aires: El Atheneo; 1973.

Cline DM et al. Manual de emergências médicas. 7.ed. Rio de Janeiro: Revinter; 2014.

Cohen L. Sinopse de clínica médica em odontologia. 2.ed. trad. por Meurer JL. Rio de Janeiro: Guanabara Koogan; 1980.

Cuellar Erazo GA, Baccarini Pires MT. Manual de urgências em pronto-socorro. 2.ed. Rio de Janeiro: Médica e Científica; 1987.

Dechaume M. Estomatologia. 4.ed. Barcelona: Masson; 1988.

Guyton AC. Tratado de fisiologia médica. 4.ed. trad. sob supervisão de Alcyr Kraemer. Rio de Janeiro: Guanabara Koogan; 1973.

Harmening DM. Técnicas modernas em bancos de sangue e transfusão. 6.ed. Rio de Janeiro: Revinter; 2015.

Harrison. Medicina interna. 11.ed. Rio de Janeiro: Guanabara Koogan; 1988.

Lima. Manual de farmacologia clínica: Terapêutica e toxicologia. Rio de Janeiro: Guanabara Koogan; 1992.

McCarty MF. Emergências em odontologia prevencion y tratamento. 2.ed. Lisboa: Atheneo; 1973.

Neville BW et al. Patologia oral e maxilofacial. Rio de Janeiro: Guanabara Koogan; 1998.

Peterson LL. Cirurgia oral e maxilofacial. 3.ed. Rio de Janeiro: Guanabara Koogan; 2000.

Prado R, Salim MA. Cirurgia bucomaxilofacial: Diagnóstico e tratamento. Rio de Janeiro: Guanabara Koogan; 2004.

Regezi JA, Scuibba JJ. Patologia bucal. Rio de Janeiro: Guanabara Koogan; 1991.

Rubbin E. Patologia. Rio de Janeiro: Interlivros; 1990.

Schrier RW. Manual de nefrologia. 8.ed. Rio de Janeiro: Thieme Revinter; 2017.

Shafer W.G., Hine, M.K., Levy, B.M. Tratamento de Patologia Bucal. 4ª ed. Rio de Janeiro: Editora Interamericana; 1985.

Shauna C, Young A, Pousen K. Atlas de hematologia, 2.ed. Rio de Janeiro: Revinter; 2015.

Silva BA et al. Pacientes de alto risco em odontologia. Rio de Janeiro: Médica e Científica; 1988.

Souza JA. Conduta cirúrgica odontológica no paciente idoso. Odontólogo Moderno. Editora de Publicações Científicas Ltda, 1991. v. 18. n. 3.

Valente C. Emergências em bucomaxilofacial. Rio de Janeiro: Revinter; 1999.

Valente C. Técnicas cirúrgicas bucais e maxilofaciais. Rio de Janeiro: Revinter; 2003.

Yunen JR. UTI: Consulta em 5 Minutos. Rio de Janeiro: Revinter; 2015.

Zegarelli EV, Kutscher AH, Hyman GA. Diagnóstico das doenças da boca e dos maxilares. 2.ed. Rio de Janeiro: Guanabara Koogan; 1982.

Primeiros Atendimentos ao Paciente Traumatizado de Face

TRAUMATISMOS EM GERAL

Considera-se traumatismo toda agressão que atinja os tecidos ou órgãos e determine lesão morfológica, fisiológica e/ou bioquímica.

Cinquenta por cento das mortes por trauma ocorrem entre o primeiro minuto e duas horas depois. Nestes casos as lesões são gravíssimas, afetando o encéfalo, o sistema cardiovascular ou outro vital, e o paciente não tem chances de vida e vai a óbito de qualquer forma, recebendo ou não atendimentos pré-hospitalar ou hospitalar.

Trinta por cento das mortes ocorrem entre 2 horas e alguns dias após o trauma. Nestes casos as lesões são graves, como traumatismos cranioencefálicos (TCE), lesões hepáticas, pneumotórax e outras, possuindo chances de vida e estando dependente do atendimento recebido, seja ele pré-hospitalar ou hospitalar.

Finalmente, 20% das mortes por trauma são consideradas tardias, ocorrendo após dias ou semanas. Nestes casos são decorrentes de complicações como septicemia, falência múltiplas dos órgãos e sistemas, pneumonias e outras. É possível tratamento, entretanto requer um tratamento competente, ostensivo e intenso.

Nos casos em que há chance de vida, quanto mais precoce o atendimento e quanto maior a qualidade do atendimento oferecido, maior sua possibilidade.

O tratamento inicial é de vital importância para um bom resultado final. Deve ser concentrado nas lesões mais graves, objetivando o pronto diagnóstico e um bom tratamento imediato. Devem-se evitar erros a todo custo, porém é frequente a detecção de erros grosseiros, que deixam sequelas graves ou terminam em óbito. Os tratamentos do paciente traumatizado passam pela atenção sistêmica e pelo controle local simultaneamente, todas no maior grau de importância. Para minimizar estes erros, estes equívocos ou esquecimentos, estipulou-se sequência de atendimento, que permite etapas concomitantes para os primeiros atendimentos sistêmicos e locais do paciente traumatizado de face.

Pela sua localização, a face está sujeita a traumas diversos, que implicam em distúrbios morfológicos, fisiológicos e comportamentais. Os traumas produzem lesões nos tecidos moles e/ou duros nas mais variadas regiões faciais. Deve-se considerar que a cabeça é pesada e está muito móvel sobre o pescoço, não sendo estática.

ETIOLOGIA DOS TRAUMATISMOS FACIAIS

Os traumatismos em geral podem ter origens a partir de agentes palpáveis: mecânicos, físicos, químicos e biológicos.

Os traumatismos, em especial os faciais, surgem a partir de: acidentes automobilísticos, agressões físicas, quedas, práticas esportivas e outros menos frequentes.

Os traumatismos faciais decorrentes de acidentes automobilísticos incluem todos os veículos automotivos (ônibus, carros, motocicletas etc.) e todas as modalidades (colisões, atropelamentos, quedas etc.). Estes já foram, disparadamente, os mais frequentes nos serviços de Cirurgia e Traumatologia Bucomaxilofacial das Emergências dos Hospitais Gerais, entretanto vêm diminuindo consideravelmente frente às medidas preventivas governamentais, para o controle do trânsito e acidentes, através dos *air bags*, cintos de segurança, limites de velocidades, "Lei Seca" e altas multas.

Em compensação, aqueles traumatismos faciais decorrentes de agressões físicas incluem todos os tipos (brigas, atividades esportivas etc.) e todas as modalidades (socos, pauladas, tiros etc.) (Quadro 11-1) e são os maiores responsáveis pelas estatísticas destes serviços atualmente.

PRIMEIROS ATENDIMENTOS (PRIMEIROS SOCORROS)

São os primeiros atendimentos prestados a um paciente, que são os procedimentos iniciais oferecidos ao paciente traumatizado. São extremamente importantes, principalmente aqueles na face, pela caracterização do indivíduo, pela difícil simulação e pela alta visibilidade. São aqueles que vão determinar o destino dos resultados do trauma, reconstruindo os tecidos e órgãos ou determinando sequelas de difíceis reparações.

Atualmente os conceitos de primeiros atendimentos passam por grande reformulação com a intensificação dos atendimentos pré-hospitalares realizados pelas equipes de resgates. Geralmente estas equipes promovem a manutenção da vida do paciente e realizam os primeiros curativos e/ou imobilizações até a entrega do paciente para os devidos tratamentos em ambiente hospitalar. De qualquer forma, mesmo já havendo bom pré-atendimento, todos os itens devem ser avaliados e realizados, quando necessários.

Quadro 11-1. Classificação Etiológica de Feridas*

	Tipos	Agentes
Agentes mecânicos	Perfurantes	Espinho, agulha, prego etc.
	Perfurocortantes	Punhal, sabre etc.
	Cortantes	Faca, navalha, cacos de vidro etc.
	Contundentes	Barra de ferro, madeira, pedra, martelo etc.
	Perfurocontundentes	Projéteis de arma de fogo, estilhaços etc.
Agentes físicos	Calor	Fogo, água quente, sol etc.
	Frio	Gelo, água gelada etc.
	Eletricidade	Corrente alternada
	Radioatividade	Irradiações
Agentes químicos	Coagulantes	Ácidos clorídrico, fênico, sulfúrico etc.
	Liquefacientes	Soda cáustica, ácido arsênico etc.
Agentes biológicos	Picadas de animais	Cobra, escorpião etc.
	Mordidas e arranhões	Cão, gato etc.
	Vegetais	Urtiga, castanha de caju etc.

*Quadro baseado no livro "Cirurgia de Urgência", de Emmanuel Alves.

Tipos

São por demais variados, pois estão na dependência de uma série de fatores, como: fator etiológico, tempo de trauma, gravidade, lesões associadas e outras. Assim, a seguir estão algumas das mais importantes atitudes de urgência, das quais o profissional deverá selecionar aquelas adequadas ao seu caso.

O paciente, ao chegar no ambiente de tratamento, deve ser avaliado e tratado em dois segmentos distintos, porém, realizados ao mesmo tempo, que são os atendimentos do paciente em geral, para sua estabilização sistêmica, e os atendimentos locais, para a reparação ou reconstrução das alterações na área de atuação da especialidade de Cirurgia e Traumatologia Bucomaxilofacial, seguindo sequência acadêmica estipulada.

Sequência

Com finalidade didática, em ordem de prioridade, descrevem-se os tratamentos imediatos em geral e especializados (locais). Seguindo esta sequência não haverá falha e a possibilidade de acerto melhora substancialmente.

A) Tratamentos imediatos em geral:
1. Liberação das vias aéreas.
2. Hemostasia (compressão, tamponamento, pinçagem e/ou ligadura de vasos ou feridas sangrantes etc.).
3. Verificação dos sinais vitais.
4. Sedação do paciente, se muito agitado.
5. Alívio da dor — analgesia.
6. Limpeza geral.
7. Limpeza e proteção dos ferimentos.
8. Profilaxia antitetânica e antimicrobiana.
B) Tratamentos imediatos especializados:
1. Diagnóstico — plano de tratamento e eleição da anestesia.
2. Redução ou imobilização das fraturas.
3. Reconstrução dos elementos nobres.
4. Reparação das feridas.
5. Curativos (Fig. 11-1).

TRATAMENTOS IMEDIATOS EM GERAL

Antes de qualquer medida se tem que tratar a ameaça à vida, independentemente de qualquer outro fator. Na somatoscopia (inspeção geral do paciente) verifica-se a expansão torácica referente à respiração, cor da pele, preenchimento capilar e, quando possível, identificar os locais em sangramento.

A expansão torácica mostra que o paciente respira, devendo-se verificar se livremente ou com esforço. Se não houver expansão deve-se dirigir imediatamente para a verificação das vias aéreas.

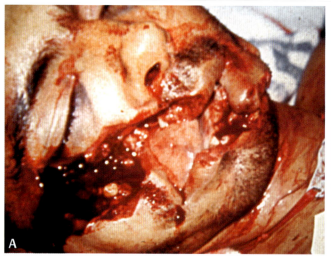 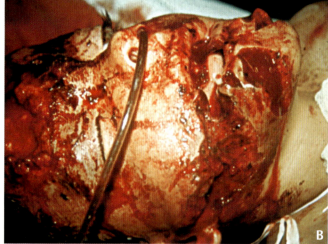

Fig. 11-1. (A e B) Pacientes com grandes traumatismos faciais.

A coloração da pele mostra a qualidade circulatória. Se o paciente estiver pálido significa que está com oxigenação ou circulação insuficiente, caso cianótico significa que o paciente está sem circulação. Para a comprovação diagnostica deve-se comprimir extremidades, principalmente ungueal de uma das mãos e verificar o preenchimento capilar, se presente e, neste caso, se rápida ou lenta. Se não houver circulação deve-se programar imediatamente uma reanimação cardíaca extratorácica, pois é sinal de uma parada cardiorrespiratória.

Atualmente estes tempos são avaliados e tratados preliminarmente pelas equipes de atendimentos pré-hospitalares (de resgates), que promovem a manutenção da vida do paciente e realizam os primeiros curativos e/ou imobilizações até a chegada do paciente no ambiente hospitalar. No hospital atualmente existe equipe multiprofissional qualificada e capacitada para a manutenção da vida. Estas medidas reduziram consideravelmente os óbitos que podem ser evitados, mas, de qualquer forma, o cirurgião bucomaxilofacial faz parte da equipe de emergência e também tem que estar preparado para realizar ou colaborar com este atendimento geral do paciente.

Liberação das Vias Aéreas

A primeira medida a ser realizada é a verificação da passagem de ar para os pulmões, pois o paciente que não respirar não vai precisar de nenhum outro tratamento. Esta verificação se faz obrigatória em razão da íntima relação entre a face e as vias aéreas superiores, que facilmente podem obstruir-se. É importante ressaltar que as células neurológicas encefálicas suportam anoxia (ficarem sem oxigênio) por apenas 3 a 5 minutos.

Quando há obstrução das vias aéreas e o paciente não consegue respirar adequadamente, a equipe multiprofissional geralmente realiza uma cricotireoidostomia ou uma traqueostomia. A cricotireoidostomia permite uma passagem de ar precária e, portanto, deve ser provisória, não devendo permanecer por mais de 45 minutos. A traqueostomia permite uma passagem de ar livre, podendo ficar por dias, meses ou anos, porém deixa sequela e irrita a mucosa traqueal produzindo muita secreção mucosa, que deve ser abundante e constantemente aspirada.

As causas de obstruções e sua resolução devem ser bem analisadas antes de se propor a liberação das vias aéreas por cricotireoide ou traqueostomia. Caso se necessite de uma liberação rápida até desbloquear diretamente a passagem de ar, indica-se a cricotireoidostomia, porém, se necessitar de uma liberação mais longa, por mais tempo, tem-se indicada a traqueostomia. As causas mais passíveis de obstrução são as que se seguem.

Fraturas Faciais, em Especial a Mandíbula e a Maxila

Fraturas Mandibulares, Principalmente as do Corpo, Tipo Parassinfisária Dupla

Com os traços de fraturas próximos aos caninos inferiores, pela distal ou pela mesial, bilateralmente, os músculos do ventre anterior do digástrico direito e esquerdo tracionam a porção sinfisária mandibular para baixo e para trás; os músculos gênio-hióideo direito e esquerdo tracionam o segmento fraturado para trás e os milo-hióideos, inseridos nas linhas milo-hióideas nas faces mediais à direita e à esquerda do corpo mandibular, estreitam a largura e a distância entre as porções laterais dos corpos mandibulares bilateralmente. Assim, o segmento mentoniano fraturado caminha para baixo e para trás e as porções laterais do corpo comprimem e mantêm este segmento sinfisário retraído. Quando retrai o segmento mentoniano, a língua, que possui inserções musculares na espinha mentoniana pelos músculos gênio-hióideos, também retrai obstruindo o istmo da garganta acima da epiglote impedindo a passagem de ar para a traqueia.

O tratamento imediato para a liberação da passagem de ar para as vias aéreas inferiores consiste em tracionar-se o segmento mentoniano fraturado e desprendido para frente, para a sua posição original. Quando a sínfise mentoniana é reposicionada, a língua também se reposiciona, desobstruindo a passagem de ar pelo istmo da garganta. Esta tração pode ser conseguida com as mãos armadas ou não de pinças. Inicialmente devem-se afastar lateralmente as porções laterais do corpo mandibular, desprendendo o segmento sinfisário, somente depois se deve tracionar este segmento móvel. Entretanto, as ações musculares são fortes e a fratura desfavorável, fazendo-se necessária uma contenção provisória dos segmentos mandibulares. A contenção provisória ideal é conseguida pela colocação de barra de Erich na arcada inferior, sendo fixada de molar a molar, estabilizando e imobilizando o segmento mentoniano fraturado. Na impossibilidade desta contenção, pode-se lançar mão de uma odontossíntese horizontal, preferencialmente em escada.

O tratamento definitivo destas fraturas mandibulares consiste em se fazer uma fixação interna rígida a cada traço da fratura, com placas e parafusos ou, na impossibilidade, fazer fixação interna semirrígida com fios de aço inox flexível.

Para a fixação interna rígida (FIR) deve-se, preferencialmente, utilizar uma placa 2.4 na basilar mandibular e parafusos bicorticais, em pelo menos 2 (dois) ou 3 (três) a cada lado da fratura e outra placa 2.0 próximo ao processo alveolar com parafusos monocorticais curtos para não comprometerem os dentes adjacentes, 2 a cada lado da linha de fratura. Isto a cada lado, em cada fratura. As maiores vantagens são: qualidade da fixação, acesso bucal e ausência de bloqueio intermaxilar pós-operatório.

Para a fixação interna semirrígida (FISR) utiliza-se fio de aço inox flexível preferencialmente número 0 ou 1, que passam em "X" em cada fratura no corpo mandibular, afastando-se do osso alveolar para não comprometer os dentes adjacentes. A vantagem única é o custo do material, pois é muito mais trabalhosa para realização, exige acesso submentoniano, portanto supra-hioide, e bloqueio intermaxilar pós-operatório.

Faz-se o tratamento definitivo junto ao primeiro atendimento quando o serviço tem equipe bucomaxilofacial 24 horas e todo o material de síntese disponível. Mas geralmente apenas se faz o primeiro atendimento e após a estabilização do paciente se programa a realização definitiva da fixação das fraturas. Deve-se lembrar que na face há impedimentos de fazer alguns tratamentos imediatos após o trauma por condições complicadoras como a formação de edema e hematomas que desconfiguram a anatomia facial.

Fraturas Maxilares, Principalmente de Le Fort I

Com a fratura horizontal baixa de Le Fort, o bloco ósseo com os processos palatino e alveolar se fratura e, de acordo a força do impacto, o conjunto ósseo pode caminhar para trás e ficar solto ou retido na própria estrutura do esqueleto do maciço facial. Os músculos nele inseridos compõem o palato mole ou véu palatar e não tem forças para mobilizar o fragmento ósseo maxilar fraturado, entretanto a força do impacto pode levar o segmento ósseo para trás, mantendo-o fixado posteriormente. Assim o segmento fraturado posicionado mais para a dorsal (traz) leva consigo o véu palatar, que retraído caminha para trás e para baixo obstruindo o istmo da garganta abaixo das coanas e acima da epiglote, obstruindo o istmo da garganta e tampando a glote, impedindo a passagem de ar para a traqueia.

O tratamento imediato para a liberação da passagem de ar para as vias aéreas inferiores consiste em tracionar-se o segmento maxilar fraturado e desprendido para frente, para a sua posição original. Quando o segmento maxilar é reposicionado, o palato mole ou véu palatar também se reposiciona, desobstruindo a passagem de ar pelo istmo da garganta. Esta tração pode ser conseguida com as próprias mãos armadas ou não de pinças, neste caso de Howe. Os movimentos devem ser para baixo, objetivando desimpactar o bloco fraturado dos segmentos fixos, e para frente, a fim de reposicioná-lo. As forças musculares aqui aplicadas são poucas, porém é necessária uma contenção imediata, que pode ser um bloqueio intermaxilar com barras de Erich.

A contenção provisória ideal é conseguida pela colocação de barras de Erich nas arcadas superior e inferior, sendo fixada de segundo molar a segundo molar do outro lado em ambas às arcadas, estabilizando e imobilizando o segmento maxilar fraturado por meio do bloqueio intermaxilar com anéis de elásticos. Na impossibilidade desta contenção, pode-se lançar mão de uma odontossíntese vertical bilateral, preferencialmente de Duclos ou Ermster (ver odontossíntese no capítulo de generalidades).

O tratamento definitivo destas fraturas maxilares consiste em se fazer uma fixação interna rígida a cada traço da fratura em pontos específicos, com placas e parafusos ou, na impossibilidade, fazer fixação interna semirrígida com fios de aço inox flexível. Os pontos específicos são aquelas de maiores resistências ósseas anatômicas como as eminências caninas e as cristas zigomatoalveolares, a cada lado.

Para a fixação interna rígida (FIR), a cada lado da linha média, deve-se utilizar, preferencialmente, miniplacas 2.0 quatro furos em "L", próximas à eminência canina com a base horizontal voltada para a fossa nasal da cavidade piriforme, e outra com placa 2.0 quatro furos reta próxima à crista zigomatoalveolar naquele lado. Em ambas as placas se utilizam parafusos monocorticais de 4 a 6 mm de comprimento. Isto a cada lado da linha média. As maiores vantagens são: a qualidade da fixação, o acesso bucal e a ausência de bloqueio intermaxilar pós-operatório.

Para a fixação interna semirrígida (FISR) utiliza-se fio de aço inox flexível, preferencialmente, número 0 ou 1, que passa em "U" na eminência canina e na crista zigomatoalveolar daquele lado. A vantagem única é o custo do material, pois é muito mais trabalhosa para realização e exige bloqueio intermaxilar pós-operatório por 4 a 5 semanas. O acesso bucal no fundo do vestíbulo se aplica em ambos os casos.

Faz-se o tratamento definitivo junto ao primeiro atendimento quando o serviço tem equipe bucomaxilofacial 24 horas e todo o material de síntese disponível. Mas geralmente apenas se faz o primeiro atendimento e após a estabilização do paciente se programa a realização definitiva da fixação das fraturas. Deve-se lembrar que na face há impedimentos de fazer alguns tratamentos imediatos após o trauma por condições complicadoras como a formação de edema e hematomas que desconfiguram a anatomia facial (Fig. 11-2).

Hemorragias

Principalmente as orofaciais. A irrigação da boca e da face se faz por ramos colaterais e terminais da carótida externa, principalmente as artérias lingual, facial, maxilar e temporal superficial. O sangramento abundante dos tecidos moles e duros maxilares pode encaminhar para a boca. Pacientes lentos pelo trauma podem deglutir e até asfixiar com o sangue coagulado ou não.

Como tratamento imediato das hemorragias para liberação das vias aéreas deve-se promover uma eficiente aspiração e compressão das áreas sangrantes. Geralmente o sangramento assume um vulto rebelde à compressão, exigindo pinçagens e ligaduras dos vasos sangrantes e sutura das feridas.

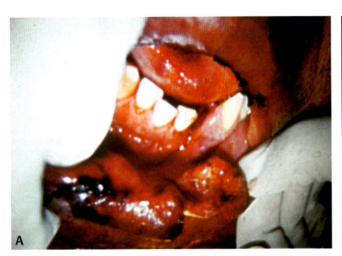
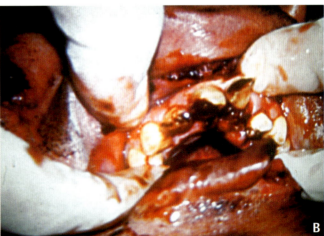

Fig. 11-2. Fraturas faciais. (**A**) Parassinfisária de mandíbula. (**B**) Le Fort I.

Sangramentos internos, como, por exemplo, dentro da cavidade nasal, devem ser controlados por tamponamento adequado.

O importante é liberar a passagem de ar para as vias aéreas inferiores, removendo-se o sangramento e os coágulos provavelmente existentes. Tem-se que descobrir o local de origem do sangramento e eliminá-lo, sob pena de retornar à obstrução e impedir novamente a passagem do ar. Na impossibilidade de a localização exata do sangramento promover ligadura do vaso que irriga a região em sangramento, mesmo que à distância (Capítulo 6 – Hemorragias Bucomaxilofaciais).

Corpos Estranhos

Geralmente dentes, fragmentos protéticos, segmentos ósseos e outros da área. Quando inspirados podem produzir obstruções parciais ou total das vias aéreas inferiores. Normalmente estes corpos estranhos ficam no istmo da garganta, não ultrapassando a laringe.

Caso o paciente tenha se alimentado de sólidos em um espaço de tempo de até quatro a seis horas antes do trauma, restos alimentares podem obstruir as vias aéreas, se vomitado e inspirado. No caso de alimentação, mesmo que o paciente não apresente sinais de vômitos, é boa prática **a colocação de uma sonda oro ou nasogástrica** com objetivo de aspiração do conteúdo estomacal, evitando-se, assim, que o paciente tenha vômitos e corra o risco de inspirá-lo, bloqueando suas vias aéreas. Deglutição de sangue é altamente emético e pode produzir vômitos.

Como tratamento imediato das obstruções da garganta, indicam-se suas remoções o mais rapidamente possível, com auxílio de pinças preensoras e de um laringoscópio. Entretanto em alguns raros casos podem penetrar na traqueia, quando exige traqueotomia baixa.

Lesões da Laringe ou Traqueia

Podem produzir colapso musculocartilaginoso, a partir de traumatismos que atinjam direta ou indiretamente o pescoço.

Como tratamento imediato de uma lesão indireta, indica-se uma intubação oro ou nasotraqueal de urgência, desde que o edema não tenha ainda obstruído a passagem de ar. O tratamento imediato para uma lesão direta é a traqueotomia.

Mesmo com tantas possibilidades de obstrução, se verificada e tratada em tempo hábil, a traqueostomia de emergência raramente é indicada, com exceção das lesões laríngeas ou traqueais diretas.

Manutenção da Oxigenação

Removidas as causas deve-se atentar a passagem do ar. Caso haja algum tipo de dificuldade deve-se estabelecer a liberação para esta passagem. Pode ser conseguida através de: 1. colocação de uma cânula de Guedel; 2. intubação oro ou nasotraqueal; 3. cricotireoidostomia ou 4. traqueostomia, devidamente descritas em procedimentos de urgência. Pode haver necessidade de oxigenação.

Para oxigenação deve-se dar preferência a cateteres nasais com administração de 3 litros por minuto. Caso o paciente esteja com cânula de Guedel é exigido que seja por máscara. Se o paciente for intubado, cricotireoidostomizado ou traqueostomizado, a oxigenação far-se-á através de seus tubos cateteres, com a mesma quantidade de oxigênio.

Hemostasia (Comprimir, Tamponar ou Pinçar Vasos ou Feridas Sangrantes)

É a eliminação do sangramento, sendo de extrema importância para o controle imediato da hemorragia, mantendo o volume de líquido circulatório e a irrigação dos centros vitais, por meio da reposição de volume, quando necessário. É importante ressaltar que sem volume circulatório as células e órgãos vitais ficam com sua oxigenação e nutrição prejudicadas e o paciente pode ter sérias complicações. O volume de líquido circulante em um paciente adulto normal é em torno de 7,5 litros e ao chegar próximo ao seu limite de perda, até cerca de 3 a 3,5 litros, o paciente entra em choque hipovolêmico.

Os principais vasos envolvidos são as artérias lingual, facial, temporal superficial e maxilar, todas as artérias ramos da carótida externa, mas as hemorragias não ocorrem somente por lesão de grandes vasos, surgem também de feridas e fraturas, podendo ser a principal causa de morte nas primeiras horas pós-traumas.

Imediatamente ao diagnóstico parte-se para o controle do sangramento, iniciando com uma compressão digital com ou sem compressa de gaze, acima do vaso sangrante ou seu trajeto, por cerca de dez minutos. Isto detém de forma eficaz a hemorragia superficial, de modo a permitir a limpeza da região e visualização do(s) vaso(s) sangrante(s). Em seguida, os grandes vasos podem ser pinçados e ligados. Neste tempo avalia-se a perda de volume do líquido circulante, e, caso seja significativa, deve-se puncionar veia e infundir solução fisiológica e glicosada em grande quantidade.

Os vasos, em especial as artérias, produzem sangramento forte e só cedem à ligadura. Entretanto as artérias profundas como a maxilar e faríngea profunda são de difícil acesso ou inacessíveis, assim deve-se indicar de imediato a ligadura da carótida externa. Lembra-se que quando a hemorragia é abundante e de difícil controle, deve-se imediatamente colher uma amostra para classificá-lo, prevendo-se uma transfusão. Quantidade suficiente de sangue deve ser infusionada rapidamente para combater ou prevenir o choque hipovolêmico.

Os sangramentos em cavidades nasais, seios paranasais e outras devem ser tamponados.

Volemia

Pacientes adultos com peso equivalente a 70 kg podem suportar perda de volume de até 1 litro de sangue, cerca de 15% de seu total, sobrevivendo bem sem manifestações clínicas importantes e sem necessidades de reposição de volume circulatório.

Perdas entre 1 e 2 litros, cerca de até 30% de seu total, induzem a manifestações clínicas como ansiedade, sudorese, taquicardia e taquipneia e diminuição da tensão arterial. Estes casos exigem reposição por soluções fisiológica, glicosada ou de lactato de Ringer. Quando no limite superior podem exigir concentrado de hemácias.

Perdas entre 2 e 3 litros, cerca de até 45% de seu total, induzem as seguintes manifestações clínicas: queda da tensão arterial, ansiedade, sudorese e confusão mental. Estes casos exigem reposição de sangue total e soluções repositórias de volume, em veias diferentes, embora infusionadas ao mesmo tempo.

Perdas acima disso são graves e levam ao choque hipovolêmico, exigem imediatas medidas para controlar a perda, como por exemplo, ligadura de artérias terminais, colaterais ou da própria carótida externa do lado mais agredido. Esta ligadura deve ser feita por cirurgião vascular. Se não contido, o sangramento evoluirá com o choque hipovolêmico e, mesmo com reposições, pode levar o paciente a óbito. Enfatiza-se que as bolsas de sangue de 500 mL possuem 150 mL de anticoagulantes e que após a infusão da quarta bolsa inicia-se também um processo de redução da coagulação fisiológica normal. O paciente apresenta-se sem diurese, sem consciência definida, pele fria e outras. Deve-se repor em alta carga volume como sangue e soluções repositórias, mas tem-se que controlar a perda.

Para avaliar a volemia deve-se observar:

1. **nível de consciência**, mantido até a perda de cerca 45% (quarenta e cinco por cento) de seu volume, entre 3 e 3,5 litros, mais que isto implica em inconsciência.
2. **perfusão sanguínea**, mantida a coloração rósea da face e das extremidades; isquemia e cianose significam hipovolemia.
3. **frequência cardíaca**, mantido pulso cheio e rítmico; fino e rápido é sinal de hipovolemia. Lembre-se de que esta avaliação clínica, embora ajude muito, é subjetiva.

Medidas

Tem-se que controlar o sangramento a qualquer custo. Devem-se utilizar todos os meios convencionais e comprimir vaso ou região, pinçar e ligar vasos, fazer tamponamento de cavidades naturais ou não. Caso estes meios convencionais não sejam suficientes, deve-se fazer a ligadura a distância, no trajeto do vaso que irriga a região acometida. Se mesmo com tudo isto não houver o controle, deve-se acionar o cirurgião vascular para proceder à ligadura da carótida externa (descritas no capitulo de hemorragias).

Somente após o controle total da hemostasia deve-se proceder a reconstrução dos elementos nobres e a sutura das feridas, rigorosamente por planos. Após a sutura deve-se efetivar um grande e forte curativo compressivo com o objetivo de comprimir vasos e evitar a formação de espaços mortos entre os planos anatômicos da(s) região(ões) acometida(s).

Uma vez produzida e controlada a hemostasia, meios auxiliares devem ser empregados como, por exemplo, elevar a cabeça, se possível, a pelo menos 30° não ultrapassando a 45°.

Verificação dos Sinais Vitais

Manter-se informado sobre as avaliações periódicas dos sinais vitais ajuda na orientação diagnóstica e eleição do tratamento. Se possível, principalmente nos instantes dos primeiros socorros, deve-se promover uma avaliação dos principais sinais vitais, as quais devem ser mantidas durante todo o atendimento e pós-operatório imediato. Lembrar que dos óbitos por traumas, 50%, geralmente, são gravíssimos e intratáveis e as pessoas morrem no ato ou até 2 horas após a agressão com ou sem tratamentos efetivos e eficientes. Portanto, até nas 2 primeiras horas se tem os momentos mais críticos, quando os sinais vitais devem ser constantemente avaliados.

Os principais sinais de verificação nos pacientes conscientes ou não, são: frequência cardíaca, tensão arterial, frequência respiratória e temperatura e nos inconscientes também o reflexo pupilar.

Frequência Cardíaca

A frequência pode ser avaliada, preferencialmente, pelo pulso radial ou carotídeo. A faixa de normalidade está entre 60 a 80 batimentos por minuto, devendo estes pulsos estarem cheios e de fácil percepção. Aumentos nesta frequência podem indicar ansiedade ou hipovolemia e o pulso torna-se de difícil percepção. Se a taquicardia for intensificada e de difícil percepção, deve-se indicar infusão de soro ou sangue. Diminuição desta frequência pode demonstrar possível debilidade cardíaca, agravando o caso.

Desta forma avalia-se a circulação sanguínea.

Tensão Arterial

A tensão arterial deve ser avaliada em um dos membros. A normalidade é de 120 × 80 mm/Hg. Aumentos destes valores estão relacionados com a ansiedade, hipertensão arterial sistêmica (HAS) ou processo patológico cardíaco. A diminuição relacionada com a queda do volume circulatório ou deficiência cardíaca.

Frequência Respiratória

Deve ser aferida por inspeção da expansão torácica. A faixa de normalidade está entre 16 a 20 respirações por minuto. Aumentos destes valores estão relacionados com ansiedade ou hipovolemia, onde o organismo sente necessidade de oxigenar mais o sangue circulante; a diminuição está associada à depressão respiratória.

Desta forma avalia-se a capacidade de oxigenação, de forma a analisar e eficácia da ventilação espontânea ou induzida.

Deve-se avaliar a capacidade de respirar do paciente e socorrê-lo sempre que necessário através de cateteres ou máscaras com oxigênio a 5 litros por minuto ou por meio de intubação oro ou nasotraqueal ou cricotireoidostomia, conforme a necessidade ou possibilidade.

Temperatura Corporal

Deve ser aferida com termômetro de mercúrio colocado na axila. A temperatura normal varia entre 36,5 a 37,2°C. A sua diminuição está relacionada com a queda de volemia e da tensão arterial, e seu aumento associado à identificação de uma infecção.

Jamais se deve esquecer que o paciente politraumatizado é hipotérmico, independente do volume perdido e que, por isso, deve estar devidamente aquecido e protegido por equipamento específico ou cobertor.

Reflexo Pupilar

O reflexo pupilar, no caso de paciente **inconsciente**, no primeiro atendimento e, principalmente, nas primeiras 8 horas do trauma, é a avaliação mais importante entre os sinais vitais, pois serve para avaliar o estado neurológico do paciente inconsciente e sua integridade encefálica. Neste caso a primeira verificação deve ser do estímulo pupilar, por fotoestimulação. Com uma lanterna ou a luz do próprio laringoscópio, deve-se iluminar diretamente na pupila de qualquer dos olhos. No paciente sadio haverá uma reação, onde a pupila dilatada (midríase) se contrai imediatamente (miose). Caso mantenha-se em midríase significa que não houve o reflexo, podendo estar associado à lesão neurológica ou mesmo morte encefálica. Neste caso deve-se, imediatamente, confirmar no olho contralateral. Confirmada a midríase paralítica em ambos os olhos pode-se estar diante de morte encefálica.

Sempre que possível deve-se fazer a avaliação neurológica com graduação na escala de Glasgow, que varia de 3 a 15, estando em 15 o ideal, decrescendo a partir de oito como grave e em 3 a maior gravidade.

Morte encefálica significa o fim das características vitais, é a transformação das estruturas orgânicas em estruturas de degradação, é a morte legal, mesmo que o coração e os pulmões continuem desempenhando suas funções. Somente neurologistas e neurocirurgiões podem declarar morte encefálica e mesmo assim munidos de provas laboratoriais incontestes como: angiografia cerebral, eletroencefalograma, cintilografia por radioisótopo ou eco-Doppler transcraniano.

Escala de Glasgow

A escala de Glasgow, conhecida também como a escala de coma de Glasgow, é uma escala de ordem neurológica capaz d**e medir e avaliar o nível de consciência de uma pessoa que tenha sofrido traumatismo craniano**. Esta escala é um método bastante confiável para detectar o nível de consciência de uma pessoa após acidentes. Ela é utilizada durante as primeiras 24 horas após o trauma e faz a avaliação com base em três parâmetros: abertura ocular, resposta motora e resposta verbal (Quadro 11-2).

Sua avaliação também é utilizada como um recurso dos profissionais de saúde no prognóstico do paciente, além de ter grande utilidade na previsão de eventuais sequelas.

Por exemplo, ao analisar a forma como o paciente abre os olhos, a pontuação pode ser de 1 até 4, onde a menor corresponde ao menor sinal de resposta do paciente e a maior, a resposta imediata.

Quadro 11-2. Escala de Coma de Glasgow

Variáveis		Escore
Abertura ocular	Espontânea	4
	À voz	3
	À dor	2
	Nenhuma	1
Resposta verbal	Orientada	5
	Confusa	4
	Palavras inapropriadas	3
	Palavras incompreensivas	2
	Nenhuma	1
Resposta motora	Obedece comandos	6
	Localiza dor	5
	Movimento de retirada	4
	Flexão anormal	3
	Extensão anormal	2
	Nenhuma	1
Total máximo	**Total mínimo**	**Intubação**
15	3	8

Após estas avaliações é feita a somatória dos três parâmetros avaliados, onde o valor mais baixo que se pode obter na escala de Glasgow é de 3 pontos e o maior é de 15 pontos, onde:

1. A classificação que varia de 3 a 8 pontos é considerada grave, tendo a necessidade de intubação imediata.
2. A classificação de 9 a 12 pontos é considerada moderada.
3. A classificação de 13 a 15 é considerada leve.

Quanto menor for a pontuação registrada no paciente, mais grave é a sua situação. Aliás, caso a contagem seja de 3 pontos significa que o paciente está em coma profundo, representando mais de 80% de chance de morrer.

Sedação do Paciente

Normalmente o paciente traumatizado fica muito agitado, inquieto e tenso. Isto faz com que sua tensão arterial aumente, acompanhada de taquicardia e taquipneia. Estas alterações produzem um aumento das perdas sanguíneas. Além disso, o paciente pode descompensar-se e não suportar os tratamentos imediatos oferecidos.

Nestes casos há necessidade de sedar o paciente como tratamento coadjuvante. Um tranquilizante leve deve ser administrado em dose única (p. ex., Valium® 5 ou 10 mg ou Demerol® de 10 a 50 mg intramuscular). A concentração está na dependência da gravidade do caso.

Todavia, não se devem administrar sedativos que promovam depressão respiratória ou em pacientes que estejam deglutindo muito, pois pode haver hemorragia em direção à faringe, o que poderia levar à asfixia.

Não se promove sedação em pacientes desacordados ou desorientados, em razão da possibilidade de lesão neurológica associada.

Alívio da Dor

O combate imediato à dor faz com que o paciente fique mais tranquilo, havendo, consequentemente, melhora de seu estado geral. Traumatismos muito violentos, graves ou extensos estimulam a produção e circulação do hormônio endorfina, que diminui ou elimina a dor. Assim, pacientes com grandes traumatismos podem não se queixar de dor e alguns procedimentos podem ser realizados sem anestesia, como, por exemplo, traqueostomia e pinçagens de vasos, realizáveis de imediato no primeiro atendimento. Entretanto, à medida que o hormônio vai-se diluindo com o passar do tempo, as dores vão aparecendo e não podem ser desconsideradas.

Para alívio de dores leves ou moderadas, empregam-se analgésicos não narcóticos. Os mais indicados seriam os pirazolônicos (Dipirona®, Novalgina®): aplicar 1 ampola de 5 mL diluídos em 1 ampola de 5 mL de água destilada em administração lenta endovenosa). Pela necessidade de um efeito rápido, opta-se pelos injetáveis. Para uso oral dá-se preferência ao paracetamol (Tylenol®, Dórico®), 1 ou 2 comprimidos a cada 4 horas.

Para alívio de dores fortes é necessário um analgésico narcótico, como, por exemplo, sulfato de codeína e o sulfato de morfina. Nestes casos **não** se deve fazer a sedação do paciente. Pode-se optar por uma solução analgésica composta de: 1 ampola de Dolantina® de 2 mL, 1 ampola de Dipirona® de 5 mL, 1 ampola de Plasil® de 2 mL, e 1 ampola de água destilada de 5 mL. Nestes casos podem-se infusionar de 3 a 4 mL da solução de 4/4 horas, em pacientes adultos. Em casos onde se deseje intensificar o poder analgésico com o sono, acrescenta-se 1 ampola de Fenergan® de 2 mL à solução e promove-se a mesma posologia.

Como coadjuvante deve-se manipular ao mínimo as feridas e fraturas evitando-se limpá-las com substâncias cáusticas, antes de promover-se eficaz anestesia locorregional à distância ou geral.

Limpeza Geral

Geralmente os pacientes traumatizados chegam aos prontos-socorros sujos de terra, tinta, asfalto, sangue coagulado etc., necessitando que lhes sejam retiradas as roupas e executada boa limpeza geral.

As roupas devem ser cortadas a fim de não manipular muito o paciente durante sua remoção. Com compressas e solução fisiológica morna, sabão líquido e esponja removem-se todas as impurezas da cabeça, pescoço e todo o corpo, limpando-se o que for possível. O ideal seria até um banho com sabão antisséptico.

Neste tempo faz-se uma avaliação geral para saber da existência de qualquer outra lesão associada a(s) lesão(ões) da face. Verifica-se a cabeça, o pescoço, tórax, abdome e membros. Atenção especial à face e estruturas associadas como olho, ouvido e nariz. Lembrando-se que lesões faciais quase sempre se associam a lesões neurológicas, estas devem ser pesquisadas. Encontradas alterações deve-se contatar com os especialistas afins como neurocirurgia, oftalmologia, otorrinolaringologia, ortopedia, cirurgia geral.

A limpeza reduz a flora bacteriana e a possibilidade de infecções.

É aconselhável que estas manobras não retardem os primeiros atendimentos de emergência e que jamais se esqueça de que o paciente politraumatizado é hipotérmico e que deve estar devidamente aquecido e protegido.

Limpeza dos Ferimentos

Após a limpeza geral, procede-se a uma vistoria nos ferimentos, removendo-se todo material estranho por meio de abundante irrigação com solução fisiológica. A forte irrigação pode ser conseguida através de uma perfuração puntiforme produzida com uma agulha grossa no frasco de solução fisiológica, a qual comprimida produz um jato que deve ser direcionado para o interior da ferida e nas regiões de toda a cabeça e pescoço. Evita-se agredir ainda mais aos tecidos lesados, com movimentos ásperos, escovações dentro das feridas ou soluções irritantes antissépticas, o que agride as células já traumatizadas.

Os antissépticos são passados apenas na pele e mucosa íntegras, não irritando as feridas. Aqueles a base de iodo ou outro tipo qualquer de pigmento podem tatuar as feridas, sendo evitados até para os tecidos íntegros, portanto dá-se preferência àqueles à base de clorexidina. A clorexidina para a pele deve ter uma concentração de 2% e para a mucosa de 0,12%.

Neste tempo faz-se a tricotomia conservadora, se necessário, realizada imediatamente antes a cirurgia, evitando-se escoriações ou lesões na pele. Sobrancelhas devem ser evitadas. De um modo geral barbas e bigodes devem ser removidos a fim de prevenir infecções cirúrgicas.

Uma vez limpas e sem corpos estranhos, as feridas são protegidas com curativo de gaze úmida em solução fisiológica, até o momento cirúrgico, onde se possa proceder ao tratamento definitivo. Neste tempo as fraturas não devem ser manipuladas, evitando-se a produção de dores e diminuindo a possibilidade de infecções.

Quando for fazer a antissepsia para a cirurgia devem-se utilizar soluções de clorexidina a 2% apenas dando uma pincelada, sem permitir que escorra para dentro das feridas (Fig. 11-3).

Profilaxia Antimicrobiana e Antitetânica

Toda ferida traumática deve ser considerada contaminada, e não somente aquelas extensas e/ou profundas, com exposição de seis ou mais horas e as de fraturas expostas, e deve ser tratada como tal, por meio de profilaxia antimicrobiana e antitetânica. A pele é muito contaminada, principalmente aquela exposta a ambientes mais sépticos. A mucosa, principalmente bucal e nasal, é colonizada por abundante flora microbiana com descontaminação difícil ou impossível. Outros fatores que não podem ser descartadas relacionam-se ao tempo de hospitalização, duração do ato cirúrgico, uso de bisturi elétrico e local do acidente.

O nível plasmático de antimicrobiano deve ser o maior possível, a fim de garantir a sua difusão por todos os líquidos e espaços teciduais, tanto na prevenção quanto na infecção instalada, preferencialmente pela via parenteral.

Deve-se fazer esta administração antes da realização dos procedimentos cirúrgicos para reparação dos tecidos lesados, isto para que o período de incubação microbiana seja maior que o período de latência das medicações. Os antibióticos devem ser de largo espectro tanto para ferida ou fratura de comunicação bucal quanto apenas para as tegumentares.

A dose inicial deve ser aplicada imediatamente antes do procedimento e os níveis séricos mantidos até a conclusão da cirurgia.

Penicilina semissintética ou sintética, cefalosporina e cefalexina são indicações. Como exemplo de dosagem a Cefazolina® ou Cefalotina® as ideais são: 1. de ataque com 2 gramas antes de iniciar os procedimentos e 2. de manutenção com 1 grama a cada 2 horas transoperatórias, por via endovenosa, procurando não ultrapassar 8 gramas, quando possível. No pós-operatório deve-se dar continuidade à medicação por 7 dias na dosagem de 1 grama a cada 6 ou 8 horas, totalizando 3 a 4 gramas ao dia.

Para pacientes alérgicos à penicilina, cefalosporina e cefaloxina, clindamicina em doses ideais são: 1. de ataque com 600 mg antes de iniciar os procedimentos e 2. de manutenção com 300 mg a cada 2 horas transoperatórias, por via endovenosa. No pós-operatório deve-se dar continuidade à medicação por 7dias na dosagem de 300 mg a cada 6 ou 8 horas.

O anatoxoide tetânico (ATT) deve ser administrado intramuscular na proporção de 0,5 mL.

Se o paciente não foi vacinado antes ou foi ferido por agentes certamente contaminados (p. ex., ferro enferrujado), devem-se administrar 2 mL do soro antitetânico (SAT), porém este exige teste qualitativo.

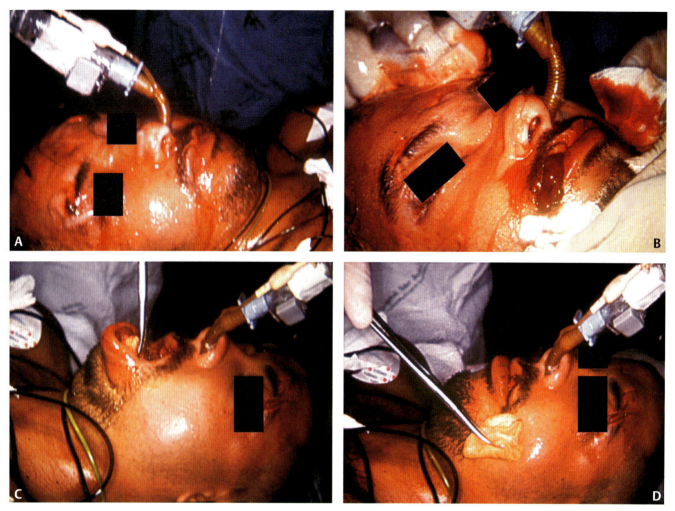

Fig. 11-3. Sequência de limpeza das feridas. (**A**) Lavagem com jato de soro fisiológico e sabão de clorexidina. (**B**) Escovação da pele com sabão de clorexidina. (**C**) Antissepsia bucal com solução de clorexidina a 0,12%. (**D**) Antissepsia facial com solução de clorexidina a 2%.

Observação Importante

Estas medicações e posologias são sugestões e devem ser revistas antes da administração no paciente. São drogas que variam muito e que podem perder suas indicações com o tempo. Sugere-se verificar as recomendações mais atuais dos serviços, antes de administrar qualquer fármaco.

TRATAMENTOS IMEDIATOS ESPECIALIZADOS

Os tratamentos especializados são muito variáveis. Inicialmente, deve-se estabelecer um bom diagnóstico, e, a partir deste, um plano de tratamento que seja mediano entre o que se **tem** que fazer e o que se **pode** fazer. Muitas das vezes o diagnóstico estabelece uma programação cirúrgica moderna e ideal para o caso, porém o estabelecimento de saúde não oferece aquelas condições, em termos de material e equipamento ou mesmo de recursos humanos auxiliares. Assim, em grande parte das vezes, devem-se tomar atitudes táticas, adaptando as necessidades do caso e do paciente, a realidade do serviço. Assim, não adianta desejar uma tomografia, caso só se possa oferecer uma radiologia convencional; não adianta desejar um conjunto de placas e parafusos, caso só se possam oferecer

fios de aço; não adianta desejar um antibiótico de última geração, caso só se possa oferecer penicilina.

Procura-se nesta sequência expor o material ideal e pelo menos uma opção, quando for possível, todavia compete ao profissional atendente adaptar as necessidades com aquilo que pode ser oferecido de melhor. Nem sempre se presta serviços em hospitais requintados e completos, a realidade mostra que a maioria das vezes se faz o que se pode com o que se tem e nem por isto o resultado deixa a desejar em qualidade, quando pelo menos a técnica do que é possível é empregada corretamente. É frequente o paciente receber os seus primeiros atendimentos em um hospital público e depois ser transferido para um hospital de convênio ou particular para o acompanhamento pós-operatório e eventuais complementações do tratamento definitivo.

Após definidos o diagnóstico e a anestesia, os tratamentos imediatos especializados seguem a seguinte sequência:

1. Tratamento imediato de fraturas.
2. Reparação dos elementos nobres.
3. Reconstrução tecidual.
4. Curativos.

Diagnóstico, Planejamento e Eleição da Anestesia

Neste tempo diagnosticam-se as feridas e/ou fraturas e planeja-se o destino delas. São três as técnicas clínicas usadas no diagnóstico das lesões faciais: a inspeção, a palpação e a mobilidade e exames por imagem: radiografias, tomografias, ultrassonografias e ressonâncias magnéticas.

Diagnóstico

Exames Clínicos

Inspeção

As lesões dos tecidos moles faciais normalmente são bem visíveis, pois estão externas e acompanhadas de sangramento. As bucais e de estruturas craniofaciais associadas exigem inspeção mais detalhada. Deve-se examinar todo o contorno facial e cada estrutura como: cavidade bucal, globos oculares, fossas nasais e ouvidos. Procuram-se feridas, manchas e outras anormalidades.

Verificam-se, **na cavidade bucal**, todas as suas paredes, má oclusão, dinâmica mandibular e excreção salivar; **na face**, assimetria facial, contornos e mobilidade muscular mastigadora e cuticular; **no nariz e nas orelhas**, contornos, corpos estranhos e obstruções; nos olhos, integridade das estruturas anatômicas dos globos oculares e sua mobilidade multidirecional.

Inspecionam-se presença de corpos estranhos, lesões de estruturas nobres, margens das feridas etc.

Palpação

As lesões dos tecidos moles mais profundos, dos tecidos ósseos e órgãos mais internos podem apresentar dificuldades de visualização e detecção, às vezes só sendo percebidas à palpação. Deve-se apalpar:

A) As proeminências ósseas e o contorno esquelético facial (nariz, arcos orbitários superior e inferior, arco zigomático, processos alveolares e margem inferior da mandíbula).
B) Os tecidos e órgãos palpáveis (língua, pirâmide nasal, pavilhão auricular e glândulas salivares).

Deve-se avaliar:

A) Dor à palpação.
B) Mobilidade dos tecidos moles e duros.
C) Crepitação e degraus.

Mobilidade

As alterações ósseas e tegumentares mais profundas são testadas pela mobilidade em busca de alterações. Deve-se mobilizar:

A) Os tecidos ósseos do esqueleto facial dos terços médio e inferior que não apresentam mobilidade em seu corpo.
B) Os tecidos e órgãos passíveis de se testar a mobilidade.

Deve-se avaliar:

A) Dor à mobilização.
B) Mobilidade anormal dos tecidos moles e duros.
C) Crepitação.

Exame por Imagem

É o exame complementar mais importante para auxílio ao diagnóstico e plano de tratamento dos traumatismos da área bucomaxilofacial. Os tecidos moles podem ser avaliados por ultrassonografia e por ressonância magnética e os tecidos duros por radiografias e tomografias lineares e helicoidal (3D), com contrastes ou não.

Avaliações dos elementos nobres são sempre importantes antes do procedimento cirúrgico, glândulas salivares maiores e ductos excretores, troncos nervosos e outros elementos devem ser identificados e reconstruídos antes da sutura. Principalmente as ressonâncias magnéticas podem ser de grande utilidade nesta hora. São solicitadas de acordo com a(s) região(ões) que se deseja(m) avaliar.

Avaliações dos elementos ósseos são sempre fundamentais, antes do início dos procedimentos cirúrgicos, pois as fraturas devem ser reduzidas e estabilizadas antes de manipulações dos tecidos moles. As tomografias são ideais neste momento para a visualização segmentar das estruturas ósseas faciais, sendo solicitadas de acordo com a(s) região(ões) que se deseja(m) avaliar.

Na impossibilidade de exames mais sofisticados e completos, pelo menos o paciente deve ser submetido a um exame radiográfico das estruturas craniofaciais, quando existir qualquer suspeita de fraturas faciais. As principais incidências radiográficas, de acordo com as indicações, são:

A) *Para o terço médio da face (órbita, zigomático, nariz, maxilares e seios maxilares):* incidências em:
  - Mento-naso.
  - Perfil (para face ou nariz).
  - Axial ou Hirtz (para arco zigomático).
B) *Para o terço inferior da face (mandíbula):* incidências em:
  - Posteroanterior (PA) (para sínfise).
  - Reverchon (para côndilo e colo).
  - Lateral oblíqua direita ou esquerda (para o corpo e ramos – identificar o lado a ser examinado).

Mesmo resguardado pela importância no diagnóstico, as imagens auxiliam em muito, mas não são prioridades, por não tratarem do paciente. São inadmissíveis espera de horas, transferências ou outras condições que retardem o momento cirúrgico, sob a alegação que faltam imagens. É injustificável deixar o paciente com feridas e fraturas abertas por tempo alongado a espera de imagens. Em dificuldades ou impossibilidades, a falta de imagens não impede o primeiro atendimento, pois fraturas abertas já foram diagnosticadas no exame clínico e as fechadas podem aguardar um momento e um local apropriados para um tratamento programado. A qualidade na resolução de dificuldades enfrentadas e os bons resultados do trabalho executado são os diferenciais de um bom profissional.

Planejamento

Uma vez tendo o diagnóstico preciso das lesões, traça-se o plano de tratamento, priorizando fraturas abertas, fraturas fechadas, reconstrução de elementos nobres, suturas por planos e curativos.

As fraturas devem ser fixadas ou ao menos imobilizadas. Deve-se planejar de acordo com o material disponível e a dificuldade de tratamento oferecido pelo tipo, localização e extensão das fraturas.

Os elementos nobres devem ser identificados e reconstruídos. Deve-se planejar de acordo com o material disponível e a dificuldade oferecida pelo tipo da lesão, órgão ou tecido acometido, extensão e gravidade da lesão.

A reparação das feridas deve restabelecer a forma e a função dos tecidos lesados. Deve-se planejar de acordo com o material de sutura e fios disponíveis e a dificuldade oferecida pelo tipo de ferida, extensão e gravidade.

Os curativos geralmente devem ser compressivos a fim de manterem os planos anatômicos aproximados, evitando-se espaços mortos e hematomas, imobilizando o máximo possível à região afetada.

Ao entrar na cirurgia o profissional deve ter planejado como vai reduzir ou imobilizar as fraturas, reconstruir os elementos nobres, realizar a sutura e confeccionar o curativo, sabendo do material e instrumental disponíveis para tal.

Eleição da Anestesia

A eleição da anestesia está na dependência do tratamento proposto e variável com:

1. Extensão e complexidade das lesões.
2. Estado geral ou sistêmico do paciente.
3. Idade do paciente.

Extensão e Complexidade das Lesões

Quanto à **extensão e complexidade das lesões** deve-se avaliar: o tamanho, a profundidade, o comprometimento de estruturas nobres, fraturas expostas, número de lesões, vasos sangrantes, proximidades de estruturas importantes e vitais etc.

O discernimento do operador é que elege a anestesia. Lesões em pequenos números e tamanhos, superficiais, em fraturas fechadas etc. podem ser realizadas sob anestesia locorregional, priorizando bloqueios a troncos nervosos e uma complementação local para a vasoconstrição, jamais introduzindo a agulha pelas margens internas das feridas. Priorizam-se os troncos nervosos a distância como: supra e infraorbitários ou gânglio pterigomaxilar se superiores e alveolar inferior, mentoniano, lingual, bucinador ou mandibular se inferiores.

Lesões numerosas, extensas ou profundas, fraturas expostas e/ou comprometimentos de elementos nobres devem ser realizadas sob anestesia geral. A intubação deve ser pela via que menos atrapalhe ao tratamento, lembrando-se que o paciente está no centro cirúrgico para ser operado e não anestesiado, por isto a via deve favorecer ao tratamento. Caso as lesões sejam no terço médio a intubação deve ser orotraqueal, caso sejam no terço inferior, deve ser nasotraqueal. Caso sejam nos dois terços, médio e inferior, optar pela via que menos atrapalhe, e, na possibilidade de ambas atrapalharem, tem-se a indicação para uma traqueotomia.

Estado Geral ou Sistêmico do Paciente

Quanto ao **estado geral ou sistêmico do paciente** deve-se avaliar a higidez ou enfermidades. Pacientes hígidos suportam melhor as condições adversas de um tratamento sob anestesia locorregional e de uma anestesia geral, portanto não é indicação ou contraindicação para eleição da anestesia. Os enfermos são variáveis, pois existem enfermidades como ansiedade e diabetes que predispõem uma anestesia geral, ao passo que enfisema pulmonar e insuficiência cardíaca congestiva a contraindicam. Entretanto, se o caso é grave e necessita de anestesia geral, o risco é eminente, mas tem que ser corrido.

Idade do Paciente

Quanto à **idade do paciente** avaliam-se os menores de 10 anos e os maiores de 60 anos. Estas faixas etárias não colaboram com o tratamento e requerem atenção especial, tornando-se fatores predisponentes a anestesia geral, obviamente quando o tratamento sob anestesia locorregional, o preferencial, estiver prejudicado.

Sondagem Oro ou Nasogástrica

Pacientes que se alimentaram antes do trauma e aqueles que deglutiram muito sangue devem ser submetidos à sondagem oro ou nasogástrica com lavado gástrico, principalmente naqueles em que serão realizados bloqueio intermaxilar e/ou tamponamentos nasais, independente se a anestesia for locorregional ou geral.

Tratamento Imediato de Fraturas

A **fratura aberta ou exposta** é a primeira a ser tratada. O objetivo primordial é tratá-la de forma definitiva, por meio de redução, contenção e/ou imobilização, como preconizado por Boher. Na fratura exposta geralmente se aproveita a própria ferida como acesso, às vezes sendo necessárias ampliações, divulsões por planos e descolamento do periósteo. Outras vezes não é possível aproveitar e se tem que fazer as incisões clássicas para o seu tratamento. A redução pode ser manual ou instrumental, colocando os cotos fraturados em suas posições originais.

As **fraturas maxilomandibulares**, inclusive alveolares, podem ser reduzidas de forma incruenta por bloqueio intermaxilar, através de colocação de barras de Erich e anéis elásticos. Este tipo de imobilização tem ação ortopédica e a oclusão tende a procurar sua posição cêntrica. O cirurgião tem que obedecer aos princípios básicos da oclusão, como as chaves de molares e caninos, bem como encontrar a melhor oclusão possível para o paciente. O inconveniente é que este bloqueio deve permanecer por cerca de 4 a 5 semanas e o pacientes tem que conviver com as limitações funcionais, em especial com uma dieta líquida e pastosa. É um tratamento simples de técnica, eficaz de resultado e de baixo custo operacional. Posteriormente o paciente e suas fraturas devem ser avaliados e, se for necessário, programa-se outro tempo para complementar as reduções e concluir o tratamento (Fig. 11-4).

Não obstante, o tratamento ideal para estas fraturas é a contenção com miniplacas e parafusos de acordo com o descrito no Capítulo 14, Fraturas do Esqueleto Facial, no entanto nem sempre é possível por indisponibilidade do material, excetuando-se o acesso que pode ser pela própria ferida traumática, caso ele esteja disponível para execução conforme descrito.

As **fraturas do complexo zigomático e da órbita** podem ser reduzidas de forma incruenta através de tração pelo gancho de Ginnest. Este gancho apoia a ponta ativa por baixo da margem posteroinferior tracionando o bloco ósseo

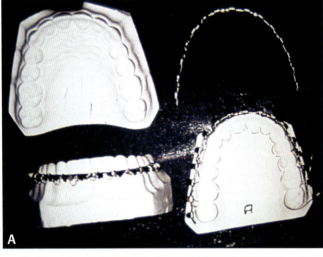

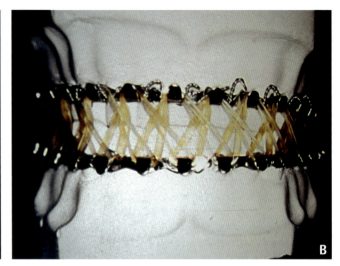

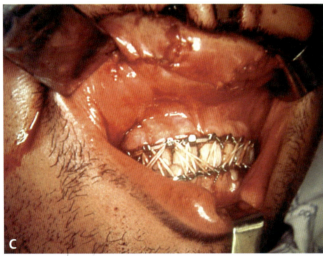

Fig. 11-4. Bloqueio intermaxilar com barras de Erich e anéis de elásticos. (**A**) Barras de Erich no modelo. (**B**) Bloqueio no modelo. (**C**) Bloqueio no paciente.

para frente (ventral), para cima (cranial) e para fora (lateral) conforme a necessidade. Depois pode ser imobilizada por curativo compressivo após as devidas suturas.

Seja qual for à fratura exposta, ela deve ser reduzida ou, pelo menos os cotos aproximados e imobilizados. Quando reduzidas devem ser contidas. A contenção ideal é realizada com placas e parafusos 2.0. A placa deve ser colocada de forma que a metade de seu tamanho fique sobre o traço de fratura. O ideal é que fiquem pelo menos dois furos, para dois parafusos, a cada lado da(s) linha(s) de fratura(s), caso **não** existam forças musculares ativas, e três a cada lado se **existam** forças musculares. Para os ossos do terço médio facial, deve-se utilizar fixação monocortical, com parafusos de 4 a 6 mm de comprimento. Para a mandíbula deve-se utilizar placa 2.4 na basilar para a contenção, com parafusos em fixação bicortical de comprimento variável com a espessura óssea medida após a perfuração, e placa 2.0 próxima ao osso alveolar para estabilização, com fixação monocortical, com parafusos de 4 a 6 mm de comprimento. Lembre-se de que antes da fixação as fraturas maxilomandibulares devem estar com bloqueio intermaxilar em oclusão cêntrica.

Quando não se pode contar com as placas e parafusos, a fixação deve ser semirrígida, com fio de aço inox flexível. Se nem este for possível, devem-se imobilizar os cotos fraturados o mais próximo possível.

A fixação óssea deve iniciar pela extremidade fixa, isto é, por exemplo, em uma fratura por disjunção do zigomático, a primeira fixação deve ser frontozigomática; em uma fratura de Le Fort I, a primeira fixação deve ser na crista zigomatoalveolar.

Quando forem várias fraturas, deve-se iniciar por aquelas que se fixam na estrutura craniana. As fixações devem seguir ordem de cima para baixo e de posterior para anterior. Seguindo esta sequência não serão encontrados muitos problemas para uma boa reconstrução do paciente.

As **fraturas de nariz** podem ser reduzidas com auxílio de uma pinça Rochester curva, que, introduzida no interior da pirâmide nasal, pode auxiliar na sua redução, por levantamento dos ossos nasais e os processos frontais dos maxilares. Como é um tratamento imediato, em curto intervalo de tempo após o trauma, este levantamento se faz sem nenhuma resistência e com grande facilidade, pois os ossos tendem a voltarem para suas posições originais. As fraturas nasais são expostas mesmo não havendo feridas na pele, pois elas rompem internamente a mucosa nasal, produzindo grande sangramento causado por sua abundante vascularização. Após as devidas reduções, deve-se promover um tamponamento nasal para a contenção das fraturas e para a hemostasia. Este tamponamento deve ser realizado com ataduras de gaze de 4 cm devidamente lubrificada em substância oleosa para não aderir aos coágulos. Deve ser realizado sempre bilateralmente e em pequenas quantidades, isto é, introduz-se cerca de 15 cm na narina direita e depois a mesma quantidade na narina esquerda e, assim, vai-se repetindo a prática até que as cavidades nasais fiquem totalmente preenchidas. Neste tratamento imediato é dispensável o aparelho gessado havendo feridas ou não na pele, pois as fraturas recentes não oferecem resistências ao tratamento.

Independentemente do tipo, localização e forma da fratura, quando ela não é devidamente reduzida, ou ao menos aproximada, a reparação dos tecidos moles pode ficar prejudicada devido às alterações em suas estruturas e formas, resultando em alterações anatômicas e, até mesmo, funcionais no pós-operatório.

Se as fraturas, independentemente de quais ossos, forem fechadas, indica-se, de imediato, apenas um bloqueio intermaxilar. De forma geral as fraturas fechadas podem aguardar tratamento definitivo posterior (Capítulo 14 – Fraturas do Esqueleto Facial).

Reparação de Elementos Nobres

As estruturas nobres devem ser devidamente identificadas, em razão de sua importância morfofisiológica. Glândulas salivares e ductos excretores, ramos do nervo facial, canal nasolacrimal são exemplos destas estruturas.

Glândulas Salivares Maiores e Ductos Excretores

As glândulas salivares maiores quando são lesionadas por feridas cutâneas exigem reparação cuidadosa e delicada, pela grande possibilidade de formação de sialofístula, drenagem cutânea, principalmente a parótida. Os ácinos glandulares devem ser suturados com fio reabsorvível 4-0, com pontos isolados invertidos. A sua fáscia deve ser dissecada e divulsionada, recobrir a glândula e ser suturada, assim como a tela subcutânea de formas análogas. A pele deve ser suturada com mononáilon 5-0 em pontos simples isolados.

Os ductos excretores das glândulas salivares maiores devem ser inspecionados, ordenhando a glândula. Se o ducto foi lesado deve ser reparado. Caso mantenha continuidade basta cateterizar com cateter de poliuretano ou polietileno bem fino da carúncula bucal ao interior da glândula. O cateter deve ser fixado por um ponto simples por uma semana. Caso não haja continuidade do ducto, deve-se tentar localizar e incluir na cateterização. Se não for possível, formar outro ducto introduzindo o cateter no interior dos ácinos glandulares e transfixá-lo a cavidade bucal. Se isto não for feito, certamente formará uma sialofístula cutânea ou um pseudocisto de retenção.

Ramos de Nervos

Ramos do nervo facial são de difícil visualização sem microscópio cirúrgico, pois são muito delgados, entretanto os cotos lesados devem ser aproximados, em busca de sua regeneração e reversão da paralisia dos músculos por eles inervados.

Após seccionado, os cotos ou segmentos dos nervos retraem e se perdem na intimidade dos tecidos moles. Não é nada fácil proceder esta aproximação e muito menos a neurorrafia. Portanto, o prognóstico é ruim, pois fatalmente o paciente vai ficar com paralisia na(s) região(ões) de inervação do filete lesado.

A mesma dificuldade e o prognóstico ruim não acontecem quando o nervo está em ductos, como por exemplo, o nervo alveolar inferior no interior do ducto alveolar inferior na conformação interna da mandíbula. Neste caso a probabilidade de regeneração é altíssima.

Ducto Nasolacrimal

Feridas que acometam o endocanto palpebral e fraturas de nariz e órbita podem comprometer o ducto nasolacrimal. Nestes casos há necessidade de se passar um cateter fino pelo ducto estimulando sua reparação. Este cateter deve passar da órbita ao meato médio nasal. É de fácil passagem, mas de difícil fixação por ponto de sutura.

Nesta proximidade pode haver lesão da artéria angular. Se houver, deve-se promover a pinçagem e ligadura da mesma.

Apêndices

Em apêndices como nariz e orelha, que possuem cartilagem, a reparação deve iniciar por este tecido com pontos isolados invertidos e fio reabsorvível 4-0, depois a pele com pontos isolados simples e fios de mononáilon também 4-0. São enxertos complexos e de prognóstico duvidoso, pois a pele e cartilagens predominantes não possuem vascularização própria e nutrem-se por difusão dos tecidos adjacentes.

Reconstrução Tecidual – Suturas

Para uma correta reparação tecidual devem-se igualar as margens da ferida. Nas corto-contusas os ajustes das suas margens precedentes as suturas são fundamentais à recuperação funcional e morfológica dos tecidos lesionados. Portanto, as margens esmagadas cianóticas ou isquêmicas destas feridas devem ser extirpadas por tesoura de Metzembaum ou lâmina 11 de bisturi no cabo número 3. Deve-se cortar com parcimônia, pois todo tecido é extremamente importante, mas com atenção para se remover todo tecido comprometido sem sua vitalidade.

Os planos anatômicos devem ser identificados e divulsionados, para que sejam reparados um a um. A divulsão deve estender-se por cerca de 10 mm a cada margem da ferida.

Para a mucosa e os tecidos profundos devem-se utilizar fios reabsorvíveis 4-0. Para os músculos mastigadores pode-se utilizar o 3-0. Para a pele indica-se o mononáilon 5-0.

Para a mucosa podem-se utilizar pontos isolados simples ou contínuo entrelaçado. Para os tecidos profundos os pontos devem ser simples invertidos, respeitando plano a plano. Para a pele os pontos devem ser simples isolados.

A falta de atenção ao tipo de fio pode acarretar reação tipo corpo estranho e aos planos, em sutura em massa, pode estimular fibroses cicatriciais, deixando sequelas, cicatrizes de aspecto ruim e não cosmético.

Feridas com ângulo devem-se iniciar com ponto de reparo neste ângulo. A reconstrução tecidual deve começar com pontos de reforço em "U" para aproximarem os tecidos inicialmente nestes pontos das feridas recompondo a anatomia regional e dos tecidos. Além dos ângulos devem-se reparar as feridas que comprometam linhas cutâneas, como a linha mucoepitelial labial, também com pontos de reparos nas estruturas nobres como o vermelhão dos lábios, comissuras, sulcos etc.

A partir dos pontos de reparos adequados os tecidos moles começam a dar forma a face e suas estruturas como boca, nariz, pálpebras, orelhas etc.

Para cada ferida isoladamente inicia-se a reparação pelo plano mais profundo, só passando para o imediatamente mais superficial, quando aquele é concluído. Em uma ferida transfixante de lábio, por exemplo, inicia-se pela capa muscular (orbicular da boca), seguido pela mucosa, e finalizando na pele (Capítulo 13 – Traumatismos dos Tecidos Moles) (Fig. 11-5).

Curativos

Todas as feridas, traumáticas ou não, devem ser fechadas por curativos estéreis.

Após os primeiros atendimentos onde foram realizadas as reduções ou imobilizações das fraturas, as reconstruções dos elementos nobres e reparação dos tecidos moles por suturas, os tecidos devem ser protegidos por curativos, que muitas vezes determinam o resultado do trabalho. Os curativos podem ser de compressão ou de proteção. Tanto para um quanto outro, as feridas suturadas na mucosa devem ser lubrificadas com vaselina e as feridas suturadas na pele devem ser cobertas por fitas adesivas tipo **micropore**, para não interferir no processo cicatricial, e cobertas com compressas de gaze dobradas. Até aqui os curativos são semelhantes, diferenciando a partir deste ponto.

Os curativos de compressão garantem a: 1. imobilização dos tecidos, o que acelera e melhora a regeneração e a reparação teciduais e 2. ausência de espaços mortos, o que impede o sangramento e formação de hematomas, pressionando o enxerto contra o leito receptor, viabilizando sua fixação. Várias camadas de compressas de gaze são colocadas acima das feridas suturadas e sobre elas tiras de esparadrapos ou micropore, longas e sob tensão para criar a compressão. Muitas das vezes há necessidade de uma bandagem de Barthon, que consiste em passar camadas de atadura crepom sobre o crânio e a face, promovendo compressão e imobilização intermaxilar e de boa parte da face e crânio.

Os curativos de proteção apenas protegem as feridas a fim de não ficarem expostas. Camadas de compressas de gaze são colocadas acima das feridas e sobre elas tiras de esparadrapos ou micropore, curtas e sem tensão, sem pressão (Fig. 11-6).

Nas feridas sem secreção, sangramento ou infecção, consideradas limpas, mesmo nas traumáticas com profilaxia antimicrobiana, estes curativos devem permanecer fechados e imóveis por um espaço de uma semana. Isto ajuda consideravelmente a reparação ou regeneração cicatricial.

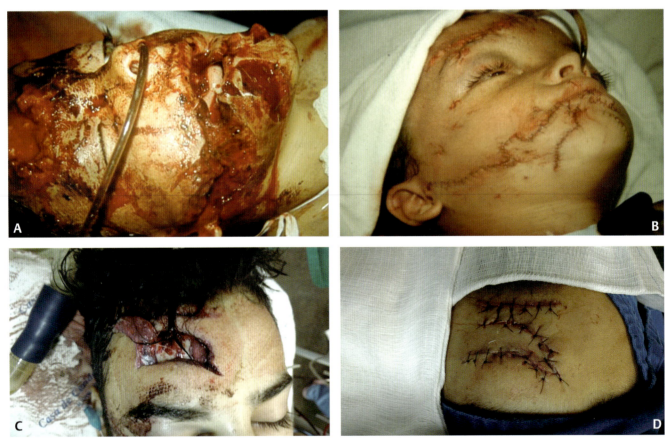

Fig. 11-5. Primeiros atendimentos. (**A**) Paciente com trauma múltiplo grave de face. (**B**) Paciente após o tratamento imediato. (**C**) Feridas nas regiões superciliar e occipitofrontal. (**D**) Ferida reparada.

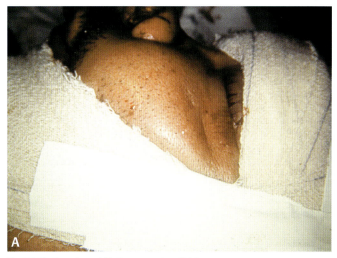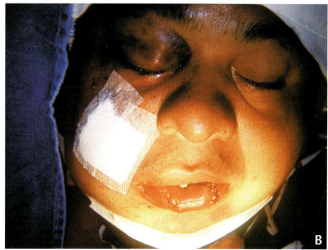

Fig.11-6. Curativos. (**A**) Compressivo. (**B**) Protetor.

Nas feridas com secreção, sangramento ou infecção, consideradas contaminadas ou comprometidas, estes curativos devem ser trocados diariamente ou até mesmo duas vezes ao dia se em presença de muita secreção purulenta, pois isto auxilia bastante no controle da infecção e na reparação ou regeneração cicatricial.

CONSIDERAÇÕES FINAIS

Estes primeiros atendimentos podem ou não ser definitivos. Às vezes existe a necessidade de um reparo mais tarde, em outro tempo operatório previamente programado, onde se pode contar com equipe qualificada e capacitada e materiais adequados. Porém, não se pode esquecer de que o primeiro atendimento é de suma importância, pois é ele que definirá o prognóstico das lesões. Portanto, deve ser o mais perfeito possível e com a intenção de ser definitiva. Devem-se promover corretas redução e/ou imobilização das fraturas, procurando manter o contorno facial e a oclusão, quando for o caso; reconstruindo todos os elementos anatômicos, um a um, devolvendo-lhes a forma e a função; reparando todas as feridas plano por plano, com fios, agulhas e técnicas adequadas e promovendo curativos funcionais e bem indicados, deixando-se assim o mínimo de sequelas possível. Mesmo que se tenha que fazer algumas complementações ou correções é o primeiro atendimento que vai direcionar o resultado final do paciente em sua estética e em suas funções. Primeiros atendimentos inadequados dificultam ou impossibilitam uma boa reparação futura. A face é de difícil simulação e disfarce.

Em razão de sua importância, cada tópico deve ser revisto em capítulos à parte, como lesões dos tecidos moles e fraturas faciais.

BIBLIOGRAFIA

Aguiar SA. Atualização na clínica odontológica. São Paulo: Ed. Artes Médicas, 1992.

Albrecht E, Bloc S, Cadas H, Moret V. Manual prático de anestesia locorregional ecoguiada. Rio de Janeiro: Ed. Revinter, 2016.

Alves E. Cirurgia de urgência, 3.ed. Rio de Janeiro: Ed. Guanabara Koogan, 1977.

Azevedo MRA. Hematologia básica – Fisiopatologia e diagnóstico laboratorial, 5.ed. Rio de Janeiro: Ed. Revinter, 2014.

Baranski TJ et al. Endocrinologia e diabetes – Manual de consulta, 3.ed. Rio de Janeiro: Ed. Thieme Revinter, 2016.

Beers MH e Berkow R. Manual Merk: Diagnóstico e tratamento, 17.ed. São Paulo: Roca, 2000.

Bennett RC. Anestesia local e controle da dor na prática dentária, 7.ed. Rio de Janeiro: Ed. Guanabara Koogan, 1986.

Berry CE, Kohn LM. A técnica na sala de operações, 4.ed. Rio de Janeiro: Ed. Interamericana, 1978.

Bickerstaff RE. Exame neurológico na prática médica. Rio de Janeiro: Ed. Atheneu, 1975.

Bombona AC. Manual ilustrado de anestesia local aplicada à clínica odontológica, 3.ed. São Paulo: Ed. Panamericana, São Paulo, 1988.

Brown AFT et al. Receituário de bolso – Emergências médicas. Rio de Janeiro: Ed. Thieme Revinter, 2017.

Brunicardi FC, Andersen DK, Billiar TR et al. Tratado de cirurgia, 9.ed. Rio de Janeiro: Ed. Revinter, 2013.

Caquet R. Exames de laboratório, 12.ed. Rio de Janeiro: Ed. Thieme-Revinter, 2017.

Centeno GAR. Cirurgia bucal con patologia, clínica y terapêutica, 7.ed. Buenos Aires: Ed. El Atheneo, 1973.

Cline DM et al. Manual de emergências médicas, 7.ed. Rio de Janeiro: Ed. Revinter, 2014.

Cohen L. Sinopse de clínica médica em odontologia, 2.ed. Tradução de Meurer JL. Rio de Janeiro: Ed. Guanabara Koogan, 1980.

Cuellar Erazo GA, Baccarini Pires MT. Manual de urgências em pronto-socorro, 2.ed. Rio de Janeiro: Ed. Médica e Científica Ltda, 1987.

Dingman RO, Nativig P. Cirurgia das fraturas faciais. São Paulo: Ed. Santos, 1983.

Filho NP. Microcirurgia do trigêmeo. Rev Medicina de Hge 1980;6(68):14.

Gil JN. Contribuição ao estudo da traumatologia buco-maxilo-facial. Teste. UFRJ, 1990.

Graziani M. Traumatologia maxilo-facial. Rio de Janeiro: Ed. Guanabara Koogan S.A., 1982.

Guyton AC. Tratado de fisiologia médica, 4.ed. Tradução sob supervisão de Alcyr Kraemer. Rio de Janeiro: Ed. Guanabara Koogan S.A., 1973.

Harmening DM. Técnicas modernas em bancos de sangue e transfusão, 6.ed. Rio de Janeiro: Ed. Revinter, 2015.

Kruger GO et al. Preparo de paciente para cirurgia, 5.ed. Rio de Janeiro: Ed. Guanabara Koogan, 1984.

Lima R. Manual de farmacologia clínica - Terapêutica e toxicologia. Rio de Janeiro: Ed. Guanabara Koogan, 1992.

McCarty MF. Emergências em odontologia prevencion y tratamento, 2.ed. Lisboa: Ed. Atheneo, 1973.

Peterson LL. Cirurgia oral e maxilofacial, 3.ed. Rio de Janeiro: Ed. Guanabara Koogan, 2000.

Prado R, Salim MA. Cirurgia bucomaxilofacial: diagnóstico e tratamento. Rio de Janeiro: Guanabara Koogan, 2004.

Psillanis MJ et al. Cirurgia cranio maxilo facial. Rio de Janeiro: Ed. Médica e Científica Ltda, 1987.

Regezi JA, Scuibba JJ. Patologia bucal. Rio de Janeiro: Ed. Guanabara Koogan, 1991.

Schrier RW. Manual de nefrologia, 8.ed. Rio de Janeiro: Ed. Thieme Revinter, 2017.

Shafer WG, Hine MK, Levy BM. Tratamento de patologia bucal, 4.ed. Rio de Janeiro: Ed. Interamericana, 1985.

Shauna C, Young A, Pousen K. Atlas de hematologia, 2.ed. Rio de Janeiro: Ed. Revinter, 2015.

Silva BA et al. Pacientes de alto risco em odontologia. Rio de Janeiro: Ed. Médica e Científica Ltda, 1988.

Souza JA. Conduta cirúrgica odontológica no paciente idoso. Odontólogo Moderno. (CIDADE?): Ed. de Publicações Científicas Ltda, 1991. v. 18. n. 3.

Valente C. Emergências em bucomaxilofacial. Rio de Janeiro: Ed. Revinter, 1999.

Valente C. Técnicas cirúrgicas bucais e maxilofaciais. Rio de Janeiro: Editora Revinter, 2003.

Yunen JR. UTI – Consulta em 5 Minutos. Rio de Janeiro: Ed. Revinter, 2015.

Zaidon JT et al. Tratamento imediato dos traumatismos faciais. Rio de Janeiro: Ed. Gráfica Muniz S.A., 1969. Zanini AS. Cirurgia e traumatologia buco-maxilo-facial. Rio de Janeiro: Ed. Revinter, 1990.

Traumatismos Alveolodentários

Traumatismos alveolodentários são agressões sobre o dente, o periodonto e o processo alveolar dos maxilares.

Estes traumatismos podem ser variados, desde pequenas lesões sem complicações até a perda de um ou mais dentes e, até mesmo, o processo alveolar. As causas são as mais variadas possíveis e estão relacionadas com uma queda da própria altura até a iatrogenia.

Os traumatismos alveolodentários constituem-se em:

1. Contusões dentais.
2. Fraturas dentais.
3. Luxações dentais.
4. Intrusões dentais.
5. Extrusões dentais.
6. Fraturas alveolares.

Todos os itens acima são quase sempre situações de emergência que exigem pronto-atendimento.

CONTUSÕES DENTAIS

Conceito

É o traumatismo que incide diretamente sobre o dente, mas sem alterar as suas estruturas anatômicas.

Tratamento

O tratamento imediato é a eliminação da oclusão traumática, caso exista.

Se a causa for um trauma acidental ou iatrogênico, normalmente não apresenta alterações dentais, e somente a prescrição de analgésico é o suficiente.

O paciente deve ser orientado sobre a possibilidade de rompimento do feixe vasculonervoso apical e consequente necrose pulpar, tornando-se escurecido mais tarde.

Porém, não se pode esquecer que os dentes mais jovens, que se mostram aparentemente desvitalizados por trauma, gradualmente podem retornar à normalidade de 6 a 10 semanas.

FRATURAS DENTAIS

Conceito

É a solução de continuidade do órgão dental.

Classificação

A classificação das fraturas dentais se dá pelo tipo de atendimento necessário. A classificação de ELLIS modificada apresenta-se em 8 classes:

- *Classe I:* fratura de comprometimento, principalmente, do esmalte.
- *Classe II:* fratura de comprometimento de esmalte e dentina.
- *Classe III:* fratura de comprometimento de esmalte, dentina e polpa coronária.
- *Classe IV:* fratura total da coroa ao nível do colo anatômico.
- *Classe V:* fratura do terço cervical de raiz.
- *Classe VI:* fratura do terço médio de raiz.
- *Classe VII:* fratura do terço apical de raiz.
- *Classe VIII:* fratura longitudinal (Fig. 12-1).

Diagnóstico

Clínico

O diagnóstico pode ser clínico, por meio de simples inspeção.

Radiográfico

O diagnóstico pode ser radiográfico, através de radiografia intraoral periapical do(s) dente(s) comprometido(s).

Tratamento

Fratura Classe I

Tanto na dentição temporária quanto na permanente, este tipo de fratura é o mais simples, às vezes nem exigindo tratamento. Causada por trauma de pequena intensidade na margem incisal dos elementos dentais.

Em alguns casos, as margens fraturadas ficam cortantes e exigem desgastes e polimentos para que fiquem lisas e não traumatizem os tecidos adjacentes (Fig. 12-2).

Fratura Classe II

Em ambas as dentições pode lesionar o pericemento, em razão de trauma de média intensidade. Deve-se restaurar de imediato a fim de proteger a dentina e a polpa.

Em quaisquer dos casos devem-se promover testes de vitalidade semanalmente por 30 dias, e quinzenalmente por outros 30 dias (Fig. 12-3).

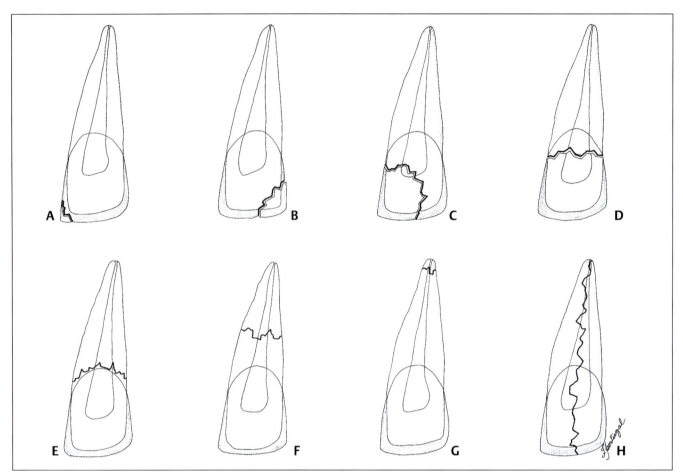

Fig. 12-1. Esquema das fraturas dentais. (**A**) Classe I. (**B**) Classe II. (**C**) Classe III. (**D**) Classe IV. (**E**) Classe V. (**F**) Classe VI. (**G**) Classe VII. (**H**) Classe VIII.

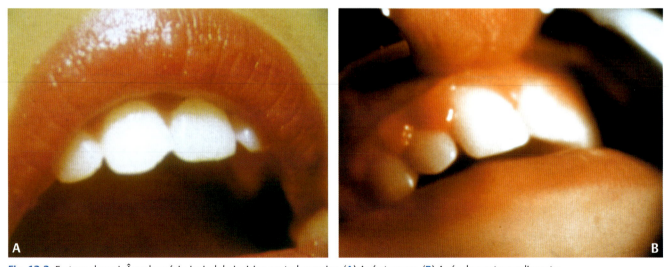

Fig. 12-2. Fratura classe I. Ângulo mésio-incisal do incisivo central superior. (**A**) Após trauma. (**B**) Após desgaste e polimento.

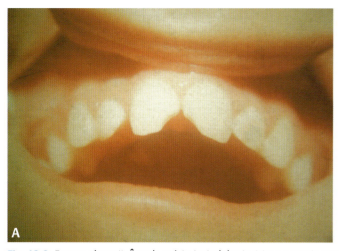
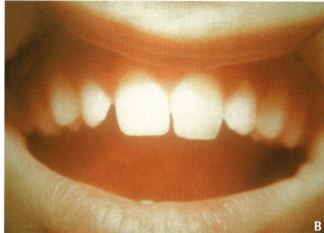

Fig. 12-3. Fratura classe II. Ângulo mésio-incisal dos incisivos centrais superiores. (**A**) Após trauma. (**B**) Após as restaurações.

Fratura Classe III

Aqui o tratamento pode ser diferenciado pelo tempo de exposição pulpar. Se tratado imediatamente, nos dentes permanentes, faz-se capeamento direto. Nos dentes temporários faz-se pulpotomia (remoção da polpa coronária) e mumificação pulpar se a reabsorção (rizólise) for inferior a 2/3 da raiz, caso contrário, a avulsão e a colocação de mantenedor dos espaços fazem-se indicadas. A sua conservação pode trazer reações inflamatórias periapicais pela possibilidade de necrose pulpar.

Caso o espaço de exposição pulpar seja de 24 a 72 horas, nos permanentes tenta-se a pulpotomia com subsequente proteção com hidróxido de cálcio e, nos decíduos, pulpectomia ou avulsão, de acordo com o exposto acima em relação à reabsorção radicular.

Se o espaço de exposição pulpar for superior a 72 horas, tanto nos permanentes quanto nos decíduos aproveitáveis, tentam-se pulpectomias. Se, nos permanentes, não houver completado o fechamento apical, aplica-se a técnica de apicificação, muito utilizada pelos endodontistas.

A técnica de apicificação exige, no mínimo, duas sessões clínicas. Como o objetivo deste trabalho é o primeiro atendimento, procura-se fazer uma abordagem e pulpectomia, removendo-se todo tecido necrótico do conduto.

A medicação intracanal é feita com a utilização de uma mecha de algodão contendo substância antisséptica adequada (paramonoclorofenol canforado), colocada no interior da câmara pulpar e selamento hermético com óxido de zinco e eugenol ou cavit.

De 7 a 10 dias após o paciente deve retornar a um especialista para a conclusão da apicificação, ocasião em que será colocado no ápice uma pasta de pó de hidróxido de cálcio e água destilada (Fig. 12-4).

Fratura Classe IV

Quando há perda da coroa dental permanente o tratamento imediato deve ser análogo ao descrito acima ou processado o tratamento endodôntico direto, realizado por endodontista e posteriormente para a prótese com colocação de pino, no qual se fixará a coroa protética.

Caso o permanente não possua o fechamento do ápice, o endodontista deve induzir a apicificação.

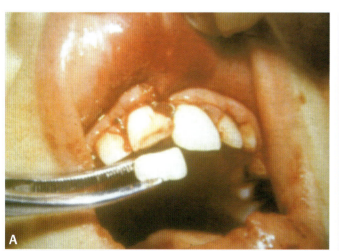
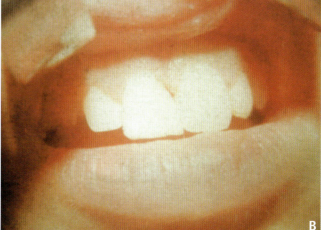

Fig. 12-4. Fratura classe III. Incisivo central. (**A**) Após trauma. (**B**) Após tratamento.

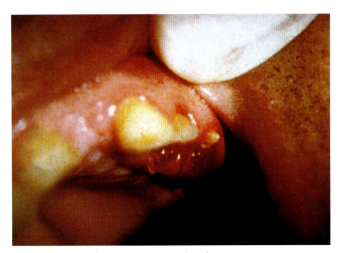

Fig 12-5. Fratura classe IV. Primeiro pré-molar.

Se o dente lesionado for decíduo, o tratamento indicado é a exodontia e colocação de mantenedor de espaço, pois não pode haver material não reabsorvível em sua raiz.

Caso não haja possibilidade dos tratamentos acima, a exodontia pode ser a opção (Fig. 12-5).

Fratura Classe V

Nos dentes permanentes e nos decíduos os procedimentos são idênticos ao anterior, fraturas de Classe IV.

Contudo, nos permanentes, a margem cervical do resto remanescente tem de ser tracionada até nivelar-se à crista alveolar pelo especialista. Para tal, o pino introduzido na raiz deve ser entortado como cabo de guarda-chuva e os dentes vizinhos devem possuir bandas ortodônticas. De uma banda ortodôntica à outra, passando pelo pino encurvado, colocam-se

anéis de borracha, fazendo-se assim a extrusão lenta com duração de seis meses a um ano (Fig. 12-6).

Quando a raiz alcançar a crista alveolar, faz-se uma coroa protética.

Fratura Classe VI

A fratura de terço médio de raiz indica a avulsão do elemento dental em qualquer circunstância (Fig. 12-7).

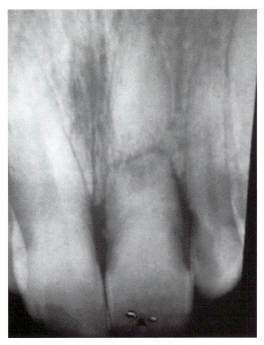

Fig. 12-7. Fratura classe VI. Incisivo central. Radiografia periapical.

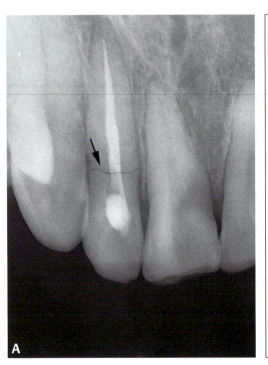
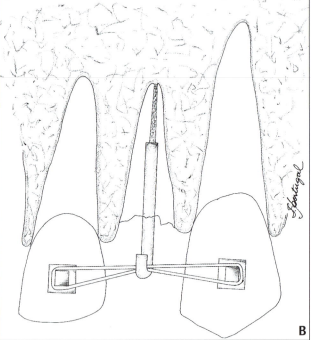

Fig. 12-6. Fratura classe V. Incisivo lateral. (**A**) Radiografia periapical. (**B**) Esquema de tração radicular.

Fratura Classe VII

A fratura do terço apical dos dentes permanentes indica uma cirurgia periapical para a remoção do terço apical fraturado e retro-obturação quando o endodontista não consegue realizar uma boa vedação no novo ápice (Fig. 12-8).

Nos decíduos a avulsão e a colocação de mantenedores de espaço são as indicações terapêuticas.

Fatura Classe VIII

Assim como a fratura de terço médio de raiz, a fratura longitudinal indica a avulsão dental em qualquer circunstância (Fig. 12-9).

Remoção dos Restos Dentais

Os casos de fraturas dentais que necessitam de exodontia geralmente exigem técnicas especiais. As que determinam exodontias variam com a realidade socioeconômica da população atendida em postos de urgências, os quais normalmente não oferecem condições, instalações e equipamentos adequados. Assim sendo, os pacientes que não podem se submeter a tratamentos conservadores em estabelecimentos privados ou não têm acesso a este tratamento na rede pública, não encontram outra solução senão a exodontia.

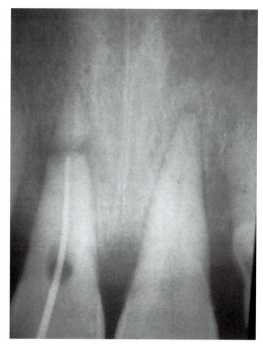

Fig. 12-8. Fratura classe VII. Incisivo central. Radiografia periapical de incisivos centrais superiores.

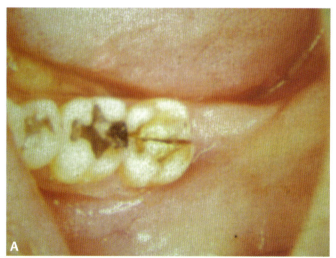

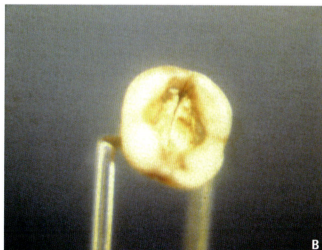

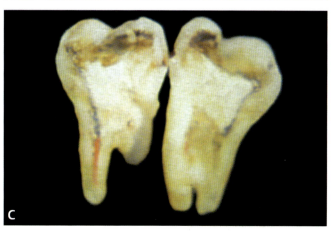

Fig. 12-9. Fratura classe VIII. (**A**) Aspecto de fratura longitudinal do segundo molar inferior. (**B**) Dente avulsionado, observar fratura. (**C**) Dente separado no traço de fratura.

Por ser assim, descrevem-se técnicas curativas para a eliminação dos órgãos dentais a partir de fraturas de classe III.

As técnicas foram subdivididas em três segmentos, de acordo com a relação existente entre o resto dental e a crista óssea alveolar. Assim, o resto dental a ser removido pode estar com parte da coroa: 1. acima desta crista; 2. em nível dela e 3. abaixo desta crista.

Remoção de Raízes acima da Crista Óssea Alveolar

Dentes Unirradiculares

Para um bom êxito devem-se seguir rigorosamente os passos e pormenores preconizados, portanto, jamais se deve abandonar a sindesmotomia, a luxação através de alavancas e a remoção propriamente dita com alavancas ou fórceps adequados.

Mesmo sabendo que muitos profissionais não utilizam o sindesmótomo e, às vezes, obtêm resultados, é indispensável o descolamento dos tecidos moles, gengiva e ligamento periodontal pericoronário e cementário.

Para se obter uma boa sindesmotomia, deve-se passar a ponta ativa do instrumento rente e paralelo ao cemento, forçando o mais profundamente possível em torno de toda a raiz, em todas as faces possíveis (vestibular, palatina ou lingual e, se possível, proximais). Após este procedimento, apoia-se firmemente a extremidade ativa deste instrumento, ora em posições na face vestibular e ora em posições na face palatina ou lingual, penetrando no espaço preenchido pelo ligamento periodontal, entre o cemento e o osso alveolar, com o auxílio do dedo polegar da outra mão.

Quando alcançar uma posição suficiente, força-se o instrumento para fora com o objetivo de abrir um espaço-base e de apoio, onde se encaixa a ponta ativa da alavanca. Completada a sindesmotomia, promove-se um afastamento gengival expondo o osso, facilitando a visão e evitando traumatismos gengivais.

A alavanca deve ser empunhada e o dedo indicador deve acompanhar sua haste para proporcionar o máximo domínio ao penetrar e apoiar no pequeno espaço pré-montado. Com movimentos lentos e rotatórios de aproximadamente 90 graus e pequena pressão em direção apical, provoca-se o deslocamento da raiz.

Caso haja dificuldade para a penetração da alavanca, coloca-se, no ponto desejado, a sua extremidade ativa e, com a ajuda do martelo, dão-se pancadas sem força exagerada até a penetração de um terço do comprimento da porção radicular. Este passo auxilia na luxação, entretanto, se deve prestar real atenção para não comprometer o dente vizinho.

Durante a luxação promovida pela alavanca, a mão do operador que não estiver em trabalho ativo comprime a área do ápice radicular com os dedos indicador e polegar, tracionando a raiz a fim de que saia da sua cavidade. Os objetivos deste passo são: 1. impedir que o fragmento ou instrumental penetre no seio maxilar; 2. proteger a gengiva e demais tecidos moles dos possíveis deslizamentos ou escapamentos do instrumental; 3. facilitar a expulsividade da raiz devido à sua forma cônica e 4. manter o campo operatório limpo e seco, sempre que forem os casos.

Quando a raiz está acima da crista alveolar há um relativo espaço para a fixação do fórceps. Neste caso os fórceps mais apropriados são: o nº 65 ou baioneta ou o 150, para as raízes superiores, e o nº 69 ou 151 para as inferiores.

Penetra-se a ponta ativa do fórceps o mais profundo e firmemente possível ao nível da crista alveolar, seguindo o longo eixo dental; em seguida são exercidos os movimentos de: 1. impulsão; 2. lateralidade ou báscula (vestibular e lingual ou palatina); 3. rotação parcimoniosa e 4. expulsão, em movimentos isolados e conjuntos. Respeita-se rigorosamente a resistência óssea e forçando para a face mais frágil, geralmente a vestibular, com exceção dos molares inferiores, que é a lingual (Fig. 12-10).

Para aqueles que preferirem a própria alavanca para a avulsão radicular, basta introduzir sua ponta ativa até o final do terço cervical de raiz, apoiar na crista alveolar protegido pelo dedo correspondente, e, com movimentos vestibulares e/ou linguais, vai-se promovendo o deslocamento e expulsão da raiz, à medida que se força a ponta do instrumental para fora do alvéolo, em movimento de cunha (Fig. 12-11).

Dentes Multirradiculares

Este caso divide-se em três categorias, de acordo com a anatomia dental: 1. raízes vestibular e palatina (primeiros pré-molares superiores); 2. raízes mesial e distal (molares inferiores) e 3. raízes vestibulares mesial e distal e palatina (molares superiores), nas quais suas remoções, geralmente, são semelhantes às unirradiculares em idênticas posições (acima da crista alveolar), acrescidas de pequenas diferenças, que serão estudadas isoladamente.

O primeiro pré-molar superior é removido como se fosse unirradicular; entretanto, à medida que se faz a luxação pela vestibular com a alavanca reta, deve-se promover um desgaste ósseo de aproximadamente um terço do comprimento radicular. Isto facilita a saída da raiz pela vestibular sem maiores complicações, tendo-se em vista que este dente facilmente se fratura no terço apical, tornando sua remoção mais complexa e com osteotomia maior que a desejável.

As raízes dos molares inferiores podem ser avulsionadas pelo mesmo método dos unirradiculares, após a sua separação, odontossecção, a qual pode ser obtida com alta ou baixa rotações, que divide o dente exatamente no meio em direção ao vestíbulo-lingual ou vice-versa, até próximo ao assoalho pulpar; depois a secção é completada com a alavanca, que penetra no espaço pré-confeccionado, em movimentos rotatórios no longo eixo e de impulsão. Ou podem ser separadas, em

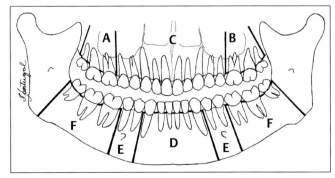

Fig. 12-10. Esquema de áreas de acordo com a indicação do fórceps e área de menor resistência óssea. (**A**) 18R – vestibular; (**B**) 18L – vestibular; (**C**) 150 – vestibular; (**D**) 151 – vestibular; (**E**) 151 – oclusal e (**F**) 16 ou 23 – lingual.

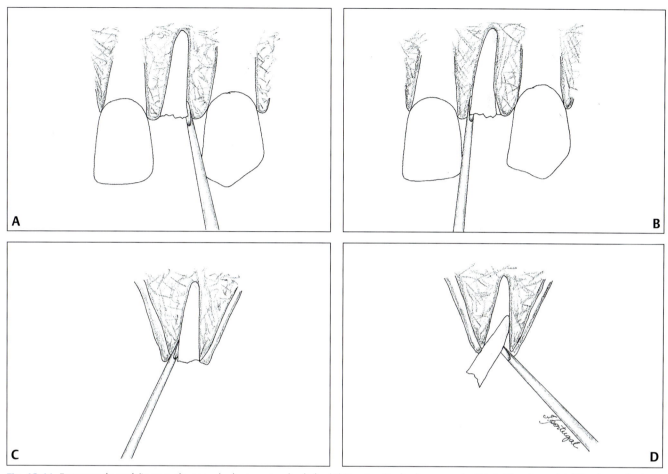

Fig. 12-11. Esquema de avulsão com alavanca de dente unirradiculado. (**A**) Penetração da alavanca pela distal; (**B**) pela mesial; (**C**) pela vestibular e; (**D**) pela palatina com expulsão para a vestibular.

última escolha, também com o auxílio do cinzel e do martelo. O cinzel é apoiado nas proximidades do sulco secundário vestibulolingual, apoia-se a mandíbula e imprime-se uma martelada firme e precisa que seccionará as raízes. Nestes casos são removidos com o fórceps nº 69 ou 151, preferencialmente.

Caso possa remover as duas raízes concomitantemente, promove-se a luxação das raízes com as alavancas anguladas de MEAD, cujos métodos de utilização são praticamente idênticos. A seguir penetram-se as pontas ativas do fórceps nº 16 ou 23 (cornos ou chifres de vaca) o mais profundamente possível com a finalidade encaixá-las na furca. Depois seguem-se aos requisitos já descritos para os fórceps em geral (movimentos de impulsão, de lateralidade ou báscula, de rotação e de expulsão)

Quando a superfície exposta é insuficiente para utilização do fórceps, usam-se, nas raízes já luxadas, as alavancas tipo "bandeirinhas", de Seldin, pela vestibular e lingual, respectivamente, com a sua extremidade ativa penetrando no espaço da furca e sua haste na crista alveolar.

Uma vez alcançada a bifurcação das raízes e apoio na superfície óssea, protegida pelos dedos polegar e indicador da outra mão, executando-se movimentos expulsivos de cunha. Caso o osso seja muito frágil e não suporte a pressão, deve-se repetir esta manobra na outra face, com paciência e destreza, até que se consiga removê-las (Fig. 12-12).

Nos molares superiores os procedimentos iniciais são idênticos a todos os anteriores, podendo ser removidas em conjunto, sempre que possível. Caso haja uma parte de coroa resistente, osteotomizam-se um pouco as porções das cristas ósseas vestibular e palatina, até expor a bifurcação das raízes vestibulares, promovendo "pega" para o fórceps 18 R ou 18 L, conforme o lado (Fig. 12-10). Este desgaste ósseo facilitará e união das margens da ferida após a sutura.

Se não houver porção coronária resistente deve-se desgastar um pouco mais o osso vestibular acompanhando as raízes até um terço de seu comprimento, e isto pode ser conseguido facilmente com a alavanca reta, pois o osso maxilar é muito trabeculado e pouco resistente. Após esta abertura, com a alavanca mais conveniente e com movimentos rotatórios delicados, penetra-se pela face palatina deslocando as raízes, que vão saindo pela vestibular. Aqui o auxílio do fórceps pode ser de grande utilidade.

Caso haja necessidade de as raízes serem removidas isoladamente, podem ser seccionadas como as inferiores, resguardadas as posições anatômicas. Portanto, faz-se uma separação longitudinal na linha média do dente separando a raiz palatina das vestibulares e, em seguida, seccionam-se as vestibulares.

As raízes isoladas podem ser removidas com fórceps número 65 ou 150 seguindo os critérios preconizados, pois este encontrará pontos para se fixar. Caso seja necessária a

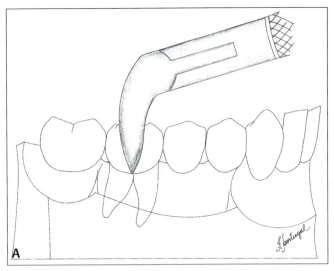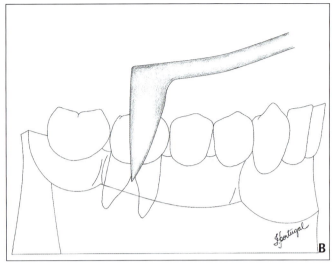

Fig. 12-12. Esquema de posicionamento na furca radicular. (**A**) Do fórceps. (**B**) Da alavanca.

remoção com alavanca, faz-se o desgaste ósseo pela vestibular para remover as raízes calcando a alavanca no lado palatino das raízes vestibulares uma a uma. A raiz palatina é removida com um pequeno desgaste do septo interalveolar.

Remoção das Raízes em Nível de Crista Óssea Alveolar

A raiz ou raízes estão presas no alvéolo, a princípio sem "pega" para a utilização do fórceps e sem ponto para a penetração da alavanca para proporcionar uma luxação; todavia, as técnicas para as remoções destas raízes são bem semelhantes àquelas que emergem do processo alveolar.

Após a sindesmotomia a primeira tentativa para a remoção é a de penetrar a alavanca no espaço periodontal para se obter a luxação da(s) raiz(es); contudo em hipótese alguma podem ser esquecidos: 1. o posicionamento correto entre o longo eixo da ponta ativa do instrumental e o longo eixo do dente e 2. a segurança dada pelos dedos polegar e indicador da mão oposta envoltos por gaze.

A penetração da alavanca no espaço entre o cemento e o osso alveolar deve ser feita por movimentos de rotação e lateralidade sob pressão (impulsão), primeiramente na face vestibular e, posteriormente, na face lingual ou palatina; fazendo-se acompanhar por cunhas de expulsão da raiz para fora do alvéolo com um ponto de apoio na crista óssea alveolar.

Caso o espaço não permita o descrito acima, pode-se aumentá-lo com auxílio do escopo e martelo. Apoia-se a extremidade ativa do cinzel no espaço periodontal (cemento-osso alveolar) e, com pancadas firmes e sem força, vai-se promovendo uma abertura pelo afastamento da raiz e osso alveolar. Porém, não se pode esquecer de segurar bem a mandíbula, para que ela não se desloque, e o cinzel, para que ele também não escape, além de proteger totalmente o dente vizinho nas remoções de restos dentais inferiores. A seguir se utiliza a alavanca como o descrito acima, na raiz já semiluxada.

Se o uso do martelo e cinzel for contraindicado ou não preferido, deve-se fazer uma incisão vestibular e rebater o retalho expondo o osso (técnica estudada detalhadamente a seguir). Logo após o rebatimento deve-se fazer uma osteotomia

vestibular com menos de um terço do comprimento radicular total. Quando a raiz estiver seu terço cervical exposto, é removida facilmente por qualquer uma das técnicas descritas anteriormente, até mesmo com a utilização do fórceps.

Nos casos de multirradiculados pode-se removê-los normalmente em conjunto ou isolados após a odontossecção; com a utilização de alavancas ou fórceps, seguindo os mesmos critérios descritos anteriormente.

Remoção de Raízes abaixo da Crista Óssea Alveolar

Com Acesso Intra-Alveolar

Antes de qualquer ação operatória deve-se tomar total conhecimento da situação correta do resto dental.

Geralmente as raízes fraturam-se obliquamente. Se assim for, coloca-se a extremidade ativa da alavanca de fragmentos (alavanca nº 1, 2 ou 3) contra a parede do alvéolo e a maior extremidade do fragmento, com movimentos rotatórios suaves. Após a penetração suficiente do instrumental, move-se em direção ao centro, mediante ligeira pressão. Estes movimentos somados ao de lateralidade e à forma cônica radicular permitem bons resultados. Este método deve ser preferido ao de retalho para os pré-molares inferiores em razão do forame mentoniano (Fig. 12-13).

Quando a raiz se fratura horizontalmente, promove-se um desgaste da parede óssea alveolar com a broca nº 4 para baixa rotação devidamente irrigada com solução salina, para se evitar aquecimento ósseo (Fig. 12-14).

Depois de formado o espaço entre o osso e o fragmento, a eliminação pode ser feita com a penetração da alavanca de fragmentos, conforme descrito.

Utilizam-se também as alavancas de Seldin (bandeirinhas) para esta remoção. A extremidade aguçada penetra entre a parede óssea e o fragmento com os mesmos movimentos anteriores, diversificando apenas no movimento de remoção, o qual consiste em fixar a extremidade do instrumental na porção inferior do fragmento e o remover por tração depois de luxado.

Nos dentes multirradiculares se tem a opção de eliminar o osso interseptal. Caso tenha existido somente uma fratura,

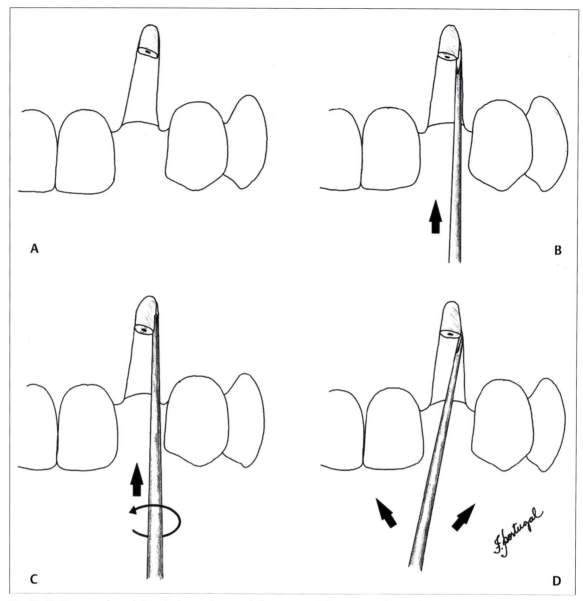

Fig. 12-13. Esquema de avulsão apical com alavanca de fragmentos. (**A**) Terço apical intra-alveolar. (**B**) Penetração da alavanca em sentido apical na margem mais alta. (**C**) Movimentos rotatórios com impulsão. (**D**) Movimentos de lateralidade com expulsão.

pode-se remover o septo com a broca n° 4 de baixa rotação e uma boa irrigação de solução salina ou com a própria alavanca de Seldin. Aberto o espaço, remove-se o fragmento com a alavanca de fragmentos obedecendo rigorosamente os movimentos preconizados (Fig. 12-15).

Na existência de mais de uma fratura, começa-se a eliminação pelo fragmento de maior tamanho pelo método que melhor se aplicar, com as alavancas de fragmentos, de Seldin, anguladas ou retas, ou com fórceps. Depois, pelo espaço deixado pela maior, remove(m)-se a(s) outra(s) após o desgaste do osso interseptal.

Como observação, não se pode esquecer de que, nos restos de dentes superiores, deve-se evitar ao máximo a pressão apical para se prevenir acidentes, principalmente com o seio maxilar ou com a fossa nasal. Portanto, mesmo que a raiz seja biselada, os processos de remoção sem desgaste ósseo tornam-se impraticáveis.

Com Alveolotomia Vestibular (Retalho)

Este método consiste em se promover uma incisão dos tecidos moles, gengiva e periósteo, pela vestibular; expor osso; abrir uma passagem no processo alveolar; remover o resto dental e, em seguida, suturar os retalhos mucoperiosteal. A princípio pode parecer bem traumatizante, contudo, é bem menos que as tentativas intempestivas com alavancas e fórceps.

Geralmente as incisões preconizadas são aquelas descritas por Farabeuf, papilar com alívio oblíquo vestibular a mesial do elemento dental imediatamente anterior, o que preserva a vascularização e inervação local. A incisão deve atingir simultaneamente a gengiva e o periósteo. O descolamento produzido por destacar o periósteo deve iniciar pelo ângulo da incisão e o rebatimento com afastador, tipo Farabeuf.

Exposto o osso, pega-se uma pinça para algodão, coloca-se uma das pontas ativas no alvéolo e a outra, pela tábua

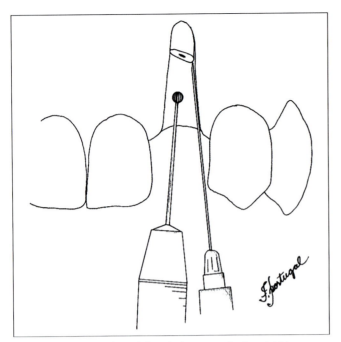

Fig. 12-14. Esquema de avulsão apical com ampliação rotatória com baixa rotação e broca esférica.

externa, mostra a posição da margem superior do fragmento. Localizado o ponto operatório, deve-se promover a osteotomia, que pode ser conseguida com um cinzel reto ou goivo e martelo ou com brocas para osso; todavia, esta produz calor, fragmentos ósseos e outros fatores indesejáveis.

O cinzel deve ser posicionado com um ângulo correto de aproximadamente 45° para promover um corte limpo e relativamente atraumático, de maneira cômoda e rápida, com boa visibilidade do campo e produzindo menos resíduos. As desvantagens estão interligadas à força da pancada, que pode ser lesiva aos tecidos circundantes.

As brocas devem ser usadas com uma grande irrigação com solução salina para se eliminar o calor e manter o campo limpo. Sendo muito difícil o seu posicionamento por falta de apoio, é indispensável o aspirador de sangue e saliva. Deve ser usada somente em áreas mais delicadas ou onde os cinzéis não atinjam.

O osso deve ser removido até que o fragmento radicular se exponha; em seguida com uma alavanca reta colocada paralela e perpendicular ao seu longo eixo, promovem-se movimentos rotatórios com bom apoio, removendo-se o resto dental facilmente (Fig. 12-16).

Outro bom método é conseguido pela utilização dos ejetores ou alavancas de fragmentos apicais números 1, 2 e 3, que podem ser utilizados intra-alveolar ou externamente.

O retalho não deve ser dispensado, apesar de muitos autores assim o fazerem, pelo fato de que existe a possibilidade de fracasso operacional, onde se tenha de promover uma alveolotomia. Caso não se tenha promovido o retalho, este será praticado em uma gengiva já bem traumatizada.

Localiza-se a porção superior do fragmento por intermédio da pinça de algodão e o seu ápice, por palpação. Logo após a localização, o ejetor ou alavanca é posto obliquamente de cima para baixo próximo ao ápice, até penetrar por baixo desta, perfurando o osso. Com o ponto de apoio conseguido na penetração, joga-se o resto radicular para cima, deslocando-o. Depois de deslocado com o próprio ejetor, com uma alavanca ou com fórceps apropriado, é removido (Fig. 12-17).

Há dificuldades quando o fragmento radicular está muito próximo do seio maxilar, do forame mentoniano ou da raiz do dente vizinho. O retalho deve ser feito pela face próxima do fragmento e a osteotomia, com a broca, em razão da fina espessura e pouca resistência óssea e radicular, sendo o retalho em pré-molares utilizado somente em último caso. Exposto o fragmento, este é removido delicadamente com o ejetor ou alavanca reta. Removido o fragmento, sutura-se normalmente o retalho.

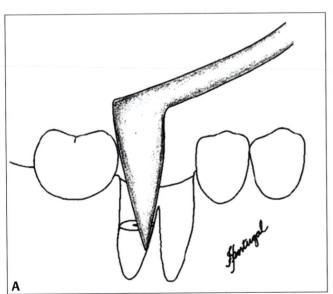
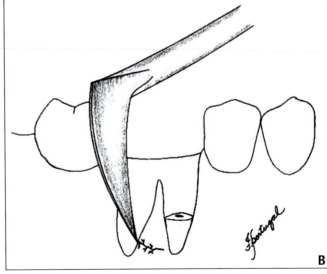

Fig. 12-15. Esquema para remoção de fragmento apical de multirradicular. (**A**) Com preservação do septo inter-radicular. (**B**) Com remoção concomitante do septo inter-radicular.

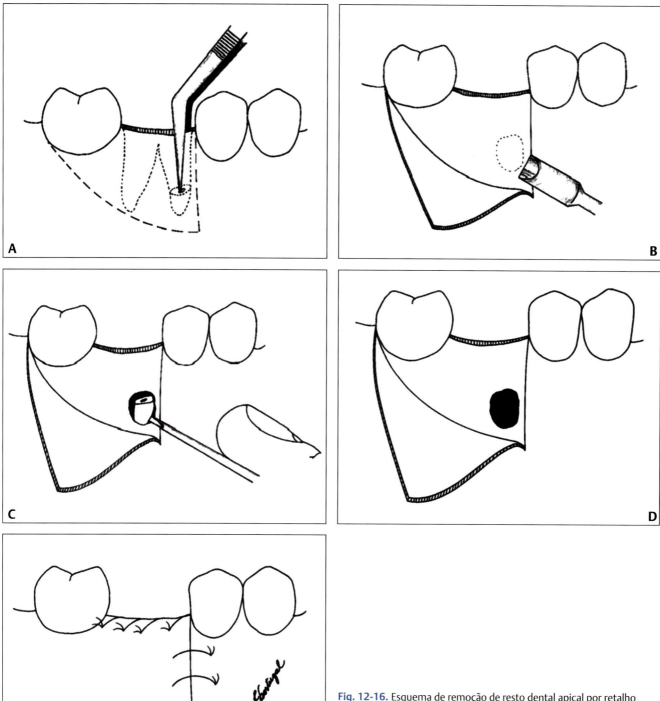

Fig. 12-16. Esquema de remoção de resto dental apical por retalho fibromucoso e fenestração óssea alveolar. (**A**) Localização da altura do resto dental. (**B**) Início da osteotomia por impacto. (**C**) Remoção apical com alavanca. (**D**) Aspecto da loja óssea. (**E**) Reparação gengival por pontos isolados simples.

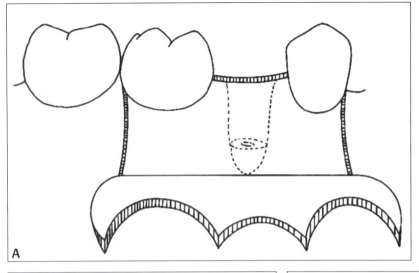
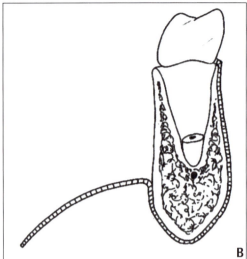
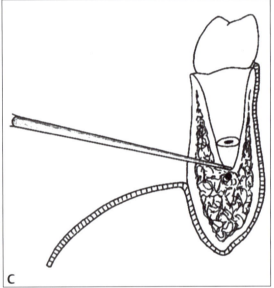
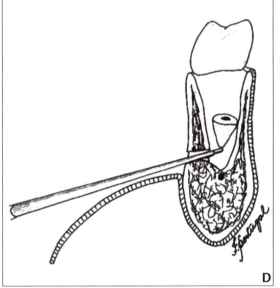

Fig. 12-17. Esquema de remoção de resto dental apical por retalho fibromucoso e alavanca óssea alveolar apical. (**A**) Esquema da incisão e do rebatimento em vista vestibular. (**B**) Esquema da incisão e do rebatimento em vista sagital. (**C**) Transfixação da ponta ativa do osso alveolar em direção ao ápice radicular. (**D**) Expulsão por sistema de alavanca.

Remoção de Raízes nos Processos Inflamatórios

A eliminação da causa é a melhor prática para exterminar um efeito nocivo. Não se deve deixar o resto radicular, causador de uma inflamação, intocável enquanto se faz um combate com antibióticos e anti-inflamatórios, pois estes poderão agravar a situação com danos colaterais, não só locais como gerais.

A remoção da raiz deve ser feita imediatamente, caso o paciente não seja portador de complicações gerais que a impeçam, contudo se deve dar maior atenção à técnica anestésica, que jamais pode ser no local. Esta anestesia tem de ser feita por bloqueio ou, em casos muito graves, pela geral, em ambiente hospitalar.

A possibilidade de bacteriemia e septicemia, em processos infecciosos, é a mesma, ou menor, quando se remove a causa; pois, quando sem saída, localizadas, as bactérias tendem a sair pelos vasos sanguíneos. Com a remoção da raiz há um alívio da pressão, além de possibilitar uma drenagem com meio bucal, por onde saem os microrganismos e a exsudação. Contudo, a anestesia no local pode disseminar a saída bacteriana pelos vasos junto à solução anestésica.

Os principais cuidados são: praticar uma anestesia à distância, possibilitar cirurgia o menos traumática possível e prescrição antimicrobiana eficiente.

Nos casos de inflamação, são benéficas a aplicação de calor (fato muito discutido) e a drenagem cutânea ou mucosa. A aplicação de calor provoca uma vasodilatação e consequentemente aumenta a hiperemia para um ataque à inflamação, expulsando a exsudação purulenta pelo dreno. Caso a incisão para o dreno seja cutânea, deve-se atentar ao máximo para a anatomia da região, que deve ser bem conhecida, e para as forças gravitacionais.

O que trata realmente uma coleção purulenta é a remoção da causa, sendo a antibioticoterapia apenas coadjuvante.

Como medida profilática pode-se utilizar antibióticos como os apresentados no Quadro 12-1.

Quadro 12-1. Antibioticoterapia Leve para Pacientes Ambulatoriais*

Antibiótico	Vias de introdução	Adultos	Crianças
Amoxicilina (1ª) ou Ampicilina (2ª)	Via oral	Ataque => 1 g = 2 caps. de 500 mg de 6/6 h por 2 dias Manutenção => 1 caps. de 500 mg de 6/6 h por 5 dias	50 mg/kg/dia, divididos em 4 doses de 6/6 h por 7 dias
Alergia à penicilina			
Cefadroxil (1ª)	Via oral	1 caps. de 500 mg de 12/12h	
Clindamicina (2ª) (Dalacin ®)	Via oral	1 caps. de 300 mg de 6/6 h durante 7 dias	15 mg/kg/dia, divididos em 4 doses de 6/6 h por 5 dias

*Observação importante: Estas medicações e posologias são sugestões e devem ser revistas antes da administração no paciente. São drogas que variam muito e que podem perder suas indicações com o tempo. Sugere-se verificar as recomendações mais atuais dos serviços antes de administrar qualquer fármaco.

Fragmentos que não Devem Ser Removidos

Condição contraditória entre autores e profissionais da odontologia é a preservação ou não de fragmentos dentais resultantes de traumas cirúrgicos ou não. Às vezes deve-se decidir entre a manutenção de um coto radicular ou a sua remoção e muitas das opções são aleatórias e sem fundamentação científica. Estudos mostraram que é viável a permanência somente nos casos em que:

1. Os fragmentos radiculares assintomáticos, mesmo com radiolucência em seu redor, que estejam muito próximos: 1. a fossa pterigomaxilar, ao seio maxilar ou a fossa nasal na arcada superior e 2. ao forame mentoniano e canal alveolar inferior na mandíbula, ou 3. da raiz de dente vizinho em ambas as arcadas; pois suas remoções podem causar complicações mais sérias que a sua permanência.
2. Os fragmentos de dentes menores que a metade do terço apical radicular com vitalidade pulpar.
3. Os fragmentos pequenos de dentes com vitalidade pulpar resultantes de fraturas imediatas, cujas remoções tragam complicações graves.

Cuidados com a Ferida Cirúrgica

Quando a raiz ou raízes tiverem sido removidas, promovem-se a limpeza alveolar. Esta limpeza pode ser feita por irrigações com solução fisiológica a fim de remover fragmentos ósseos remanescentes. A curetagem só deve ser realizada nos casos de lesões periodontais ou apicais, as quais tenham que ser removidas.

A sutura deve ser feita de preferência por pontos isolados simples.

LUXAÇÕES DENTAIS

Conceito

É o abalo do órgão dental com lesão de seu tecido periodontal, onde o mesmo passa a possuir distensão das fibras periodontais e modificação morfológica do esqueleto alveolar.

Classificação

A luxação dental possui três condições básicas, de acordo com sua mobilidade.

Classe I

Quando a mobilidade é apenas em uma única direção: vestibulopalatino ou lingual ou mesiodistal.

Classe II

Quando a mobilidade é em duas direções: 1. vestibulopalatino ou lingual e 2. mesiodistal.

Classe III

Quando a mobilidade é em três direções: 1. vestibulopalatino ou lingual; 2. mesiodistal e 3. cervicoapical (Fig. 12-18).

Tratamento

O tratamento é igual em todos os casos, variando somente o prognóstico, que piora a cada classe. Também idêntica é a anestesia terminal, o que favorece uma hemostasia, e o reposicionamento dental deve ser manual com os dedos indicador e polegar.

Em quaisquer dos casos deve-se verificar a sua posição em relação ao dente e ao alvéolo e a oclusão. O dente deve ser colocado na posição original e deve sofrer um desgaste oclusal a fim de ficar em infraoclusão. A reposição a original deve ser conseguida com os dedos polegar e indicador envoltos por compressa de gaze. Depende do bom-senso profissional, mas não apresenta grandes dificuldades. O desgaste oclusal deve ser feito com ponta adiamantada e apenas no esmalte, para sair de oclusão.

Deve-se promover uma imobilização do(s) órgão(s) dental(is) comprometidos(s), após a redução e o desgaste oclusal. A imobilização ideal se dá através de uma odontossíntese horizontal em escada ou hipocrática. A odontossíntese permite certa mobilidade dental mantendo sua integridade fisiológica. Fixações com resinas fazem com que o dente fique completamente imóvel. Esta imobilidade associada ao trauma recebido no ligamento periodontal e osso alveolar, podem induzir a uma reabsorção externa ou a uma ancilose ou ancilose alveolodentária. Caso não haja dentes adjacentes, uma goteira far-se-á necessária. A imobilização será de 4 semanas.

Nas classes II e III, poderá existir a necessidade de um tratamento endodôntico posterior, caso tenha existido necrose pulpar e o dente fique escurecido. O ideal para este tratamento deve ser de no mínimo 90 dias após a odontossíntese, períodos menores contraindicam a colocação dos grampos para o isolamento absoluto (Fig. 12-19).

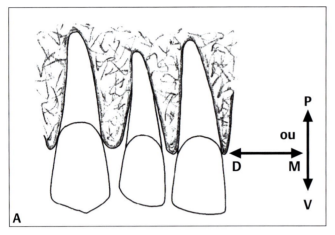

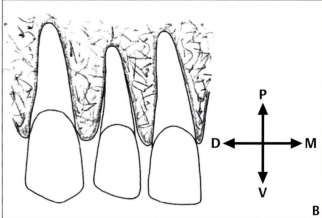

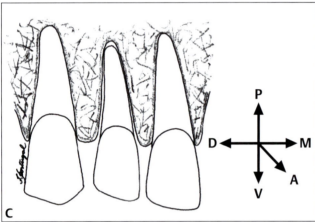

Fig. 12-18. Esquema das luxações dentais. (**A**) Classe I, um movimento. (**B**) Classe II, dois movimentos. (**C**) Classe III, três movimentos.

INTRUSÕES DENTAIS

Conceito

É a penetração do órgão dental no osso alveolar, no sentido cervicoapical, no periodonto de inserção, com desorganização da anatomia alveolodentária (Fig. 12-20).

Tratamento

O tratamento é variável com o dente, o grau de intrusão e a idade do paciente. A anestesia é semelhante em todos os casos em que se necessite de intervenção, sendo terminal, fato que favorece a hemostasia, e o reposicionamento dental deve ser manual com os dedos indicador e polegar. De um modo geral o tratamento das intrusões, quando há

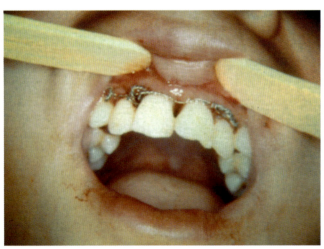

Fig. 12-19. Aspecto clínico de odontossíntese.

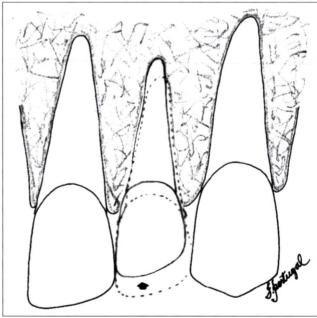

Fig. 12-20. Esquema de intrusão dental.

necessidade de reposicionamento, é semelhante ao tratamento das luxações.

Se a intrusão foi discreta, o dente pode voltar a sua posição sem tratamento específico algum.

Se a intrusão foi acentuada, porém, em dente decíduo ou dente permanente com raiz ainda incompleta, existe a possibilidade de retornar à posição original sem tratamento específico algum. Neste caso, principalmente nos decíduos, pode provocar dilaceração radicular no dente permanente.

Se a intrusão foi acentuada em dente permanente, fora da cronologia de erupção normal, este deve ser reposicionado na arcada ligeiramente em infraoclusão e semi-imobilizado. Deve-se promover a semi-imobilização do(s) órgão(s) dental(is) comprometidos(s) por meio de odontossíntese horizontal em escada ou hipocrática. A imobilização será de 4 semanas.

A fixação rígida através de fio de aço rígido e/ou colagem ou esplintagem por resina impedem os movimentos fisiológicos da articulação alveolodentária, o que pode induzir a uma reabsorção externa ou a uma ancilose (anquilose) alveolodentária.

Posteriormente, de acordo com a idade do paciente, provavelmente haverá necessidade de tratamento endodôntico, caso tenha existido a necrose pulpar. O ideal para este tratamento deve ser o mínimo de 90 dias após a esplintagem, períodos menores contraindicam a colocação dos grampos para o isolamento absoluto.

EXTRUSÕES DENTAIS

Conceito

A extrusão é a saída do órgão dentro de seu alvéolo no sentido cérvico-oclusal ou incisal com desorganização e alteração da forma alveolar.

Classificação

A extrusão pode ser parcial, caso se mobilize para fora, porém, mantendo contato com o alvéolo, ficando retido no alvéolo, ou total, caso seja totalmente avulsionado, expulso do alvéolo (Fig. 12-21).

Tratamento

Extrusão Parcial

Na extrusão parcial o pericemento ainda possui integridade em alguns pontos, colaborando com o prognóstico ao passo que mantem parte da vitalidade periodontal. A anestesia deve ser terminal em todos os casos.

Os dentes decíduos ou permanentes devem ser reposicionados e imobilizados por odontossíntese horizontal em escada ou oito (hipocrática). Devem-se evitar fixações rígidas tipo adesão por resina, pois a possibilidade de reabsorção externa ou ancilose é muito grande nesses casos. De um modo geral o tratamento das extrusões parciais é semelhante ao tratamento das luxações e sempre exige reposicionamento no alvéolo em infraoclusão.

Não deve esquecer-se de observar a fratura alveolar quase sempre presente. As fraturas "alveolares" devem ser reduzidas por compressão manual do processo alveolar com os dedos indicador e polegar, protegidos por uma compressa de gaze.

Extrusão Total

Na extrusão total ou avulsão, o prognóstico é dependente do espaço de tempo da exposição acidental ao ambiente, do meio de conservação do órgão dental até o tratamento e da técnica e método empregados. A anestesia deve ser por bloqueio, isto para não diminuir a circulação nos tecidos vizinhos pela vasoconstrição do agente anestésico local. A antissepsia deve ser feita na cavidade bucal e na face, porém jamais no alvéolo, não agredindo os tecidos do leito receptor.

Os dentes decíduos avulsionados não devem ser reimplantados em razão do distúrbio causado pelo fenômeno da rizólise e da possibilidade de afetar o dente permanente sucessor, produzindo reabsorções externas. Portanto, o tratamento imediato resume-se na reparação dos tecidos remanescentes e colocação de aparelho mantenedor de espaço.

Para os dentes permanentes, em exposição simples ao ar até quatro horas, indica-se o seu reimplante e odontossíntese horizontal com bom prognóstico. Espaços de tempos maiores, manipulações na raiz dental ou desidratação dos dentes, por colocação em guardanapos, gaze ou algodão, colocam em dúvida o prognóstico, contudo deve ser tentado em qualquer circunstância.

O dente a ser reimplantado deve ser lavado em abundância somente com solução fisiológica, pois antissépticos poderão desidratá-lo. Deve ser reposicionado no alvéolo, devendo ficar em infraoclusão para não sofrer nenhum tipo de agressão, e semi-imobilizado por odontossíntese horizontal em escada ou em oito (hipocrática).

Especialmente nesses casos a medicação imunossupressora pode ser de grande valia, desde que utilizada como preconizado abaixo:

1. A medicação deve ser com o corticoide, betametasona (Betnelan®, Celestone®), resguardadas suas contraindicações.
2. A posologia deve ser:
   - De 4/4 horas por 3 dias.
   - De 6/6 horas por 2 dias.
   - De 8/8 horas por 2 dias.
   - De 12/12 horas por 2 dias.
   - De 24/24 horas por 2 dias.

Observação importante: estas medicações, em especial as especialidades farmacêuticas (nomes comerciais), e posologias são sugestões e devem ser revistas antes da administração no paciente. Sugere-se verificar as recomendações mais atuais dos serviços, antes de administrar qualquer fármaco.

Dentro destes padrões, cuidados e medicação, o prognóstico é bastante favorável. A odontossíntese deve ser removida após 4 semanas.

FRATURAS ALVEOLARES

Conceito

É a solução de continuidade do tecido ósseo correspondente ao processo alveolar, podendo estar em qualquer uma das arcadas (superior ou inferior), em qualquer uma das faces (vestibular, palatina, linguais ou ambas) e em qualquer uma das regiões (incisivos, caninos, pré-molares e molares).

É um acidente que, se não houver alterações significativas, pode até passar despercebido.

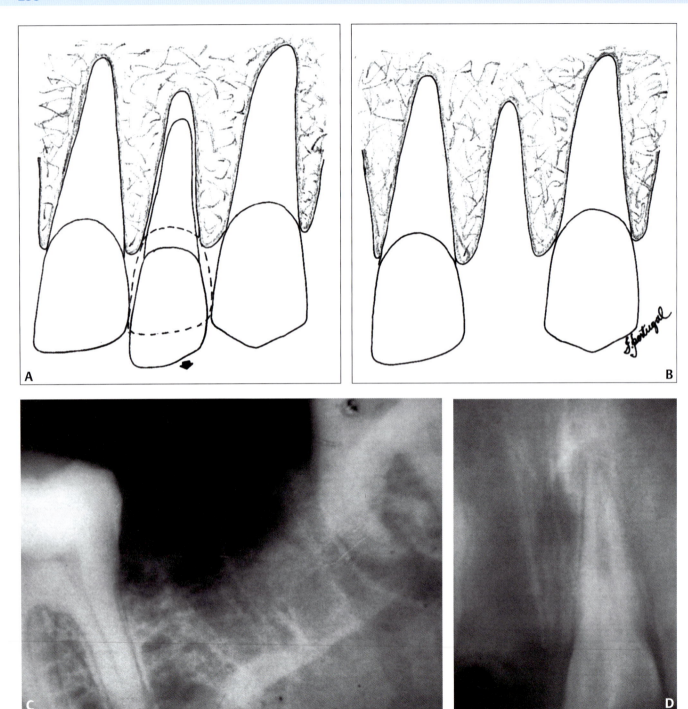

Fig. 12-21. Extrusão dental. Esquemas. (**A**) Extrusão parcial do dente 22. (**B**) Extrusão total do dente 21. Radiografia periapical. (**C**) Extrusão parcial de terceiro molar. (**D**) Extrusão total do incisivo central.

Classificação

A fratura alveolar pode ser, quanto à região dental, única ou múltipla.

Única

Quando atinge apenas a sustentação de um dente, podendo passar despercebida, sem nenhuma consequência.

Múltipla

Quando atinge a sustentação de dois ou mais dentes, podendo trazer consequências danosas para o paciente e sinais evidenciadores como má oclusão, lesões em tecidos moles e mobilidade de bloco osteodental.

Tratamento

O tratamento das fraturas alveolares deve ser sempre imediato, estando somente dependente das condições clínicas em que se encontram. A anestesia pode ser locorregional ou geral, dependendo da extensão, da gravidade, do estado geral e idade do paciente.

Geralmente as fraturas alveolares que despertam a atenção profissional apresentam mobilidade de um ou mais dentes e do tecido ósseo de inserção.

As reduções consistem em compressão manual com os próprios dedos indicador e polegar, protegidos por compressa de gaze até alcançarem a posição original. Nestes casos geralmente existem lesões dos tecidos moles gengivais, os quais podem exigir suturas.

As fraturas pequenas e estáveis exigem apenas uma odontossíntese horizontal do tipo escada ou hipocrática. As fraturas médias e grandes, além da redução e odontossíntese horizontal, podem exigir: osteossíntese direta, com placas e parafusos, e/ou bloqueio intermaxilar: durante duas a quatro semanas, de acordo com o caso. Na ausência de placas e parafusos pode-se fazer uma cerclagem circum-mandibular (Fig. 12-22).

Prognóstico

Desde que bem reparadas, a grande maioria dos casos de fraturas de processo alveolar apresenta um prognóstico favorável; contudo, se o tratamento for deficiente, não haverá consolidação do bloco fraturado, sendo rejeitado por pseudoartrose, necrose, abscesso, osteíte ou osteomielite (Fig. 12-23).

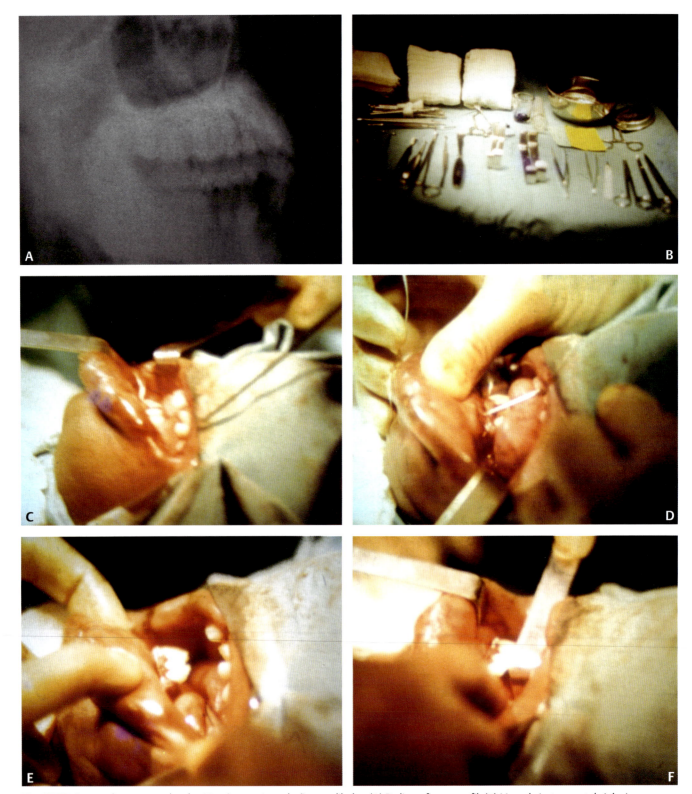

Fig. 12.22. Fratura do processo alveolar. Fixação por circundação mandibular. (**A**) Radiografia em perfil. (**B**) Mesa de instrumental cirúrgico. (**C**) Aspecto clínico da fratura. (**D**) Passagem do fio pela vestibular. (**E**) Odontossíntese horizontal. (**F**) Aspecto clínico final.

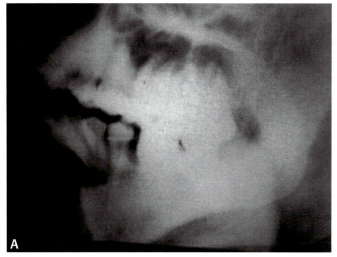

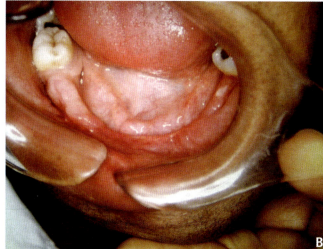

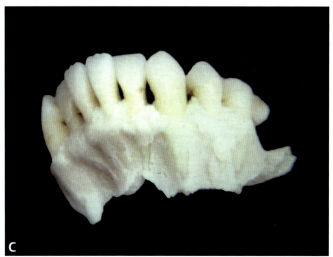

Fig. 12-23. Fratura de processo alveolar anteroinferior maltratado com perda de grande porção óssea. (**A**) Imagem radiográfica em perfil, observar processo alveolar inferior. (**B**) Aspecto clínico após perda óssea. (**C**) Aspecto do bloco ósseo expulso.

BIBLIOGRAFIA

Albrecht E, Bloc S, Cadas H, Moret V. Manual prático de anestesia locorregional ecoguiada. Rio de Janeiro: Ed. Revinter, 2016.

Alves LCF. Fratura dental durante as exodontias. Volume XV, nº 10. Rev Odont Moderno 1988;15(10):6-10.

Andreasen JO. Epidemiology of traumatic dental injuries to primary and permanent teeth in a danish population sample. Int J Oral Surg 1970;1:235-9.

Andreasen JO. Traumatismo dentário. São Paulo: Ed. Panamericana, 1971.

Andreasen JO et al. Etiology and pathogenesis of traumatic dental injuries. A clinical study of 1.298 cases. Scand J Dent Res 1970;78:339-42.

Avery DR, McDonald RE. Odontopediatria, 2.ed. Rio de Janeiro: Ed. Guanabara Koogan S.A., 1986.

Bassat et al. Effects of trauma to the primary incisors on their permanent sucessors. Journal of Dent for Children 1991 Mar-Apr..

Bijella MFTB. Causas e seqüelas de traumatismo em incisivos decíduos de crianças brasileiras de Bauru. Rev Paulista de Odontologia 1987;IX(1):38-47.

Bijella MFTB. Journal of dentistry for children. Occurence of Primary Incisor Traumatism in Brazilian Chidren 1990;57(6):424-7.

Boon LC. Impeded eruption of a permanent maxillary incisor by a dential and cyst. Journal of Dentistry for Children 1990 July-Aug.

Brunicardi FC, Andersen DK, Billiar TR et al. Tratado de cirurgia, 9.ed. Rio de Janeiro: Ed. Revinter, 2013.

Cline DM et al. Manual de emergências médicas, 7.ed. Rio de Janeiro: Ed. Revinter, 2014.

Dingman RO, Nativig P. Cirurgia das fraturas faciais. São Paulo: Ed. Santos, 1983.

Ellis RG. The classification and treatment of injuries to the teeth of children. Chicago: Ed. The Year Book Publishers, 1945.

Gil JN. Contribuição ao estudo da traumatologia buco-maxilo-facial. Tese. Rio de Janeiro: UFRJ, 1990.

Graziani M. Traumatologia maxilo-facial. Rio de Janeiro: Ed. Guanabara Koogan S.A., 1982.

Gregori C. Cirurgia odontológica para clínico geral. São Paulo: Ed. Sarvier, 1990.

Kluba J, Lutze B. Blow-out fracture in childrhood. Kinderarztl-Prax (Alemanha) 1991 July-Aug 1991.

Jacobsen I. Traumatic injuries to the teeth. Copenhagen: Ed. Sistematic Approacj, 1976.

Mackie JC, Warren VN. Dental trauma. Rev Dental Update 1988;15(4):155-9.

Marzola C. Transplante de germe dentário e sua técnica cirúrgica. Rev RGO 1980;28(2):116-23.

McCarty MF. Emergências em odontologia prevencion y tratamento, 2.ed. Lisboa: Ed. Atheneo, 1973.

McDonald RE. Odontopediatra, 5.ed. Rio de Janeiro: Ed. Guanabara Koogan, 1991.

McTigue DJ. Introduction to dental trauma. Pediatric Dentisty (Philadelphia) 1988;1071-182.

Peterson LL. Cirurgia oral e maxilofacial, 3.ed. Rio de Janeiro: Ed. Guanabara Koogan, 2000.

Prado R, Salim MA. Cirurgia bucomaxilofacial: diagnóstico e tratamento. Rio de Janeiro: Guanabara Koogan, 2004.

Sanchez JR et al. Traumatismo de los dientes anteriores in ninos pré-escolares. Acta Odont Pediat 1981;2:18-23.

Sanders B. Pediatric oral and maxilo-facial surgery. Toronto: Ed. Mosby, 1979.

Valente C. Emergências em bucomaxilofacial. Rio de Janeiro: Ed. Revinter, 1999.

Valente C. Técnicas cirúrgicas bucais e maxilofaciais. Rio de Janeiro: Ed. Revinter, 2003.

Viana CV. Sinopse de extração a retalho. RGO 1983;31(30: jul/set).

Zaidon JT et al. Tratamento imediato dos traumatismos faciais. Rio de Janeiro: Ed. Gráfica Muniz S.A., 1969.

Zanini AS. Cirurgia e traumatologia buco-maxilo-facial. Rio de Janeiro: Ed. Revinter, 1990.

13

Traumatismos dos Tecidos Moles

Os traumatismos dos tecidos moles são aqueles que atingem aos tegumentos como pele, tela subcutânea, músculos superficiais e profundos e elementos anatômicos como glândulas salivares, bola adiposa, vasos e nervos.

A pele tem como algumas funções protetoras de: 1. alojar e proteger os tecidos e órgãos mais profundos de agressões comuns ao ambiente; 2. proteger os tecidos do corpo de infecções; 3. "impermeabilizar", colocar o corpo a prova d'água.

As lesões podem ser superficiais, profundas e ambas. Podem-se ter lesões dos tecidos moles sem lesão da pele como as contusões e lesões superficiais dela como as escoriações e lixamentos.

Neste texto avaliam-se: as contusões, as escoriações e os lixamentos, as feridas, as avulsões e as queimaduras.

Seus tratamentos variam de acordo com a intensidade e extensão do trauma e com a lesão tegumentar acometida. Os tratamentos podem ser locais e/ou sistêmicos.

Dentre os tratamentos locais o mais comum é cirúrgico através da sutura, a qual é relatada desde o terceiro século Antes de Cristo, sendo evidenciado na Idade Média, com o aparecimento da pólvora, quando os ferimentos se tornaram mais graves. A sutura é a união dos tecidos moles, plano a plano, através de seu costuramento com agulhas e fios apropriados. Também não se pode desconsiderar os tratamentos fisioterápicos como aplicações de compressas frias e/ou quentes, massagens, exercícios e outros locais.

Dentre os tratamentos sistêmicos ou clínicos mais frequentes são a antibioticoterapia e anti-inflamatorioterapia. Por si só as lesões faciais, principalmente aquelas com rompimento dos tecidos de revestimentos (pele e mucosa) se envolvem com as bactérias *estafilococos áureos*. Como se não bastassem também estão susceptíveis a exposição dos microrganismos do ambiente e do agente causal.

Os pacientes que são vítimas de lesões dos tecidos moles, principalmente as abertas, geralmente necessitam de vacinação antitetânica (ATT) – 0,5 a 1(um) mL intramuscular. A antibioticoterapia está indicada para as lesões contaminadas, múltiplas e/ou extensas.

CONTUSÕES

Conceito

São lesões dos tecidos moles internos sem que haja solução de continuidade, rompimento aparente da pele ou da mucosa.

Se as contusões implicarem em lesão com solução de continuidade de um órgão (p. ex., a parótida), esta passa a chamar-se ruptura.

Etiologia

As contusões podem ter origem a partir de uma variedade de agentes, sendo produzidas geralmente mecânico rombo (p. ex., soco, pontapé, paulada, queda etc.).

Classificação

Classificam-se, de acordo com as alterações ou lesões produzidas nos tecidos, em quatro graus, variáveis entre um pequeno espaço morto ocupado por sangue e/ou humor líquido a uma grande destruição tecidual.

- *1º grau (equimose):* quando há ruptura de pequenos vasos e o sangue se fixa nos espaços intersticiais do epitélio de revestimento (Fig. 13-1).
- *2º grau (hematoma):* quando há *ruptura* de vasos maiores e o sangue se fixa em espaços entre os planos anatômicos, havendo separação entre eles (Fig. 13-2).
- *3º grau (necrose):* quando há desintegração celular com sua morte (Fig. 13-3).

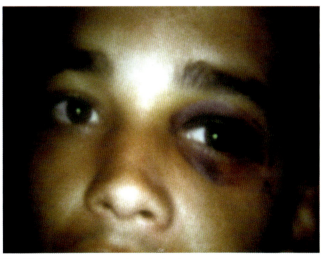

Fig. 13-1. Equimose na região palpebral esquerda.

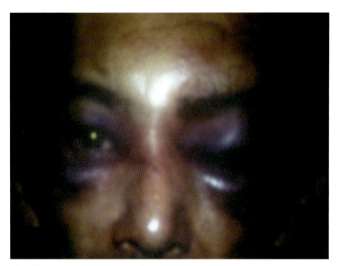

Fig. 13-2. Hematoma na região palpebral esquerda.

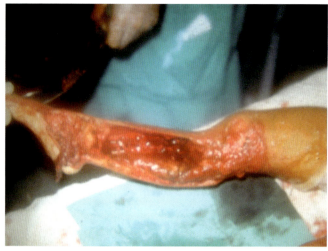

Fig. 13-4. Esmagamento do membro inferior direito. Neste caso com comprometimento da pele, não constituindo esmagamento clássico.

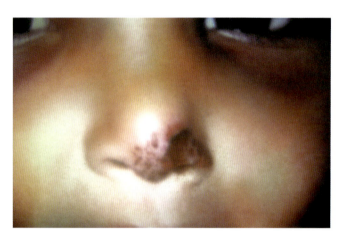

Fig. 13-3. Necrose da região nasal.

- **4° grau (esmagamento):** quando há trituração tecidual com destruição de planos e ou elementos anatômicos. Este tipo de contusão é extremamente raro na face em razão das fragilidades nas constituições ósseas, portanto, um impacto que seja capaz de destruir elementos anatômicos como músculo, por exemplo, antes produz fraturas (Fig. 13-4).

CARACTERÍSTICAS CLÍNICAS

- **1° grau (equimose):** apresenta-se como uma mancha arroxeada ou azulada no local do impacto. Deve-se a presença de sangue com hemoglobina entre as células epiteliais. Após 72 horas. com a absorção, começa a apresentar-se de forma amarelada, que vai clareando e sumindo na medida em que a hemoglobina é absorvida. Pode ou não apresentar dor ao toque. Desaparece espontaneamente entre 10 e 15 dias após o trauma.
- **2° grau (hematoma):** apresenta-se como um aumento de volume arroxeado ou azulado no local do impacto. Possui consistência cística móvel devido ao aprisionamento de sangue entre os planos anatômicos, que são comprimidos por ele. A pressão contra as células teciduais dificulta o

seu suprimento sanguíneo, podendo induzir a sua necrose. Apresenta-se com dores constantes ou ao toque, devido à compressão dos filetes nervosos. Geralmente está localizado em regiões que possuam planos esqueléticos e poucos planos de tecidos moles, tais como região frontal, região palpebral e região superciliar.
- **3° grau (necrose):** apresenta-se como uma mancha negra, a qual mais tarde se transforma em crosta, no local do impacto. Possui consistência dura e com mínima mobilidade devido à destruição celular. Apresenta dor ao toque e em torno da área afetada. Geralmente está localizado em regiões que possuam pouca vascularização e em tecidos sem irrigação própria, tais quais epitélio e cartilagem, por isto o nariz é uma área onde ocorre a necrose de pele com maior frequência na face.
- **4° grau (esmagamento):** apresenta-se com uma área de desconformidade anatômica, geralmente deprimida, comprimida, de aspecto aprofundado, devido à desorganização das células profundas. O paciente pode alegar dores ou parestesia na região.

TRATAMENTO

Os tratamentos subdividem-se em local e sistêmico.

Local

- **1° grau (equimose):** o tratamento local desta contusão consiste apenas em aplicações de bolsa de gelo sobre a região acometida durante 10 minutos a cada 2 horas, nas primeiras 24 horas exceto as horas em que o paciente estiver dormindo. Após 48 horas, substituir as aplicações por compressas quentes de mesma forma e posologia. Ambas as compressas, de gelo ou quente, devem ser separadas da pele por um lenço aberto, pois o contato direto das temperaturas pode provocar queimaduras. Estas medidas aceleram o processo de cura para 5 a 7, porém, se nada for feito, desaparece espontaneamente entre 10 e 15 dias. De uma coloração roxa azulada, vai amarelando gradativamente a cada dia até desaparecer totalmente sem deixar nenhuma sequela ou dano aos tecidos.
- **2° grau (hematoma):** o tratamento inicial é semelhante ao anterior. Caso o hematoma evolua rapidamente, deve-se

aplicar um curativo compressivo sobre a região lesada, com a finalidade de comprimir os vasos e dificultar o extravasamento de sangue. Caso não assuma grandes dimensões, após 48 horas do trauma, pode-se aplicar calor ou infravermelho para acelerar a reabsorção do sangue e levar a cura. A mancha arroxeada ou azulada vai amarelando e geralmente entre 10 e 15 dias é totalmente reabsorvida. Nos casos de grandes extravasamentos de sangue, com formação de grande hematoma, a drenagem far-se-á necessária. Em geral o hematoma está localizado imediatamente abaixo da pele, na tela subcutânea, sendo também possível localizar-se um pouco mais profunda, abaixo dos músculos superficiais. O hematoma comprime os filetes nervosos. Geralmente não há necessidade de anestesia para a incisão e para a divulsão, todavia a drenagem propriamente dita é sempre dolorosa. Com uma lâmina de bisturi número 11 fixada em cabo número 3 elege-se uma área com ponto flutuante, sempre existente, sendo o ponto mais amolecido de todo hematoma. A incisão deve ser perfurocortante até a ponta da lâmina atingir as intimidades do sangue preso coagulado ou não. A incisão deve observar as linhas e pregas da pele e segui-las, e os elementos anatômicos nobres abaixo da pele, os quais têm que ser evitados. Após a incisão, com hemostática ou tesoura romba, faz-se a divulsão, a desorganização do hematoma, que geralmente possui placas de coágulo. Em seguida promove-se a evacuação do sangue através de compressões antagônicas conjuntas: uma cranial com outra caudal, uma ventral com outra dorsal sempre se juntando no ponto de incisão para a evacuação do sangue líquido ou semilíquido e assim sucessivamente. Após a remoção do máximo de sangue promove-se um curativo compressivo (Fig. 13-5).

- *3º grau (necrose):* o tratamento consiste na extirpação cirúrgica dos tecidos lesados, necrosados, evitando-se infecção. A reparação dependerá do tamanho da área removida. Caso pequeno promove-se divulsões a cada lado da ferida de forma a descolar pelo menos uma vez e meia o tamanho da área a ser revestida a cada margem da ferida. Isto possibilitará bom deslizamento com cobertura da área cruenta, onde estava a necrose, sem que a sutura tenha tensões. Acima deste retalho deve-se fixar um curativo compressivo. Caso o tamanho seja grande geralmente exige enxertos pediculados ou livres, variando com a extensão e com a área afetada. Caso seja o nariz, é possível a necessidade de enxerto livre composto de pele e cartilagem removido do pavilhão auricular (Fig. 13-6).
- *4º grau (esmagamento):* este tipo de lesão raramente ocorre na face devido à fragilidade de seu esqueleto. Quando ocorre exige a extirpação dos tecidos esmagados e reconstrução a partir de enxertos tegumentares autógenos ou próteses.

Sistêmico

A dor pode estar presente em todos os casos, não somente pela lesão, mas principalmente pela causa, pelo impacto. Quanto mais grave for à lesão mais dolorida deve estar. Nestes casos devem-se prescrever analgésicos, geralmente fracos, obtendo-se bons resultados.

Nos hematomas em evolução, o sangramento pode, em alguns casos, ser controlado através de fármacos hemostáticos sistêmicos, preferencialmente do grupo dos hormônios (p. ex., Styptanon®), todavia, deve-se dar preferência aos meios físicos, como a aplicação de compressas de gelo.

Nas necroses e esmagamentos podem-se prescrever antibiótico devido à grande possibilidade da existência de infecções. Os antibióticos de largo espectro estão sempre bem indicados, principalmente aqueles indicados para anaeróbios, presentes em infecções profundas.

ESCORIAÇÕES E LIXAMENTOS

Conceito

- *Escoriações:* são lesões externas superficiais da pele, que atingem apenas a epiderme, deixando a derme descoberta.
- *Lixamentos:* são lesões externas mais profundas da pele, que atingem a epiderme e derme, deixando o conjuntivo exposto, constituindo-se em uma escoriação mais profunda.

Etiologia

As escoriações e os lixamentos são lesões provocadas por agentes mecânicos de superfície, por meio de contato tangencial. São causados por agentes rombos que atritam na pele.

Classificações

Classificações Etiológicas

Quanto ao agente de lesão as escoriações e os lixamentos classificam-se em:

- *Ativas:* quando apenas o meio ou agente causal está em movimento, deslocando-se de encontro ao indivíduo.
- *Passivas:* quando apenas o indivíduo está em movimento, deslocando-se de encontro ao meio ou agente causal.
- *Mistas:* quando ambos, agente causal e indivíduos estão em movimento. Também são chamadas de biativas e são aquelas de maior impacto.

Classificações Morfológicas

Quanto à forma a lesão, tanto as escoriações como os lixamentos, classificam-se em:

- *Lineares estreitas:* quando são causados por instrumentos pontiagudos e delgados. São retas, finas, com margens regulares (p. ex., agulha, espinho).
- *Lineares largas:* quando são causados por instrumentos pontiagudos e largos. São retas, espessas, com margens irregulares (p. ex., unhas, garras).
- *Semilunares:* quando são causados por instrumentos pontiagudos semicirculares. São curvas, finas, com margens regulares (p. ex., unhada).
- *Pinceladas:* quando são causados por instrumentos intermitentes e de várias espessuras e tamanhos diferentes. Podem ser largas e finas, longas e curtas, com margens regulares e irregulares (p. ex., cascalho, saibro, piso grosso).
- *Chapeadas:* quando são causados por instrumentos constantes de várias espessuras e tamanhos diferentes. Podem ser largas e finas, longas e curtas, com margens regulares e irregulares (p. ex., asfalto, piso fino).
- *Apergaminhadas:* quando são causados por agentes irregulares, que deixam formas de faixas, sulcadas (p. ex., cordas, pneus).

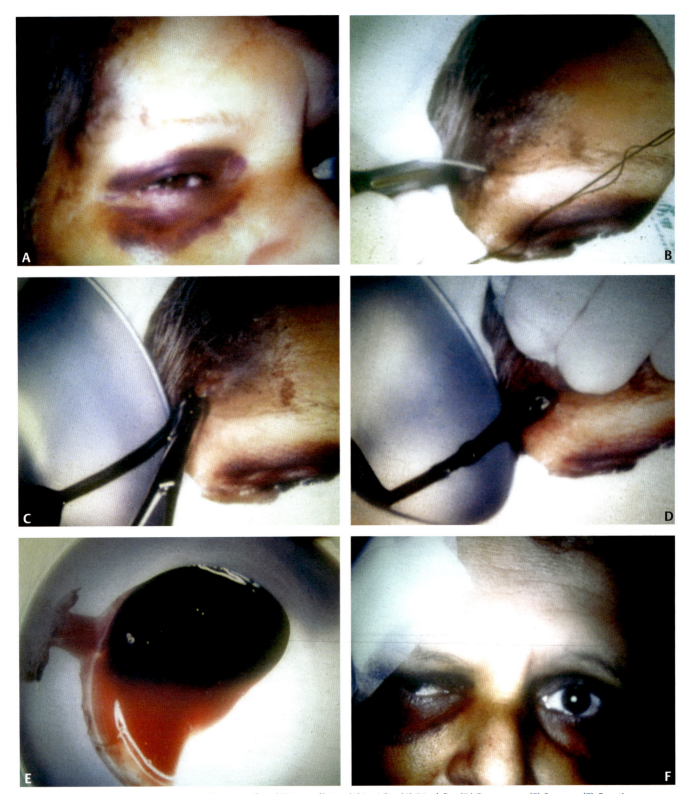

Fig. 13-5. Drenagem de hematoma na região superciliar. (**A**) Caso clínico. (**B**) Incisão. (**C**) Divulsão. (**D**) Drenagem. (**E**) Sangue. (**F**) Curativo compressivo.

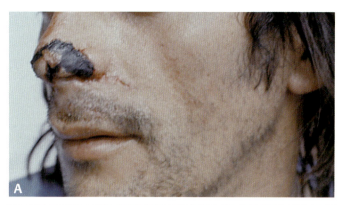

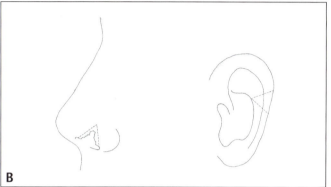

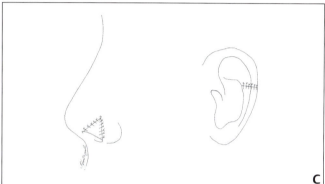

Fig. 13-6. Esquema de reparação de asa nasal. (**A**) Caso clínico. (**B**) Demarcação no leito receptor (nariz) e no doador (orelha). (**C**) Resultado no nariz e na orelha.

Características Clínicas

- *Escoriações:* apresentam-se como lesões lineares superficiais da pele, podendo ser única ou múltipla, de extensão variável, não havendo secção das papilas dérmicas, de onde flui serosidade em gotículas de cor branca amarelada, que depois de seca forma uma crosta também amarelada. O tecido epitelial é regenerado, não deixando manchas nem cicatrizes, em tempo variável entre 5 e 10 dias.
- *Lixamentos:* apresentam-se como lesões lineares profundas da pele, podendo ser única ou múltipla, de extensão variável, com secção das papilas dérmicas, de onde flui líquido serossanguinolenta em gotículas de cor amarelo-avermelhada, que depois de seca forma uma crosta acastanhada ou amarronzada. O tecido epitelial é regenerado, geralmente sem cicatriz, porem deixa uma área despigmentada, com poucas ou nenhuma melanina, esbranquiçada do centro para a periferia, em tempo variável entre 7 e 15 dias (Fig. 13-7).

Tratamento

Tratamento Local

O tratamento destas lesões é bastante variável com: o tempo decorrido e o grau de contaminação.

Do ponto de vista cirúrgico a importância das escoriações e dos lixamentos é pequena ou nula, portanto consideradas lesões leves.

O tipo de ferida é avaliado pela sua extensão, sua localização e sua esterilidade ou contaminação. O grau de contaminação está na dependência do agente agressor e do local ambiental onde ocorreu.

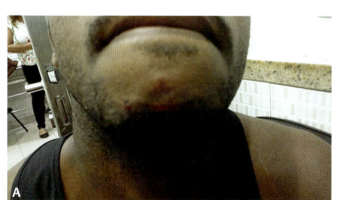

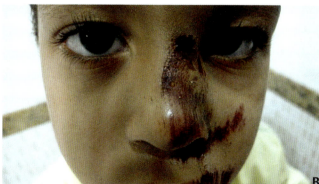

Fig. 13-7. Aspectos clínicos. (**A**) Escoriação linear na região mentoniana. (**B**) Lixamento com ênfase na região nasal.

De um modo geral o tratamento das escoriações e lixamentos consiste apenas na limpeza, desinfecção e proteção da(s) lesão(ões).

Limpeza das Lesões

A limpeza deve ser delicada. Deve ser realizada inicialmente com solução fisiológica jogada com certa pressão em toda a superfície lesada ou não, enfatizando os arranhões. Delicadamente removem-se os corpos estranhos e coágulos, caso existam. Passar sobre a superfície cruenta soro morno e sabão líquido, removendo-se cuidadosamente toda a graxa, terra, óleo, asfalto etc.

Soluções antissépticas são cáusticas e irritantes aos tecidos, podendo até provocar necrose das células mais profundas, quando em contato com elas. Por isso não se deve passar antissépticos nestas lesões, mantendo-se apenas a limpeza, a higiene, pelo menos 2 vezes ao dia. Não se deve remover as crostas, depois de formadas.

Outro ponto contraditório está no curativo. Não se devem cobrir os ferimentos por escoriação ou por lixamento, pois abafadas podem proliferar mais microrganismos, sendo o oxigênio fundamental a reparação tecidual, em especial a pele. Com ou sem intervenção, os tecidos estarão regenerados em alguns dias, dependendo apenas da limpeza sem remoção de crostas.

Anestesia

A anestesia deve ser evitada, principalmente por não haver necessidade, sendo as dores da lesão e da limpeza suportáveis. Nem mesmo a anestesia tópica deve ser utilizada, pois sua concentração alta e rápida absorção em meio cruento podem induzir a uma toxidade.

Remoção de Corpos Estranhos

Quando os corpos estranhos não são removidos com o jato de solução fisiológica morna, devem ser com o auxílio de uma pinça de preensão qualquer. Nenhum corpo estranho pode permanecer nas lesões.

Tratamento Sistêmico

O tratamento sistêmico destas lesões está restrito a analgesia, nos casos em que o paciente estiver queixando-se de dores, e a antibioticoterapia, nos casos de lesões muito contaminadas.

FERIDAS

Feridas em Geral

Conceito

São soluções de continuidade da pele e/ou demais tecidos moles.

Etiologia

As feridas podem ter como causa uma infinidade de agentes vulnerantes, classificados em:

- *Cortantes:* são agentes laminados afiados (navalha, bisturi, faca, cacos de vidro etc.).
- *Contundentes:* são os agentes rombos (martelo, pau, barra de ferro etc.).

- *Perfurantes:* são os agentes puntiformes (prego, agulha, farpas de madeira, espinhos etc.).
- *Perfurocortantes:* são os agentes laminados que terminam em pontas (punhal, sabre etc.).
- *Perfurocontundente:* são os agentes perfurantes de ponta romba (projétil de arma de fogo etc.).

Classificação e Características Clínicas

As feridas classificam-se quanto ao tipo e se apresentam clinicamente de acordo com sua anatomopatologia. Considera-se margem a extremidade da ferida, representada pela pele ou mucosa e parede as porções laterais dos planos mais profundos.

- *Puntiforme:* é a solução de continuidade de pequena extensão, sendo única e arredondada, com profundidade variável. São exemplos as feridas provocadas pela agulha durante a injeção, pela farpa ou espinho durante a penetração (Fig. 13-8).
- *Incisa:* é a solução de continuidade da pele e demais tecidos moles, de extensão e profundidade variáveis, apresentando suas margens e paredes regulares e bem nítidas, as quais se coaptam perfeitamente (Fig. 13-9).

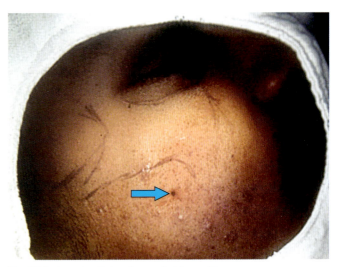

Fig. 13-8. Aspecto clínico de uma ferida puntiforme.

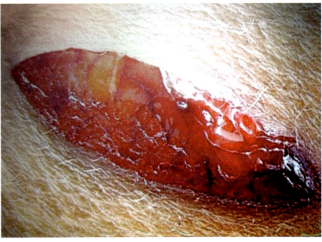

Fig. 13-9. Aspecto clínico de uma ferida incisa.

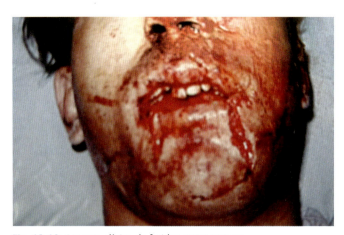

Fig. 13-10. Aspecto clínico de feridas cortocontusas.

- *Cortocontusa:* é a solução de continuidade da pele e demais tecidos moles, de extensão e profundidade variáveis com a intensidade do impacto, apresentando suas margens irregulares e esmagadas, o que pode ocorrer em vários planos da ferida, as quais não se coadaptam, podendo apresentar segmentos teciduais isquêmicos ou cianóticos (Fig. 13-10).
- *Perfurocortante:* é a solução de continuidade da pele e demais tecidos moles, de pequena extensão e grande profundidade, apresentando pequena superfície com margens regulares e nítidas, as quais se coadaptam perfeitamente.
- *Perfurocontusa:* é a solução de continuidade da pele e tecidos moles profundos, apresentando pequenas margens irregulares, esmagadas e de grande profundidade, que não se coadaptam (Fig. 13-11).
- *Transfixante:* é a solução de continuidade de qualquer uma das formas anteriores, porem que atravessa toda a espessura dos tecidos atingidos, penetrando em um lado e saindo do outro, podendo ser cortante ou contusa (Fig. 13-12).

Tratamento

Tratamento Sistêmico

O tratamento sistêmico das feridas é bastante variável com a extensão, profundidade e número de feridas, com o tempo decorrido, o grau de contaminação, a idade do paciente e o seu estado geral.

O controle da dor pode ser feito por analgesia leve, através de analgésicos convencionais como Pirazolônicos (Dipirona®), Paracetamol (Tylenol®) e Salicilatos (AAS®). A analgesia moderada, por meio de analgésicos combinados como Codeína com acetaminofen (Tylex®). A analgesia forte e conseguida somente em ambiente hospitalar através de hipnoanalgésico (Morfina®, Dolantina®).

Os anti-inflamatórios devem ser evitados porque fatalmente interferem no processo cicatricial. Deve-se optar para a aplicação de compressas geladas.

Os antibióticos são indispensáveis no tratamento sistêmico das feridas como preventivo ou curativo de infecção. De uma forma geral as feridas podem ser:

1. *Limpas:* que são aquelas cirúrgicas produzidas dentro dos preceitos da biossegurança e baixo risco de infecção, abaixo de 5%.
2. *Potencialmente contaminadas:* que são aquelas cirurgias realizadas em tecidos de difícil descontaminação, mesmo dentro dos preceitos de biossegurança, como os tratos digestórios e respiratórios, com médio risco de infecção, abaixo de 10%.
3. *Contaminadas:* aquelas em tecidos traumatizados recentemente, com alto risco de infecção, entre 10 e 20%.
4. *Sujas ou infectadas:* aquelas realizadas em processos infecciosos, tecidos necróticos e feridas de origem suja, com altíssimo risco de infecção, acima de 30%.

Pacientes com lesões abertas pouco extensas, superficiais e únicas, com pouco tempo de exposição, devem ser submetidos à antibioticoterapia como aquelas preconizadas para as feridas contaminadas, conforme descrito no Quadro 13-1.

Pacientes com lesões abertas extensas, profundas e/ou múltiplas, com tempo de exposição igual ou superior a 6 horas, devem ser submetidos à antibioticoterapia como tratamento de feridas sujas ou infectadas, conforme descrito no Quadro 13-2.

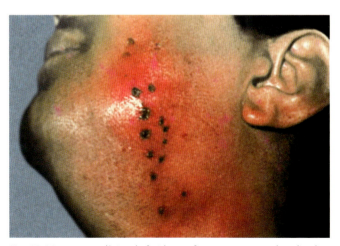

Fig. 13-11. Aspecto clínico de feridas perfurocontusas por chumbo de cartucho de arma de fogo.

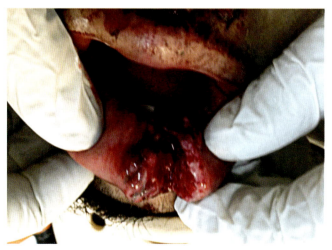

Fig. 13-12. Aspecto clínico de uma ferida transfixante do lábio inferior.

Quadro 13-1. Antibioticoterapia para Lesões Consideradas Contaminadas*

Antibióticos	Tipo de ferida	Tempo/local	Vias de introdução	Dose de manutenção – adulto	Dose de ataque – criança	Dose de manutenção – criança
Cefalotina (Keflin®)	Sem infecção	Imediato/S.O.	Endovenosa	XX	25 mg/kg peso	XX
Cefalexina (Keflex®)	Sem infecção	Mediato/ enfermaria ou residência	Via oral	1 g (2 caps. de 500 mg) de 6/6 h por 5 dias	XX	50 mg/kg/dia divididas em 4 doses de 6/6 h por mais 5 dias
ou						
Oxacilina	Com secreção purulenta ou infecção grave	Mediato/ enfermaria ou residência	Endovenosa	2 g diluídos em 80 mL de solução fisiológica de 6/6 h durante 5 dias	XX	100 mg/kg/dia diluídas em 70 mL de solução fisiológica divididas em 4 doses durante 6/6 h por 5 dias
Associada a						
Amicacina (2ª opção)			Endovenosa	500 mg diluídos em 80 mL de solução fisiológica de 12/12 h por 5 dias	XX	15 mg/kg/dia diluídas em 70 mL de solução fisiológica divididas em 12/12 h por 5 dias
ou						
Gentamicina			Endovenosa (20 gotas/ min)	80 mg diluídos em 80 mL de solução fisiológica de 8/8 h	XX	1,5 mg/kg/dia diluídas em 60 mL de solução fisiológica de 8/8 h

*Observação importante: Estas medicações e posologias são sugestões e devem ser revistas antes da administração no paciente. São drogas que variam muito e que podem perder suas indicações com o tempo. Sugere-se verificar as recomendações mais atuais dos serviços, antes de administrar qualquer fármaco.

Quadro 13-2. Antibioticoterapia para Lesões Consideradas Infectadas*

Antibióticos	Tempo/local	Vias de introdução	Dose de ataque – adulto	Dose de manutenção – adulto	Dose de ataque – criança	Dose de manutenção – criança
Cefalotina (Keflin®)	Imediato/S.O.	Endovenosa	2 g antes das suturas	1 g durante as suturas a cada 2 horas	50 mg/kg peso	25 mg/kg peso a cada 2 horas
Cefalexina (Keflex®)	Mediato/ enfermaria ou residência	Via oral	1 g (2 caps. de 500 mg) de 6/6 h por 2 dias	500 mg – 1 caps. de 6/6 h por mais 4 dias	70 mg/kg/dia divididas em 4 doses de 6/6 h por 2 dias	50 mg/kg/dia divididas em 4 doses de 6/6 h por mais 4 dias
Alergias a Penicilina						
Clindamicina (1ª opção)	Mediato/ enfermaria ou residência	Via oral	XX	300 mg (1 caps.) de 6/6 h durante 5 dias	XX	15 mg/kg/dia divididas em 4 doses durante 6/6 h por 5 dias
Eritromicina (2ª opção)	Mediato/ enfermaria ou residência	Via oral	XX	500 mg – caps. de 6/6 h por mais 5 dias		20 mg/kg/dia divididas em 4 doses durante 6/6 h por 5 dias

*Observação importante: Estas medicações e posologias são sugestões e devem ser revistas antes da administração no paciente. São drogas que variam muito e que podem perder suas indicações com o tempo. Sugere-se verificar as recomendações mais atuais dos serviços antes de administrar qualquer fármaco.

Tratamento Local em Geral

O tratamento das feridas é bastante variável com: o tipo de ferimento, o tempo decorrido, o grau de contaminação, a idade do paciente e o seu estado geral.

O tratamento da ferida recorre de acordo com o tipo e é dependente de suas características, sua extensão, sua localização e sua esterilidade ou contaminação.

O tempo ideal para reparação é de até 6 a 8 horas após o trauma, sendo bem verdade que este tempo pode ser dilatado de acordo com situações diversas. Quanto maior for, maior é a possibilidade de contaminação ou infecção.

O grau de contaminação está na dependência do agente agressor e do local onde ocorreu, sem desconsiderar o tempo de exposição. Geralmente nos locais públicos, os mais comuns são contaminados.

O tratamento em relação ao paciente recorre na dependência de sua idade e de seu estado geral. Quanto mais idoso mais sobressai o catabolismo e dificuldade de reparação tecidual. Quanto mais problemas de saúde tiverem, de forma análoga, piores serão estas reparações.

O tratamento passa pelos mais variados tempos e cada tipo tem sua particularidade. As feridas puntiformes não exigem tratamento.

Sequência e Ordem de Atendimento

A sequência e a ordem de tratamento são:

1. Limpeza da ferida.
2. Anestesia.
3. Remoção de corpos estranhos.
4. Desbridamento.
5. Hemostasia.
6. Reparação dos elementos nobres.
7. Sutura.
8. Curativo.

Limpeza da Ferida

A limpeza deve ser delicada em todos os tipos de feridas, evitando-se agredir ainda mais os tecidos e lesar iatrogenicamente alguns elementos anatômicos.

Deve-se limpá-la com solução fisiológica jogada com certa pressão no interior da ferida, objetivando a remoção delicada dos prováveis corpos estranhos e coágulos. Nas feridas perfurantes incisas ou contusas, a irrigação é auxiliada por seringa hipodérmica e agulha, aproximando-se da abertura e introduzindo-se a solução sob pressão. A pele deve ser limpa com a solução e sabão neutro. Antigamente escovava-se dentro da ferida, esperando-se uma boa limpeza da ferida e remoção do máximo de microrganismos. Porém, na verdade, o que acontecia eram lesões de elementos anatômicos que haviam sobrevivido ao trauma. A irritação mecânica produzida ainda interferia no processo cicatricial deixando uma cicatriz, muitas das vezes indesejada.

A antissepsia deve ser feita com Clorexidina, sobre a pele ou mucosa sadia, evitando-se a introdução de antissépticos no interior das feridas, pois estas substâncias cáusticas matam microrganismos e também determinam danos às células periféricas, interferindo no processo cicatricial. A lavagem abundante da ferida e da pele ou mucosa e a antissepsia da pele ou mucosa são suficientes para um bom resultado. Portanto, a aplicação de antisséptico limita-se ao pincelamento da pele e/ou mucosa. Antigamente jogava-se antisséptico no interior da ferida, esperando-se eliminação do máximo de microrganismos. Porém, na verdade, o que acontecia eram necroses nas margens e paredes das feridas deixando uma cicatriz, muitas das vezes indesejada (Fig. 13-13).

Depois de concluída esta fase deve-se proteger as feridas com campos cirúrgicos, podendo-se utilizar o campo fenestrado até o momento das suturas.

Anestesia

As feridas da área bucomaxilofacial podem ser tratadas sob anestesia terminal, locorregional ou geral. A grande maioria das feridas pode ser tratada sob anestesia locorregional, ficando reservadas para a anestesia geral aquelas profundas e complexas, múltiplas e localizadas em áreas com elementos anatômicos nobres, aquelas associadas a fraturas e em pacientes em idade infantil ou com alterações psicológicas e de comportamento, os quais não colaboram com o tratamento. As anestesias terminais devem ser evitadas por agredirem ainda mais as células traumatizadas, entretanto, quando for realizada jamais deve ser feita através de introdução de agulha nas paredes da ferida.

A anestesia locorregional deve ser realizada preferencialmente por bloqueio de tronco ou nervo com lidocaína a 2%, preferencialmente com epinefrina como vasoconstritor. Em feridas muito pequenas ou na impossibilidade de atingir o tronco nervoso, a agulha jamais deve penetrar nas paredes das feridas ou muito próxima a elas. Anestesias muito próximas as margens da ferida, além da irritação tecidual, a isquemia produzida pelo anestésico local pode introduzir a necrose. Além disso, pode formar bolhas anestésicas deformando a região e prejudicando a reparação.

Os principais bloqueios são realizados ao nível de:

1. *Forame supraorbitário:* regiões frontal e superciliar, pálpebra superior e dorso do nariz.
2. *Forame infraorbitário:* pálpebra inferior, lateral do nariz, porção superior da região geniana e lábio superior, vestíbulo, processo alveolar e dentes anteriores e médios superiores.
3. *Tuberosidade maxilar baixa:* vestíbulo, processo alveolar e dentes posteriores superiores.
4. *Tuberosidade maxilar alta:* toda área do infraorbitário e maxilar baixa.
5. *Forame incisivo:* palato duro na bateria labial.
6. *Forame redondo maior:* palato duro nas regiões de pré-molares e molares superiores.
7. *Forame mentoniano:* região mentoniana, lábio inferior e de incisivos, canino e primeiro pré-molar inferior.
8. *Forame mandibular:* terço inferior de face, todos os dentes inferiores e corpo mandibular.

Todos do lado anestesiado

Quando houver indicações e o paciente for submetido à anestesia geral, deve-se avaliar a dieta anterior e a possibilidade de deglutição de sangue. Caso tenha-se alimentado de líquidos a menos de quatro horas e de sólido a menos de oito, ou que tenha deglutido muito sangue, deve-se indicar um lavado gástrico por meio de sonda naso ou orotraqueal, evitando-se a possibilidade de vômitos e aspirações.

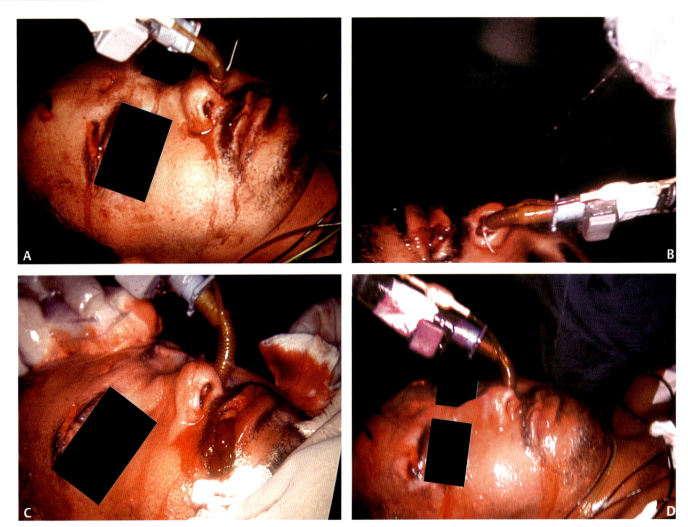

Fig. 13-13. Limpeza da ferida. (**A**) Paciente na sala de cirurgia sob anestesia geral. (**B**) Limpeza da ferida com jatos de solução fisiológica. (**C**) Com sabão neutro. (**D**) Lavagem final.

Seja qual for a anestesia, deve-se avaliar constantemente a perda de volume circulatório e a necessidade de reposição.

Remoção de Corpos Estranhos

Quando a limpeza não consegue remover todos os corpos estranhos, por estarem muito fixadas aos tecidos ou dolorosos a manipulações, estas remoções só são conseguidas após a anestesia. A remoção deve ser feita com o auxílio de uma pinça de preensão qualquer. Nenhum tipo de corpo estranho pode permanecer no interior da ferida (Fig. 13-14).

Desbridamento

É o avivamento das margens e paredes da ferida. Não está indicada para todas as feridas, somente as infectadas e contusas, a menos que fique exposta por mais de 6 a 8 horas.

Feridas causadas por objetos de risco, como prego e lata enferrujados, indicam a remoção de parte de tecido como margem de segurança. Ferida com muito tempo de exposição tem suas paredes com a fibrina já coagulada, perdendo o poder de adaptação, adesão, havendo necessidade de torná-la cruenta novamente.

Feridas contusas perfurantes ou não, devem ser acertadas em suas margens e/ou paredes de forma a regularizá-las, ao tempo em que faz a excisão dos tecidos necróticos e suspeitos. Removem-se os tecidos cianóticos ou isquêmicos que estejam localizados nas margens ou paredes das feridas. Estas margens estão amassadas e as células alteradas, muitas delas necrosadas. Deve-se acertar, regularizar estas margens e paredes de forma a facilitar a reparação por planos e a cicatrização. As margens e paredes devem ficar lineares a fim de propiciar uma boa aproximação e reconstrução por planos.

O desbridamento deve ser feito com tesoura cirúrgica ou com lâmina de bisturi número 11. De uma forma ou de outra, não se pode desconfigurar a ferida, alterar sua forma nem aprofundar além de seu limite, evitando-se lesar estruturas nobres.

Hemostasia

Verificam-se as margens e as paredes da ferida a procura de sangramentos. Para pequenos vasos basta uma compressão com compressas de gaze por cerca de 10 minutos. Caso haja permanência do sangramento de pequeno volume indica-se

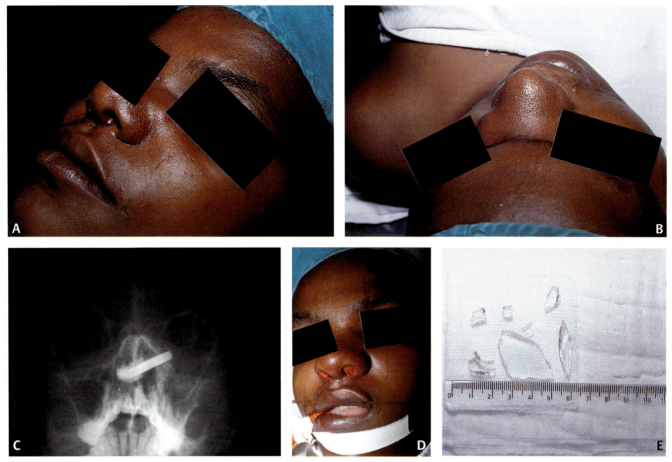

Fig. 13-14. Sequência da remoção de corpos estranhos. Vidros – penetrados pela narina em um acidente automobilístico. (**A** e **B**) Presença de corpo estranho no sulco nasogeniano. (**C**) Aspecto radiográfico na incidência mentonaso. (**D**) Aspecto clínico após a cirurgia. (**E**) Fragmentos de vidro removidos.

a eletrocoagulação exatamente sobre o ponto sangrante, evitando-se queimaduras em demasia. Para vasos mais calibrosos deve-se indicar a pinçagem e ligadura do vaso ou da região com sangramento. Quando a pinçagem for em massa, isto prendendo tecidos moles adjacentes ao vaso, deve ser feita com muita cautela, prendendo o mínimo de tecidos a fim de evitar a fibrose cicatricial pós-operatória. Seja qual for à condição não se deve pinçar as "cegas", sem ter certeza do que está fazendo. Deve-se dissecar, identificar, pinçar e ligar os vasos lesados.

A ferida não deve ser fechada sem o controle completo do sangramento por menor que seja evitando-se hemorragias pós-operatórias, hematoma e outras complicações.

Reparação dos Elementos Nobres

Várias são as estruturas nobres da face. Estes elementos nobres devem ser devidamente identificados, dissecados e reconstruídos. Reparações negligenciadas ou mal executadas deixam sequelas de difícil correção, prejudicando a forma e a função da estrutura lesada com comprometimento de toda a região.

É extremamente importante a reparação metódica dos músculos cuticulares, mastigadores e paraprotéticos, das glândulas salivares e seus ductos excretores, de todos os elementos anatômicos comprometidos, reintegrando-os um a um, plano a plano o quanto antes.

1. Os músculos cuticulares e mastigadores.
2. Os filetes nervosos visíveis (principalmente dos nervos facial e trigêmeo).
3. As glândulas salivares maiores.
4. Seus respectivos ductos.
5. O canal nasolacrimal.

Músculos

Os músculos mais afetados na face são os cuticulares, são mais numerosos, circundam orifícios e são mais superficiais. São conhecidos pela região em que se encontram e pelas funções que desempenham. Devem ser suturados com pontos isolados invertidos com fios reabsorvíveis 4-0, respeitando suas formas e funções.

Nervos

São vários os nervos da face que podem ser atingidos por traumatismos. Destes, a maior atenção é dada para os nervos motores e mistos, por causarem paralisia, e, secundariamente, para os sensitivos, por causarem parestesia.

O nervo facial (sétimo par craniano) é o responsável pela motricidade dos músculos cuticulares, e a III raiz do trigêmeo (quinto par craniano), principal responsável pela motricidade e sensibilidade dos músculos mastigadores e sensibilidade dos cuticulares.

Para verificação de lesões nestes nervos utiliza-se meio específico. Para o nervo facial, solicita-se ao paciente que:

1. Levante os supercílios e que comprima as pálpebras para avaliação dos filetes orbitários.
2. Assobie ou sorria para a avaliação dos filetes bucais.
3. Dilate as narinas para avaliação dos nasais.
4. Mobilize a mandíbula em todas as posições para a raiz mandibular do trigêmeo.

No primeiro atendimento, em um Pronto Socorro é muito difícil que se consiga reparar tais lesões, porem deve ser tentado. A localização do ramo lesado deve ser auxiliada por microscópio cirúrgico e pelo excitador farádico, os quais nunca são encontrados no pronto socorro, sendo possível encontrá-los em apenas alguns blocos cirúrgicos de hospitais muito especiais.

Quando localizados, os feixes axônicos e a bainha nervosa dos cotos devem ser suturados (neurorrafia), através de microcirurgia.

Devido à deficiência normalmente encontrada nos hospitais e pronto socorros, no primeiro atendimento, via de regra, são somente reparadas as lesões em troncos nervosos, onde o seu volume é maior e pode ser visível de forma macroscópica.

O fio indicado é a seda sertix 6-0 ou 7-0 com agulha muito fina, com sutura epineural, com pontos isolados, visando a manter delicadamente a continuidade do nervo.

Com este tratamento é possível à regeneração do nervo e o resgate de suas funções.

Glândulas Salivares Principais ou Maiores

As glândulas salivares menores quando são traumatizadas e expostas podem ser extirpadas e desprezadas. As maiores exigem reparação.

Tanto para a parótida, quanto para submandibular e sublingual ou seus respectivos ductos excretores, os procedimentos de reparação são semelhantes, variando-se apenas com a localização.

As lesões glandulares são reparadas com pontos isolados simples, com fio reabsorvível 4-0. O maior cuidado se reserva à reparação dos tecidos adjacentes, principalmente a fáscia protetora da glândula, os quais devem ser suturados rigorosamente nos seus planos e comprimidos por curativos. A fáscia devidamente suturada e os planos anatômicos respeitados evitam a sialofístula cutânea ou uma retenção salivar entre eles. Problemas sérios e desagradáveis, que podem exigir do cirurgião muita experiência e habilidade, enquanto a reparação no primeiro atendimento é simples e só requer atenção.

Quando a lesão é do ducto, para facilitar sua localização aplica-se uma delicada pressão sobre a glândula com o objetivo de ejetar a saliva. O ducto seccionado deve ser reparado com a utilização de um cateter de polietileno em seu interior. Usa-se, para isto, seda com agulha atraumática 6-0. Caso isto não seja possível, por não se localizar a extremidade seccionada, deve-se dissecar a extremidade proximal do ducto e transfixar em outro ponto da mucosa jugal ou do assoalho da boca, evitando-se, com isto, a retenção de saliva entre os tecidos ou sua excreção pela pele através de sialofístula.

Se o ducto salivar não for reparado, a pressão intraglandular estimulará a fistular em um ponto mucoso ou cutâneo qualquer.

Canal Nasolacrimal

Quando existir ferimento próximo ao endocanto palpebral, fraturas do nariz ou comprometimentos do arco infraorbitário, próximo ao processo frontal do maxilar, à inspeção ou com auxílio de uma lupa deve-se examinar a integridade do canal nasolacrimal. Muitas das vezes encontram-se obstruído, ou por esmagamento ósseo, ou por presença de corpos estranhos tais como espículas ósseas, vidros, fragmentos musculares e outros.

Quando o fator etiológico de obstrução for uma fratura, esta deve ser reduzida o quanto antes, assim como removido deve ser o corpo estranho caso exista.

Para o perfeito diagnóstico, passa-se um tubo fino de polietileno do ponto lácrimo-orbital à cavidade nasal.

Reparação das Margens da Ferida

É a correção das paredes e das margens da ferida, tornando-as retas e lisas. Divulsiona-se a pele da tela subcutânea em torno de 10 mm em toda sua extensão e em ambos os lados. Com tesoura, preferencialmente, acerta-se as margens e paredes das feridas com atenção para não lesar estruturas e apenar regulariza-las.

Sutura

É a coadaptação das paredes e das margens da ferida, plano a plano. Antes de iniciar o procedimento deve-se avaliar cuidadosamente a ferida. Suas margens e paredes devem estar regulares sem corpos estranhos ou áreas com cianose ou isquemia. Cada plano deve ser devidamente identificado.

O ajuste dos planos e margens das feridas por sutura é primordial para a recuperação funcional dos tecidos lesados e para a estética cicatricial. Toda reparação deve dar importância à anatomia da região.

Os fios de eleição são:

1. Algodão ou seda para mucosas. Hoje em dia têm sido substituídos por fios reabsorvíveis.
2. Reabsorvível (Dexon®, PolyVicryl® etc.) para musculatura cuticular, da expressão facial, e tecido conjuntivo.
3. Reabsorvível cromado ou reabsorvível mais espesso para musculatura mastigadora.
4. Náilon para a pele.

As dimensões destes fios estarão na dependência do elemento anatômico que está sendo reparado. Geralmente mucosas são suturadas com fios 4-0 ou 3-0, variando com a região e consistência ou espessura do tecido. Os mais delgados exigem fios mais finos e os mais espessos fios mais grossos. Tecidos conjuntivos, músculos cuticulares e outros de menor resistência devem ser reparados com fios 4-0. Os músculos mastigadores e outros que exijam forças pode-se aumentar a espessura do fio para 3-0 ou 2-0 de acordo com a força necessária.

É importante lembrar que muitos pacientes apresentam intolerância a alguns tipos de fios reabsorvíveis e estes fios são rejeitados, o que retarda e compromete a reparação tecidual.

A mucosa pode ser reparada com pontos isolados simples ou contínuos, neste caso preferencialmente o entrelaçado, o qual dá resistência aos tecidos e homogeneíza as margens da ferida. Dá-se preferência aos simples isolados nas fedidas traumáticas, pois são mais propensas a rompimentos e infecções.

Os tecidos profundos sejam músculos, conjuntivos ou outros, devem ser reparados preferencialmente com pontos simples invertidos. Raramente devem-se indicar pontos contínuos, neste caso entrelaçado.

A pele deve ser reparada com pontos isolados simples. Pode-se abrir única exceção para um ponto continuo intradérmico quando a ferida for incisa e reta.

Os pontos isolados simples na mucosa ou na pele devem colocar os nós em um dos lados da ferida, nunca o deixando sobre a ferida. As distâncias entre o ponto de penetração da agulha e o de saída devem ser equidistantes à linha da ferida. A distância entre os pontos também é semelhante.

Obs.: Se a ferida puntiforme se apresentar limpa e isenta de corpo estranho, basta sua higienização e prevenção antitetânica. Porém, se a ferida for contaminada ou houver corpo estranho, o desbridamento e a remoção do mesmo são imperiosos.

Curativos

Ao concluir-se a sutura deve-se proceder a um curativo sobre a ferida. Os curativos muitas vezes decidirão o destino dos trabalhos executados. As feridas muitas das vezes funcionam como enxertos pediculados, onde um curativo compressivo pode ser fundamental.

Ao concluir a sutura, lentamente deve-se limpar a pele ou mucosa. Esta limpeza deve ser feita com gaze embebida em solução fisiológica e depois com álcool 70 para desengordurar a pele e permitir aderência do micropore ou esparadrapo.

Os curativos podem ser de proteção ou de compressão. Os de proteção apenas recobrem a ferida, impedindo sua exposição ao meio ambiente, não permitindo que impurezas toquem ou se fixem a ferida. Os de compressão além de protegerem a ferida, aproximam os planos anatômicos, evitando espaços mortos e sangramento, por compressão dos pequenos vasos, juntos aos planos.

Uma vez concluída a sutura, a ferida deve permanecer o mais imobilizada possível e pelo maior tempo também possível. A imobilização das margens e das paredes das feridas faz com que haja maior probabilidade de regeneração e mais rapidez de cicatrização. Entretanto se a ferida for contaminada, há possibilidade de infecção, a qual é aumentada quando se fecha por qualquer das formas.

Para proteção apenas se recobre diretamente a ferida com tiras de micropore, o que elimina a sua tensão superficial. Para compressão sobre a ferida suturada e imobilizada aplicam-se compressas de gaze dobradas, uma a uma, em toda a extensão, cobrindo tudo com fitas de micropore ou esparadrapo a fim de imobilizá-las e fixá-las sob pressão (Fig. 13-15).

Caso se deseje uma maior compressão, outras compressas são colocadas acima do curativo anterior e com atadura crepom são fixadas por bandagem, preferencialmente de Barthon. Além das vantagens anteriormente descritas, o curativo compressivo aumenta o conforto local.

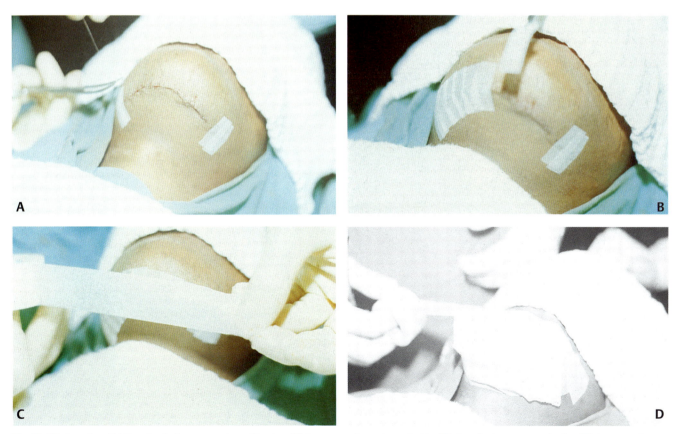

Fig. 13-15. Curativo. (**A**) Fixação do fio – sutura intradérmica. (**B**) Pequenas tiras sobre a ferida. (**C**) Grande tira para conclusão. (**D**) Compressão sobre compressas de gaze.

Em condições normais, os curativos devem permanecer imóveis até a remoção dos pontos, ao fim de sete dias. Os curativos devem ser removidos a qualquer momento sempre que o paciente apresentar febre inexplicável, sangramento ou secreção no local da ferida, dor local excessiva ou edema apreciável.

Nas feridas com abrasões, escoriação ou lixamento, os curativos devem ser trocados bicotidianamente (dia sim, dia não). Sobre as abrasões e ferida devem ser colocadas pomada lubrificante, não estimuladora da cicatrização, pois estes induzem a fibrose cicatricial. Pomadas neutras como vaselinas apenas impedem à aderência das compressas as feridas.

Se por algum motivo houver adesão de gaze a ferida, esta gaze deve ser umedecida com solução fisiológica ou oxigenada. Após alguns minutos deve-se manipular o curativo até que se desprenda totalmente.

Seja qual tenha sido o curativo, antes da remoção dos pontos, a ferida e a pele ou mucosa devem ser abundantemente limpas com água oxigenada ou antisséptica a base de clorexidina.

Os pontos devem ser removidos um a um, depois de cortados rentes a pele na margem onde não está o nó. Após a remoção dos pontos, a ferida deve permanecer imobilizada por mais uma ou duas semanas.

Os curativos de feridas contaminadas devem ser feitos diariamente, promovendo-se a limpeza com solução de líquido de DAKIN em água estéril de 50 a 30%, a qual possui as seguintes propriedades:

1. Bactericida.
2. Antitóxica.
3. Detergente.
4. Desodorizante.
5. Favorecedora da granulação local (Fig. 13-16).

Tratamentos em Regiões Específicas

Boca

A boca dos humanos é a segunda mais rica em presença de microrganismos, seja em número ou em espécie, perdendo

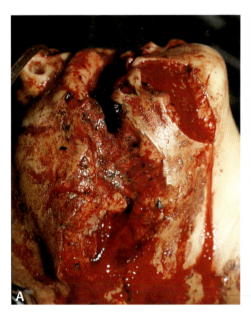
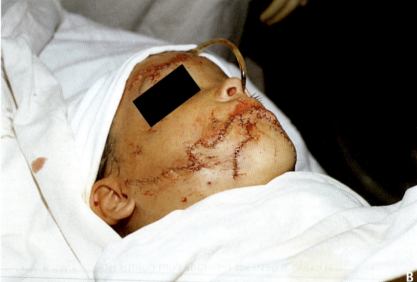
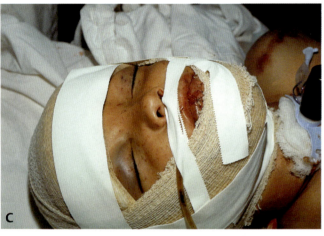
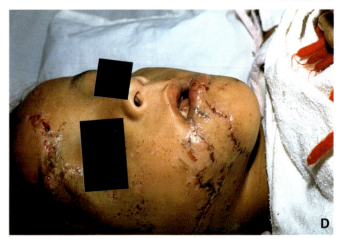

Fig. 13-16. Reconstrução tecidual facial. (**A**) Múltiplas feridas cortocontusas faciais. (**B**) Feridas devidamente reparadas. (**C**) Curativo compressivo por bandagem. (**D**) Aspecto no sétimo dia.

apenas para a boca dos porcos. Portanto, toda ferida bucal é altamente contaminada.

Quando há feridas bucais, o primeiro passo é lavar bem a boca com soro fisiológico ou solução de água oxigenada 10 volumes. Também se pode lançar mão de um colutório qualquer (Cepacol®, Flogoral®, Malvatricin® etc.). Estas lavagens abundantes objetivam remover os coágulos, as secreções e os corpos estranhos, mas principalmente eliminar o máximo de microrganismos possível. Estas lavagens devem ser 2 vezes ao dia.

Próteses removíveis ou soltas devem ser removidas. A mucosa bucal geralmente tem muito boa cicatrização e dificilmente deixa cicatriz quando as feridas são bem reparas. A sutura, quando necessária, deve ser realizada com fio de algodão ou seda quando se precisa de mais resistência, podendo também ser com fio reabsorvível, em pontos simples isolados, principalmente em crianças e em pacientes que não permitiriam a remoção dos pontos.

No caso de feridas transfixantes a sequência de reparação deve ser: 1. capa muscular; 2. mucosa e 3. pele.

A cobertura antibiótica é imperativa.

Língua

A língua é um órgão muscular altamente móvel e vascularizado. Ao passo que pode ferir-se com facilidade por ser um apêndice com extremidade livre, também pode possuir uma excelente reparação pela irrigação.

A anestesia deve ser ao nível do nervo lingual, próximo à altura do terceiro molar inferior, imediatamente abaixo do milioide. Em crianças, às vezes é necessária a anestesia geral, assim como as feridas muito extensas e profundas, com abundante sangramento.

As pequenas e superficiais lesões linguais que não estejam com sangramento, não exigem suturas e suas reparações normalmente se dão muito bem. As maiores exigem revisão atenta da hemostasia e sutura com fio reabsorvível 4-0. A hemostasia deve ser conseguida através de pinçagens e ligaduras ou eletrocoagulação. Os tecidos profundos devem ser reparados por pontos isolados invertidos, não se deve proceder a pontos contínuos, por que a mobilidade lingual pode rompê-la. A mucosa ventral e dorsal deve ser reparada com pontos isolados simples e nunca por contínuos pelos mesmos motivos.

Com uma pinça de Pean ou Collin prende-se e se traciona a língua para facilitar a sutura.

A cobertura antibiótica é imperativa.

Lábio

Os lábios são bem vascularizados. A vascularização profunda é dada pela artéria infraorbitária para o lábio superior e pela mentoniana para o lábio inferior, ramos da maxilar, e pelas labiais superior e inferior, ramos da facial.

A anestesia, quando local, deve ser em nível dos forames infraorbitários para o lábio superior e dos forames mentonianos para o lábio inferior.

As feridas labiais cicatrizam muito bem, se reparadas corretamente. As pequenas lesões desprezam a sutura, porém as maiores devem ser reparadas por planos. Os profundos são suturados com fios reabsorvíveis 4-0 ou 3-0 em pontos isolados invertidos e os superficiais mucosos ou cutâneos, com pontos isolados simples, sendo a pele suturada com náilon 4-0 ou 5-0.

As feridas transfixantes devem ser suturadas na seguinte ordem: 1. plano muscular – principalmente o orbicular da boca, com pontos simples invertidos e com fio reabsorvível 3-0 ou 4-0; 2. mucosa, com pontos simples isolados e fio reabsorvível 4-0 e 3. pele, com pontos simples isolados e fio de náilon 5-0 (Fig. 13-17).

Ocorre em alguns casos a possibilidade de estagnarem-se as glândulas salivares labiais e, em consequência, determinar uma mucocele labial posteriormente.

Nas feridas labiais, a pele deve ser amplamente divulsionada em ambos os lados. A maior atenção está na linha mucocutânea, linha entre o vermelhão do lábio e a pele, por onde se deve iniciar a sutura da pele com um ponto de reparo. Esta linha é de difícil alinhamento, pois parece o entardecer onde é dia e de repente noite.

Não se usa curativo em feridas labiais, porque as secreções bucais e os alimentos líquidos que os atingem prejudicarão ou complicarão a cicatrização (Fig. 13-18).

Bochecha

A bochecha possui inúmeros elementos nobres, principalmente vasos sanguíneos, ramos da artéria facial e a transversa da face, ramo da temporal superficial, e nervos, principalmente ramos do nervo facial. Na bochecha são encontrados músculos cuticulares, principalmente o bucinador, e o ducto parotídeo, os quais devem ser detalhadamente reconstruídos.

A anestesia, quando local, deve ser em nível do forame infraorbitário e da linha bucinadora na mandíbula, a vestibular próximo a região de terceiro molar do lado afetado.

As feridas da bochecha cicatrizam muito bem, se reparadas corretamente por planos. Os profundos são suturados com fios reabsorvíveis 4-0 ou 3-0 em pontos isolados invertidos e os superficiais mucosos ou cutâneos, com pontos isolados simples, sendo a pele suturada com náilon 4-0 ou 5-0.

As feridas transfixantes devem ser suturadas na seguinte ordem: 1. plano muscular – principalmente o orbicular da boca, com pontos simples invertidos e com fio reabsorvível 3-0 ou 4-0; 2. mucosa, com pontos simples isolados e fio reabsorvível 4-0 e 3. pele, com pontos simples isolados e fio de náilon 5-0.

Nariz

O nariz é um apêndice altamente aparente da face, consequentemente de difícil reparação. Uma destas dificuldades está relacionada ao sangramento. Artérias e veias sangrantes devem ser pinçadas e ligadas. Caso o sangramento seja dentro da fossa nasal, deve-se promover um tamponamento nasal com gaze vaselinada ou embebida em pomada cicatrizante (p. ex., Hipogloss®). Deve-se ter cuidado com a nutrição dos retalhos.

Atentar aos seus acidentes anatômicos, columela, asa e septo.

Nas lesões transfixantes deve-se reparar: 1. mucosa com fio reabsorvível 4-0 e ponto isolado simples; 2. cartilagem com o mesmo fio e pontos isolados invertidos e 3. pele com náilon 6-0 e pontos isolados simples.

A anestesia, quando local, deve ser em nível dos forames supraorbitários e infraorbitários, do lado afetado ou, naquelas mais amplas, bilaterais.

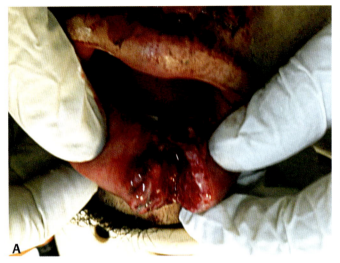

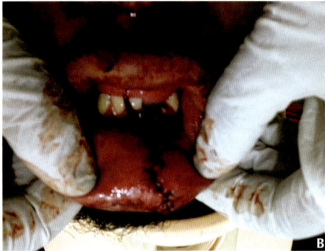

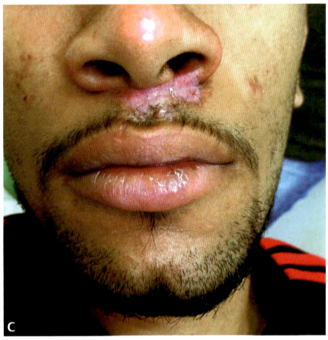

Fig. 13-17. Ferida transfixante do lábio inferior. (**A**) Ferida cortocontusa transfixante; (**B**) ferida suturada e (**C**) paciente sete dias após o trauma.

É bem indicado o tamponamento nasal, não se devendo colocar curativos (Fig. 13-19).

Se houver perda tecidual nasal deve-se promover a reparação com enxerto composto de tegumento e cartilagem auricular, que é reparado em cunha, ou mesmo um retalho da vizinhança (Fig. 13-6).

Perfurações para Drenagem

As feridas laceradas exigem alguns detalhes específicos. Após readaptação da columela e/ou da asa nasal, com uma agulha 27 × 7 devem-se promover pequenas perfurações na pele até a cartilagem, objetivando a saída de sangue e/ou exsudato, evitando-se o espaço morto pela formação de possível hematoma subcutâneo, que induzirá à necrose da pele e, possivelmente, da cartilagem, por não possuírem circulação própria e sim por difusão.

A sutura deve ser removida entre cinco e sete dias para evitarem-se sequelas cicatriciais.

A cobertura antibiótica é imperativa.

Pálpebra

Para as lesões palpebrais, antes de qualquer tratamento deve-se examinar o globo ocular para a verificação de lesões, corpos estranhos, mobilidade e perturbação visual. Qualquer alteração exige a presença do oftalmologista, ficando sob responsabilidade do bucomaxilo apenas a pálpebra.

A anestesia, quando local, deve ser em nível do forame supraorbitário para a pálpebra superior e do forame infraorbitário para a pálpebra inferior.

As lacerações tegumentares na maioria dos casos não apresentam problemas especiais. A pele deve ser divulsionada para poder deslizar e não deixar tensão na ferida. Caso

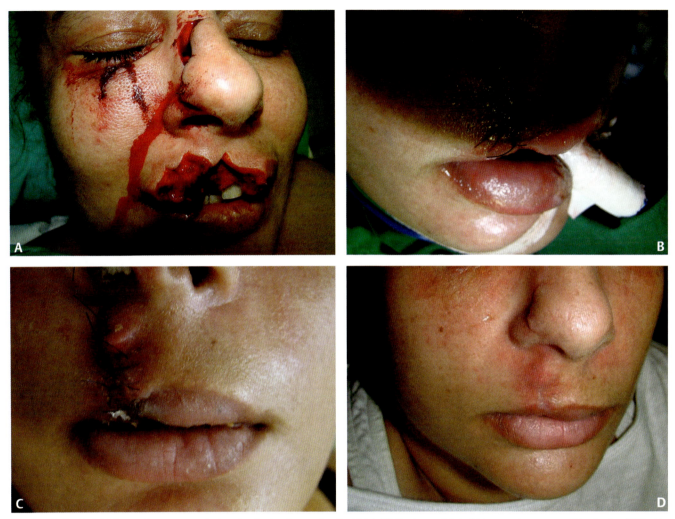

Fig. 13-18. Ferida labial complexa com perda de substâncias. Reconstrução labial. (**A**) Perda parcial do lábio superior por mordida de cão. (**B**) Ferida reparada com pontos no pós-imediato. (**C**) Ferida no pós de 7 dias. (**D**) Ferida no pós de 15 dias.

a pele esteja com cianose ou isquemia deve-se deixar o leito cruento para receber a pele, não se devendo desprezá-la.

Deve-se analisar, também, o canal nasolacrimal. Em casos de dúvidas cateterizar este canal.

As lacerações devem ser suturadas em três planos: 1. tarso e conjuntiva com fio reabsorvível 6-0 ou 7-0 em pontos simples invertidos, não ficando nó voltado para o interior da pálpebra, 2. músculo palpebral com fio reabsorvível 5-0 ou 6-0 e pontos isolados invertidos e 3. pele com fio de náilon 6-0 e pontos isolados simples.

O cuidado principal é para não deixar o fio, o nó, ficar traumatizando a esclera ou a córnea.

Supercílio

Nas feridas superciliares deve-se **evitar** tricotomizar a sobrancelha. Estes pelos levam muito tempo para ressurgirem afetando consideravelmente a estética do paciente e as referências anatômicas para as devidas reparações. Em lesões com perda de substância podem-se retirar enxertos livres da região retroauricular.

As lesões nesta área são frequentes devido ao osso frontal e delgada camada tegumentar, principalmente as feridas corto-contusas. Podem apresentar-se associadas a corpos estranhos, os quais têm de ser removidos.

Nas lesões em que à ferida fica em bisel e o retalho é pouco nutrido, é preferível ressecar o segmento em forma elíptica e suturar diretamente as suas novas margens, evitando-se a cicatriz escalonada.

A anestesia, quando local, deve ser em nível do forame supraorbitário do lado afetado.

Nesta região tem-se o forame supraorbital e seu feixe vasculonervoso, o qual pode produzir considerável sangramento. Neste caso há necessidade de pinçamento e ligadura. Os tecidos profundos, periósteo e camada muscular, devem ser suturados com fios reabsorvíveis 4-0 com pontos isolados invertidos. A pele deve ser suturada com náilon 6-0 (Fig. 13-20).

Orelha

A orelha é constituída basicamente de cartilagem e pele. Estes tecidos são excelentes enxertos por que não possuem irrigação

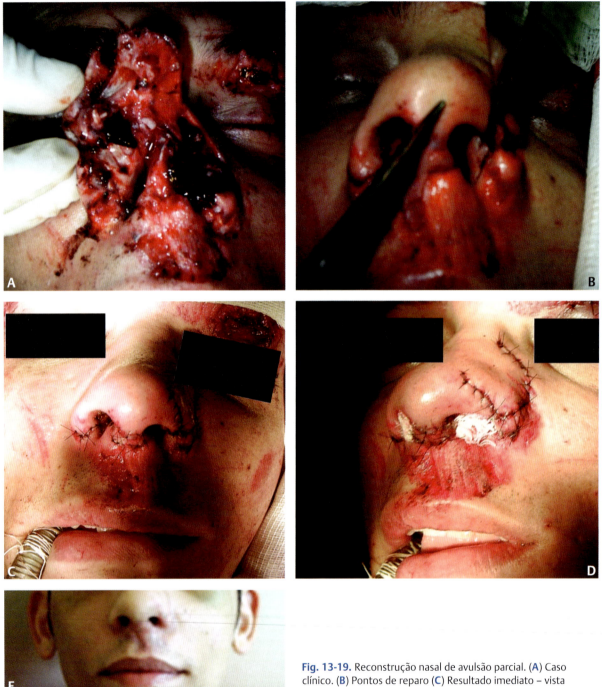

Fig. 13-19. Reconstrução nasal de avulsão parcial. (**A**) Caso clínico. (**B**) Pontos de reparo (**C**) Resultado imediato – vista frontal. (**D**) Vista oblíqua. (**E**) Vista 15 dias pós-operatórios.

própria, o que permite o aproveitamento de todo e qualquer retalho, desde que se evite a formação de hematomas.

A pele deve ser suturada com fio de náilon 6-0 ou 5-0 com pontos simples isolados e a cartilagem com fio reabsorvível 5-0 ou 4-0 com pontos isolados invertidos. Mesmo os segmentos soltos possuem uma boa chance de reintegração.

Deve-se ter cuidado para não deixar corpos estranhos no conduto auditivo. Quando este for lesado, após a reparação deve-se colocar um tamponamento no canal evitando o estreitamento da área.

A anestesia deve ser feita, quando local, na base da orelha, próximo à sua inserção cranial.

Todas as reparações auriculares extensas exigem um curativo compressivo modelador. Pedaços de algodão são colocados abaixo do pavilhão auricular e em todo o seu contorno. Cobre-se com gaze fofa e aplica-se um curativo circular na cabeça, tipo bandagem (Fig. 13-21).

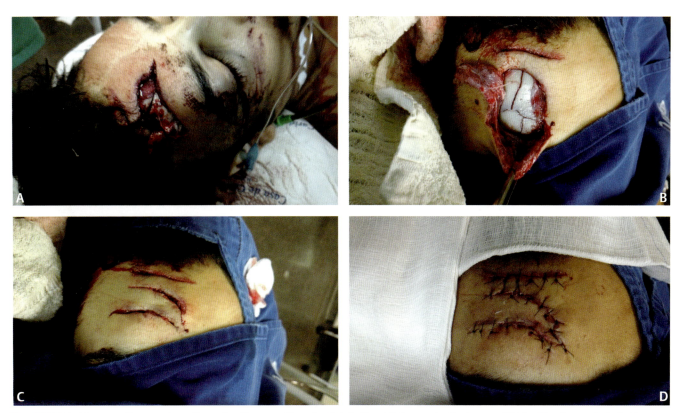

Fig. 13-20. Ferida superciliar complexa. Reconstrução superciliar e frontal direitas. (**A**) Apresentação do caso. (**B**) Visualização ampla da ferida. (**C**) Pontos de reparos profundos. (**D**) Ferida suturada.

Considerações Finais

Uma vez tratado de forma específica as feridas, o paciente deve ser encaminhado para casa, se o tratamento oferecido foi ambulatorial, ou para o leito, se o tratamento foi hospitalar (anestesia geral), munido de prescrições e orientações (ver Cap. 2 – Pré e Pós-Operatórios).

Contudo, nas feridas bucais, deve-se manter os lábios hidratados com vaselina, preferencialmente em pomada.

Orientar ao paciente ou acompanhante a verificar os curativos quanto a sua posição ou presença de hemorragia ou secreção. As feridas sem curativo devem ser higienizadas pelo menos uma vez ao dia, evitando-se coçar e remover as crostas.

Após a remoção dos pontos e do curativo é imperativo o uso de um filtro solar sobre a ferida e região acometida. Raios solares, em especial os infravermelhos e os ultravioletas, estimulam o tecido conjuntivo, o que implica em fibrose ou queloide, e a melanina, o que pigmenta a cicatriz.

Feridas por Projétil de Arma de Fogo

O aumento progressivo da violência urbana tem afetado o mundo como um todo. Os ferimentos por projétil de arma de fogo (PAF) têm se tornado um problema de saúde pública mundial, uma grande parte dos ferimentos ocorre na cabeça e/ou face da vítima.

Em muitos casos, a vítima com ferimentos por PAF em face ocorre risco de morte, e o tratamento inicial é realizado de acordo com as prioridades. Quando as vias aéreas estão comprometidas ou quando há hemorragia significativa devido à gravidade dos ferimentos bucomaxilofaciais, o cirurgião deve realizar procedimento emergencial. É considerado, dentro do segmento trauma, o segundo colocado em causas "mortis", sendo superado apenas pelos acidentes automobilísticos. Deve-se considerar que os traumatismos por projétil de arma de fogo produzem grande edema facial o que pode implicar em obstrução das vias aéreas.

Esse tipo de ferimento é de grande desafio ao cirurgião, às lesões faciais causadas por PAF podem causar grandes prejuízos estéticos, sequelas funcionais, e psicológicas que permanecem ao longo da vida.

A conduta terapêutica tem como objetivo à diminuição de complicações e sequelas. Vários fatores influenciam neste tipo de ferimento, tornando complexo o tratamento inicial e o definitivo pela imprevisibilidade e o tratamento definitivo pela imprevisibilidade do mesmo.

O conhecimento da biomecânica nos ferimentos por PAF faz com que os cirurgiões suspeitem de lesões graves, suas possíveis complicações e localizações.

Embora este grupo de lesões devesse estar no tópico de feridas em geral, resolveu-se diferenciá-lo devido às suas particularidades, sendo feridas perfurocontusas.

Os projéteis determinam ferimentos contusos de profundidade variável, de acordo com:

1. Calibre do projétil.
2. Velocidade do projétil.
3. Distância do disparo.
4. Local de penetração.
5. Trajeto.

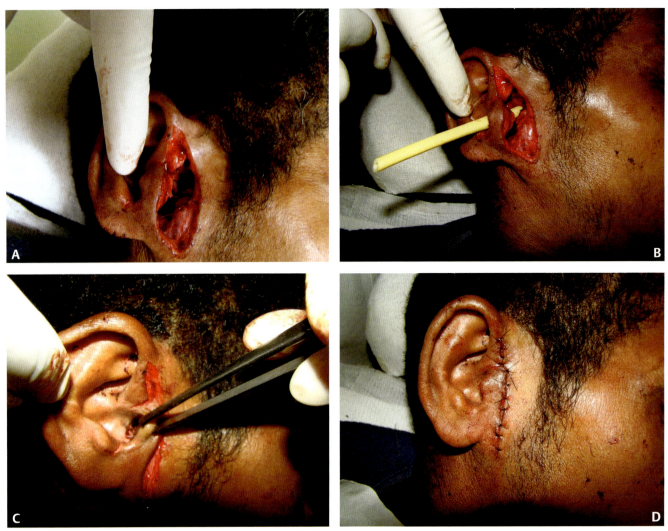

Fig. 13-21. Ferida auricular complexa. (**A**) Caso clínico. (**B**) Passagem de sonda pelo conduto auditivo. (**C**) Pontos de reparo. (**D**) Aspecto da sutura.

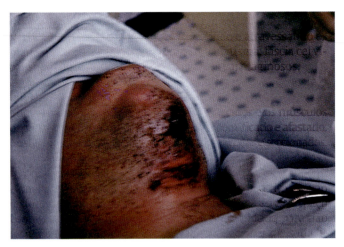

Fig. 13-22. Tatuagem e queimadura pela pólvora da detonação de um projetil de arma de fogo, atingindo as regiões mentoniana e supra--hióidea, à pequena distância.

Classificação

Tatuagem e Queimadura

São lesões observadas nos disparos a pequena distância. A pólvora em combustão penetra na pele marcando e queimando os tecidos. Estas lesões podem ocorrer concomitante ou independentemente de uma ferida. Quando encostada há presença de fumaça aderida aos tecidos (Fig. 13-22).

Feridas em Sulco

São lesões superficiais observadas quando o projétil tangencia os tecidos moles, canalizando-os. São as chamadas feridas de raspão.

Ferida Perfurocontundente

É uma ferida penetrante, na qual o projétil fica retido nos tecidos.

Ferida Transfixante

É uma ferida com duas aberturas, a de entrada e a de saída do projétil. Geralmente a de entrada é pequena e discreta e a de saída grande e explosiva.

Obs.: As feridas perfurocontundente e transfixante são altamente agressivas. Os projeteis causam impactos de grande energia e são muito aquecidos, produzindo intenso e deformante edema, principalmente quando na área cervicofacial (Fig. 13-23).

Tratamento Local

Além dos cuidados básicos com a ferida local como limpeza, desbridamento com remoção de corpos estranhos e tecidos necrosados, isquêmicos ou cianóticos, hemostasia entre outros, nenhum outro tipo de ferimento facial é tão importante os procedimentos emergenciais de proteção à vida quantos estas feridas devido aos efeitos a distância causados pela cinética do impacto do projetil, tais como edema.

Esses ferimentos podem causar total destruição dos tecidos, porém o tratamento imediato da ferida reduz o efeito

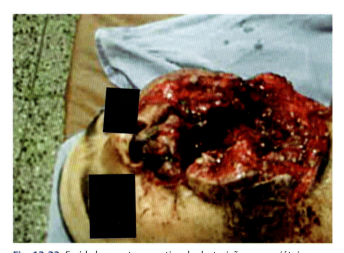

Fig. 13-23. Ferida lacerante sugestiva de destruição por projéteis de arma de fogo de cartucho a pouca distância com tatuagens por queimaduras pela pólvora incandescente. (Imagem captada de redes sociais apenas para exemplificação).

da mutilação. Alguns pacientes requerem procedimentos cirúrgicos reconstrutivos mais extensos como uma reabilitação bucomaxilofacial.

Tatuagem e Queimadura

Estas lesões não exigem tratamentos específicos, apenas sua limpeza meticulosa e cuidadosa para a remoção de todos os corpos estranhos, restos de pólvora, assemelhando-se a uma queimadura de primeiro grau.

Ferida em Sulco

Caso a ferida seja superficial atingindo a epiderme e derme, basta fazer uma boa limpeza com solução fisiológica e sabão neutro, seguida ou não de aplicação de um antisséptico.

Caso a ferida seja mais profunda, atingindo conjuntivo e músculos superficiais, deve-se analisar a necessidade de um desbridamento para o preparo a sutura. Verificar a presença de corpos estranhos, em especial os pelos (barba, supercílios, cabelos etc.), comuns neste tipo de lesão na face. Se houver presença destes corpos estranhos, devem ser removidos. Exposição de tecido que não seja de revestimento, epitélio, e sangramento indicam a sutura, com fio de náilon e ponto simples isolado.

Ferida Perfurocontundente

Embora o projétil esteja retido nos tecidos, o maior interesse para o tratamento dirige-se às lesões, as alterações morfológicas aos elementos anatômicos da região acometida. Principalmente vasos sanguíneos devem ser pesquisados, pinçados e ligados, em sua existência, evitando-se sangramentos que levem a hipovolemia.

Quando possível deve-se remover o projétil, por tratar-se de corpo estranho, entretanto o calor praticamente elimina microrganismos, ficando estes a cargo da sua penetração nos tecidos. Projétil próximo de estruturas nobres de risco — vasos calibrosos, fossa pterigomaxilar, coluna cervical, globo ocular etc. – deve ser analisado com cautela a sua remoção, custos e benefícios, com seus respectivos riscos.

O mais importante neste primeiro atendimento não é a remoção do corpo estranho e sim a hemostasia e reparos a elementos nobres. Assim as medidas de urgência incluem o controle da hemorragia por compressão direta e desbridamento e exploração cirúrgica. Sendo as feridas suturadas por planos, os profundos com fio reabsorvível 4-0 e ponto simples invertido, a pele com náilon 4-0 e ponto isolado.

Ferida Transfixante

A ferida transfixante possui dois orifícios: um de entrada, menor e menos traumático, e um de saída, maior e explosiva. O orifício de entrada é tratado de forma análoga a ferida perfurocontundente. O de saída deve ser manipulado apenas superficialmente, pois o desbridamento poderá acarretar lesões em estruturas nobres maiores que a provocada pelo projétil, inclusive lesões de vasos calibrosos e nervos motores e sensitivos. Removem-se os corpos estranhos e tecidos necrosados mais superficiais e se dá pontos de reparos isolados simples com fio de náilon 4-0.

Em todos os casos o curativo, fechando as feridas, é desnecessário.

Tratamento Sistêmico

Profilaxia Antitetânica e Antibiótica

A profilaxia antitetânica e antimicrobiana é indispensável, devido à introdução de corpos estranhos na intimidade dos tecidos.

Controle do Edema

O edema facial pode ser tão significativo que pode comprometer as vias aéreas induzindo a asfixia. Neste caso deve-se administrar corticoide (Hidrocortisona® – 500 mg EV em dose única).

Controle da Volemia

Este tipo de agente agressor causa perda de volume de sangue, através de hemorragia e edema. O paciente alega sede e frio e deve ter reposto o volume perdido, por infusão de solução fisiológica e glicosada nos casos mais simples até de sangue total nos casos mais graves.

Feridas Provocadas por Animais (Mordidas e Arranhões)

As mordidas e arranhões por animais, assim como picadas, são relativamente raros nas faces, embora possam acontecer. Nesta hipótese deve comunicar imediatamente a Vigilância Sanitária e deixar o animal em observação.

Dificilmente uma cobra ou um escorpião promoverá uma picada na face, porque os membros são muito mais susceptíveis.

Os animais que mais comumente produzem lesões faciais são os humanos e os domésticos — cães e gatos. Os humanos possuem a maior quantidade de espécies de microrganismos na boca, o que propicia uma ferida com grandes possibilidades de infecção. Os cães possuem os microrganismos da raiva, da hidrofobia. As mordidas são ricas em Estreptococos Viridans, Pasteurella Multocida, Estafilococos Áureos, Eikenella Corrodens, Bacteroides, Fusobacteria, Capnocytofaga.

Quando a ferida for produzida por mordida humana deve-se fazer a profilaxia antimicrobiana por largo espectro imediatamente, pois a boca humana é altamente contaminada e rica de flora microbiana, tanto em quantidade quanto em formas diferentes de bactérias, fungos e vírus, perdendo apenas para a mordida de porco entre todos os animais (Quadro 13-2).

De modo geral, os ferimentos produzidos por animais seguem a mesma terapêutica, primordialmente se houver presença de saliva (Fig. 13-24).

As vacinas devem ser feitas pela clínica médica ou pela pediatria de acordo com a idade do paciente.

Caso o animal agressor esteja vacinado, este deve ficar em observação por dez dias; caso contrário, se não vacinado ou desconhecido, aplicar a vacina e o soro antirrábico, subcutâneo. A vacina é a toxina diluída para provocar reação orgânica e formação de anticorpos. O soro é o anticorpo retirado do soro sanguíneo animal ou humano, que protege imediatamente por até 14 dias.

Tratamento Imediato

Por Mordidas

As feridas por mordidas de animais são tratadas de forma um pouco diferente das demais feridas. Estas feridas possuem saliva rica em flora microbiana e altamente propícia à infecção, principalmente aquelas causadas por anaeróbios. Portanto devem possuir alguns cuidados especiais.

1. Promover anestesia por bloqueio, à distância. Se for muito grande a anestesia geral pode encontrar a sua indicação. Não promover anestesia próxima à ferida, mesmo após a antissepsia.
2. Lavar a ferida abundantemente com sabão de coco. Lavar a superfície, as margens, as paredes e a profundidade. Neste caso a limpeza deve ser vigorosa, pois não se devem deixar restos de saliva ou microrganismos anaeróbios em seu interior.
3. Produzir bastante espuma e deixá-la sobre as feridas e em seu interior, se possível, por alguns minutos, a fim de modificar a tensão superficial dos tecidos. Esta alteração degrada os anaeróbios.
4. Lavar abundantemente com jatos de solução fisiológica, até remover toda a espuma, possíveis corpos estranhos e coágulos. Se a ferida for muito profunda pincelar gaze embebida em água oxigenada a 10 volumes.

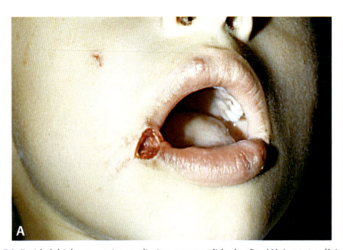
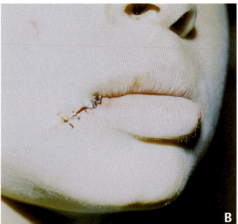

Fig. 13-24. Ferida labial em comissura direita, por mordida de cão. (**A**) Aspecto clínico. (**B**) Aspecto do tratamento.

5. Lavar com álcool 70 a fim de provocar desidratação e lise relativa dos microrganismos bucais, embora vá atingir também células orgânicas normais, embora seja um mal necessário. Lavar com solução fisiológica para remover o álcool aplicado.
6. Lavar com clorexidina alcoólica, a fim de promover uma antissepsia sem mascarar os tecidos.
7. Não se devem suturar as feridas por mordidas de animais, apenas dar pontos de reparo para direcionar a reparação tecidual e conter o sangramento. Pontos de reparo devem ser superficiais e aplicados em locais anatômicos fundamentalmente importantes como exemplo a linha mucocutânea labial.
8. Deixar a ferida cicatrizar-se por segunda intenção, pois os microrganismos geralmente são anaeróbicos e encontram meio ideal para proliferação nas feridas suturadas (Fig. 13-24B).
9. Prevenir contra o tétano com infusão de 1 mL de ATT intramuscular, além de 2 mL do SAT 5.000 a 10.000 U.I. IM pós-teste, pois pode causar reações alérgicas graves.
10. No adulto, a antibioticoterapia deve ser feita com Amoxicilina-Clavulanato ou Ampicilina-Sulbactam na dose de 1 grama de 6/6 hora por VO durante 7 dias. Na possibilidade de alergias à penicilina, administrar a clindamicina na dose de 300 mg de 6/6 h por VO durante 7 dias. Estas medicações e posologias são sugestões e devem ser revistas antes da administração no paciente. São drogas que variam muito e que podem perder suas indicações com o tempo.

Observação importante: Sugere-se verificar as recomendações mais atuais dos serviços de infectologia e controle da infecção antes de administrar qualquer fármaco.

Por Arranhões

As feridas por arranhões são menos complexas devido à ausência da saliva e seus microrganismos, embora as patas dos animais sejam comprovadamente contaminadas, incluídas as unhas humanas.

1. Lavar a(s) escoriação(ões) abundantemente com sabão de coco.

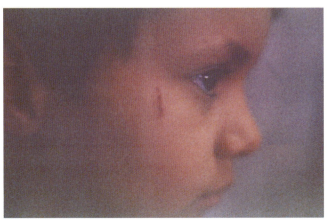

Fig. 13-25. Escoriação facial na região geniana direita produzida por "unha" da pata de cachorro.

2. Deixar a espuma sobre as lesões por alguns minutos, a fim de modificar a tensão superficial dos tecidos e desestruturar os microrganismos anaeróbios.
3. Lavar abundantemente com solução fisiológica em jatos, a fim de remover toda a espuma e corpos estranhos.
4. Pincelar clorexidina alcoólica sobre as lesões, inclusive em seu interior.
5. Prevenir contra o tétano, com infusão de 1 mL de ATT intramuscular.
6. Observar o animal e a ferida. Se o animal apresentar sinais de hidrofobia aplicar soro antirrábico subcutâneo (Fig. 13-25).

Feridas Contaminadas

São consideradas feridas contaminadas aquelas soluções de continuidade dos tecidos moles cujo agressor estava comprovadamente infectado, ou aquelas cujo tratamento imediato ausente deixou a ferida em seu curso normal com presença de infecção secundária, mais de 8 horas.

Tratamento

Feridas Produzidas por Agente Contaminado

1. Promover anestesia por bloqueio à distância.
2. Lavar muito bem a ferida com água e sabão de coco.
3. Lavar abundantemente com jatos de solução fisiológica.
4. Pincelar na superfície e no interior da ferida solução antisséptica, como, por exemplo, clorexidina alcoólica a 2% e outros.
5. Saturar com pontos isolados, somente para reparos. Pontos bastante separados uns dos outros.
6. Não promover curativo sobre a ferida reparada devido à possível presença de microrganismos anaeróbicos.
7. Prevenir contra tétano com infusão de 1 mL de anatoxoide (ATT) intramuscular e com soro antitetânico (SAT), pós-teste, de 5.000 UI em dose profilática. Caso o paciente não seja vacinado com a tríplice, ou há mais de cinco anos não toma a vacina, aplicar mais duas doses de ATT, uma em 60 dias e outra em 120 dias após a primeira.
8. No adulto a antibioticoterapia deve ser feita com Amoxicilina-Clavulanato ou Ampicilina-Sulbactam na dose de 1 grama de 6/6 horas por VO durante 7 dias. Na possibilidade de alergias a Penicilina administrar a Clindamicina na dose de 300 mg de 6/6 horas por VO durante 7 dias. Estas medicações e posologias são sugestões e devem ser revistas antes da administração no paciente. São drogas que variam muito e que podem perder suas indicações com o tempo.
9. Orientar o paciente para as consequências do não tratamento.

Observação importante: Sugere-se verificar as recomendações mais atuais dos serviços de infectologia e controle da infecção antes de administrar qualquer fármaco.

Feridas Não Tratadas Contaminadas

1. Promover anestesia por bloqueio à distância.
2. Lavar muito bem a ferida com água e sabão de coco, fazendo espuma.
3. Lavar com jatos de tergensol, para desinfetar a ferida.
4. Lavar com jatos de soro fisiológico, para remover o excesso de detergente e secreção.

5. Com um bisturi número 3 e lâmina 11, desbridar as margens da ferida, removendo todo o tecido de granulação neoformado, bem como todos aqueles cianóticos ou isquemiados e aqueles com aspecto necrótico.

6. Suturar por planos com pontos isolados. Se houver algum espaço morto ou contato com cavidades normais, já infectadas, deve-se colocar um dreno.

7. Não promover curativo, a menos que tenha sido colocado dreno. Neste caso o curativo deve ser trocado diariamente e servir apenas como proteção e para absorver as prováveis secreções da ferida.

8. Prevenir contra o tétano com infusão de 1 mL de ATT, intramuscular, e com 5.000 UI de SAT, pós-teste. Caso o paciente não tenha sido vacinado com a tríplice, tomar mais duas doses de ATT, uma em 60 dias e outra em 120 dias após a primeira.

Prescrição para o paciente adulto ambulatorial:

A) Dieta líquida/pastosa hiperproteica e hipercalórica (sucos, vitaminas, mingaus, sopas, canjas, leite etc.) ± 3.000 calorias/dia.

B) Energéticos: vitamina C (Redoxon®) administrar 1 g. em meio copo com água filtrada após totalmente dissolvida, uma vez ao dia.

C) Antibiótico: Cefalexina por via oral 1 g = duas cápsulas de 500 mg, de 6/6 horas por 2 dias e depois uma cápsula de 500 mg, de 6/6 horas por mais 5 dias. Antes de aplicar qualquer medicação, deve-se atualizar e ver as recomendações mais atuais indicados.

D) Anti-inflamatório: enzimático para dissolver a barreira inflamatória e permitir a entrada do antibiótico na infecção (Parenzyme Enzimas®) administrar uma drágea de 6/6 horas por via oral, durante 5 dias.

E) Analgésico:
- Dores leves: Dipirona (Novalgina®, Dipirona®) dar 1 comprimido de 500 mg ou 1 gota/kg/peso, totalizando o máximo de 40 gotas em copo com um pouco de água filtrada de 4/4 horas, em caso de dores leves ou febre. Avaliar alergias e tensão arterial, a qual não deve ser inferior a 100 × 60 mmHg, pois

os pirazolônicos causam vasodilatação periférica e podem causar hipotensão.
- Dores moderadas: Tramadol (Tramal®) dar uma cápsula de 100 mg ou 30 gotas com um pouco de água por via oral, de 8/8 ou de 12/12 horas, conforme a necessidade e intensidade.

F) Sedativo: Midazolan (Dormonid®) tem efeito ansiolítico, sedativo e hipnótico. Deve-se avaliar constantemente a agitação do paciente e sua ansiedade. Dar 1 comprimido por via oral às 8 e às 20 horas.

G) Caso a ferida contaminada seja bucal, promover bochechos com água morna durante 10 minutos a cada 2 horas. Caso a ferida contaminada seja facial, promover compressas quentes sobre a área afetada o máximo de vezes possível.

Prescrição para o paciente hospitalizado: em casos mais graves, onde haja comprometimento do estado geral do paciente e ele apresente febre, sudorese profusa, mal-estar geral, tonteiras, enjoo e outros sinais e sintomas relacionados, o paciente deve ser hospitalizado e medicado de forma mais rigorosa:

A) Dieta líquida/pastosa hiperproteica (sucos, vitaminas, mingaus, sopas, canjas, leite etc.) ± 3.000 calorias/dia.

B) Hidratação: solução glicosada: 2.000 mL; solução fisiológica: 500 mL. Deixar correr via Endovenosa 35 gotas/min.

C) Energéticos: vitamina C e Complexo B. Introduzir 1 ampola nos frascos 1 e 3 de solução glicosada.

D) Equilíbrio hidroeletrolítico: KCl (cloreto de potássio). Introduzir 1 ampola de 5 mL a 19,8%: nos frascos 2 e 4 de solução glicosada. O sódio é reposto concomitante a infusão da solução fisiológica com 4,5 g.

E) Antibiótico: ver Quadros 13-3 e 13-4.

F) Analgésico:
- Dores leves: Dipirona (Novalgina®, Dipirona®) aplicar ampola de 2 mL diluído em 3 mL de água destilada, por via endovenosa lentamente de 4/4 horas, em caso de dores leves ou febre. Avaliar alergias e tensão arterial, a qual não deve ser inferior a 100 × 60 mmHg, pois os pirazolônicos causam vasodilatação periférica e podem causar hipotensão.

Quadro 13-3. Antibioticoterapia para Infecções Graves em Pacientes Internados

Antibióticos associados	Vias de introdução	Adultos	Crianças
Penicilina G cristalina *Ou*	Endovenosa	3 a 4 milhões de U.I. diluídos em 80 mL de solução fisiológica em 30 microgotas/min de 4/4 h ou de 6/6 h	150.000 U.I./kg/dia divididas em 4 a 6 doses diluídas em 60 mL de solução fisiológica em 30 microgotas/min de 4/4 h ou 6/6 h
Oxacilina (2ª) *Associada a*	Endovenosa	2 g aplicado lentamente de 6/6 h	
Amicacina	Endovenosa	500 mg diluídos em 80 mL de solução fisiológica em 30 microgotas/min de 12/12 h	15 mg/kg/dia divididas em 2 doses diluídas em 60 mL de solução fisiológica em 30 microgotas/min de 12/12 h
Ou			
Gentamicina	Endovenosa	80 mg diluídos em 80 mL de solução fisiológica em 30 microgotas/min de 8/8 h	1,5 mg/kg/dia divididas em 2 doses diluídas em 60 mL de solução fisiológica em 30 microgotas/min de 8/8 h

Quadro 13-4. Antibioticoterapia para Infecções Graves em Pacientes Internados com Alergia à Penicilina*

Antibióticos associados	Vias de introdução	Adultos	Crianças
Clindamicina (Dalacin C®)	Endovenosa	600 mg diluídas em 100 mL de solução fisiológica em 30 microgotas de 8/8 h	20 mg/kg/dia, divididas em 4 doses de diluídas em 60 mL de solução fisiológica em 30 microgotas/min de 4/4 h ou 6/6 h
Ou			
Cefazolina	Endovenosa	1 a 2 g de 8/8 h	30 mg/kg/dia divididas em 4 doses de diluídas em 30 mL de solução fisiológica em 30 microgotas/min de 6/6 h

*Observação importante: Sugere-se verificar as recomendações mais atuais dos serviços de infectologia e controle da infecção antes de administrar qualquer fármaco.

- Dores moderadas: Tramadol (Tramal®) aplicar uma ampola de 100 mg por via intramuscular ou endovenosa lentamente, de 8/8 ou de 12/12 horas, conforme a necessidade e intensidade.

G) Sedativo: Midazolan (Dormonid®) tem efeito ansiolítico, sedativo e hipnótico. Deve-se avaliar constantemente a agitação do paciente e sua ansiedade. Para os pacientes que estejam deglutindo bem dar 1 comprimido por via oral às 8 e às 20 horas. Para os pacientes que não estejam deglutindo, aplicar uma ampola de 3 (três) mL por via intramuscular às 20 horas.

H) Caso a ferida contaminada seja bucal, promover bochechos com água morna durante 10 minutos a cada 2 horas. Caso a ferida contaminada seja facial, promover compressas quentes sobre a área afetada o máximo de vezes possível (Quadro 13-3).

A Penicilina G Cristalina atua sobre os cocos Gram-positivos aeróbios e anaeróbios e bacilos anaeróbios, sendo bem indicadas em infecções dos tecidos moles.

A Oxacilina pode substituir em segunda escolha a Penicilina G Cristalina.

A Amicacina e a Gentamicina são Aminoglicosídeos que atuam sobre os estafilococos áureos e bactérias Gram-negativas aeróbias. A associação à Penicilina G cristalina ou à Oxacilina tem efeito sinérgico sobre estreptococos nas infecções principalmente de origem bucais odontológicas ou não.

Entretanto, existem pacientes que têm sensibilidade à Penicilina, neste caso tem-se uma associação alternativa com Clindamicina ou Cloranfenicol associada à Amicacina ou a Gentamicina.

A Clindamicina possui um custo mais elevado, quando em comparação aos outros aqui descritos.

Nos pacientes com alergia à penicilina pode-se sugerir para associar a Amicacina ou Gentamicina a Clindamicina ou a Cefazolina conforme descrito no Quadro 13-4.

Feridas Tratadas e Contaminadas – Primeiro Tempo

1. Promover anestesia por bloqueio à distância.
2. Remover os pontos.
3. Lavar e irrigar muito bem a ferida com solução fisiológica sob pressão, a fim de remover tecidos necróticos, corpos estranhos e tornar as paredes e margens das feridas cruentas (com sangramento espontâneo).

4. Introduzir no interior da ferida medicamentos estimulantes da granulação e reparação tecidual (Kollagenase®, Iruxol com Cloranfenicol®). Este procedimento deve ser evitado na face porque fatalmente produzirá fibrose cicatricial ou queloide.
5. Nas lesões cavitárias ou extensas deve-se instalar um dreno lubrificado.
6. Este curativo deve ser feito 2 vezes ao dia.
7. Prevenir contra tétano com infusão de 1 mL de anatoxoide (ATT) intramuscular e com soro antitetânico (SAT), pós-teste, de 5.000 UI em dose profilática. Caso o paciente não seja vacinado com a tríplice, ou há mais de cinco anos não toma a vacina, aplicar mais duas doses de ATT, uma em 60 dias e outra em 120 dias após a primeira.
8. Prevenir contra infecção com antibiótico de largo espectro, como, por exemplo, a Cefalexina (Keflex® - 2 caps de 6/6 horas por 7 dias).

Feridas Tratadas e Contaminadas – Segundo Tempo (Dois Dias Depois)

1. Promover antissepsia, anestesia por bloqueio à distância.
2. Lavar e irrigar muito bem a ferida com solução fisiológica sob pressão, a fim de remover tecidos necróticos, corpos estranhos e tornar as paredes e margens das feridas cruentas (com sangramento espontâneo).
3. Promover ressecção marginal conservadora das margens da ferida (desbridamento), divulsões e sutura por planos.
4. Nas lesões cavitárias ou extensas deve-se remover o dreno lubrificado.

Feridas com Infecção Secundária (Miíase)

Algumas feridas largadas ao seu curso normal podem ser contaminadas por insetos, os quais introduzem aí os seus ovos ou larvas que penetram nos tecidos moles produzindo prurido e, às vezes, dor.

Pode apresentar-se com ou sem secreções e com um odor fétido putrescente. O tratamento consiste na remoção das larvas, a qual deve ser manual, observando-se a seguinte ordem:

1. Promover uma antissepsia relativa sobre a ferida e a face.
2. Jogar algumas gotas de éter no interior da ferida sobre as larvas. Isto produzirá uma excitação e tentativa de sair da ferida.
3. Com uma pinça de ALLIS remover as larvas uma a uma cuidadosamente para não as esmagar no interior dos

tecidos ou seccioná-las, deixando-as morrer no interior dos tecidos, o que agravaria o processo infeccioso. Deve-se repetir o procedimento até ter certeza que todas as larvas foram eliminadas. Às vezes há necessidade de repetir o tratamento por mais uma ou duas vezes a cada 24 horas.

4. Após removidos todos os corpos estranhos, passar solução antisséptica e cicatrizante nas paredes da ferida (Fig. 13-26).

Para as miíases muito profundas, ou localizadas em cavidades, como por exemplo seios da face, espaço glossossu-pra-hióideo e outros, deve-se injetar pasta de iodofórmio e tamponar a cavidade. A pasta de iodofórmio pode chegar à intimidade dos tecidos com auxílio de seringa hipodérmica e agulha 40 × 12, e o tamponamento feito com compressas de gaze lubrificada com pomada cicatrizante tipo aquelas para queimaduras (p. ex., Fibrase®, Hipoglós®).

O iodofórmio é inócuo e possui efeito antisséptico bastante eficaz. Todavia devem-se associar antibióticos ao tratamento do paciente, pois algumas larvas poderão morrer e ficarem retidas nas cavidades, aonde irão se decompor.

Após 48 horas removem-se o tamponamento e promovem-se irrigações abundantes com solução fisiológica ou água destilada, a fim de remover-se o excesso de iodofórmio, as larvas mortas e produtos de degradação.

AVULSÕES

Conceito

São lesões onde há perda de segmento por uma quantidade importante de tecido, que exige reimplante ou outro tipo de enxerto pediculado ou livre.

Classificação

As avulsões podem ser:

1. *Parcial:* quando uma parte de tecidos ou planos anatômicos fica ligada ao leito, por um pedículo nutritivo.
2. *Total:* quando uma parte de tecidos ou planos anatômicos é totalmente desgarrada, livre totalmente do leito, sem nenhum pedículo nutritivo, é a amputação de tecidos (Figs. 13-27 e 13-20B).

Tratamento

O tratamento inicial é semelhante à de qualquer ferida, todavia evitando traumatizar ou deixar cair substâncias agressivas, antissépticas ou não, dentro da(s) área(s) cruenta(s). Deve-se limpá-la com solução fisiológica jogada com certa pressão no interior da ferida, objetivando a remoção delicada dos prováveis corpos estranhos e coágulos. A pele deve ser limpa com a solução e sabão neutro (Fig. 13-13).

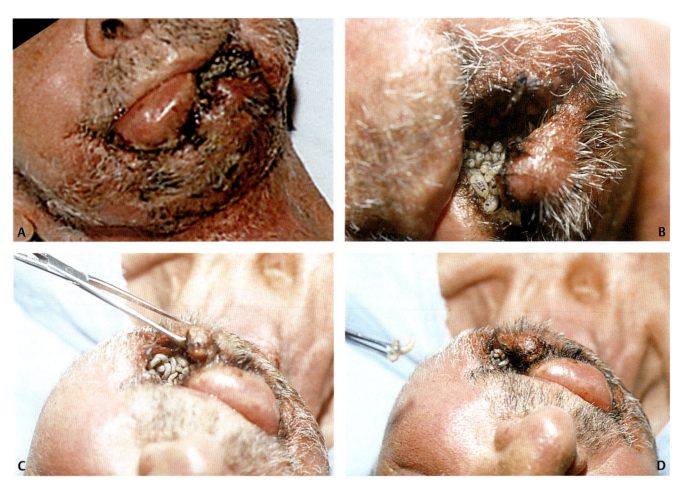

Fig. 13-26. Caso clínico de miíase na região labial inferior esquerda (**A**) Aspecto da lesão a distancia. (**B**) Aspecto da lesão aproximada. (**C**) Preparação para a remoção das larvas. (**D**) Remoção das larvas. Observar a pinça de Allis esquerda da imagem.

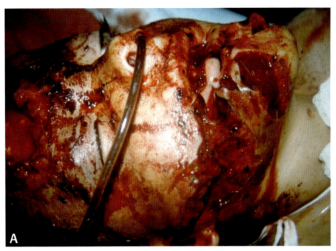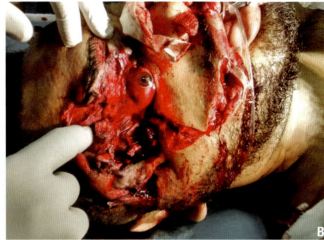

Fig. 13-27. Pacientes politraumatizados de face com avulsões total e parcial. (**A**) Nas regiões superciliar e frontal direitas. (**B**) Nas regiões palpebral e geniana, principalmente. (Imagem do serviço de CTBMF do HSJB.)

Geralmente são lesões extensas, profundas e graves, que podem necessitar manipulações em outras áreas além da(s) agredida(s), que, em geral, exigem anestesia geral.

Avulsão Parcial

As avulsões parciais exigem divulsões dos planos, reposicionamento e suturas. A divulsão deve ser igual a uma vez e meia o tamanho da distância a ser deslizada. A sutura dos planos profundos deve ser com pontos isolados invertidos e fio reabsorvível em espessura 3-0 ou 4-0, variando com a força que necessita fazer para aproximar as margens dos planos anatômicos. A pele deve ser suturada com pontos isolados simples e fio de náilon 4-0, sem nenhuma tensão, evitando-se sequelas cicatriciais. Para ter-se um bom êxito há necessidade de atenção a três detalhes fundamentais:

1. Que as superfícies cruentas tenham sangramento capilar, tanto no leito receptor quanto nas paredes da ferida.
2. Que, depois de reconstruído, o retalho seja perfurado com agulhas grossas, da pele ao periósteo, objetivando não deixar acumular sangue, humor ou exsudato entre os planos anatômicos, principalmente no plano entre o enxerto e o leito receptor.
3. Que se faça um curativo compressivo moderado eficiente, a fim de aproximar os planos anatômicos não permitindo a formação de espaços mortos e unindo estes planos.

Estes tecidos ou planos chamados de retalho são considerados inadequados se estiverem muito esbranquiçados (isquemia), azulado-escuro ou negro-acinzentado (cianose), ou não produzirem sangramento capilar quando estimulada para o preparo da superfície cruenta. Nestes casos o sucesso ou insucesso do tratamento está na dependência do preparo da área do leito receptor, o qual deve possuir sangramento capilar, sem hemorragia.

Avulsão Total

As avulsões totais deixam o leito desnudo, descoberto, desprotegido. Deve-se promover a divulsão dos planos nas paredes

remanescentes. De acordo com o bom senso do profissional deve-se analisar a possibilidade de descolamento e deslizamento dos retalhos, dos tecidos remanescentes. Para que haja um deslizamento, há necessidade que seja descolado pelo menos uma vez e meia a distância a ser percorrida a cada lado. Portanto se a perda de tecidos deixou exposta cerca de 2 cm, devem-se descolar 3 cm a cada lado. Descolamentos inferiores causam deformidades anatômicas. Caso **não** seja possível tal descolamento ou separação é preferível planejar enxertia por outro método. Embora raramente se indique um enxerto livre no primeiro atendimento, especialmente nas feridas contaminadas, salvo absoluta necessidade. Durante a avaliação da extensão da área descoberta deve-se considerar a contração muscular, pois ao perder a inserção o músculo retrai e traz consigo os demais tecidos moles. Com duas pinças de preensão, uma presa a cada margem, antes de qualquer procedimento ou deslizamento aproxima-se, sem forças ou tensão, as margens desta ferida até criar resistência. Somente após disto pode-se avaliar a distância que falta a ser percorrida pelo retalho.

Caso se tenha posse do segmento avulsionado, principalmente de apêndices como o nariz e a orelha, devem ser cuidadosamente limpos e recobertos com gaze embebida em solução de Ringer até o uso, o qual deve ser o mais rapidamente possível. Caso não seja usado de imediato, por algum motivo, deve ser inserido subcutaneamente, principalmente na região mastóidea, para ser conservado vivo até o momento do uso. Aí pela cirurgia plástica e reconstrutora.

Caso tenham sido bem armazenados do acidente ao uso, os fragmentos pequenos ou médios devem ser reimplantados com uma boa margem de segurança e de êxito. Estes enxertos não devem ser desidratados e nem devem ficar expostos ao ar por muito tempo. Podem ser reaproveitados em intervalos de até 4 horas, perdendo propriedades a cada minuto, portanto o quanto antes for reintegrado ao seu habitat, melhor.

Quanto aos fragmentos grandes de estruturas importantes como nariz e orelha, deve-se tentar o reimplante a qualquer momento, embora o resultado seja tão duvidoso, quanto seu tempo de exposição.

De forma geral segue aos mesmos princípios e cuidados da avulsão parcial, assim o curativo compressivo é de real importância.

Caso o fragmento avulsionado não deva ou não possa ser reimplantado, a ferida deve ser divulsionada e suturada, aproximando-se suas margens. Se isto não for possível, principalmente pela grande extensão, devem-se fazer curativos na área cruenta com pomadas cicatrizantes, a fim de produzir uma cicatrização por segunda intenção, não se preocupando com o aspecto ruim do resultado (p. ex., Fibrase®, Hipoglós®).

QUEIMADURAS FÍSICAS, QUÍMICAS E BIOLÓGICAS

São lesões destrutivas teciduais, por necrose, ligadas a temperaturas extremas para quente e para frio.

Etiologia

As queimaduras são produzidas por agentes físicos, químicos ou biológicos, podendo ser quente ou frio.

Físicos

As queimaduras por agentes físicos podem ser: térmicos, radiantes e elétricos.

A) *Térmicos:* estão ligados ao calor e ao frio, sendo os mais comuns fatores de queimaduras.
   - Os quentes, pelo calor podem ser:
     - Sólido, através de objetos aquecidos, p. ex., panela quente, ferro quente.
     - Líquido, através de minerais neste estado, p. ex., água fervente, ferro derretido.
     - Gasosos, através de vapores ou chamas, p. ex., água em ebulição, fogo.
   - Os frios, pelo gelo.
B) *Radiantes:* estão ligados a irradiação, podendo ser:
   - Solares, através dos raios infravermelho e ultravioleta.
   - Atômicos, através do processamento de minerais como: urânio e *radium.*
C) *Elétricos:* estão ligados a correntes energéticas, sendo o mais grave deles, podendo ser por:
   - Corrente alternada, através de eletricidade por cabos.
   - Corrente contínua, através de eletricidade por pilhas e baterias.

Químicos

As queimaduras por agentes químicos podem ser:
- *Ácidos:* estão ligados a substancias cujo potencial de hidrogênio (pH) seja inferior a 7. São exemplos, ácidos clorídrico, sulfúrico, acético.
- *Álcalis:* estão ligados a substancias cujo potencial de hidrogênio (pH) seja superior a 7. É exemplo a soda cáustica.

Biológicos

As queimaduras por agentes vivos podem ser:

- *Vegetais:* estão ligados a plantas como a urtiga.
- *Animais:* estão ligados a várias espécies como a medusa e a enguia.

Classificação Geral e Características Clínicas

As classificações das queimaduras baseiam-se na profundidade e no comprometimento dos tecidos celulares e planos anatômicos. A classificação abaixo é uma das mais simples e intimamente ligada ao tratamento, sendo objetiva e clara.

Primeiro Grau (Eritema)

Queimadura que compromete apenas o epitélio manifestando-se como área avermelhada ou com vermelhidão com ressecamento, podendo apresentar-se edemaciada ou não, sendo altamente dolorosa. Podem desaparecer e recuperar-se sem sequelas, dentro de horas ou poucos dias, variando com a extensão e grau de comprometimento celular e tecidual.

Segundo Grau

Queimadura que destrói a epiderme e parte da derme, com descolamento dermoepidérmico, não comprometendo os anexos. Pode apresentar edema, que compromete também a regiões vizinhas. Há perdas de líquidos e eletrólitos podendo provocar desidratação.

Divide-se em superficial e profunda.

Segundo Grau Superficial (Flictena)

Formam-se vesículas ou bolhas especificadas como "flictenas", com conteúdo de humor seroso de aspecto viscoso, claro e límpido. São altamente dolorosas, mas que podem cicatrizar sem deixarem sequelas.

Segundo Grau Profundo (Necrose)

São lesões de difícil caracterização à simples vista menos dolorosa por causa da destruição das terminações nervosas e se confundem com as queimaduras de terceiro grau, entretanto só comprometem a pele. Produzem cicatrizes hipertróficas quando não enxertadas. Tem como características pele eritematosa, edemaciada, aspecto grosso com dores apenas ao estímulo, devido a necrose das terminações nervosas. A epiderme pode desprender-se da derme.

Terceiro Grau

Queimaduras onde há destruição da pele em toda a sua extensão comprometendo o tecido subcutâneo, incluindo os anexos, podendo ou não comprometer tecidos mais profundos, portanto mais grave. A pele apresenta-se endurecida e de coloração branca, acinzentada ou enegrecida. Podem ser altamente dolorosas ou assintomáticas por destruição das terminações nervosas, sem sangramento. Produzem sempre cicatrizes hipertróficas quando não enxertadas.

Tratamento Imediato do Paciente com Queimaduras de Face

Todos os pacientes "grandes queimados", tenham ou não queimaduras de face, deverão ser internados e hidratados de maneira especial. Porém, nos casos de queimadura de face apenas, devemos considerar cada caso em particular. Hoje em dia queimaduras são de responsabilidade da especialidade de cirurgia plástica, possuindo à bucomaxilofacial apenas a primeira ação até a chegada destes profissionais.

Uma vez existindo a queimadura, de qualquer grau que seja, deve-se lavar em água corrente de forma abundante. Devem ser evitadas a aplicação de qualquer substancia do dito popular, como pó de café, extrato de tomates, creme dental ou outro, pois funcionarão apenas como corpo estranho. O creme dental possui substâncias antissépticas que são prejudiciais ao tratamento, assim como os conservantes dos extratos de tomates.

O melhor tratamento imediato à queimadura, produzido ainda no local do acidente, deve ser lavar abundante e demoradamente com água levemente morna ou a temperatura ambiente.

Pacientes cujos acidentes ocorreram em ambiente aberto, e que apresentam lesões superficiais, poderão ser tratados ambulatorialmente. Entretanto, naqueles casos de lesões muito extensas e profundas, e principalmente nos casos em que a queimadura se deu em ambiente fechado, deve-se prever a possibilidade de haver queimadura de laringe, ou que o edema significativo possa vir a provocar asfixia por obstrução das vias aéreas superiores. Nestes casos, os pacientes deverão ser internados, e muitas vezes a traqueostomia é indicada logo no primeiro atendimento.

Tratamento Imediato Sistêmico

Por tratar-se de um paciente potencialmente grave, o queimado exige atendimento diferenciado e preciso. Sendo assim, é recomendável que se estabeleça uma rotina a ser seguida nesses casos.

Os pacientes queimados perdem água e eletrólitos, tem destruição de glóbulos vermelhos (hemácias) e alterações no metabolismo das proteínas e dos carboidratos. Quando a área é grande a perda e os danos também o são, exigindo reposição de líquidos e equilíbrio eletrolítico.

1. Colher antecedente e história do acidente de maneira rápida e concisa dando ênfase principalmente a:
   - Agente etiológico da queimadura.
   - Ambiente onde ocorreu o acidente.
   - Tempo ocorrido desde a hora da queimadura.
   - Doenças subjacentes (cardiopatias, diabetes, doenças pulmonares ou renais etc.) e uso crônico de medicamentos.
2. Promover punção venosa superficial ou profunda, de acordo com a gravidade do caso, e iniciar a infusão de soro fisiológico a 0,9% ou lactato de Ringer, até que se possam fazer os cálculos da hidratação que será necessária ao paciente.
3. Promover analgesia — que poderá ser feita com um analgésico comum, como os pirazolônicos (Dipirona®), nos casos mais simples ou naqueles onde a dor não for um componente importante no quadro. Ou com analgésicos mais potentes como os derivados morfínicos (Demerol®), administrados puros ou na forma de soluções analgésicas quando misturados a: analgésico comum (Dipirona®), antiemético (Plasil®), água destilada etc. O analgésico forte (Demerol®) possui a vantagem de promover analgesia mais potente, além da sedação do paciente; porém não deverá ser usado nos pacientes que se submeterão à anestesia geral para desbridamento das feridas em seguida.
4. Verificar sinais vitais — frequência cardíaca, tensão arterial, frequência respiratória e temperatura corporal.
5. Imunizar contra o tétano:
   - Passiva: SAT 5.000 a 10.000 U.I. IM pós-teste subcutâneo negativo, ou globulina hiperimune 500 a 1.000 U.I. IM.
   - Ativa: ATT, 0,5 C/C IM.

6. Avaliar corretamente a área queimada e as necessidades de reposição de água e eletrolíticos.
7. Avaliar a necessidade de traqueostomia imediata, considerando:
   - Inalação de vapores quentes.
   - Importante edema facial e de vias aéreas superiores.
   - Insuficiência respiratória clínica e laboratorial.
8. Solicitar exames iniciais:
   - Hematócrito.
   - Perfil eletrolítico.
   - Gasometria arterial.
9. Antibiótico: ver Quadros 13-3 e 13-4.
10. Avaliar o grau de comprometimento ocular e conseguir o parecer de um oftalmologista.
11. Avaliar a necessidade de internação.

Observação: Caso a queimadura da face e/ou pescoço produza edema consideravelmente grande, deve-se imediatamente aplicar corticoide (dexametasona 10 mg EV) em dose única, objetivando evitar a obstrução das vias aéreas.

Tratamento Imediato Local

Primeiro grau, o eritema. Pode exigir apenas uma proteção para aliviar a sintomatologia e prevenir a infecção. Um creme genérico de baixo custo e grande eficácia é o de sulfadiazina de prata a 1% (um por cento). Creme para uso tópico que, aplicado em fina camada, alivia a ardência da queimadura, devendo ficar exposta, sem curativo.

Segundo grau, a flictena. Aquele que se apresentar em pequeno número de bolhas ou em pequenos tamanhos, deve ser tratada como as de primeiro grau. Para as bolhas maiores ou em grande número em uma mesma região, devem-se desbridá-las removendo as porções superiores das bolhas ou vesículas de epitélio desvitalizado, expondo tecido conjuntivo ou muscular vivo, o qual fica desprotegido.

Caso o tecido fique exposto, sem curativo, em 48 horas. forma uma escara escura, seca e firme. Esta crosta protegerá os tecidos e protegerá a formação de novas células epiteliais de revestimentos.

Caso o tecido fique protegido por curativo a dor é aliviada e a probabilidade de infecção diminuída. Este curativo é feito com a aplicação de vaselina sobre toda a área cruenta, sobre a qual são colocadas compressas de gazes e fixadas por atadura crepom de forma de bandagem. Não se deve manipular a gaze até o seu total desprendimento, quando as células epiteliais são renovadas, apenas trocando a atadura da bandagem. É um processo mais lento do que se deixar exposto. Caso haja infecção, as gazes devem ser removidas e o curativo trocado diariamente. Porem esta manipulação das feridas através de trocas das gazes irrita a ferida e estimula a uma fibrose e cicatrização por segunda intenção.

Terceiro grau, a necrose. Exige limpeza do local com extirpação do tecido desvitalizado, desbridamento de toda a área necrótica. Deve-se avaliar a extensão desta área.

As pequenas podem ser protegidas por curativo como descritas para as bolhas, o qual deve permanecer por 10 a 15 dias, quando deverá estar regenerado.

As grandes necroses exigem enxerto de pele, pediculado ou livre. Caso não seja realizado o enxerto haverá uma reparação lenta, granulada e hipertrófica, com contratura da área queimada. Hoje em dia muitos tecidos liofilizados são preparados com sucesso nestas queimaduras. Não se pode desconsiderar recentemente o uso de películas de plasma rico em plaquetas.

Seja qual for o grau ou tratamento, devem-se observar os cuidados locais:

A) O curativo deverá, preferencialmente, ser realizado em centro cirúrgico ou ambiente estéril, e sob anestesia geral nos casos indicados.

B) Limpar com soro fisiológico em abundância, usando-se sabão neutro naqueles casos em que a queimadura estiver associada a terra, óleo, fuligem etc. Os resíduos deverão ser retirados ao máximo, lembrando-se de que muitas vezes estão intimamente aderidos à pele e que só poderão ser removidos com os desbridamentos sucessivos.

C) Romper ou não as flictenas é uma questão discutível, e se deve proceder conforme a experiência de cada serviço, tendo-se como certo que deverão ser definitivamente rompidos após 72 horas, devido à grande possibilidade de já ter-se tornado meio de cultura para bactérias;

D) Desbridar todos os tecidos desvascularizados.

E) Aplicação de vaselina em pasta estéril sobre toda a superfície queimada e manutenção do curativo aberto.

Acompanhamento das Queimaduras de Face

1. Limpar diariamente, ou duas vezes ao dia, a área queimada, renovando-se a camada de vaselina.
2. Manter o pescoço em hiperextensão por meio de coxins ou férulas, quando este também se encontra comprometido, na tentativa de se evitarem as retrações cicatriciais.
3. Observar diariamente as orelhas e fazer a excisão das cartilagens que apresentarem sinais de condricte, através de incisões retroauriculares.
4. Observar a evolução do edema cervical, principalmente nos pacientes não traqueostomizados, nas primeiras 24 a 72 horas, quando este atinge sua fase mais exuberante, para detectar-se a tempo a obstrução das vias aéreas superiores.
5. Colher periodicamente secreções encontradas na ferida através de *Swab*, ou, quando possível, fragmentos de pele, para cultura, e detecção precoce das infecções.
6. Monitorar os sinais vitais; investigar febres, quedas do estado geral etc.
7. Proceder a desbridamentos sempre que se observarem tecidos necrosados.
8. Fazer enxertia das lesões palpebrais e do contorno labial para se evitarem sinéquias, desvios de comissura etc. Estes enxertos podem ser programados a partir do dia da queimadura, dependendo da regressão do edema e do estado geral do paciente.
9. Higienizar a boca com soluções com 20% de água oxigenada 10 volumes em água filtrada a temperatura ambiente e lubrificação dos lábios com vaselina líquida ou pomada.
10. Manter os olhos limpos e protegidos com pomadas oftálmicas.
11. Usar antibióticos, seguindo à cultura das secreções. Os antibióticos poderão ser usados profilaticamente nos casos de: autoenxertia; ressecção de lesão ou incisões tangenciais ou lesões inalatórias graves. Nestes casos geralmente associa-se uma penicilina a um aminoglicosídeo (p. ex., penicilina cristalina ou oxacilina + garamicina) (Quadros 13-2 e 13-3).
12. Estabelecer suporte nutricional adequado. Observar que o suporte nutricional fisiológico em pacientes sadios suporta por apenas três dias. Pacientes que ainda não puderem se alimentar livremente por via bucal necessitam receber os alimentos através de sonda nasogástrica, ou por via parenteral. A alimentação por sonda deve estar na consistência líquida ou semilíquida e introduzidas 200 mL a cada duas horas. Após a introdução do alimento deve-se introduzir 100 mL de água filtrada ou mineral a fim de limpar a sonda e hidratar o paciente.

Tratamento Imediato das Queimaduras em Especial

Radiodermites

O tratamento da fase aguda é expectante, aguardando-se a involução espontânea dos sintomas. Isto acontece em cerca de dois meses, variando com a extensão. Nestes casos os pacientes têm comprometimento cicatricial local o que pode retardar o processo normal. Manipulações podem agravar os casos e devem ser analisadas com muita responsabilidade e parcimônia.

Prescrevem-se as medicações pela necessidade: analgésicos e antibióticos.

Queimaduras Elétricas

Devido a sua profundidade é necessário o desbridamento cirúrgico.

Geralmente produz acidose acentuada, a qual pode produzir lesões renais. Para controlá-la mantém-se uma hidratação adequada por via oral ou endovenosa, conforme o caso.

Em casos de alta voltagem podem causar lesões pulmonares e cardíacas (Fig. 13-28).

Queimaduras Químicas

O principal cuidado é a lavagem abundante e prolongada da área lesada com água corrente.

A lavagem deve durar cerca de uma hora. Em seguida procede-se a um curativo semelhante ao das queimaduras físicas.

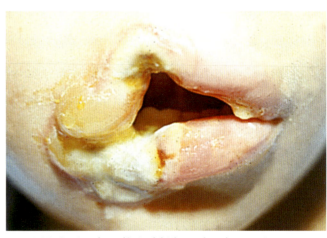

Fig. 13-28. Queimadura elétrica labial, envolvendo a comissura. Mordida em fio com corrente alternada de 110 volts.

BIBLIOGRAFIA

Albrecht E et al. Manual prático de anestesia locorregional ecoguiada. Rio de Janeiro: Revinter; 2016.

Azevedo MRA. Hematologia básica: Fisiopatologia e diagnóstico laboratorial. 5.ed. Rio de Janeiro: Revinter; 2014.

Becheli LM, Curban GV. Compêndio de dermatologia. 5.ed. São Paulo: Atheneu, 1978.

Beers MH, Berkow R. Manual Merk: Diagnóstico e tratamento. 17.ed. São Paulo: Roca; 2000.

Bennett RC. Anestesia local e controle da dor na prática dentária. 7.ed. Rio de Janeiro: Guanabara Koogan; 1986.

Bevilacque F et al. Medicina interna. 9.ed. Rio de Janeiro: Guanabara Koogan; 1979. (Tomo II)

Brown AFT et al. Receituário de bolso: Emergências médicas. Rio de Janeiro: Thieme Revinter; 2017.

Brunicardi FC et al. Tratado de cirurgia. 9.ed. Rio de Janeiro: Revinter; 2013.

Caquet R. Exames de laboratório. 12.ed. Rio de Janeiro: Thieme Revinter; 2017.

Cline DM et al. Manual de emergências médicas. 7.ed. Rio de Janeiro: Revinter; 2014.

Cuellar Erazo GA, Baccarini Pires MT. Manual de urgências em pronto-socorro. 2.ed. Rio de Janeiro: Médica e Científica; 1987.

Gil JN. Contribuição ao estudo da traumatologia buco-maxilo-facial. Teste. UFRJ, 1990.

Guyton AC. Tratado de fisiologia médica. 4.ed. trad. sob supervisão de Alcyr Kraemer. Rio de Janeiro: Guanabara Koogan; 1973.

Lima R. Manual de farmacologia clínica: Terapêutica e toxicologia. Rio de Janeiro: Guanabara Koogan; 1992.

Madeira AA. Eliminação da sutura convencional no método conservador para a terapêutica dos cistos de retenção. Rev Dent Bras. 1981 Jul-Set;29(3):205.

Magalhães PH. Técnica cirúrgica e cirurgia experimental. São Paulo: Savier; 1983.

McCarty MF. Emergências em odontologia prevencion y tratamento. 2.ed. Lisboa: Atheneo; 1973.

Peterson LJ et al. Cirurgia oral e maxilofacial contemporânea. Rio de Janeiro: Guanabara Koogan; 2000.

Prado R, Salim MA. Cirurgia bucomaxilofacial: diagnóstico e tratamento. Rio de Janeiro: Guanabara Koogan; 2004.

Schrier RW. Manual de nefrologia. 8.ed. Rio de Janeiro: Thieme Revinter; 2017.

Shafer WG et al. Tratamento de patologia bucal. 4.ed. Rio de Janeiro: Interamericana; 1985.

Shauna C et al. Atlas de hematologia. 2.ed. Rio de Janeiro: Revinter; 2015.

Silva BA et al. Pacientes de alto risco em odontologia. Rio de Janeiro: Médica e Científica; 1988.

Valente C. Emergências em bucomaxilofacial. Rio de Janeiro: Revinter; 1999.

Valente C. Técnicas cirúrgicas bucais e maxilofaciais. Rio de Janeiro: Revinter; 2003.

Yunen JR. UTI: Consulta em 5 Minutos. Rio de Janeiro: Revinter; 2015.

Zaidon JT et al. Tratamento imediato dos traumatismos faciais. Rio de Janeiro: Gráfica Muniz; 1969.

Zanini AS. Cirurgia e traumatologia buco-maxilo-facial. Rio de Janeiro: Revinter; 1990.

14

Fraturas do Esqueleto Facial

FRATURAS EM GERAL

Células e Matriz Ósseas

O tecido ósseo é composto por células (osteoblastos, osteócitos e osteoclastos) e por substância intercelular fundamental (matriz) específicas. Os osteoblastos são células jovens que formam osso, os osteócitos são as células maduras e os osteoclastos são células que consomem o osso, remodelando-o, evitando arestas cortantes. Estas células estão em um meio formado por elementos orgânicos (proteínas) e inorgânicos (cálcio). Assim, os ossos são formados e modelados.

Ossificações

São os tipos de formação óssea. Podem ser intramembranosa, a partir de tecido conjuntivo, e endocondral, a partir da degeneração de cartilagem.

Intramembranosa

O tecido ósseo pode possuir origem intramembranosa, onde as fibras de tecido conjuntivo se entrelaçam em várias camadas, assemelhando-se a várias "teias de aranha" umas sobre as outras, formando matriz óssea e havendo depósito de íons cálcio, formando-se do centro para a periferia. Esta é a ossificação predominante do esqueleto axial, inclusive a cabeça e o pescoço, com exceção da mandíbula. Os ossos intramembranosos possuem revestimentos por corticais de osso mais compacto e conteúdo de osso esponjoso, poroso, frágil e bem vascularizado.

Endocondral

O tecido ósseo também pode possuir origem endocondral, onde há um modelo prévio de cartilagem que se degenera e forma a matriz, que se solidifica na medida em que há depósito de cálcio, formando-se a partir das extremidades para o centro. Esta é a ossificação do esqueleto apendicular, incluindo a mandíbula. Os ossos endocondrais possuem compactas corticais e conteúdo esponjoso, sendo um osso resistente, compacto e pouco vascularizado.

Tipos de Ossos

Os ossos podem ser: 1. longos, quando o seu comprimento é maior que a largura e a espessura, sendo exemplo o fêmur; 2. curtos, quando seu comprimento é semelhante à largura e à espessura, sendo exemplo o calcâneo; 3. chatos, quando seu comprimento e largura são semelhantes e uma pequena espessura, sendo exemplo o parietal e 4. irregulares, quando não podem ser classificados, são exemplos o maxilar e a mandíbula.

Conceito

Fratura é a solução de continuidade, é o rompimento do tecido ósseo.

Etiologia

Atualmente, as principais causas de fraturas de mandíbula são por acidentes automobilísticos, que ainda é a maior incidência, agressões físicas, atividades esportivas e por arma de fogo. Fatores de risco incluem baixo nível socioeconômico, abuso de drogas e desemprego, sendo os adultos jovens do gênero masculino entre os mais acometidos

Em menor frequência podem possuir origem patológica, em decorrência da evolução de grandes cistos, infecções, tumores etc. e origem cirúrgica, neste caso podendo ser acidental (p. ex., durante uma exodontia) ou intencional (p. ex., cirurgia ortognática).

As fraturas podem ocorrer a partir de fatores eficientes e de fatores predisponentes.

Fatores Eficientes

Aqueles que determinam a lesão.

Agentes Traumáticos Palpáveis

São aqueles que podem ser vistos e isolados (p. ex., madeira, ferro, agressão física corporal, quedas de grandes alturas etc.).

Agentes Traumáticos Insignificantes

São aqueles que não podemos observar claramente nem isolar (p. ex., contrações musculares violentas, forças exageradas etc.).

Fatores Predisponentes
Aqueles que facilitam a instalação da lesão.

Fatores Gerais
- *Idade:* podendo ocorrer em qualquer uma, sendo menos comum em crianças em razão da sua flexibilidade, por possuir em sua estrutura mais tecido conjuntivo que mineral.
- *Profissão:* existindo aquelas mais susceptíveis, como policiais, lutadores etc.
- *Problemas sistêmicos:* como osteoporose, tuberculose, raquitismo etc.

Fatores Locais
Áreas de fragilidade óssea, tipo de osso, tipo de ossificação, lesões patológicas locais etc.

Condições Mecânicas de Indução a Fraturas

Compressão ou Extensão
É a força exercida no eixo do osso, seja em seu longo ou curto eixo, ou seja, em sua direção ao seu centro ou extremidades.

Flexão
É a força exercida no sentido perpendicular ao longo do eixo do osso (transversal) de forma a intencionar uma flexão do osso.

Torção
É a força exercida no sentido de rotação do longo eixo (Fig. 14-1).

Classificação Geral das Fraturas

Quanto à Origem
- *Traumáticas:* de ação direta por trauma, por agressão bruta, podendo ser civis ou de guerra.

- *Patológicas:* destruição óssea por grande evolução de lesões degenerativas (cisto), inflamatórias (osteomielite) ou neoplásicas (ameloblastoma).
- *Cirúrgicas:* decorrente de atividade profissional, podendo ser intencional (cirurgias ortognáticas) ou acidental.

Quanto à Extensão
- *Completas ou totais:* quando o osso é dividido em dois ou mais segmentos em toda sua extensão e os segmentos perdem totalmente o contato.
- *Incompletas:* quando tem continuidade da peça óssea em pelo menos alguns segmentos (p. ex., fissuras, galhos verdes, sulcos, perfurações etc.).

Quanto às Partes Moles
- *Fechadas:* aquelas que não rompem a pele ou a mucosa, portanto, não tendo contato com o meio externo.
- *Abertas ou expostas:* aquelas que atravessam a pele ou mucosa e estão em contato com o meio externo, ou seja, quando há comunicação entre o ambiente e o osso por uma ferida, mesmo que pequena.

Quanto ao Traço
- *Transversa:* quando é perpendicular ao longo eixo, podendo ser lisa ou irregular.
- *Longitudinal:* quando é paralela ao longo eixo, sendo rara nos ossos curtos.
- *Oblíqua:* quando se dirige de um ponto a outro do osso, podendo ser de cima para baixo, de trás para frente e inversas.

Quanto ao Número de Traços
- *Única:* quando só existe uma linha de fratura, somente uma separação e apenas dois segmentos ósseos.

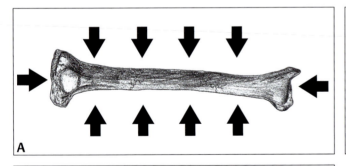
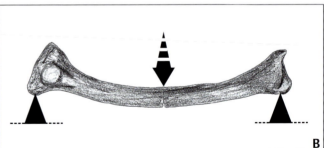
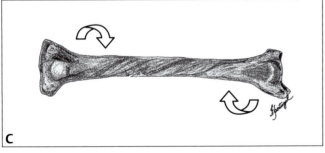

Fig. 14-1. Condições mecânicas das fraturas. (**A**) Compressão; (**B**) flexão e (**C**) torção.

- *Múltipla:* quando existem duas ou mais linhas de fraturas, duas ou mais separações, com três ou mais segmentos ósseos.
- *Cominutiva:* quando existem muitas linhas de fratura muito próximas com irregularidade e desorganização anatômica e variações de tamanho de seus segmentos e dificuldade ou impossibilidade de aproximação perfeita entre eles (Fig. 14-2).

Quanto às Forças Musculares

- *Favorável:* quando as ações das forças musculares aproximam os segmentos da fratura, facilitando sua redução e reintegração. Estas fraturas têm suas reduções auxiliadas pelas próprias forças musculares no osso fraturado.
- *Desfavorável:* quando as ações das forças musculares afastam os segmentos fraturados, dificultando sua redução e reintegração. Estas fraturas têm suas reduções dificultadas pelas próprias ações musculares no osso fraturado (Fig. 14-3).

Sintomatologia e Diagnóstico

Os sinais e sintomas apresentados por um paciente são fundamentais ao diagnóstico e ao tratamento a ser efetuado.

Quando as fraturas são ocasionadas por um trauma, os primeiros sinais são determinados pela própria agressão.

Diagnóstico Geral

- *Dor:* as algias no osso fraturado são raras e, quando presentes, provêm da mobilização muscular com agressão tecidual tegumentar. Por isso as dores geralmente são à distância.
- *Edema:* surge por congestão das partes moles, independente do tecido ósseo, a partir da quarta a sexta hora pós-trauma, com evolução até 48 horas e início de diminuição a partir de 72 horas. O edema está presente, muitas vezes, mais por conta do trauma do que da própria fratura.
- *Hemorragia:* surge a partir de:
  - Rompimento ósseo com lesão dos canalículos nutritivos.
  - Ruptura vascular, havendo acúmulo de sangue entre os planos (hematomas).
  - Ruptura capilar, havendo acúmulo de sangue intersticial (equimoses) representada por manchas azuladas, arroxeadas ou escuras.
  - Feridas, havendo perda de sangue para o meio ambiente, em fraturas expostas.

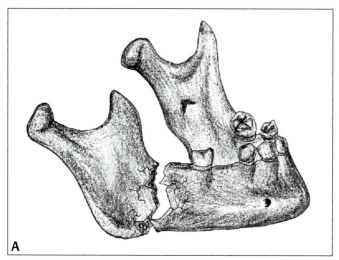

A

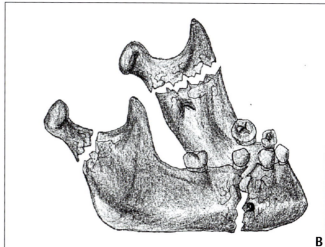

B

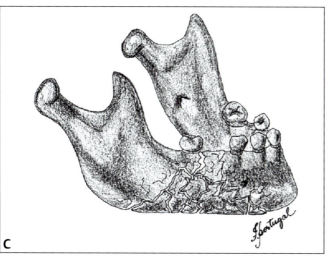

C

Fig. 14-2. Classificação das fraturas quanto ao número de traços. (**A**) Única. (**B**) Múltipla. (**C**) Cominutiva.

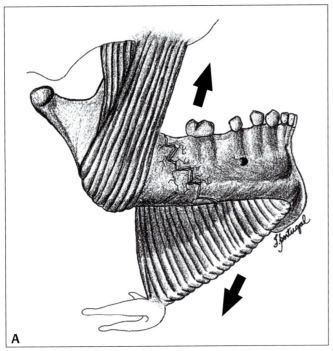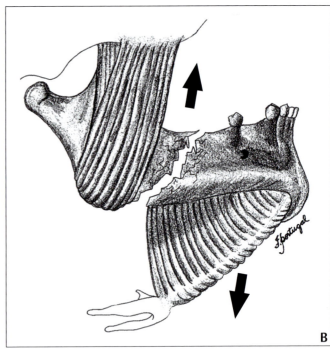

Fig. 14-3. Classificação das fraturas quanto às forças musculares. (**A**) Favorável. (**B**) Desfavorável.

Diagnóstico Específico

Os sinais e sintomas específicos de fraturas são divididos em:

1. *Sinais objetivos:* são aqueles que o profissional pode constatar, através da inspeção (visão), da palpação (tato), da crepitação (audição) ou da mobilização do(s) osso(s) comprometido(s).
   - *Sinais de certeza:* são aqueles patogênicos que afirmam a lesão e podem ser:
     - Mobilidade do corpo ósseo.
     - Degraus e desalinhamentos da margem óssea.
     - Deformidade crassa da região, com afundamento ou aumento.
     - Observação radiográfica.
     - Assimetria por movimentos. Obs.: Nas fraturas maxilomandibulares aparecem as más oclusões.
   - *Sinais de possibilidade:* são aqueles que geralmente estão presentes nas fraturas:
     - Enfisemas.
     - Equimoses ou hematomas localizados.
2. *Sinais subjetivos:* são aqueles relatados pelo paciente:
   - Incapacidade funcional, geralmente induzida pela dor ou pelo travamento ósseo.
   - Parestesia, quando compromete nervo sensitivo, por compressão ou secção.

Métodos de Diagnóstico

- *Exame clínico:* através da inspeção, palpação e mobilização.
- *Exame radiográfico:* solicitados de acordo com o caso:
  - Terço médio de face: mento-naso, perfil ou lateral e axial ou Hirtz.
  - Terço inferior: PA, lateral oblíqua para o lado afetado e Reverchon.

- *Exame tomográfico:* solicitado para a face, enfatizando a área a ser pesquisada. Pode ser:
  - Linear em segmentos ou cortes de 3 ou 5 mm.
  - Helicoidal ou 3D (terceira dimensão).

  Obs.: Ver Capítulo 2 – Pré e Pós-Operatórios (Pré-operatório, Exames por imagem, Radiografias Craniofaciais e Tomografias).

Princípios do Tratamento das Fraturas

São três os princípios consagrados por Bohler: redução, contenção e imobilização.

1. Redução é o reposicionamento dos segmentos fraturados em sua correta e original posição anatômica, com adaptação perfeita de suas margens e paredes. A redução pode ser manual, mecânica e cirúrgica.
   - Redução manual é aquela que se executa com as próprias mãos, geralmente de forma incruenta, isto é, não invasiva, sem incisão, sem contato direto com a linha de fratura. Pode ser aplicada em fraturas favoráveis nos casos em que haja dificuldade para a realização imediata da cirurgia. Em alguns casos pode-se dispensar o procedimento invasivo, mantendo-se imóvel por 4 a 5 semanas.
   - Redução mecânica é aquela que se executa, sem acesso direto ao foco da fratura, com auxílio de aparelhos mecanoterápicos específicos por meio de tração. O fundamento básico consiste na tração osteomuscular contínua e progressiva, que, pelas ações musculares, tende a aproximar os segmentos fraturados. Geralmente nas fraturas maxilomandibulares utilizam-se o bloqueio intermaxilar com barras de Erich e anéis de

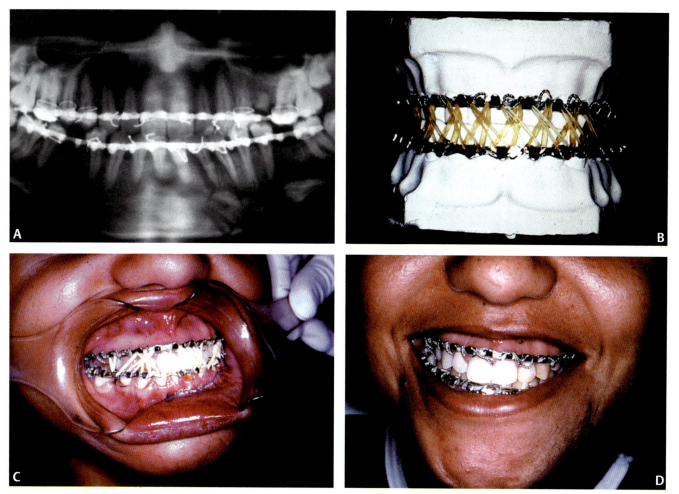

Fig. 14-4. Barras de Erich. (**A**) Radiografia panorâmica. (**B**) Aplicada e tracionada no modelo para exemplificação didática. (**C**) Com ação ortopédica no paciente. (**D**) Colocada no paciente. Após tratamento, estando em oclusão.

elásticos, que funcionam ortopedicamente procurando a oclusão cêntrica do paciente, depois de respeitadas as chaves de oclusão de molares e caninos em ambos os lados, sempre que possível e existente (Fig. 14-4). Após período de desuso, os aparelhos mecanoterápicos de comando externo retornaram com indicações específicas como fraturas cominutivas, geralmente produzidas por projetil de arma de fogo, quando se necessita de formação e alongamento ósseos, e em paciente soropositivo (HIV), quando a sua manipulação deve ser parcimoniosa, evitando-se a infecção cruzada para a equipe cirúrgica (Fig. 14-5). Para fraturas altas de colo de côndilo mandibular, pode-se optar por tração goniana contínua com aparelho gessado desenvolvido pelo Professor Antônio Baptista (Fig. 14-6).

▪ Redução Instrumental é aquela que se executa cruentamente, através de acesso direto ao foco da fratura. É chamada de cruenta ou invasiva porque há incisão tegumentar e invasão dos tecidos moles para o acesso aos segmentos fraturados, quando são posicionados respeitando a anatomia óssea. Geralmente necessitam de instrumentais específicos para o melhor resultado.

É o procedimento ideal em razão da certeza da redução e possibilidade de fixação dos segmentos fraturados.

2. Contenção é a manutenção dos segmentos da fratura em sua posição após a redução, através de uma fixação. A contenção pode ser: por osteossíntese direta ou indireta e por estabilização.

▪ Osteossíntese direta: quando se utilizam materiais diretamente no foco de fratura, produzindo uma fixação óssea. Pode ser rígida ou semirrígida.

• Fixação rígida – é aquela que não permite nenhum tipo de movimento entre os segmentos fraturados. É conseguida por placas e parafusos de forma e tamanhos variados, constituindo-se na forma ideal de contenção atualmente pela sua praticidade e eficácia, porém, seu custo é muito superior à fixação semirrígida.

• Fixação semirrígida – é aquela que permite pequenos movimentos entre os segmentos fraturados. É conseguida pela utilização de fios de aço inox flexível. Estudos mostram que estes pequenos movimentos aceleram o processo de reparação óssea, mas é bem mais trabalhosa e exige habilidade do profissional.

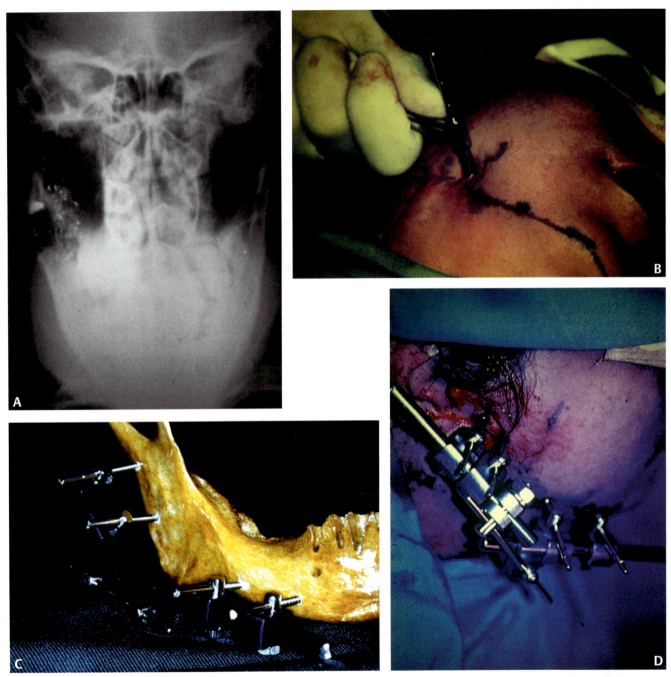

Fig. 14-5. Osteossíntese indireta por mecanoterapia. (**A**) Radiografia em PA mostrando fratura cominutiva em ângulo direito de mandíbula; (**B**) colocação de pino com auxílio de trocarte transcutâneo. (**C**) Aparelho colocado em mandíbula seca. (**D**) Aparelho colocado no paciente.

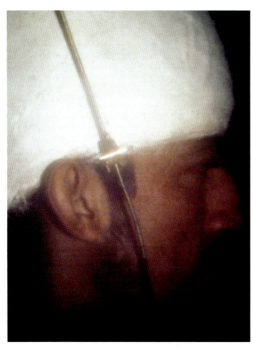

Fig. 14-6. Tração goiana contínua. Vista de aplicação em paciente. Vista em perfil.

- Osteossíntese indireta: quando se utilizam fios rígidos internamente ao corpo ósseo, passando por sua medula e fixando os segmentos fraturados, concomitantemente a redução. Hoje em dia está praticamente em desuso (Fig. 14-6).
- Estabilização: quando se utilizam meios auxiliares fora do foco de fratura, por tanto incruenta, de forma a estabilizar os segmentos fraturados mantendo-os na posição após a redução. Pode ser conseguida por odontossíntese em qualquer uma de suas formas.
3. Imobilização é a fixação dos segmentos fraturados e também entendidos como bloqueio das articulações próximas ao osso fraturado. Tem como finalidade impedir que forças musculares diretas ou indiretas venham a desestabilizar o foco reduzido de fratura. Em ortopedia geralmente é conseguida pela colocação de um aparelho gessado e em bucomaxilofacial é conseguida a partir de um bloqueio intermaxilar.

Objetivos do Tratamento das Fraturas

Quando há a fratura, há também alterações morfofisiológicas e sintomatológicas. O tratamento objetiva restabelecer a normalidade do tecido ósseo e da região acometida. Inicialmente o primeiro objetivo é o restabelecimento da forma e da função do osso fraturado estimulando a sua regeneração, seguido do alívio da dor e da prevenção da infecção.

O restabelecimento da forma e da função óssea é conseguido pela redução do osso fraturado em sua posição mais original possível. A estimulação de sua regeneração é automática desde que não tenha presença de corpo estranho, infecção ou outra anormalidade.

O alívio da dor e a prevenção da infecção são conseguidos por meio de medicações analgésicas e antimicrobianas específicas.

O controle da dor pode ser feito por analgesia leve, por analgésicos convencionais como Pirazolônicos (Dipirona®), Paracetamol (Tylenol®) e Salicilatos (AAS®). A analgesia moderada, pelos analgésicos combinados como codeína com acetaminofen (Tylex®). A analgesia forte e conseguida somente em ambiente hospitalar por hipnoanalgésico (Morfina®, Dolantina®).

Os antibióticos são dispensáveis nas fraturas fechadas. Deve-se lembrar que as fraturas do corpo mandibular, dos processos palatino e alveolar dos maxilares e as nasais são fraturas abertas ou expostas pelo rompimento das mucosas, nem sempre observadas sem maiores detalhamentos.

Os antibióticos são indispensáveis no tratamento sistêmico das fraturas associadas a feridas como preventivo ou curativo de infecção. De uma forma geral, quando existem, as fraturas expostas podem ser:

1. Potencialmente contaminadas, que são aquelas em tecidos de difícil descontaminação, mesmo dentro dos preceitos de biossegurança, como boca e nariz.
2. Contaminadas, que são aquelas em tecidos traumatizados e que apresentam alto risco de infecção, em razão da localização e da forma onde houve a fratura.
3. Sujas ou infectadas, que são aquelas em tecidos necróticos e de origem suja, com altíssimo risco de infecção.

A prevenção da infecção nas fraturas abertas ou expostas pode ser conseguida com a administração de cefalexina (500 mg) por via oral de 6/6 horas por 5 a 7 dias tem apresentado excelentes resultados, porém, esta indicação deve ser revista antes da administração no paciente, por tratar-se de droga que varia muito e que pode perder suas indicações com o tempo.

Destino das Fraturas Não Tratadas

Caso a fratura não seja tratada, pode seguir três destinos distintos:

- Consolidação viciosa, que consiste na calcificação dos segmentos afastados, obviamente desrespeitando a morfologia do osso e a fisiologia regional. Os osteoblastos formam osso e os osteoclastos remodelam, absorvendo as espículas ósseas e alterando suas margens fraturadas. Assim, na medida em que calcificam a fratura, alteram sua forma e tamanho. Por esta situação, as fraturas faciais devem ser tratadas em no máximo 15 dias.
- Pseudoartrose, que consiste na formação de uma falsa "articulação" entre os cotos afastados, também desrespeitando a forma e a função específica do osso. Isto ocorre em ossos que possuem fortes ações musculares, como é a mandíbula. Os músculos mobilizam a fratura dificultando ou impossibilitando a sua calcificação. Geralmente são fraturas desfavoráveis onde as forças musculares afastam os cotos ou segmentos fraturados. PONT classificou esta falsa articulação em três estágios distintos:
  - Livre ou flutuante, em seu estágio inicial, quando os cotos fraturados se mobilizam amplamente. Possui duração entre 30 e 90 dias.
  - Fibrosa, com o estimulo dado pela mobilidade da fratura há uma tentativa de fixação através de tecido conjuntivo fibroso, que é vencido pelas forças musculares e mobilidade em ação desfavorável à aproximação e fixação dos segmentos fraturados. Possui duração entre 90 e 150 dias.

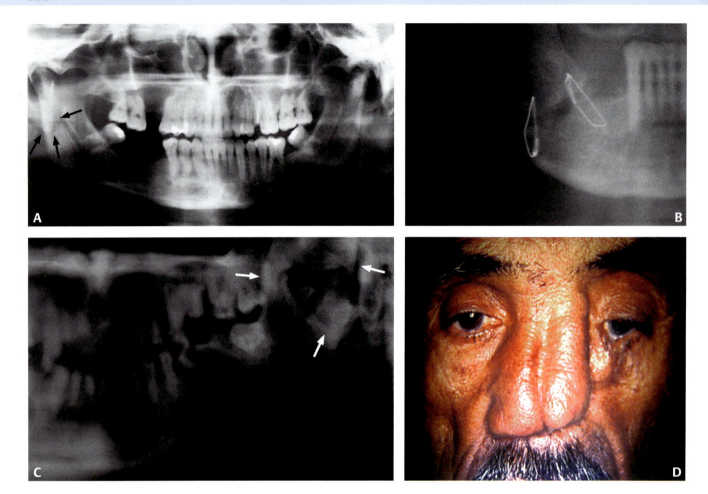

Fig. 14-7. Destino das fraturas não tratadas. (**A**) Consolidação viciosa da fratura baixa de colo de côndilo direito. (**B**) Pseudoartrose de fratura maltratada de fratura desfavorável de corpo mandibular direita. (**C**) Ancilose de ATM. (**D**) Aspecto clínico – deformidades por fraturas não tratadas.

- Fibrossinusal, com a degeneração fibrosa interna, as margens dos segmentos fraturados são revestidas de conjuntivo e unidos por uma cápsula de mesmo tecido, o que viabiliza boa mobilidade, constituindo a falsa articulação propriamente dita. Geralmente corre a partir do 150º dia.
- Anquilose ou ancilose ocorre apenas em fraturas articulares intracapsulares, quando a reparação da fratura envolve toda a articulação, formando um único bloco ósseo entre os ossos articulados, bloqueando sua mobilidade. Inicialmente é fibrosa, permitindo algum movimento, mais tarde evoluindo e calcificando, impedindo todo e qualquer movimento naquela articulação (Fig. 14-7).

FISSURAS

Conceito
É a fratura incompleta, onde não houve solução de continuidade completa e as margens da fratura estão mantendo a posição original (Fig. 14-8).

Classificação para Fissuras Faciais
As fissuras faciais se classificam de acordo com as forças musculares em: fissuras sem ação muscular e fissuras com ação muscular.

Fissuras sem Ação Muscular
As fissuras localizadas em ossos do terço médio facial geralmente não possuem forças musculares significativamente importantes que possam desestabilizá-las ou completar a fratura apenas no osso zigomático e no arco zigomático se tem forças ativas do músculo masseter.

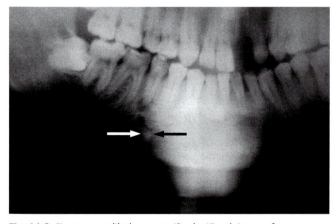

Fig. 14-8. Fissura mandibular, na região do 45 próximo ao forame mentoniano.

Fissuras com Ação Muscular

As fissuras localizadas na mandíbula possuem ações de forças musculares com grande expressão funcional, que podem desestabilizá-las e completar a fratura.

Tratamentos Específicos

1. As fissuras nos ossos do "maciço" facial, terço médio facial, com exceção do corpo do zigomático, não exigem tratamentos específicos, apenas se faz um controle periódico e orienta-se o paciente para evitar dieta de sólidos mais consistentes por 15 dias.
2. As fissuras na mandíbula e no zigomático podem exigir um bloqueio intermaxilar por duas semanas. Isto porque as forças musculares podem completar a fratura e separar as margens fraturadas, complicando o caso, principalmente durante a dinâmica mandibular na mastigação de alimentos mais consistentes e duros.
3. As fissuras nos processos alveolares podem exigir uma odontossíntese horizontal por duas semanas. Isto porque as forças de mastigação podem completar a fratura e complicar a situação.

FRATURAS NASAIS

Pela sua posição mais proeminente na face e por sua fragilidade anatômica, o nariz constitui-se a estrutura que mais se fratura na cabeça, e a segunda de todo o corpo, perdendo apenas para as fraturas do punho.

Estas fraturas podem acarretar um grande distúrbio morfofisiológico (estética e respiração). A estética é agredida pelo afundamento ou pelo desvio do nariz e a respiração por obstrução das aberturas nasais.

Anatomia

O nariz está constituído por um esqueleto osseocartilaginoso.
Os ossos são:

1. Nasais.
2. Maxilares através de seus processos frontais.
3. Lacrimais.
4. Etmoide através das lâminas vertical e cribriforme.
5. Vômer.

As cartilagens são:

1. Principais: do septo, lateral e da asa do nariz.
2. Assessórias: quadradas, sesamóideas e vomerianas.

Classificação

As fraturas nasais classificam-se genericamente em dois importantes grupos, com afundamento e com desvio lateral. Neste último caso de acordo com o lado que está desviado.

Fraturas com Afundamento

Estas fraturas surgem geralmente a partir de um trauma em sentido anteroposterior, diretamente sobre a pirâmide nasal, caracterizando um achatamento.

Este tipo de fratura pode lesionar a lâmina cribriforme do etmoide e romper a dura-máter, o que faz perder líquido encefalorraquidiano ou liquor. Não é uma situação frequente, mas possível, requerendo muito cuidado e profilaxia antimicrobiana pela possibilidade real de meningite bacteriana (Fig. 14-9).

Fraturas com Deslocamento Lateral

Estas fraturas surgem geralmente a partir de impactos em sentido lateral, caracterizando um desvio com depressão no lado agredido e saliência no lado oposto, caracterizando em uma curva. Caracteriza-se o lado por aquele em saliência, aquele lado com aumento de volume.

Neste tipo de fratura há desvio de septo e compressão dos processos frontais do maxilar com obstrução das cavidades nasais (Fig. 14-10).

Diagnóstico

O diagnóstico é obtido a partir dos exames clínico e por imagem.

Exame Clínico

A simples inspeção observa-se alterações na forma da pirâmide nasal, confirmada à palpação, que mostra irregularidades ou crepitação em suas margens, com afundamento ou desvio lateral. Possivelmente com edema nasal, equimose subpalpebral uni ou bilateral e epistaxe, em razão de sua vasta vascularização. Caso a hemorragia apresentada de imediato seja abundante pode-se suspeitar de perda do liquor. Este líquido é transparente e rico em glicose. Ao misturar-se com o sangramento das fraturas nasais torna-se muito difícil seu diagnóstico clínico, sendo o mesmo efetivado com a aferição através de glicosímetro, que apresenta altas concentrações da glicose. Passa-se a fita no sangue e coloca-se no aferidor portátil da glicose.

O paciente queixa-se de dificuldade respiratória por uma das narinas ou em ambas, bem como ausência do sentido do olfato (ageusia).

Exame Radiográfico

Mesmo que a deformidade seja evidente, aconselha-se uma avaliação radiográfica em perfil e em mento-naso.

A incidência radiográfica lateral ou perfil deve ser com baixa penetração, para observação dos ossos nasais, espinha nasal anterior, margem medial do processo frontal do maxilar, compondo a cavidade piriforme, e sutura frontonasal. A incidência em mento-naso serve para a observação das margens inferiores dos ossos nasais, dos processos frontais dos maxilares, cavidade piriforme e do septo nasal, vômer e lamina vertical do etmoide.

Pode-se recorrer a outros tipos de imagens, como por exemplo, a tomografia, porém nestes casos específicos podem ser desnecessários, pois se consegue um bom diagnóstico com a radiologia convencional de baixo custo.

Tratamento

A maioria das fraturas nasais permite fácil redução se tratada de imediato, todavia, a demora ou negligência podem trazer sequelas graves ou irreparáveis. Até 15 dias após a fratura, a redução não oferece problemas. No tratamento imediato, sempre que houver uma ferida associada, esta deve ser suturada após a redução.

Considerada a devida antissepsia, parte-se para os tempos operatórios (Fig. 14-11).

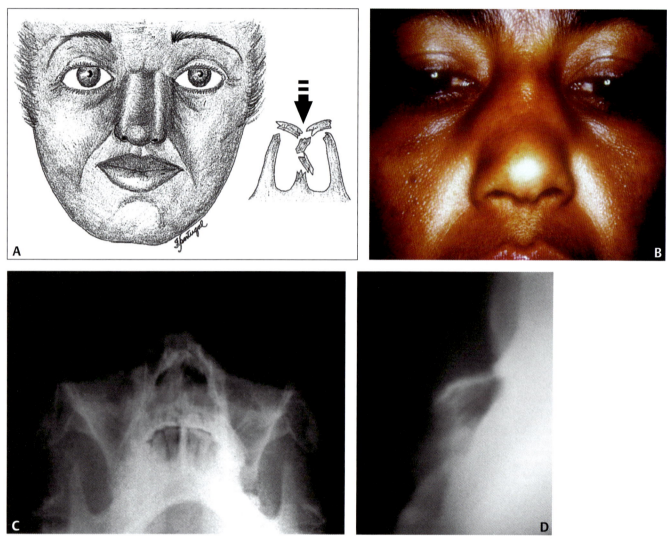

Fig. 14-9. Fratura de nariz com afundamento. (**A**) Esquemas da fratura. (**B**) Caso clínico – vista frontal. (**C**) Radiografia em mento-naso. (**D**) Radiografia em perfil.

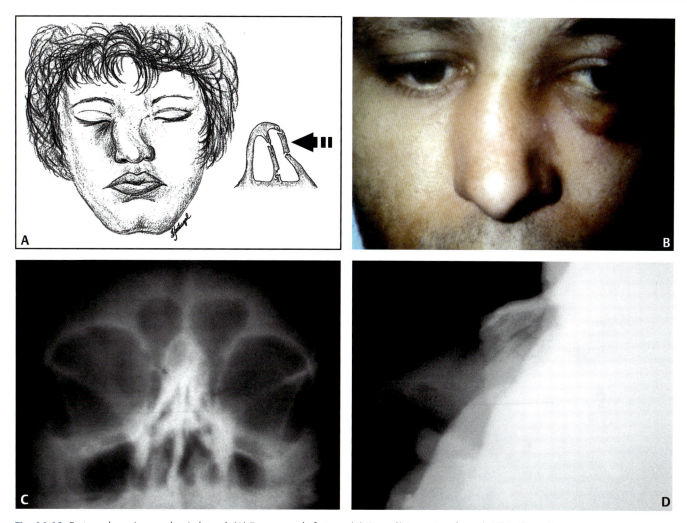

Fig. 14-10. Fratura de nariz com desvio lateral. (**A**) Esquemas da fratura. (**B**) Caso clínico – vista frontal. (**C**) Radiografia em mento-naso. (**D**) Radiografia em perfil.

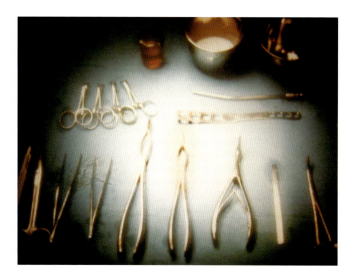

Fig. 14-11. Instrumental indispensável à redução de fratura de nariz: pinça Hochester curva, pinça de Asch e cinzel laminado e demais complementares.

Anestesia

Antes de qualquer tratamento deve-se eleger a anestesia, que pode ser locorregional ou geral, com intubação orotraqueal. As fraturas mais recentes, até 7 dias podem ser realizadas sob anestesia locorregional, as mais antigas, já com o processo de ossificação iniciado deve ser feita sob anestesia geral, devido ao trauma oferecido, ao volumoso sangramento e à grande sensibilidade produzida pela cirurgia.

Se a anestesia locorregional for a opção ou condição única, os nervos a serem anestesiados serão os seguintes: 1. supraorbitários direito e esquerdo, 2. infraorbitários direito e esquerdo e 3. incisivo. A anestesia tópica da mucosa nasal é bastante útil neste momento.

Se a anestesia for geral, o paciente deve estar de dieta zero de sólidos há mais de 12 horas e de líquidos há mais de 6 horas. Deve-se considerar a deglutição de sangue caso o tratamento seja imediato, neste caso deve-se providenciar uma lavagem gástrica e a observância do pré-operatório descrito em capítulo à parte. Esta anestesia é preferível. Neste caso tem-se que promover um tamponamento orofaríngeo para impedir que o sangue penetre na traqueia ou no esôfago. Este tamponamento é removido imediatamente após a cirurgia, enquanto o paciente ainda estiver intubado.

Hemostasia

Manipulações da mucosa nasal produzem grandes sangramentos. Aspira-se o sangue retido nas narinas e instilam-se algumas gotas de um adstringente nasal (p. ex., Pertiran®, Afrin® etc.). Este constritor nasal reduz consideravelmente a hemorragia nasal.

A hemostasia é indispensável para se observar a perda ou não do líquido cefalorraquidiano.

Redução

A colocação do esqueleto ósseo e cartilagíneo em sua posição original deve ser colocada em prática o quanto antes, restaurando-se o contorno da pirâmide nasal e centralização do septo.

Para a redução de uma fratura nasal pelo menos dois instrumentais são indispensáveis: a pinça de Asch e uma pinça hemostática forte tipo Hochester, Kelly ou Kocher curvas.

Com uma pinça de Asch com uma das extremidades da pinça introduzida na fossa nasal e a outra por fora dela, sobre a pele, acertam-se as paredes laterais da pirâmide nasal, através de sua compressão. A pele deve ser protegida por gaze a fim de não a ferir. Em seguida introduz-se a pinça, uma extremidade em cada narina, e comprime-se para acertar o septo (Fig. 14-12).

Em seguida empunha-se a pinça hemostática escolhida, colocando-a acima do nariz, medindo de sua ponta à sutura frontonasal. Esta medida é de extrema importância para evitar que os movimentos de suspensão possibilitem que a ponta ativa do instrumental danifique a lâmina cribriforme do etmoide.

Uma vez medida e demarcada, a pinça hemostática deve ser introduzida na fossa nasal até o limite demarcado externamente. Com a introdução da pinça suspende-se lenta e vigorosamente o instrumental para cima, levantando os ossos abaixados pelo trauma, até reduzir a fratura com reposicionamento do processo frontal do maxilar e dos ossos nasais. Com os dedos indicador e polegar da outra mão, durante o passo anterior, molda-se a pirâmide nasal até a completa redução (Fig. 14-13).

Às vezes é necessário repetir uma ou mais vezes estas manobras, até alcançar-se o ideal.

Contenção

São vários os métodos propostos para a contenção, porém o tamponamento nasal total é eficiente, prático e de baixíssimo custo.

Para esta contenção necessita-se de duas ataduras de 4 cm de largura por 3 metros de comprimento, uma para cada narina, e de um cinzel laminado de aproximadamente 1 cm de largura ou uma pinça de dissecção anatômica. Estas gazes devem ser lubrificadas com a finalidade de não permitir a aderência da gaze na mucosa nasal. Vários têm sido as propostas para a lubrificação, entretanto recomenda-se a utilização de uma pomada cicatrizante (p. ex. Hipoglós®), pois além de eficaz não deixa mau odor com o passar do tempo. O cinzel ou a pinça de dissecção têm a finalidade de introduzir a gaze.

Sempre com o nariz bem aspirado, estira-se um segmento da atadura, faz-se a devida lubrificação e a encosta no instrumental introdutor, que servirá de guia para a gaze até as porções posteriores e superiores das fossas nasais.

Inicialmente introduz-se a gaze paralela ao septo e ao assoalho nasal, até alcançar as coanas, próximo à nasofaringe. Esta medida é semelhante anatomicamente a distância entre a ponta e a raiz nasais. Em seguida retira-se o instrumental, deixando permanecer a gaze. Fixa-se novamente a gaze estirada introduzindo-a paralela ao septo em sentido superior até a sutura frontonasal (ossos nasais e raiz do nariz). Novamente retira-se o cinzel deixando permanecer mais este segmento de gaze. E, mais uma vez, se pega a gaze e introduz-se em direção à parede lateral da pirâmide nasal, abaixo do corneto inferior, no meato inferior, observando para não ultrapassar o limite posterior das coanas. Cada procedimento deste realizado em um dos lados deve-se fazer de forma análoga do outro lado, para que sejam preenchidas ambas as fossas nasais simultaneamente. A colocação deste tamponamento deve ser de aproximadamente 15 cm de gaze em cada manobra em cada lado.

Dá-se ênfase para o preenchimento do vestíbulo anterossuperior do nariz, compreendendo a pirâmide nasal. Enquanto se introduz a gaze, os dedos indicador e polegar da mão oposta à de introdução apalpa e modela esta pirâmide. Isto tem dois objetivos:

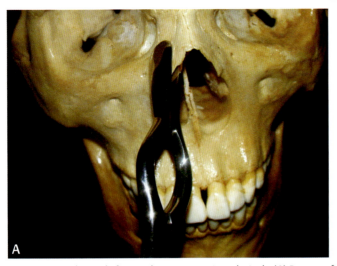
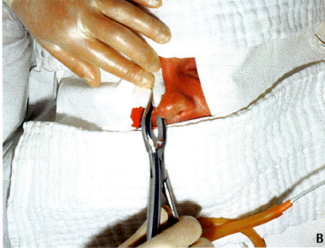

Fig. 14-12. Redução de fratura de nariz com pinça de Asch. (**A**) Processo frontal do maxilar no manequim. (**B**) No paciente.

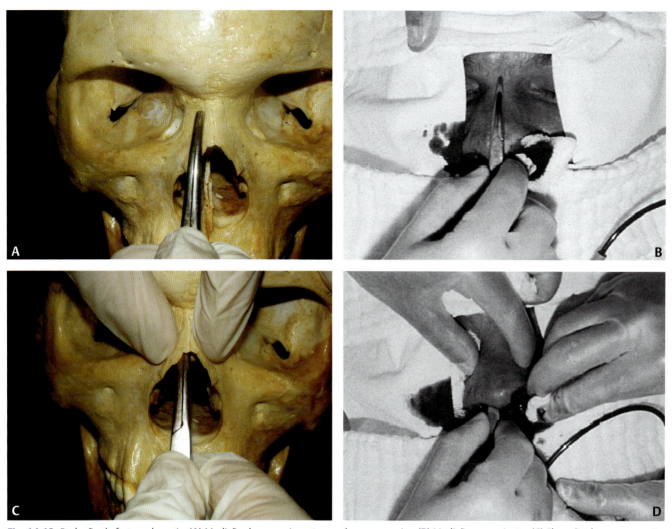

Fig. 14-13. Redução de fratura de nariz. (**A**) Medição do comprimento nasal no manequim. (**B**) Medição no paciente. (**C**) Elevação dos ossos nasais e processos frontais dos maxilares no manequim. (**D**) Elevação no paciente.

- 1º: não deixar que a introdução da gaze desloque as fraturas reduzidas e
- 2º: caso haja deslocamento, que seja imediatamente empurrado à posição original.

Concluído o tamponamento, sob média pressão, faz-se a revisão final com o auxílio dos indicadores de ambas as mãos, alisa-se, comprimindo toda a pirâmide (ossos nasais e processos frontais do maxilar), alcançando-se o ideal e concluindo-se a contenção (Fig. 14-14).

Existem outros processos de tamponamento que também atingem o mesmo objetivo, dentre eles o tamponamento inflável, que não regulariza a fratura. É bastante eficaz para as hemorragias, mas para as contenções de fraturas há necessidade de modelamento, só conseguido com a gaze.

Outra proposta para tentar acabar com a sensação desagradável de sufocamento e de pressão nasal e cefaleia é a colocação de sondas entre o tamponamento para a passagem de ar. Funciona melhor psicologicamente do que funcionalmente, pois não impede a pressão e cefaleia por obstrução da tuba auditiva. Além disso, é facilmente obstruída por sangue ou secreção coagulados.

Sutura da Ferida (Caso Haja)

Embora seja contraditório, não havendo concordância entre todos os autores e profissionais, aconselha-se fazer pontos de reparos na ferida para aproximação de suas margens e favorecer a hemostasia, antes da redução e contenção.

Uma vez reduzida(s) e contida(s) a(s) fratura(s), promove-se a sutura detalhada e sistemática a cada plano com fios reabsorvíveis 4-0 em pontos isolados invertidos para os planos profundos, e fio de náilon 5-0 em pontos simples para a pele.

Imobilização

De forma análoga à contenção, são vários os métodos propostos para imobilização. De modo geral, o aparelho gessado é eficiente, prático e de baixíssimo custo, mas qualquer imobilização deve ser evitada em casos de feridas suturadas no nariz.

Para confecção e adaptação deste aparelho necessita-se de esparadrapo e gaze gessada.

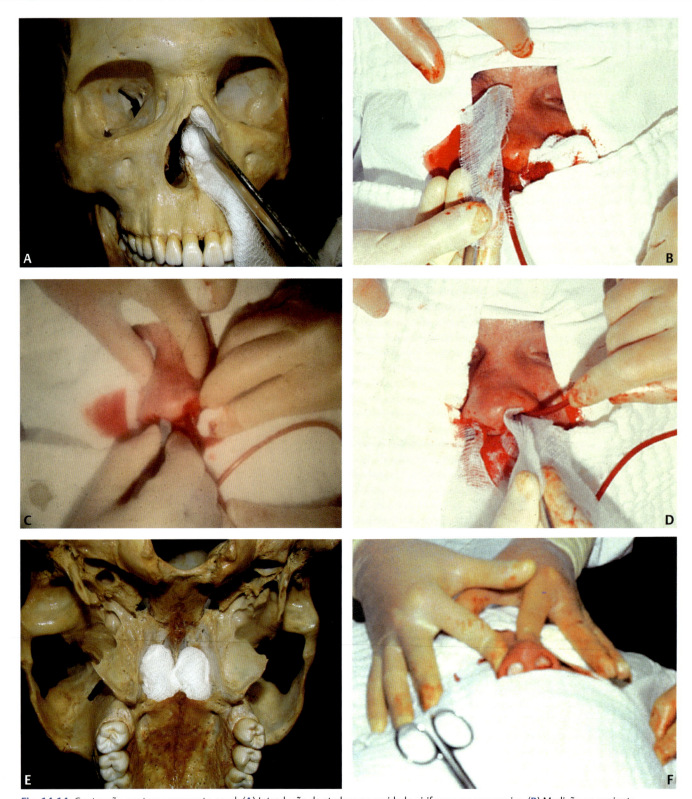

Fig. 14-14. Contenção por tamponamento nasal. (**A**) Introdução da atadura na cavidade piriforme no manequim. (**B**) Medição no paciente. (**C**) Introdução da gaze em uma das narinas. (**D**) Introdução da gaze na outra narina. (**E**) Vista posterior de adaptação nas coanas do manequim. (**F**) Ajuste final com a modelagem nasal.

O esparadrapo é cortado em várias tiras de aproximadamente 1 cm de largura e de comprimentos variáveis e crescentes em progressão aritmética de 1 cm desde 4 até 8 cm. Depois cortam-se outras tiras de mesma largura com: 14 cm, 9, 4 e outro de 8 cm. Acrescenta-se a estas tiras uma de 2 cm de largura por 11 de comprimento.

De forma análoga, a gaze gessada é cortada em tiras de: 1 cm de largura por 11 cm de comprimento; 3 cm de largura por 11 cm de comprimento e outros pedaços triangulares de vértices arredondados.

Obviamente estes materiais são preparados e cortados antes da cirurgia (Fig. 14-15).

As tiras de esparadrapo de comprimentos crescentes são colocadas paralelamente no dorso do nariz, a partir da raiz, da menor para a maior, até a columela. Com o esparadrapo de 14 cm de comprimento faz-se o contorno da pirâmide nasal, partindo próximo de um endocanto palpebral a outro, fixando-a lateralmente nas extremidades dos esparadrapos anteriormente colocados no dorso. Com o de 9 cm estende-se da columela até o frontal fixando-o no dorso, respeitando rigorosamente a linha mediana. E, finalmente, a tira mais larga é colocada no frontal, acima dos supercílios de crista a crista lateral do frontal. Duas outras tiras de esparadrapo, de formato triangular, são utilizadas para cobrirem as pálpebras fechadas, impedindo a penetração de cristais de gesso nos olhos.

As tiras triangulares de gesso são colocadas sobre a pirâmide nasal de forma que o ápice fique voltado para o frontal e a base para a ponta, indo cobrir as asas do nariz. As finas são para dar o acabamento às margens e a larga para fixar este bloco ao frontal. As gazes gessadas devem ser umedecidas em soro fisiológico morno, a fim de acelerar o tempo de presa.

À medida que se colocam as gazes gessadas, com os dedos indicadores, procura-se dar o formato e o contorno do apêndice nasal, para que possam exercer fielmente as suas funções de conter o edema e proteger o nariz (Fig. 14-16).

Ao concluir-se a cirurgia, remove-se o tamponamento nasofaríngeo e se verifica se a gaze do tamponamento não ultrapassou as coanas, na rinofaringe. Em caso positivo, esta

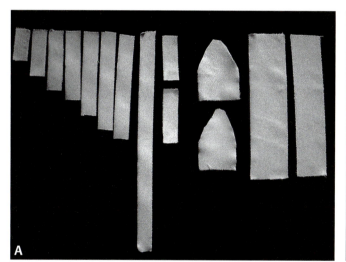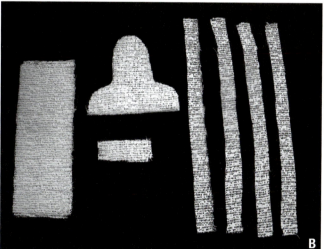

Fig. 14-15. Mesa com recortes para colocação de aparelho gessado. (**A**) Cortes de esparadrapo. (**B**) Cortes de gaze gessada.

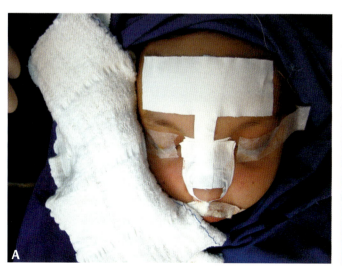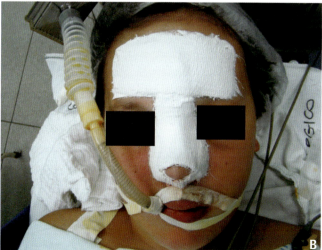

Fig. 14-16. Colocação de aparelho gessado. (**A**) Esparadrapos. (**B**) Gaze gessada.

deve ser seccionada com tesoura curva, o mais próximo possível da coana. É importante verificar a existência de sangue "vivo", arterial, na faringe; se isto ocorrer, o tamponamento deverá ser refeito.

Pós-Operatório

O paciente deve permanecer no leito por 2 a 3 dias, com a cabeça elevada, para conter sangramento e edema.

Pela contenção do aparelho gessado, o edema tende a ir para as pálpebras, por isso tornam-se indispensáveis compressas de gaze embebidas em água gelada sobre elas. O tamponamento causa desconforto e forte pressão nos ouvidos, refletindo como cefaleia.

A medicação analgésica é indispensável. Recomenda-se codeína com paracetamol (Tylex® 30 mg) um comprimido de 4/4 horas, por 3 a 5 dias. A ansiedade deve ser controlada por tranquilizantes (Dormonid®) um comprimido de 12/12 horas, ao passo que ajuda a controlar o desconforto do tamponamento nasal.

O ideal é que se remova o tamponamento o mais tardiamente possível, entre o 6º e o 8º dias, e o aparelho gessado, do décimo ao 12º ao 15º dia.

Para remoção do tamponamento deve-se, inicialmente, cortar o gesso somente entre as aberturas nasais. Umedecem-se abundantemente as ataduras de gazes lubrificadas com solução fisiológica. Depois de umedecidas, lentamente removem-se as tiras, cortando-as de 15 em 15 cm de forma alternada; um segmento de um lado e outro segmento do outro. Ao concluir é possível o aparecimento de sangramento em uma ou em ambas as narinas. Nesta possibilidade deve-se pingar 4 gotas de adstringentes nasais em cada narina, podendo-se repetir a cada 2 horas (p. ex., Pertiran®, Afrin®). O paciente deve manter repouso no leito com a cabeça elevada e estendida para trás, por um ou dois dias.

O aparelho gessado deve ser removido com pequena tração para cima e para frente, em direção ao frontal. Via de regra a goma do esparadrapo fica aderido à pele nas regiões superciliares e nasal. Esta goma pode ser removida através de limpeza com gaze embebida em éter ou com água morna (Fig. 14-17).

É possível que o paciente se queixe de alterações ou perda de olfato. Isto se deve ao envolvimento do lubrificante sobre os corpúsculos olfatórios. É um processo reversível em um espaço de tempo de 3 ou 6 meses. Seria irreversível somente na possibilidade de lesão destes corpúsculos próximos a lâmina cribriforme do etmoide, o que acontece no caso de suas lesões se não medir a pinça antes de introduzi-la.

FRATURAS DO COMPLEXO ZIGOMÁTICO

Fratura do complexo zigomático é aquela que compromete ao osso zigomático, ao arco zigomático e a órbita.

O zigomático é um osso quadrilátero localizado na porção laterossuperior do terço médio facial. Faz parte da órbita participando das paredes lateral e inferior e do assoalho. Com o processo zigomático do osso temporal compõe o arco zigomático.

É um osso muito susceptível à fratura em razão de sua posição proeminente e lateral da face, suspensa a fossa temporal.

Anatomia

O osso zigomático possui três faces: uma lateral, voltada para a face; uma temporal, voltada para a fossa temporal e uma orbitária. Possui quatro ângulos: um superior articulado com o frontal; um inferior articulado com o maxilar, compondo a crista zigomatoalveolar; um anterior também articulado com o maxilar, compondo o arco infraorbitário; e um posterior articulado com o temporal, compondo o arco zigomático.

Na margem anterossuperior, está inserido o músculo orbicular do olho; na posterossuperior, as fáscias temporal e epicraniana; na posteroinferior, o músculo masseter e sua fáscia e a anteroinferior é toda articulada com o osso maxilar.

Classificação

As fraturas do complexo zigomático compõem fraturas do osso zigomático, do arco zigomático e das paredes lateral e inferior da órbita.

Fraturas do Osso Zigomático

Geralmente as fraturas do osso zigomático estão compostas por disjunções que comprometem a órbita.

Fraturas sem Deslocamentos

Este grupo, pouco frequente, é aquele que não apresenta manifestações clínicas, apesar de apresentar imagens radiográficas sugestivas de fraturas. Geralmente são disjunções simples: frontozigomática, maxilozigomática e/ou zigomatotemporal. Este grupo dispensa tratamento cirúrgico, apenas expectante, para observação de possível deslocamento pelas forças mastigadoras (músculo masseter).

Disjunção Zigomática com Deslocamento

Este é o grupo mais frequente e se caracteriza por receber um impacto direto sobre a sua maior proeminência (zígio). Esta fratura proporciona um afundamento do corpo em direção ao seio maxilar e fossa temporal, elevando o assoalho orbitário através da face orbitária do osso.

Clinicamente apresenta-se com achatamento da hemiface afetada e degrau palpável no arco inferior da órbita, no arco zigomático e na sutura frontozigomática.

Disjunção Zigomática com Deslocamento e Rotação

Este grupo, também bastante frequente, é caracterizado por receber um impacto direto acima ou abaixo de sua maior proeminência (zígio). O osso apresenta-se deslocado e girado. Esta fratura também produz degrau infraorbitário e depressões ou elevações de suas regiões topográficas.

Fraturas Complexas

Este grupo de média frequência caracteriza-se por disjunção e fraturas múltiplas do corpo ósseo, às vezes cominutiva. Possui como fatores etiológicos agentes rombos, de pequena intensidade e, até certo ponto, maior em dimensão. Nestes casos podem-se apresentar perdas de segmentos ósseos (Fig. 14-18).

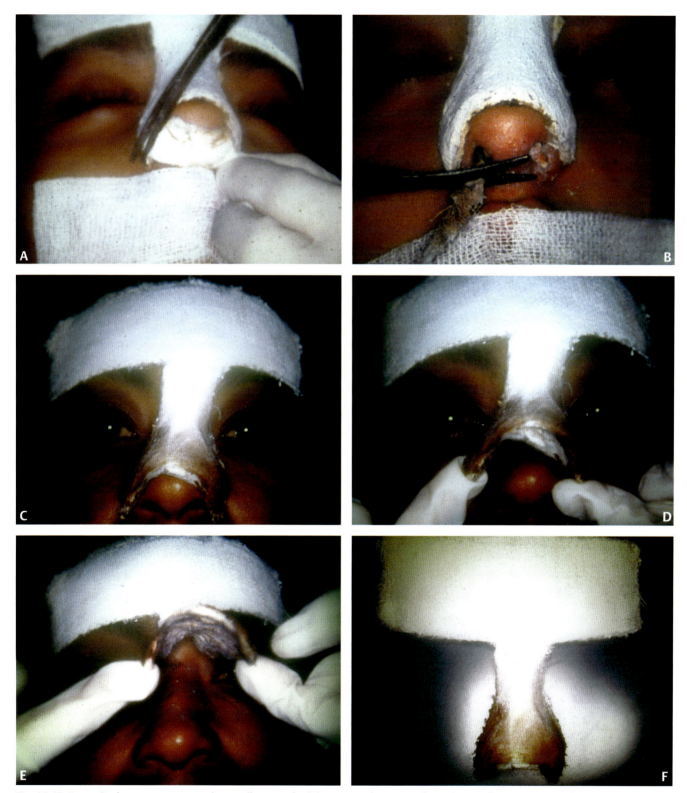

Fig. 14-17. Remoção do tamponamento e do aparelho gessado. (**A**) Remoção da porção inferior do aparelho. (**B**) Remoção de tamponamento por segmentos. (**C**) Aspecto do aparelho gessado sem o tamponamento. (**D**) Levantamento com desprendimento do aparelho gessado. (**E**) Remoção do aparelho. (**F**) Aparelho removido.

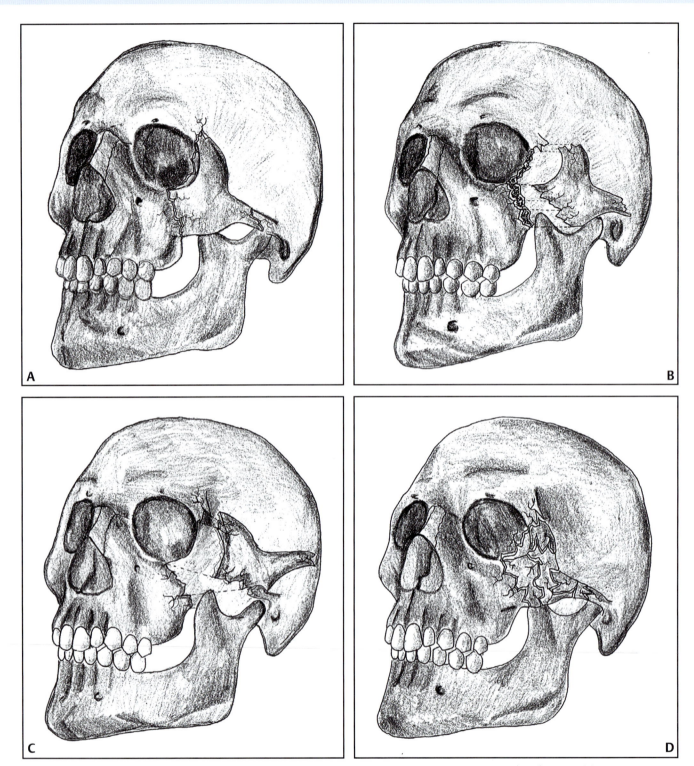

Fig. 14-18. Classificação das fraturas do osso zigomático. (**A**) Fraturas sem descolamento. (**B**) Disjunções com descolamento. (**C**) Disjunções com descolamento e rotação. (**D**) Fraturas complexas.

Fraturas do Arco Zigomático

O arco zigomático está localizado externamente a fossa temporal, por onde transita o processo coronoide da mandíbula na dinâmica mandibular.

As fraturas do arco zigomático geralmente se dão em "galho verde", isto é, não perdem contato os cotos fraturados. São dois os principais tipos de fraturas do arco zigomático: fraturas externas ou faciais e as fraturas internas ou zigomáticas.

Fraturas Externas ou Faciais

Nestas fraturas os segmentos fraturados se projetam em direção à face e determinam uma assimetria por aumento de volume.

Estas fraturas surgem a partir de um trauma direto sobre o zigomático em direção anteroposterior, geralmente relacionas com fraturas do zigomático, que deverão ser reduzidas primeiro, porém, no mesmo tempo operatório.

Fraturas Internas ou Temporais

Nestas fraturas os segmentos fraturados penetram em direção à fossa temporal e produzem uma simetria por depressão facial.

Estas fraturas surgem a partir de um trauma direto sobre o arco, agredindo-o transversalmente, geralmente estão relacionadas com a dificuldade de fechamento da boca por obstrução mecânica do processo coronoide (Fig. 14-19).

Diagnóstico

O diagnóstico é obtido a partir da conclusão dos exames clínicos, semiológicos e por imagens.

Exame Clínico e Semiológico

A inspeção pode-se observar:

1. Afundamento, depressão ou elevação das regiões geniana, masseterina e/ou palpebral.
2. Abaixamento ou lateralização do globo ocular afetado.
3. Edema ou hematoma das regiões afins.
4. Equimose subpalpebral, geniana e/ou masseterina.

A palpação do arco orbital inferior e lateral e do arco zigomático pode-se observar degraus. Esta palpação deve ser sempre bimanual, havendo comparação entre os dois lados.

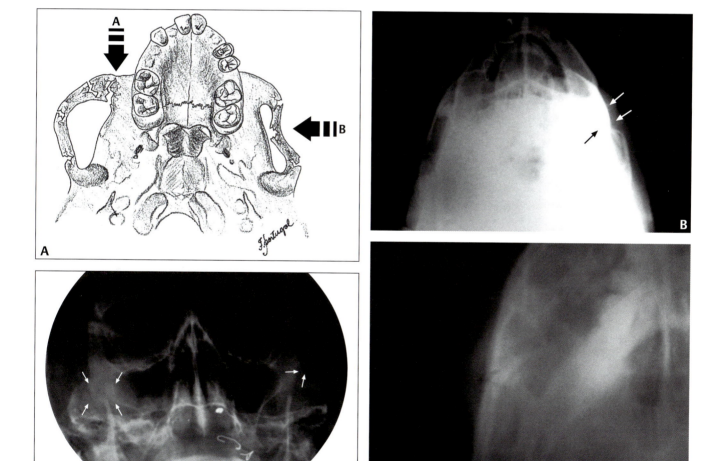

Fig. 14-19. Classificação das fraturas do arco zigomático. (**A**) Esquema de fraturas facial (seta A) e temporal (seta B). (**B**) Radiografia axial mostrando fratura facial em "galho verde" associada à fratura do zigomático. (**C**) Radiografia em mento-naso mostrando fraturas temporais do arco zigomático. (**D**) Radiografia em axial mostrando fratura externa no arco zigomático direito.

O paciente pode queixar-se de diplopia (visão dupla) e parestesia (dormência) de lábio superior, asa do nariz, gengiva e dentes anteriores e médios da hemiface correspondente. A diplopia pode não ser identificada imediatamente e ser somente identificada quando cede o edema.

Em alguns casos a mandíbula não possui sua perfeita dinâmica em razão da impactação do processo coronoide com o zigomático afundado ou rodado e função do músculo masseter. O arco zigomático afundado bloqueia, comprime o processo coronoide mandibular, impedindo ou dificultando sua correta dinâmica, produzindo em muitos casos uma espécie de trismo.

Uma hemorragia pela fossa nasal correspondente pode surgir sempre que houver comprometimento do feixe vascular infraorbitário, que lança sangue para o seio maxilar e deste, pelo óstio, para o nariz.

Exame por Imagem

As incidências radiográficas para o preciso diagnóstico são: mento-naso e Hirtz (axial).

As incidências em mento-naso veem-se:

1. O contorno da órbita.
2. As suturas maxilozigomática e zigomatotemporal.
3. A parede anterior do seio maxilar.

Na incidência Hirtz (axial) observam-se o assoalho de órbita e o ângulo posterior do zigomático. Tem-se uma visão axial do arco zigomático em toda sua extensão, verificando-se a posição interna ou externa da fratura.

Na tomografia de face, seja ela segmentar ou helicoidal, observam-se com maior nitidez os mesmos elementos anatômicos.

Tratamento das Disjunções Zigomáticas

Por serem geralmente múltiplas, as reduções das fraturas do complexo zigomático, em sua maioria, exigem redução aberta (cruenta) e osteossíntese direta. Em casos mais raros, onde o osso zigomático apenas tem rompidas suas junções maxilozigomática, frontozigomática e temporozigomática, e apresenta um pequeno deslocamento; pode-se propor uma redução fechada (incruenta), sempre com resultado duvidoso.

A grande maioria das fraturas de arco zigomático possui uma fácil redução imediata.

Ultrapassadas 6 ou 8 horas da lesão, podem-se apresentar consideráveis edema e hematoma, o que pode indicar um retardamento do ato operatório por 5 a 6 dias.

Considerada a antissepsia, prossegue-se.

Anestesia

A anestesia pode ser geral, com intubação orotraqueal, ou locorregional.

Devido ao trauma operatório, a anestesia de eleição é geral sempre que a redução for aberta (cruenta), podendo ser locorregional nas reduções fechadas (incruentas) e imediatas.

Para a anestesia geral, todos os cuidados e exames pré-operatórios necessários devem ser executados.

Se a anestesia locorregional for opção ou condição única, os nervos a serem anestesiados serão os seguintes: 1. infraorbitário; 2. supraorbitário e 3. zigomática, em torno de toda a área a ser manipulada. A anestesia é realizada somente no lado agredido, por infiltração. A anestesia troncular do nervo maxilar superior na fossa pterigomaxilar pode ser a de melhor eleição.

Redução Fechada

Para uma redução fechada (incruenta) de uma disjunção zigomática, pelo menos um instrumental é indispensável: o gancho ósseo de GINESTET.

A extremidade ativa do gancho é introduzida, na face, abaixo da margem posteroinferior do zigomático, fixando-o bem ao osso. Com forte tração para cranial (cima), para ventral (frente) e/ou para a lateral, vai-se reposicionando o osso. O polegar da mão oposta é posicionado na margem inferior da órbita, ajudando e orientando a redução e protegendo o globo ocular. Depois de concluído, verifica-se o êxito pela palpação cuidadosa nos pontos de fratura e se faz um exame radiográfico de controle nas incidências em mento-naso e axial, na própria sala de operações no bloco cirúrgico (Fig. 14-20).

Redução Aberta

Acesso

Para as reduções cruentas (abertas) a via de acesso preferencial é a subpalpebral. São várias as vias de acesso propostas para este tratamento, porem esta é a de menor risco e maior praticidade. Caso a incisão siga as linhas Langerhans, paralela ao rebordo infraorbitário, não deixará qualquer cicatriz, pois a mesma estará simulada com as pregas palpebrais. A demarcação deve ser no ponto de união entre os músculos orbicular do olho e o palpebral inferior, no sulco orbitopalpebral inferior, com alívio na altura da comissura palpebral lateral.

Infiltração

Após a demarcação deve-se promover uma infiltração com solução vasoconstritora de adrenalina a 1/140.000 UI com lidocaína, para reduzir o sangramento e a sensibilidade local. Para esta solução utilizam-se 1 mL de adrenalina a 1/1.000UI, adicionados a 40 mL de Lidocaína sem vasoconstritor e a 100 mL de solução fisiológica, pode-se utilizar 20 mL desta solução sem nenhum efeito colateral sistêmico. Introduz-se a solução nos planos superficiais e profundos.

Incisão e Divulsão

A incisão deve ser processada por planos com lâmina 11 ou 15 da pele, tela subcutânea, músculo palpebral, músculo orbicular e o periósteo.

A divulsão destes planos tegumentares deve ser divulsionada com tesoura de Metzembaum e o periósteo descolado com descolador de Molt. Com auxílio de um descolador e de afastadores tipo Farabeuf e garras, expõem-se o osso e os traços da disjunção (Fig. 14-21).

Redução

Com o gancho do tipo GINESTET promove-se a redução das fraturas. O gancho tem sua ponta ativa fixada medial e inferiormente a margem posteroinferior do osso zigomático, tracionando-o para cranial (cima) e para lateral (fora). O globo ocular é afastado e protegido pelo instrumental denominado elevador ocular ou por um grande descolador. As margens das fraturas devem estar lineares e deixar o mínimo de espaço entre elas possível, mantendo o contorno sem o mínimo degrau.

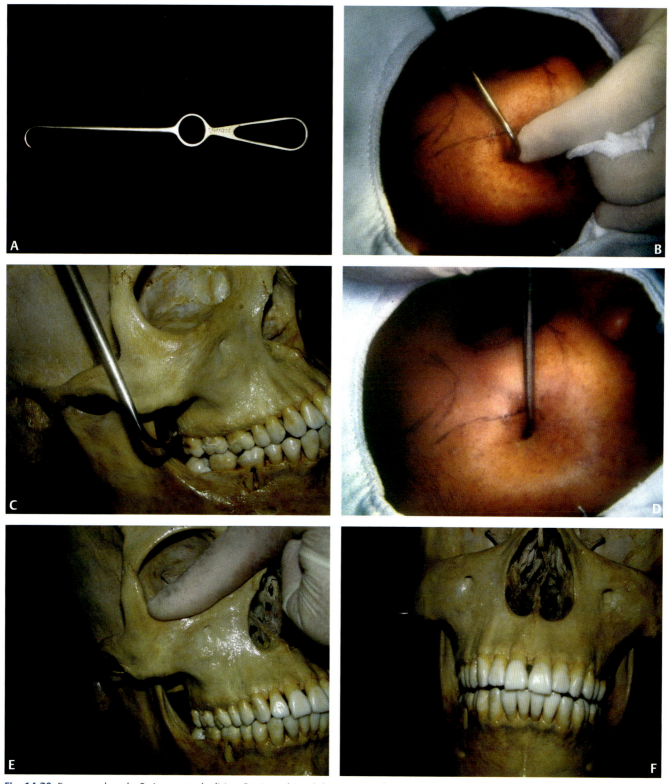

Fig. 14-20. Esquema de redução incruenta de disjunção zigomática. (**A**) Instrumental – gancho de Ginnestet. (**B**) Local de introdução do gancho no paciente. (**C**) Local de introdução do gancho no manequim. (**D**) Posição de tração no paciente. (**E**) Posição de tração no manequim – vista lateroanterior. (**F**) Posição de tração no manequim – vista anterior.

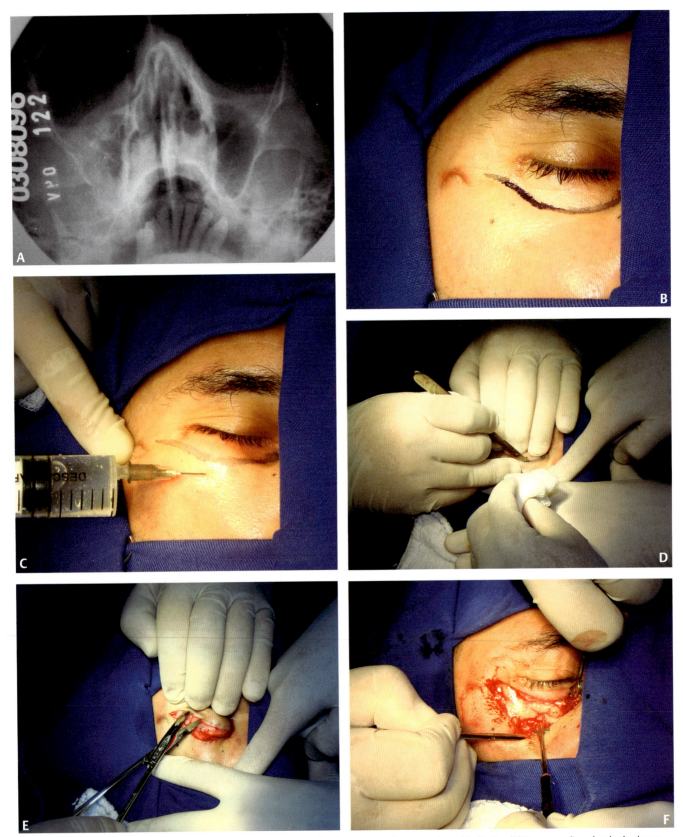

Fig. 14-21. Acesso subpalpebral. (**A**) Radiografia mentonasal com afundamento e velamento sinusal à direita. (**B**) Demarcação subpalpebral para incisão. (**C**) Infiltração. (**D**) Incisão. (**E**) Divulsão. (**F**) Descolamento. *(Continua.)*

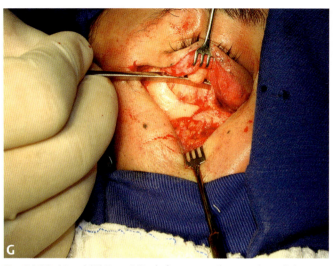

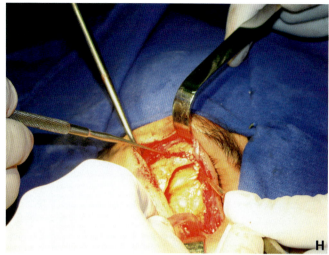

Fig. 14-21. *(Cont.)* (**G**) Exposição da fratura maxilozigomática. (**H**) Exposição da fratura frontozigomática.

Contenção Rígida

A contenção só ocorre nas reduções abertas (cruentas). Deve ser feita preferencialmente com placas e parafusos. Podem-se utilizar placas 1.5 ou, preferencialmente, 2.0. Geralmente duas placas são suficientes: uma reta de 4 furos para a primeira fixação na fratura frontozigomática e outra orbitária de 6 ou 8 furos para a fixação maxilozigomática. Raramente necessita-se de uma terceira placa, reta de 4 furos, que deve ser fixada no arco zigomático. Deve-se evitar a fixação na crista zigomatoalveolar porque esta exigiria um outro acesso, agora bucal, o que não é conveniente pela possibilidade de contaminação pela sua microflora.

As placas são modeladas e superpostas às fraturas, procurando centralizar o meio do comprimento da placa no traço de fratura, de forma que haja possibilidade de se colocar o mesmo número de parafusos a cada lado. As perfurações devem ser feitas com brocas cilíndricas da espessura do parafuso a ser utilizado e comprimento limitado para a fixação monocortical, sob irrigação com solução fisiológica ou água destilada, preferencialmente. Para a perfuração o osso perfurado deve estar imobilizado para não sair da posição de redução. Os parafusos são de uso monocortical, isto é, de apenas a cortical externa do osso, por isto podem possuir comprimentos variados entre 4 a 7 mm, que devem ser rosqueados imediatamente após a perfuração. Devem-se colocar os parafusos de forma alternada a cada lado do traço da fratura (Fig. 14-22).

Existem casos de fraturas cominutivas com perdas de segmentos e grande instabilidade. Nestes casos deve-se deixar o espaço de osso perdido vazio, fixando a placa nas margens remanescentes que permitam a fixação. A maior atenção se dá a manutenção do contorno ósseo e facial, mesmo com a falta de tecidos ósseos. Nos casos em que há comprometimento do assoalho de órbita, deve-se recortar e modelar uma tela de titânio ou outro material específico para reconstruir esta falha.

Contenção Semirrígida

A contenção pode ser realizada com fios inoxidáveis flexíveis através de osteossíntese direta, nas ausências das placas e

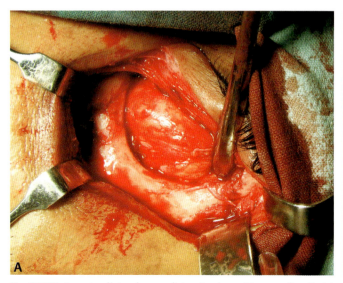

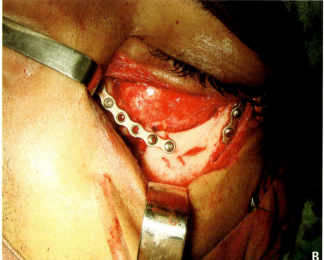

Fig. 14-22. Aspecto clínico de uma disjunção zigomática com fixação interna rígida. (**A**) Apresentação da fratura. (**B**) Fratura reduzida e contida.

parafusos. É muito mais trabalhoso e exige mais conhecimento e habilidade do profissional, mas pode ser o único método de tratamento por ser o fio de aço material de baixo custo. As perfurações devem ser transfixantes e na espessura suficiente para permitir a passagem do fio. A broca, ao perfurar, deve ser bem irrigada com soro fisiológico ou água destilada, a fim de evitar aquecimento ósseo excessivo, o que poderia induzir a uma necrose. Os locais geralmente são: 1. fratura na junção frontozigomática; 2. fratura na junção maxilozigomática, eventualmente e 3. fratura na junção temporozigomática, evitando-se a crista zigomatoalveolar. Promovem-se uma perfuração a cada lado da fratura ou articulação.

Os fios de aço são cortados em segmentos com cerca de 15 cm cada e introduzidos em um orifício da face externa para a orbitária e sai pelo outro orifício lateral a este no traço de fratura. Este fio é introduzido com o auxílio de pinças Hochester curvas fortes. O primeiro passo, de facial para orbitária, e o segundo de orbitária para facial. Para facilitar esta passagem do fio da face orbitária para a facial, introduz-se na outra perfuração um fio de aço de fina espessura, dobrado

ao meio, formando uma alça. A ponta da dobra penetra no orifício, e na saída introduz-se a ponta do fio passando no primeiro orifício, dobrando-se em quatro sua extremidade, de aproximadamente 0,5 cm, prendendo-o assim a alça. Feito isto, retorna-se a alça com o fio dobrado, ajustando-o ao osso, estando este já com a fratura reduzida.

As extremidades do fio são torcidas e ajustadas com o auxílio de um porta-agulha forte, sempre no sentido horário. O fio torcido é cortado em um tamanho suficiente, mais ou menos 0,5 cm, para que, depois de dobrado e torcido, sua extremidade penetre em uma das perfurações. Feita esta manobra em todos os traços, o zigomático deverá ficar firme e imóvel (Fig. 14-23).

Nos casos de fraturas cominutivas com perdas de segmentos e grande instabilidade a contenção por osteorrafia semirrígida direta, torna-se inadequada. Nestes casos, fazem-se necessários a fixação interna rígida e a tela de titânio.

Sutura da Ferida

Depois de reduzidas e contidas as fraturas, sutura-se a ferida cirúrgica. Esta ferida incisa deve ser suturada por planos. O

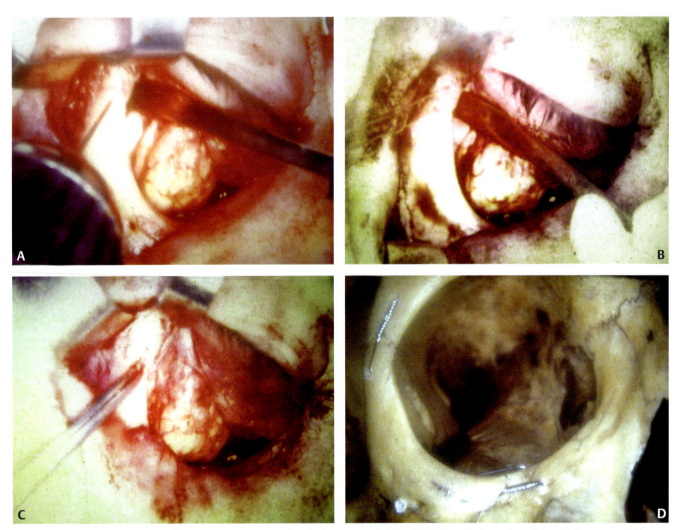

Fig. 14-23. Aspecto clínico de uma disjunção zigomática com fixação interna semirrígida. (**A**) Perfuração fontozigomática. (**B**) Passagem do fio. (**C**) Ajuste do fio. (**D**) Resultado com fios de aço no crânio seco.

primeiro é a reconstrução a partir do periósteo. Os pontos devem ser isolados e invertidos, com fio reabsorvível 4-0. Em seguida, o plano muscular segue o mesmo princípio. Finalmente a pele é suturada com fio mononáilon 4.0, em ponto contínuo intradérmico, o que produz um excelente resultado cicatricial pós-operatório, às vezes imperceptível passados 3 a 6 meses.

Imobilização

Em geral, nenhuma imobilização clássica especial é utilizada especialmente quando utilizado fixação interna rígida (FIR). Quando a fixação for semirrígida ou a redução incruenta é de bom tom proteger a região com um curativo compressivo.

O curativo deve ser grande para que o paciente tema tocá-lo e não deite com a hemiface manipulada em contato com o travesseiro. Todavia este grande curativo deve possuir uma abertura (fenda) que permita a visão, para o paciente não temer a sequela da cegueira. Este curativo deve ser feito com compressas de gaze dobradas fixadas com esparadrapos ou fitas adesivas tipo micropore (Fig. 14-24).

Tratamento das Fraturas do Arco Zigomático

Anestesia

A anestesia pode ser geral, de intubação orotraqueal, ou locorregional.

Se a opção para a anestesia for locorregional os locais a serem anestesiados são: 1. infraorbitário e 2. alveolar superior, por meio da infiltração de tuberosidade alta; com uma complementação temporal e, até mesmo, sobre o arco.

Fraturas Externas ou Faciais

Reduções Fechadas

A colocação das estruturas ósseas em suas posições originais, com restauração do contorno craniofacial, neste caso, é de fácil solução.

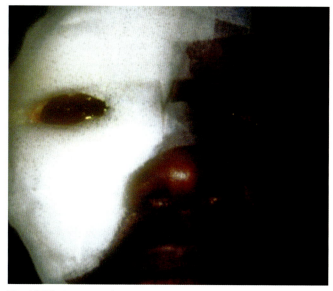

Fig. 14-24. Curativo oclusivo compressivo fenestrado.

A redução consiste em se promover uma compressão digital com o dedo polegar sobre o arco, tentando reposicioná-lo de forma homogênea e uniforme, sem força exagerada, até escutar-se o crepitar do encaixar dos segmentos (Fig. 14-25).

Contenção e Imobilização

A manutenção dos segmentos posicionados é conseguida através de um curativo compressivo de média força, o qual deverá ser mantido por cinco a sete dias.

Fraturas Internas ou Zigomáticas

Reduções Fechadas – Técnica de Gillies

Neste caso a redução necessita de uma intervenção cirúrgica.

Incisão

Na região temporal, promove-se uma pequena incisão vertical, de aproximadamente 1 cm, envolvendo os seguintes planos: pele, tela subcutânea e fáscia epicraniana.

Deve-se evitar a artéria e a veia temporais superficiais que passam pela região.

Divulsão

A separação far-se-á no espaço entre as fáscias epicraniana, de inserção na face lateral do arco, e a temporal, de inserção na margem superior. Entre as duas introduz-se uma pinça Hochester ou Kelly curva forte, de forma a deslizar no sentido caudal entre as fáscias epicraniana e temporal até encontrar a margem superior do arco zigomático. Objetivando romper a fáscia temporal, pressiona-se a ponta da pinça em sentido medial, de forma a encontrar o músculo temporal. Ao romper a fáscia, pressiona-se a pinça para a caudal de forma que sua extremidade se posicione abaixo do arco fraturado.

Redução das Fraturas

Uma vez o instrumental posicionado abaixo do arco fraturado, com um movimento lento e firme para cima, traciona-se o osso para lateral, até atingir a posição original. Pode-se fazer um ponto de apoio na eminência parietal, para facilitar a redução.

Uma vez confirmada a correta redução, remove-se a pinça hemostática.

Sutura

A sutura deve ser realizada com fio de náilon 4-0 em uns poucos pontos isolados (3 ou 4) onde foi promovida a incisão. Não há preocupações com a estética, pois a cicatriz fica coberta pelo cabelo.

Contenção e Imobilização

A manutenção dos segmentos reduzidos é conseguida através de um curativo de proteção, sem compressão. A finalidade do curativo é evitar traumas sobre a região e impedir que o paciente deite daquele lado. São colocadas compressas de gaze dobradas a cranial (acima) do arco e a caudal (abaixo) dele, sem fazer forças no sentido lateromedial (Fig. 14-26).

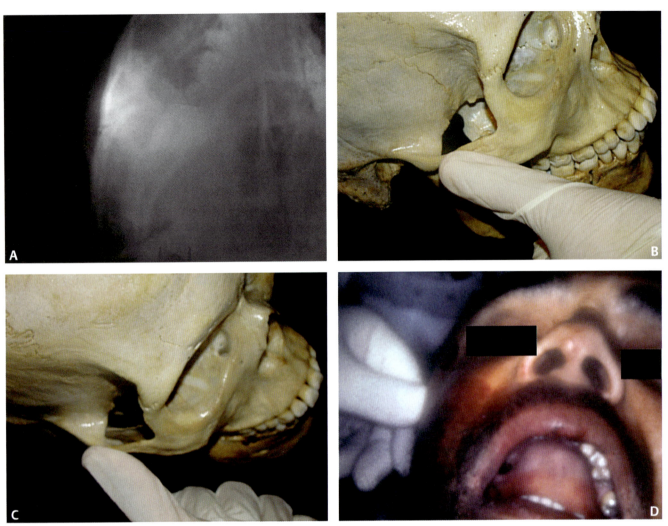

Fig. 14-25. Esquema de redução manual incruenta da fratura externa de arco zigomático. (**A**) Radiografia mostrando a fratura. (**B**) Esquema da compressão – vista lateral. (**C**) Esquema da compressão – vista superior. (**D**) Compressão no paciente.

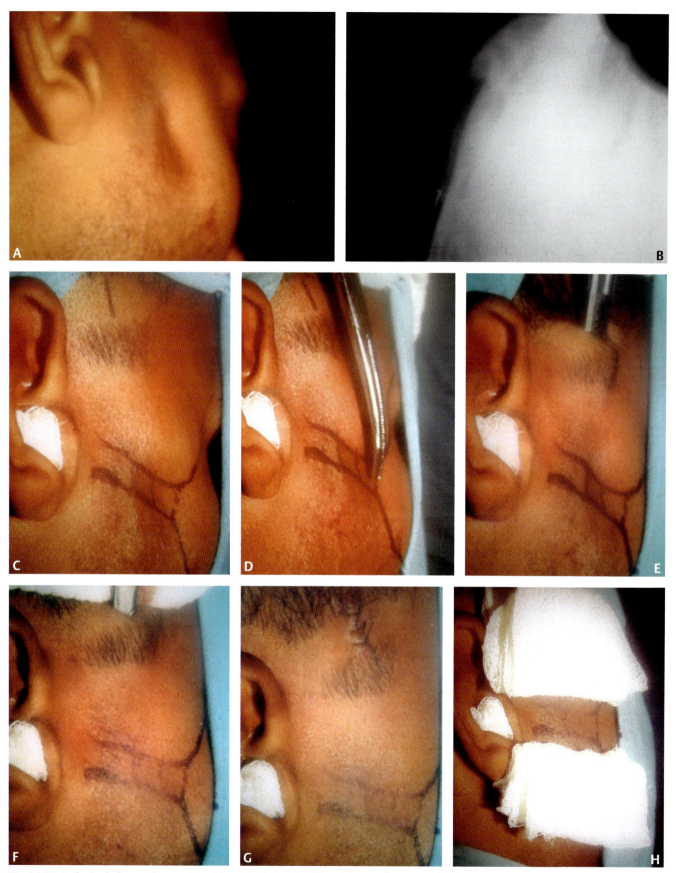

Fig. 14-26. Redução de fratura de arco zigomático pela técnica de Gillies. (**A**) Caso clínico com afundamento do arco zigomático. (**B**) Radiografia axial mostrando fratura de arco zigomático direito. (**C**) Demarcações do arco e da linha de incisão. (**D**) Medição da Pinça Hochester da linha de incisão ao arco. (**E**) Introdução da pinça entre as fáscias epicraniana e temporal. (**F**) Redução da fratura. (**G**) Sutura. (**H**) Curativo – início. *(Continua.)*

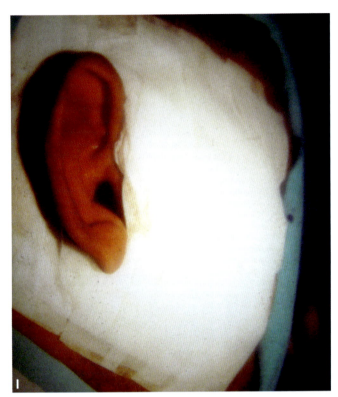

Fig. 14-26. *(Cont.)* **(I)** Curativo de conclusão.

Pós-Operatório

O pós-operatório nas fraturas do complexo zigomático é bastante variável com o trauma cirúrgico, com o tempo de cirurgia e com o material empregado. Mas seja qual for, recomenda-se que a dieta seja líquida ou pastosa a fim de não forçar muito com o masseter, por período não inferior a 15 dias.

Os procedimentos mais simples, tipo reduções fechadas possuem um bom pós-operatório sem necessidade de grandes cuidados. Para estes casos os procedimentos cirúrgicos são considerados limpos e exigem apenas uma medicação analgésica.

Os procedimentos mais complexos, tipo reduções abertas com maiores traumas cirúrgico e tempo operatório, com colocação de material biocompatível, exigem maior atenção e cuidado. Além da administração de analgésicos, estes procedimentos são considerados potencialmente contaminados e exigem uma profilaxia antimicrobiana. Durante a indução anestésica deve-se aplicar 2 gramas de cefazolina e mais 1 grama a cada 2 horas de cirurgia. No pós-operatório deve-se manter a profilaxia de 1 grama a cada 6 horas, por um total de mais 48 horas.

O curativo deve ser removido do 5º ao 7º dia, concomitantemente ao ponto intradérmico.

FRATURAS DO TIPO *BLOW-OUT* (ASSOALHO DE ÓRBITA)

Fraturas do tipo *blow-out* significam explosões do assoalho de órbita. Esta fratura não é das mais frequentes, porém, de importante diagnóstico e tratamento pela sua relação com o globo ocular.

Anatomia

As fraturas do tipo *blow-out* podem comprometer todos os ossos que compreendem o assoalho de órbita:

1. Zigomático, face orbitária.
2. Maxilar, face orbitária.
3. Lacrimal.
4. Etmoide, massa lateral.
5. Palatino.

O maxilar com o lacrimal compõem o conduto nasolacrimal.

Classificação

As fraturas do assoalho de órbita classificam-se em intrassinusais e intraorbitárias e ambos os tipos podem ou não estar associados às fraturas do complexo zigomático (Fig. 14-27).

Fraturas Intrassinusais

Estas fraturas surgem, geralmente, de grandes impactos sobre o zigomático ou órbita. Os fragmentos ósseos e tecidos moles invaginam para o seio maxilar, ficando suspensos pela mucosa sinusal ou pelo próprio periósteo, de forma desordenada.

Fraturas Intraorbitárias

Estas fraturas, pouco comuns, surgem de grandes impactos sobre o zigomático no sentido caudocranial (de baixo para cima) ou de verdadeiras "implosões" intrassinusais. No caso das implosões cita-se o exemplo de um pneu que estoura próximo à face de um paciente, onde o ar penetra sob pressão pelas narinas até os seios paranasais e não sai, provocando a "explosão".

Diagnóstico

O diagnóstico de uma fratura do tipo *blow-out* pode ser difícil, caso não associado a uma fratura do complexo zigomático, principalmente se mascarada por edema ou hematoma.

Exame Clínico

Clinicamente, o arco inferior da órbita pode estar intacto sem deformação palpável, porém, existe um desnivelamento dos globos oculares antes da formação ou após o controle do edema. Por isso geralmente o paciente queixa-se de diplopia (visão dupla). Normalmente esta fratura está associada a fraturas do complexo zigomático.

Por lesão vascular infraorbitária e comprometimento sinusal pode haver epistaxe na narina correspondente.

O paciente pode apresentar ligeira endoftalmia (olho para dentro da órbita) ou exoftalmia (olho para fora da órbita), de acordo com o rebaixamento ou com a elevação do assoalho de órbita, respectivamente.

Exame por Imagem

Radiograficamente, a principal incidência a ser solicitada é a mento-naso. Porém, a má disposição óssea pode não ser detectada pela falta de densidade óssea ou pela opacidade provocada pelo derramamento de sangue intrassinusal. Nestes casos deve-se solicitar uma tomografia da órbita.

A tomografia facial linear ou helicoidal poderá ser fundamental para o diagnóstico (Fig. 14-28).

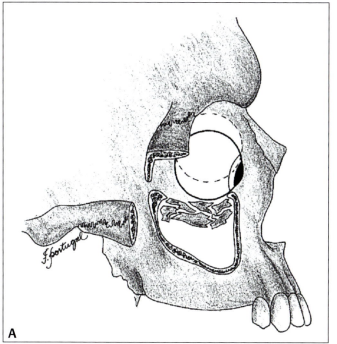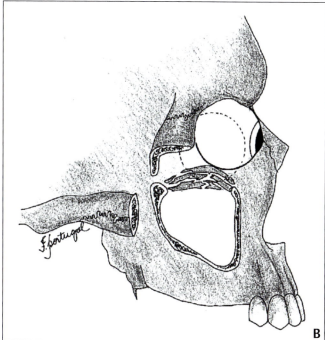

Fig. 14-27. Esquema da classificação das fraturas blow-out. (**A**) Intrassinusal. (**B**) Intraorbitário.

Tratamento

Sempre que as fraturas de assoalho de órbita forem associadas às do complexo zigomático, estas últimas devem ser reduzidas primeiro, porém, ambas no mesmo tempo operatório.

A maioria das fraturas do assoalho de órbita oferece fácil redução imediata, principalmente as intrassinusais. Porém, se houver consolidação viciosa, as sequelas serão graves e a reparação, mais trabalhosa.

Considerado o controle da biossegurança, parte-se para os tempos operatórios.

Anestesia

Antes da proposição do tratamento deve-se eleger a anestesia. A geral deve ser a preferida, com a intubação nasotraqueal, pela narina oposta se o acesso for bucal, ou orotraqueal, se o acesso for subpalpebral.

A anestesia locorregional deve ser evitada em razão da área a ser manipulada. Estas fraturas exigem descolamento e rebatimento ocular, o que fatalmente implica em estímulo vagal, acarretando bradicardia e bradipneia.

Fraturas Intrassinusais (Assoalho Orbitário Rebaixado)

Reduções e Técnicas

Os segmentos fraturados devem ser recolocados na posição original e apoiados. Por isso, pelas técnicas intrassinusais, com acesso pela fossa canina, promovem-se concomitantemente a redução e a contenção.

Caso haja laceração severa do periósteo, com perda óssea e invaginação de tecidos orbitários, deve-se promover um acesso subpalpebral e reparar através de enxerto, dando-se preferência ao enxerto ósseo da crista do ilíaco, ou pela inclusão de tela de titânio ou de lâmina de silicone.

Técnica Intrassinusal de Caldwel-Luc

Incisão

Processada no sulco vestibuloalveolar ao nível da fossa canina, de primeiro molar ao canino, com aproximadamente 4 cm.

Descolamento

Produzido com um descolador tipo Molt e rebatido com afastador de Farabeuf.

Osteotomia

Realizada preferencialmente com cinzel e martelo, pinça Citelli e pinça goiva, devendo possuir uma abertura de

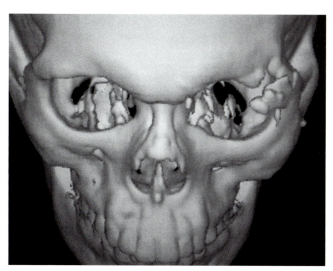

Fig. 14-28. Tomografia helicoidal. Verificar destruição do assoalho de órbita esquerdo.

aproximadamente 2 cm de diâmetro. O tamanho deve ser o suficiente para a introdução do dedo indicador.

Contra-abertura Nasal

Realizada com cinzel goivo e martelo, devendo possuir aproximadamente 0,5 cm de diâmetro. Deve localizar-se o mais inferior e anterior do seio maxilar, saindo ao nível do meato inferior, próximo ao processo palatino e a narina.

Redução das Fraturas

Esta redução deve ser realizada por pressão digital do dedo indicador ou por um instrumental rombo. Aconselha-se a pressão digital pela diminuição dos traumatismos e por maior segurança de execução. A polpa digital do dedo indicador deve apalpar leve e firmemente de baixo para cima (de caudal para cranial) o assoalho da órbita, elevando e reposicionando o máximo de fragmentos possível.

Contenção

Na técnica de Caldwel-Luc a contenção é feita com auxílio de atadura de gaze de 4 cm de largura por 3 m de comprimento, lubrificadas por pomada cicatrizante (Hipoglós®), para não aderir as paredes do seio maxilar.

A introdução desta gaze deve ser auxiliada por uma pinça de dissecação anatômica. Deve ser colocada em forma de sanfona, isto é, para cranial e para caudal e de medial para lateral e vice-versa, com média pressão para conter os segmentos fraturados, com cuidado de não a introduzir na cavidade orbitária.

A extremidade final da atadura deve ser passada pela contra-abertura nasal e torcida a fim de ficar mais espessa. Esta extremidade é fixada à narina por um ponto simples.

Sutura

A sutura da incisão bucal deve ser realizada por pontos isolados e fio de algodão número 10 ou fio reabsorvível 4-0, conseguindo-se perfeita oclusão (Fig. 14-29).

Pós-Operatório

De 7 a 10 dias, após a intervenção, umedece-se bem a gaze com soro fisiológico. Deve-se removê-la lentamente a cada 15 a 20 cm aproximadamente, procedendo-se a novo umedecimento e repetindo a ação.

É possível que neste período o tamponamento exale um odor fétido produzido pelas secreções.

Técnica Intrassinusal de Caldwel-Luc Modificada

A incisão, o deslocamento, a osteotomia, a contra-abertura nasal e a redução são idênticas à técnica anterior, de Caldwel-Luc.

Contenção

A técnica da Caldwel-Luc modificada é realizada com auxílio de um cateter de Foley, lubrificado pela mesma pomada (Hipoglós®).

O balonete inflável do cateter é introduzido no interior do seio através da contra-abertura nasal. Uma vez introduzido é inflado ar com auxílio de uma seringa Luer. O preenchimento de líquido tipo soro fisiológico ou água destilada faz com que a face fique muito pesada e pode produzir dores.

Sutura

A sutura da mucosa bucal deve ser conseguida através de pontos isolados simples com fios de algodão nº 10 ou reabsorvível 4-0.

Curativo

O cateter, em sua saída da narina, é fixado à face por curativo de gaze e esparadrapo (Fig. 14-30).

Pós-Operatório

De 7 a 10 dias após o ato operatório, esvazia-se o balão e o retira do interior do seio. Não se tem o inconveniente do odor fétido.

Técnica de Enxertia Óssea ou Inclusão de Material Biocompatível

Acesso

Para enxertia ou inclusão no assoalho da órbita a via de acesso preferencial é a subpalpebral. São várias as vias de acesso propostas para este tratamento, porem esta é a de menor risco e maior praticidade. Caso a incisão siga as linhas Langerhans, paralela à reborda infraorbitária, não deixará nenhuma cicatriz, pois a mesma estará simulada com as pregas palpebrais. A demarcação deve ser no ponto de união entre os músculos orbicular do olho e o palpebral inferior, no sulco orbitopalpebral inferior, com alívio na altura da comissura palpebral lateral.

Infiltração

Após a demarcação deve-se promover uma infiltração com solução vasoconstritora de adrenalina a 1/140.000 UI com lidocaína, para reduzir o sangramento e a sensibilidade local. Para esta solução utilizam-se 1 mL de adrenalina a 1/1.000 UI, adicionados a 40 mL de Lidocaína sem vasoconstritor e a 100 mL de solução fisiológica, pode-se utilizar 20 mL desta solução sem nenhum efeito colateral sistêmico. Introduz-se a solução nos planos superficiais e profundos.

Incisão e Divulsão

A incisão deve ser processada por planos com lâmina 11 ou 15 em cabo de bisturi número 3 da pele, tela subcutânea, músculo palpebral, músculo orbicular e o periósteo.

A divulsão destes planos tegumentares devem ser divulsionados com tesoura de Metzenbaum e o periósteo descolado com descolador de Molt. Com auxílio de um descolador e de afastadores tipo Farabeuf e garras, expõem-se o osso e os traços da disjunção (Fig. 14-21).

Descolamento

É conseguido com o auxílio de um descolador e movimentos em direção ao fundo da cavidade orbitária. Este descolamento deve limitar-se ao assoalho de órbita e não deve ultrapassar a fissura orbital inferior. Uma vez descolado o periósteo, todo o conjunto de: periósteo, globo ocular e músculos reto inferior e oblíquo inferior, é rebatido com o auxílio de um elevador

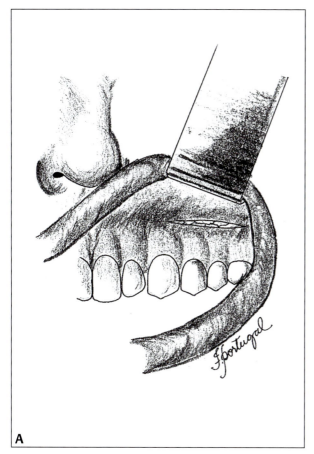

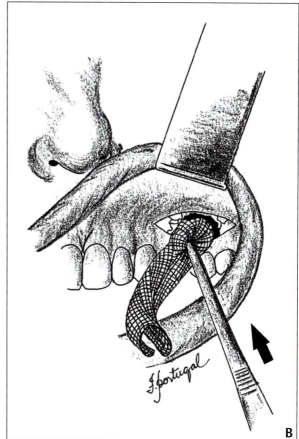

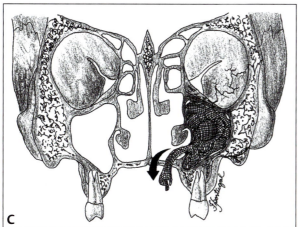

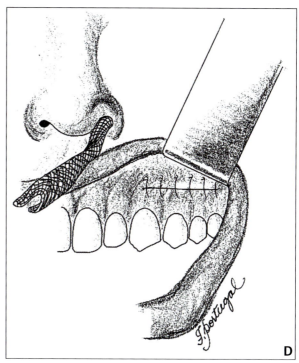

Fig. 14-29. Esquema de tratamento da fratura *blow-out*.
(**A**) Incisão na fossa canina. (**B**) Introdução do tamponamento.
(**C**) Passagem pela contra-abertura nasal. (**D**) Aspecto final e sutura.

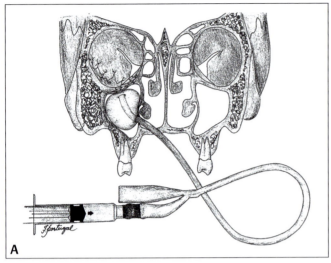

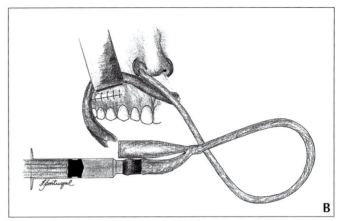

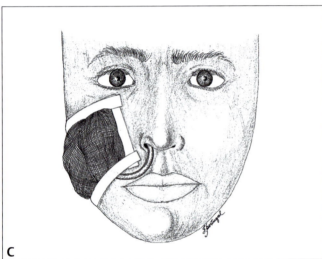

Fig. 14-30. Esquema de aplicação de sonda de Foley. (**A**) Preenchimento do balonete. (**B**) Aspecto do preenchimento intrassinusal. (**C**) Aspecto do curativo.

próprio ou um maleável e a pálpebra inferior, afastada com o auxílio de garras.

Enxertia ou Inclusão

Caso se opte pela enxertia, à medida que se obtém o acesso à fratura, um ortopedista capacitado para tal, retira um segmento ósseo da cortical da crista do ilíaco. Caso a opção seja pela utilização de tela de titânio ou de lâmina de silicone, este material deve estar preparado previamente para uso.

Tanto o enxerto quanto a inclusão devem ser delgados e possuir superfície abaulada com ligeira concavidade para cima, como o assoalho anatômico, a fim de cumprir melhor sua finalidade.

A escultura do enxerto é conseguida por cinzel, martelo, pinça goiva e lima óssea e a de inclusão, por bisturi, tesoura ou alicate. O enxerto só deve ser removido depois que o leito receptor estiver preparado para recebê-lo e deve ficar exposto ao ar o mínimo de tempo possível. Durante a escultura deve ser manipulado o mínimo necessário, a fim de não danificar suas células.

Uma vez preparado, com uma pinça de dissecação anatômica ou hemostática delicada, o enxerto ou a lâmina de silicone é alojado sobre os segmentos ósseos remanescentes.

Contenção

Não há necessidade de contenção para o enxerto ou inclusão de silicone, somente seu bom ajuste ao leito receptor é o suficiente. A contenção se faz pelo próprio periósteo que o recobre e o prende, à medida que é suturado em nível de arco infraorbitário.

Sutura

Os tecidos profundos devem ser suturados com fio reabsorvível 4-0 em pontos simples invertidos. A pele com mononáilon também 4-0 em ponto contínuo intradérmico.

Imobilização

A imobilização é conseguida por curativo compressivo. O curativo deve ser grande para conter o possível edema e possuir uma abertura central que permita a visão (Fig. 14-31).

Pós-Operatório

Passados 5 a 7 dias, removem-se o curativo e a sutura.

Com 15 dias de pós-operatório, o globo ocular efetuará todos os movimentos e terá perfeita visão. Caso não aconteça espontaneamente, devem-se promover seções de fisioterapia

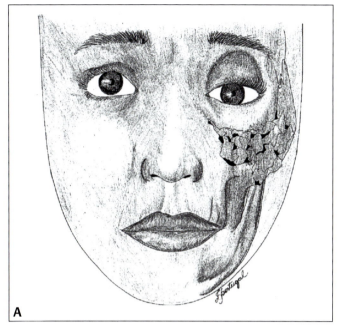
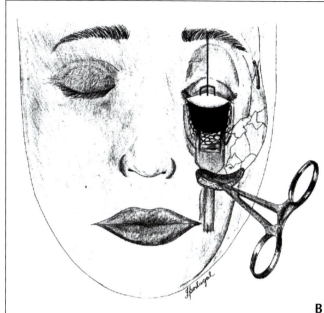
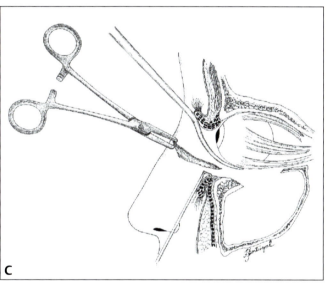
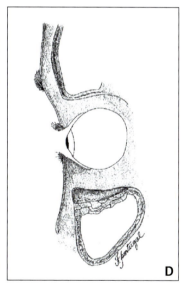

Fig. 14-31. Esquema para enxertia para tratamento do *blow-out*. (**A**) Esquema de fratura cominutiva. (**B**) Exposição do assoalho de órbita. (**C**) Introdução do enxerto. (**D**) Resultado.

onde o paciente move o olho para cima, para baixo, para medial, para lateral, rotação superior e inferior, para a direita e para esquerda. Seções de 10 minutos de manhã, à tarde e à noite até a total recuperação entre 3 a 5 dias.

Fraturas Intraorbitárias (Assoalho Orbitário Elevado)

Em razão da presença do globo ocular, geralmente estes fragmentos ósseos não se comunicam com o seio maxilar e o periósteo mantém-se sem rupturas.

O acesso é idêntico ao anterior por via subpalpebral.

Redução

Esta redução deve ser realizada por pressão inferior imputado por instrumental rombo em direção ao seio maxilar. Em geral esta redução é simples.

Contenção e Sutura

A contenção é obtida através da sutura do periósteo com fio reabsorvível 4-0 e pontos isolados invertidos, assim como o músculo orbicular do olho.

A pele deve ser suturada com mononáilon 4-0 em ponto contínuo intradérmico.

Imobilização e o Pós-Operatório

São idênticos à técnica anterior de enxertia ou inclusão de assoalho de órbita.

FRATURAS SIMPLES DOS MAXILARES

A solução de continuidade do osso maxilar, em seu corpo ou em seus processos palatino e frontal, isoladamente é especialmente rara. Isto em razão de o maxilar estar articulado com todos os outros ossos da face e alguns do crânio por sinartrose (articulação sem movimentos).

A fratura do processo palatino pode acontecer por disjunção intermaxilar. A fratura do processo frontal do maxilar acontece nas fraturas de nariz. Portanto, as fraturas mais prováveis seriam a de tuberosidade e a do processo alveolar.

Classificação

Desta forma as fraturas simples do maxilar podem ser classificadas em fraturas de:

1. Processo palatino.
2. Tuberosidade.
3. Processo alveolar, vista nas fraturas alveolodentárias (Cap. 12 – Traumatismos Alveolodentários – Fraturas dos Processos Alveolares) (Fig. 14-32).

Fraturas do Processo Palatino

Estas fraturas podem acontecer isoladamente, sendo particularmente mais frequentes em crianças. É característica de crianças que caem com objetos na boca, como, por exemplo, canetas, bambu, pau e outros.

Fratura da Tuberosidade

É um grupo pouco frequente em traumatologia, porém, quando aparecem, podem produzir complicações desagradáveis como:

1. Sequestro da porção fraturada.
2. Comunicação bucossinusal.
3. Sinusite maxilar.
4. Mutilação da área chapeável protética, dificultando ou impossibilitando o uso de próteses totais mucossuportadas.

Diagnóstico

O diagnóstico pode ser conseguido por análise dos sinais, sintomas e imagens radiográficas.

Sinais e Sintomas

São possíveis: epistaxe na narina do lado comprometido, equimose facial e da mucosa bucal da região acometida, crepitação óssea, irregularidade do contorno anatômico etc.

Exame por Imagem

Estas fraturas podem ser identificadas radiograficamente por tomadas bucais e faciais. As tomadas bucais necessárias são: periapicais superiores e oclusal anterossuperior. As faciais solicitadas podem ser: mento-naso e PA, sendo a panorâmica de boa indicação. Para o processo palatino é indispensável uma radiografia oclusal.

As tomografias lineares e helicoidais podem possuir indicações fundamentais para o diagnóstico e planejamento cirúrgico.

Tratamento

Geralmente as reduções de fraturas simples dos maxilares, processo palatino e tuberosidade, são de fácil redução imediata.

Anestesia

A anestesia está na dependência da extensão da fratura e das condições gerais do paciente.

Geralmente são fraturas facilmente tratadas por anestesia locorregional, com infiltração infraorbitária e/ou de tuberosidade, com complementação palatina, no incisivo ou palatino maior.

Fraturas de Processo Palatino

Redução

Geralmente estas fraturas ocorrem com afundamento para o interior das fossas nasais. Assim, a redução consiste na penetração de um instrumento rombo, tipo hemostática Hochester curva ou um grande descolador, na narina correspondente.

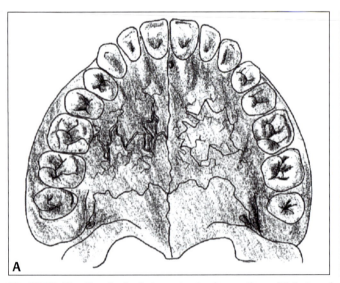
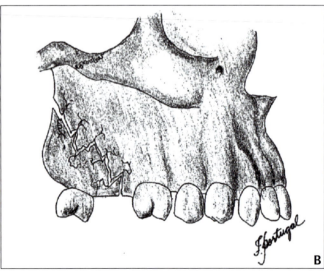

Fig. 14-32. Classificação das fraturas simples dos maxilares. (**A**) Fratura do processo palatino. (**B**) Fratura de tuberosidade.

Após a penetração delicada do instrumento, fazem-se compressões, reposicionando os fragmentos ósseos, apoiando o palato com os dedos da mão oposta.

Sutura

Caso haja ferida, a sutura deve ser processada na fibromucosa palatina com fios reabsorvíveis 4-0 ou 3-0.

Contenção e Imobilização

Devem ser conseguidas a partir de um curativo de Brown fixado nos dentes ou nos tecidos moles. As extremidades dos fios ficam soltas, tanto à esquerda como à direita da linha média. Em seguida recobre-se o palato com compressas dobradas de gaze e se anodizam os fios em tipos "teia de aranha" com relativa pressão (Fig. 14-33).

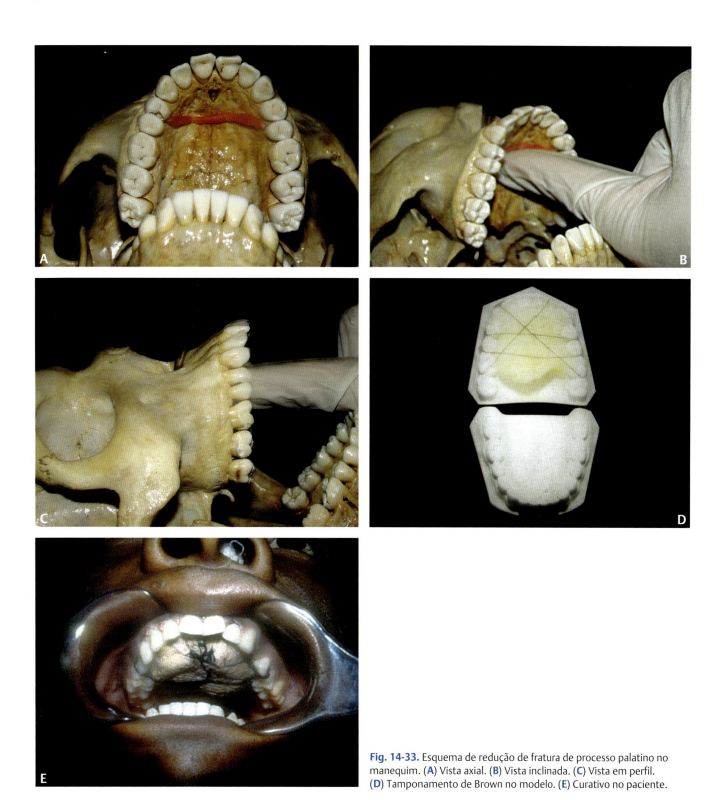

Fig. 14-33. Esquema de redução de fratura de processo palatino no manequim. (**A**) Vista axial. (**B**) Vista inclinada. (**C**) Vista em perfil. (**D**) Tamponamento de Brown no modelo. (**E**) Curativo no paciente.

Fraturas da Tuberosidade

Redução

Normalmente a redução é conseguida por pressão bidigital, indicador e polegar envoltos por gaze. Devido à porosidade do osso e à ausência de inserções de músculos potentes, este processo é relativamente simples (Fig. 14-34).

Contenção e Imobilização

Caso o paciente seja dentado, a contenção e imobilização devem ser conseguidas por odontossíntese horizontal em escada ou em oito. A odontossíntese vertical pode fazer-se necessária caso a extensão da fratura seja muito grande e se exija um bloqueio intermaxilar.

No caso de edêntulo, a contenção e a imobilização exigirão uma goteira de Gunning ou a própria prótese, caso o paciente a possua, podendo ou não ser necessária à sua fixação. Esta fixação pode ser conseguida com auxílio de parafusos monocorticais de titânio 2.0, que transfixam as abas protéticas e se fixam ao osso alveolar.

Normalmente só a prótese bem adaptada é o suficiente para manter a redução, pois ela dividirá as forças oclusais por toda a área chapeável.

Pós-Operatório

O curativo de Brawn deve ser removido após 5 a 7 dias, independentemente do odor fétido que possa produzir.

A odontossíntese horizontal ou a prótese total deve ser removida após 15 a 20 dias. Este espaço pequeno de tempo deve-se à excelente vascularização óssea e sua capacidade de ossificação.

FRATURAS COMPLEXAS DO TERÇO MÉDIO DA FACE

Considera-se, neste grupo de fraturas, o conjunto de ossos que constituem o segmento intermediário da face, principalmente os maxilares superiores, os zigomáticos, os nasais, os palatinos, o vômer e os demais componentes ósseos do terço médio da face, aqui designados como "maciço facial".

Este bloco ósseo, "maciço facial", é sede de uma grande variedade de fraturas, destacando-se as fraturas descritas por Le Fort e as intermaxilares.

Estas fraturas possuem grande importância morfofisiológica, sendo essencial uma terapêutica imediata e correta. As fraturas clássicas descritas por René Le Fort estão ficando cada vez menos frequentes em razão dos traumas de grande energia que produzem associações de traços.

Estas fraturas são menos frequentes que as de mandíbula, na proporção de 1 para 4.

Classificação

Em 1901, René Le Fort estudou as grandes fraturas maxilares e do terço médio facial e estabeleceu as zonas vulneráveis do "maciço facial", classificando-as, de acordo com suas lesões, em fraturas de:

1. Le Fort I para as fraturas horizontais.
2. Le Fort II para as fraturas piramidais.
3. Le Fort III para as disjunções craniofaciais.

A estas se acrescentaram as fraturas ou disjunções intermaxilares formando as fraturas de quatro segmentos descritas por Walters.

Fratura de Le Fort I (Também Chamada de Horizontal, Baixa e de Guérin)

Esta fratura ocorre ao nível da junção do processo alveolar com o corpo maxilar, separando os processos alveolar e palatino, com seus respectivos anexos (dentes).

O traço da fratura segue ao seguinte trajeto, a partir da linha média:

1. Espinha nasal anterior.
2. Assoalho da cavidade piriforme.
3. Fossa canina, passando pelo assoalho do seio maxilar.
4. Tuberosidade maxilar.
5. Processo pterigoide do esfenoide.
6. Vômer, medialmente, ao nível do assoalho da fossa nasal, e da lâmina vertical do palatino.

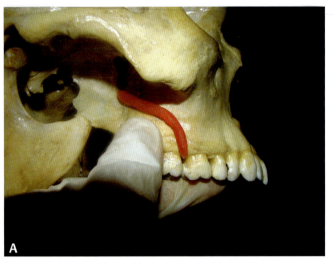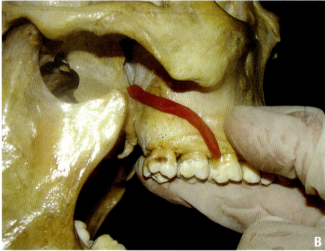

Fig. 14-34. Esquema de redução de fratura de tuberosidade no manequim. (**A**) Redução com força para a palatina. (**B**) Redução com força para a vestibular.

A sua característica clínica é a mobilidade transversal da direita para a esquerda e de anterior para posterior e vice--versa.

Geralmente esta fratura é provocada por um impacto direto, forte e rombo na porção inferior e mediana entre os maxilares, em sentido anteroposterior. Em razão disso, a porção fraturada pode sofrer um deslocamento para trás, para as laterais ou mesmo uma rotação, ficando retidas pela força de impacto e não pelas forças musculares.

Estas fraturas geralmente são bilaterais, mas podem ser unilaterais, neste caso havendo separação intermaxilar (Fig. 14-35).

Fraturas de Le Fort II (Também Chamadas de Piramidais ou Transversas)

Estas fraturas ocorrem de forma oblíqua no "maciço facial", separando toda a sua parte mediana, incluindo os processos frontal, alveolar, pterigoide e a cavidade piriforme e demais segmentos laterais.

O traço de fratura observa o seguinte trajeto, a partir da linha média:

1. Ossos nasais, podendo ser na articulação com o frontal ou em seu corpo.
2. Processo frontal do maxilar, descendo pelo corpo ou pela órbita.
3. Osso lacrimal, passando paralelamente à margem inferior da órbita.
4. Corpo do maxilar, atravessando descendentemente próximo ao forame infraorbitário e seio maxilar.
5. Passa por baixo do zigomático, na crista zigomatoalveolar.

6. Rompe a tuberosidade maxilar.
7. Alcança o processo pterigoide do esfenoide.
8. Medialmente rompem o vômer e o palatino, na região dos assoalhos da cavidade nasal e do seio maxilar.

A sua característica clínica é a mobilidade craniocaudal (cima para baixo) e ventredorsal (de anterior para posterior) e vice-versa.

Esta fratura é provocada por um impacto direto, forte e rombo na porção mediana e média entre os maxilares em sentido superoinferior. O segmento mediano pode sofrer um deslocamento para trás e para baixo.

Estas fraturas geralmente são bilaterais, mas podem ser unilaterais, neste caso, havendo separação intermaxilar, podendo ser acompanhada de um afundamento da porção anterior do terço médio facial (Fig. 14-36).

Fratura de Le Fort III (Também Chamada de Disjunção Craniofacial)

Estas fraturas ocorrem paralelamente à porção exocraniana da base do crânio, causando a separação entre este e a face.

O traço de fratura observa o seguinte trajeto, a partir da linha média:

1. Sutura frontonasal.
2. Sutura frontomaxilar.
3. Sutura frontolacrimal.
4. Sutura frontoetmoidal.
5. Passa pelo forame ótico.
6. Passa pela fissura orbital superior.
7. Sutura frontoesfenoidal.

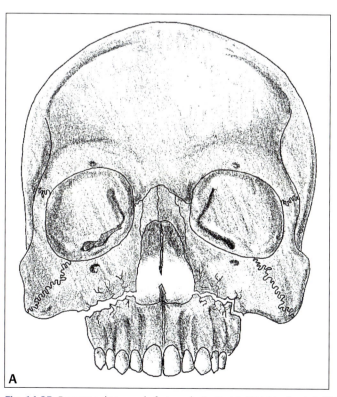
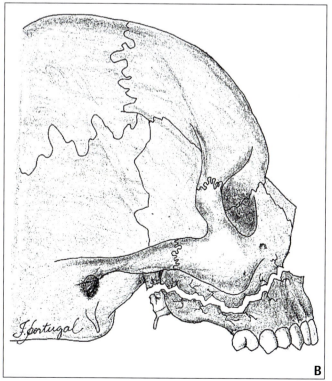

Fig. 14-35. Esquema do traço de fratura de: Le Fort I. (**A**) Vista frontal. (**B**) Vista lateral.

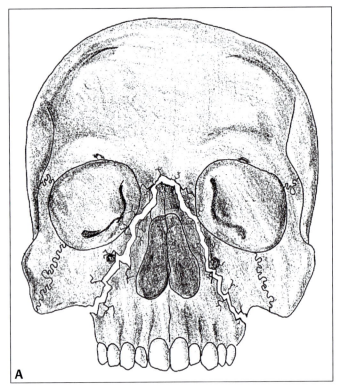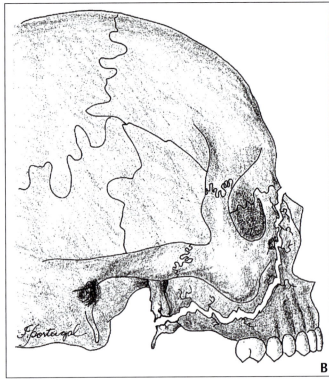

Fig. 14-36. Esquema do traço de fratura de Le Fort II. (**A**) Vista frontal. (**B**) Vista lateral.

8. Sutura frontozigomática.
9. Porção superior da tuberosidade.
10. Fossa pterigomaxilar.
11. Base do processo pterigoide.
12. Medialmente rompe as lâminas verticais do etmoide e do palatino.
13. Lateralmente rompe a sutura temporozigomática (arco zigomático).

A sua característica clínica é o alongamento da face, assemelhando-se à "cara-de-cavalo", estando o terço médio fixado somente pelas partes moles, com mobilidades do terço médio facial em todos os sentidos.

Esta fratura é provocada por um trauma de grande intensidade, direto, forte e largo na porção superior do terço médio em sentidos anteroposterior e superoinferior.

Atualmente estas fraturas estão associadas a outras isoladas uni ou bilaterais, em razão de traumas de grande energia (Fig. 14-37).

Fratura Intermaxilar

É a separação dos maxilares ao nível do plano sagital, com comunicação buconasal.

O traço de fratura dá-se da espinha nasal anterior, passando por entre os incisivos centrais, forame incisivo e rafe palatina, até espinha nasal posterior.

Esta fratura é provocada por um impacto contra o "osso incisivo" ou contra o processo palatino (Fig. 14-38).

Diagnóstico

O diagnóstico é dado pelos resultados dos exames clínicos e por imagem.

Exames Clínicos

Inspeção

Geralmente nestas fraturas observam-se lesões de tecidos moles faciais, em razão do tipo de traumatismo.
Podem-se observar:

1. Sangramento nasal uni ou bilateral.
2. Equimoses ou edemas na(s) pálpebra(s) e conjuntiva(s).
3. Deformidade por afundamento ou aumento no contorno facial.
4. Má oclusão predominantemente com mordida aberta anterior.

Palpação

Por palpação bilateral simultânea podem-se encontrar alterações nos contornos:

1. Orbitários (arcos).
2. Nasais (pirâmide).
3. Zigomáticos (osso, arco, processos).
4. Alveolares.

Mobilidade

Prendendo-se os processos alveolares superiores, com os dedos indicador e polegar executam-se movimentos de tração, elevação e lateralidade do conjunto. A observação de qualquer movimento caracteriza fratura.

1. A mobilidade anteroposterior ou lateral baixa, próximo ao corpo do maxilar, indica fratura de Le Fort I.
2. A mobilidade craniocaudal mediana indica fratura de Le Fort II.

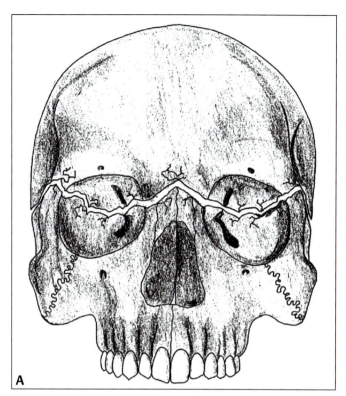
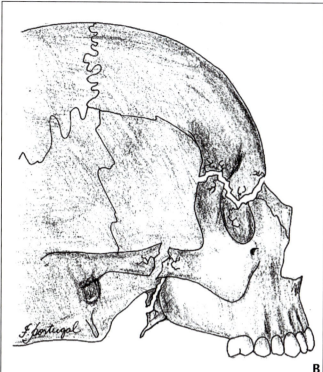

Fig. 14-37. Esquema do traço de fratura de Le Fort III. (**A**) Vista frontal. (**B**) Vista lateral.

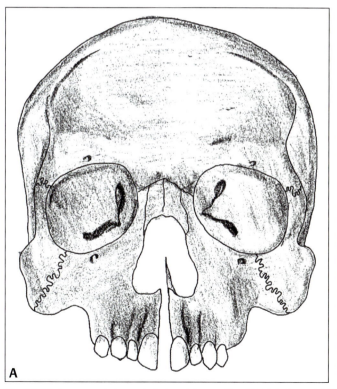
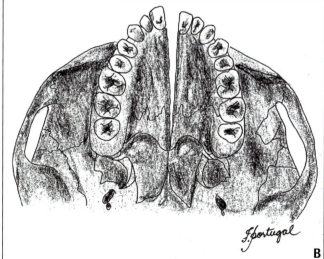

Fig. 14-38. Esquema do traço de fratura intermaxilar. (**A**) Vista frontal. (**B**) Vista axial.

3. A mobilidade de todos os movimentos associados altos, na base de crânio, indica Le Fort III (Fig. 14-39).

A mobilidade pode ser prejudicada nas fraturas impactadas.

Exames por Imagem

As incidências radiográficas são extremamente importantes para a complementação diagnóstica e localização correta das fraturas do "maciço facial". Contudo, se vistas isoladamente tendem a subestimar a extensão de uma grave fratura, em razão de superposições de imagens.

As tomadas radiográficas devem objetivar também a pesquisa de lesões cranianas, vertebrais e cervicais, comumente associadas a fraturas faciais.

As principais incidências a serem solicitadas são: mento-naso, panorâmica, perfil e PA. Nestas incidências deve-se pesquisar integridade do(s):

1. Nariz.
2. Órbitas.
3. Maxilares.
4. Zigomáticos.
5. Arcos zigomáticos.
6. Seios maxilares e frontais.
7. Septo nasal.

Em casos especiais existe a necessidade de complementação por projeções intraorais: oclusal e periapical.

A tomografia facial linear ou helicoidal para o terço médio facial poderá ser fundamental para o diagnóstico (Fig. 14-40).

Tratamento

É essencial o estabelecimento rápido de um plano de tratamento para as fraturas complexas do terço médio da face, principalmente um tratamento emergencial, pois os problemas associados podem determinar graves consequências ou a morte do paciente.

Este planejamento e sugestões terapêuticas são descritos no Capítulo 11 — Primeiros Atendimentos ao Paciente

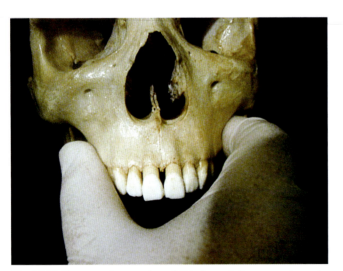

Fig. 14-39. Esquema do teste de mobilidade nas fraturas complexas do terço médio facial.

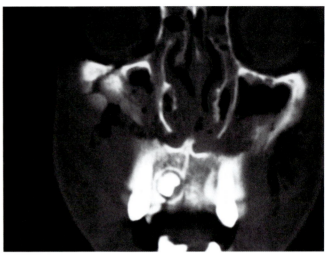

Fig. 14-40. Tomografia linear frontal mostrando a fratura de Le Fort I.

Traumatizado de Face, sendo o tratamento dividido em imediato e específico.

Tratamento de Emergência

O tratamento emergencial baseia-se na liberação das vias aéreas superiores e controle da hemorragia.

Liberação das Vias Aéreas

As vias aéreas superiores devem ser desobstruídas de: fragmentos ósseos, fragmentos de próteses dentais, coágulos, dentes ou outro qualquer corpo estranho.

Normalmente, pelo edema e pelo tratamento a ser executado, manipulando-se as cavidades nasais e bucal simultaneamente, está indicada uma traqueostomia.

Controle da Hemorragia

O intenso e grave sangramento pode levar a um choque hipovolêmico.

Os vasos sanguíneos calibrosos como as artérias e veias faciais, artérias maxilares, plexo venoso pterigoide e outros, devem ser pinçados e ligados, sempre que possível.

Os sangramentos em cavidades naturais como fossas nasais e seios paranasais podem ser controlados com tamponamentos, e os das feridas, por curativo compressivo.

A reposição de volume através de soluções fisiológicas e glicosadas deve ser levada a efeito de imediato. A administração de sangue ou plasma pode ser necessária, estando na dependência da quantidade de volume perdido.

Em casos mais extremos de sangramento, pode-se, pela falta de acesso aos vasos sangrantes, indicar a ligadura da artéria carótida externa, acima da saída da artéria tireóidea superior.

Estas fraturas devem ser reduzidas o quanto antes, pois de 7 a 10 dias já se instala o início do processo de consolidação viciosa, graças à porosidade óssea e vascularização local.

Tratamentos Específicos

Imediatamente após o controle da biossegurança parte-se para o tratamento.

Fraturas de Le Fort I e II

Anestesia

Com exceção das fraturas intermaxilares, que podem, de acordo com o caso, ser realizadas sob anestesia locorregional com o bloqueio bilateral do gânglio esfenopalatino, na fossa pterigomaxiliar, as demais fraturas complexas do terço médio da face exigem anestesia geral. De acordo com a extensão é exigida uma traqueostomia, para permitir eficiente bloqueio intermaxilar e tamponamentos.

Antes da anestesia, deve-se ter uma avaliação neurológica, pois a maior parte destas fraturas tem associações com lesões neurológicas.

Reduções

As reduções destas fraturas complexas consistem na inversão das forças exercidas pelo trauma.

Os principais objetivos deste tempo são:

1. Restabelecimento da oclusão dentária.
2. Reposição das estruturas faciais à originalidade.
3. Restauração do contorno geral da face.

Mesmo considerando a real impossibilidade de reposição de todos os pequenos fragmentos ósseos, deve-se reduzir o máximo possível, concomitantes aos fragmentos maiores, mesmo que por aproximação. Nenhum fragmento ósseo deve ser desprezado, pois pode causar graves sequelas. É preferível deixar para removê-lo em um segundo tempo operatório, se houver esta indicação.

As reduções das fraturas tipo Le Fort I e II são bastante semelhantes por envolverem quase os mesmos segmentos anatômicos.

Em ambas o deslocamento é posterior, podendo estar soltos ou retidos pelos tecidos moles, ou impactados nas estruturas craniofaciais conservadas.

Quando retidas somente pelos tecidos moles a redução pode fazer-se manualmente, quando realizado em pronto atendimento. Apoiam-se firmemente os dedos indicador e polegar nas faces vestibulares dos dentes superiores, de forma a "abraçarem" os dentes, processo alveolar e o corpo do maxilar. Com movimentos oscilatórios e de tração vigorosos puxa-se o bloco fraturado à posição original. Posicionamento semelhante ao de exame, porem de forma mais vigorosa (Fig. 14-39). Isto é possível pelo fato de não existirem, nestes segmentos, forças musculares potentes, sendo que os únicos que promovem alguma força são os do palato mole.

Quando a força de impacto for exagerada e o fragmento estiver resistentemente impactado, há necessidade do auxílio dos desimpactadores de maxila tipo Walsham ou Rowe. Estes instrumentos possuem duas pontas ativas afiadas, que são penetradas na fossa nasal e na cavidade bucal. Para evitar traumas nos tecidos moles deve-se proteger a ponta ativa do mesmo com tubos de borracha.

Portanto, este instrumento apoia-se nos processos palatino e alveolar do maxilar, prendendo-se no assoalho da fossa nasal e na fibromucosa palatina. Após pegar o instrumento e firmemente fixá-lo, traciona-se a maxila para baixo e para frente. Nos casos de grande impactação posterior o movimento é oposto: para cima e para frente. Isto feito faz-se uma alavanca e executam-se os movimentos necessários, até se conseguir a posição anatômica normal (Fig. 14-41).

Na ausência da pinça de Rowe pode-se utilizar a técnica preconizada por Du Fourmentel com auxílio de uma sonda de Foley nº 12. A extremidade afilada da sonda é introduzida na narina ou nas narinas, se optar por duas sondas a fim de diminuir as agressões sobre o véu palatar. Esta sonda acompanha o assoalho da fossa nasal, atravessa as coanas, passa pela nasofaringe e sai na orofaringe. Na orofaringe a extremidade é prendida e puxada a fim de sair na cavidade bucal. Para dar mais resistência à sonda, no seu interior deve-se passar um fio de aço flexível, para evitar que a sonda fique esticando com o aumento das forças empregadas para a redução das fraturas de Le Fort.

Uma vez com as duas extremidades da sonda saindo nas cavidades nasal e bucal respectivamente, puxa-se o segmento do maxilar fraturado para baixo e para frente, até a redução completa e a oclusão dental, o mais perfeito possível (Fig. 14-42).

Em fraturas mais antigas, até 30 dias, não mais se consegue fazer estas reduções em razão da consolidação viciosa. Nestes casos deve-se fixar com vigor barras de Erich nas arcadas superior e inferior. Em seguida colocam-se anéis elásticos para a redução e bloqueio intermaxilar. Não se deve colocar muita força elástica em um só momento. Inicialmente coloca-se um elástico próximo aos incisivos e um a cada lado próximo aos pré-molares. Após alguns minutos colocam-se mais anéis próximos aos caninos e aos molares. Até 30 ou 40 dias se consegue a redução. Se houver necessidade de ajustes, estes devem ser feitos com colocação de outros anéis elásticos (Fig. 14-43).

As fraturas com mais de 40 dias não mais se reduzem por estas técnicas. Há necessidade de incisões ao nível do sulco vestibuloalveolar, de molar a canino de cada lado. Promove-se amplo descolamento expondo a cavidade piriforme, fossa canina e crista zigomatoalveolar em ambos os lados. Com cinzel plano e martelo cirúrgico promove-se a refratura na linha de consolidação viciosa. Depois de promovida a nova fratura e da liberação do bloco ósseo, a fratura pode ser reduzida por qualquer uma das técnicas descritas acima.

Contenção

No mínimo a contenção imediata para estas fraturas recentes deve ser dada com a fixação de barras de Erich em ambas as arcadas e bloqueio intermaxilar com o auxílio de anéis de borracha. Uma barra de Erich de aproximadamente 8 a 10 cm deve ser fixada inicialmente em todos os dentes presentes na arcada superior, com fios de aço inoxidável flexível. A manobra é repetida na arcada inferior. Deve ser fixada em todos os dentes a fim de dar maior segurança e garantia de que a barra não cederá às forças exercidas pelos anéis de borracha. A fixação da barra pode ser realizada antes ou após a redução da fratura.

Se o paciente for edêntulo utiliza-se a própria prótese do paciente, ou se confecciona uma goteira de Gunning. No caso de utilizar-se a prótese, esta deverá ser perfurada e fixada ao osso com auxílio de parafusos, dois a cada lado da linha média, um na eminência canina e outro na crista zigomatoalveolar.

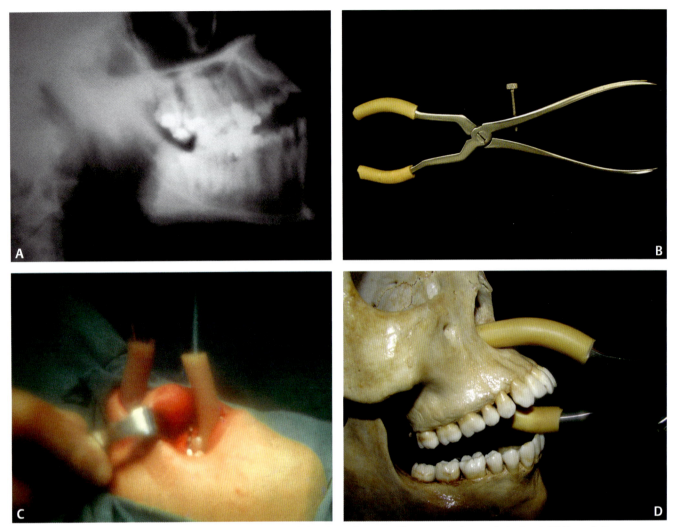

Fig. 14-41. Redução de fratura Le Fort I e II com pinça de Rowe. (**A**) Radiografia em perfil mostrando fratura de Le Fort I. (**B**) Pinça de Rowe. Introdução da pinça nas cavidades bucal e nasal; (**C**) no paciente e (**D**) no crânio seco.

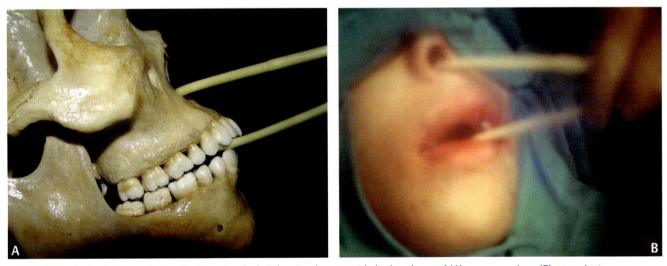

Fig. 14-42. Redução de Fratura Le Fort I e II com Sonda de Foley. Sonda nas cavidades bucal e nasal (**A**) no manequim e (**B**) no paciente.

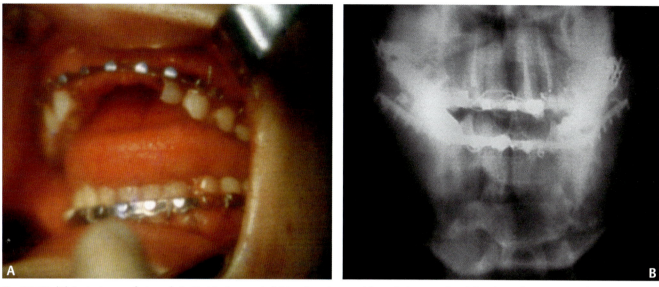

Fig. 14-43. (A) Paciente com fratura de Le Fort I e barras de Erich colocadas para bloqueio intermaxilar. **(B)** Radiografia em PA com barras de Erich em bloqueio intermaxilar. Pacientes diferentes.

A contenção definitiva deve ser realizada com placas e parafusos para a fixação interna rígida. Para tanto há necessidade de incisões na região do sulco vestibuloalveolar, de molar a canino de cada lado. Promove-se amplo descolamento expondo a cavidade piriforme, fossa canina e crista zigomatoalveolar em ambos os lados. As fraturas devem ser reduzidas e os dentes colocados em oclusão cêntrica através de bloqueio intermaxilar com auxílio das barras de Erich e anéis de elástico. As placas devem ser preferencialmente 2.0. Tanto para as fraturas de Le Fort I quanto II selecionam-se 2 placas retas com 4 furos, uma para cada lado. A placa deve ser ajustada na crista zigomatoalveolar de forma que fique 2 (dois) furos para cada lado do traço de fratura, portanto, 2 furos a cranial e 2 a caudal, no processo alveolar. Devem-se utilizar parafusos de fixação monocortical com comprimento variável entre 4 e 7 mm. Perfura-se com broca específica do conjunto e se ajustam os parafusos.

Para as fraturas de Le Fort I selecionam-se outras 2 placas de 4 furos, agora em forma de "L", uma para a direita e outra para a esquerda, de forma que a porção horizontal do "L" fique voltada para a linha média ou para a distal 1. De forma análoga, as retas devem ser fixadas na eminência canina e no processo alveolar (Fig. 14-44).

Para as fraturas de Le Fort II há necessidade de incisões subpalpebrais bilaterais e fixação com placas retas ou orbitais. As placas são fixadas de forma análoga às da cavidade bucal (Fig. 14-45).

Imobilização

A imobilização pode ser conseguida por meio de fixação interna rígida, utilizando-se como apoio os tecidos ósseos não fraturados e pelo bloqueio intermaxilar.

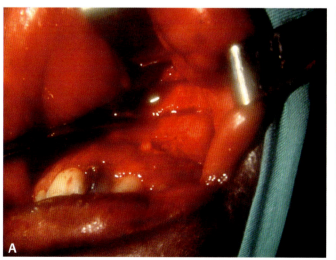
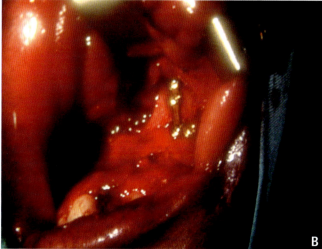

Fig. 14-44. (A) Fratura de Le Fort I. **(B)** Fixação interna rígida com placa em "L" na eminência canina.

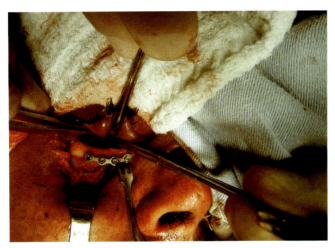

Fig. 14-45. Fixação interna rígida com placa reta no arco infraorbitário.

Antigamente a imobilização era por cerclagens ou suspensões (Fig. 14-46).

Fraturas Le Fort III

As reduções das disjunções craniofaciais estão associadas às fraturas individuais do terço médio da face: nariz, complexo zigomático e *blow-out*.

Assim, o tratamento desta fratura é o conjunto de todas já vistas no que concerne ao terço médio da face, ainda mais, se houver associações com fraturas do tipo Le Fort I e/ou II.

Fraturas Intermaxilares

As reduções das fraturas ou disjunções intermaxilares podem ser conseguidas de três maneiras:

1. Faz-se uma odontossíntese tipo Duclos nos dentes: molares (posteriormente), pré-molares (de modo intermediário) e caninos e laterais (anteriormente), com as extremidades dos fios de aço voltadas para o lado palatino, ao invés de vestibular, como normalmente é usado. Contorcem-se os fios da direita com os da esquerda, lenta e parcimoniosamente, ajustando os fios um a um. Um pouco em cada segmento para ir dividindo forças: aperta-se uma ou duas voltas os fios a posterior, médio e anterior. Ao concluir repete-se o procedimento, até que seja reduzida a fratura (Fig. 14-47).
2. Faz-se uma compressão manual com os dedos indicador e polegar pela face externa do processo alveolar do maxilar a fim de uni-los. Esta maneira não deve ser a preferida em razão da grande possibilidade de produzir-se outras fraturas durante a desimpactação. Todavia pode ser a única opção para a redução nos pacientes edêntulos totais (Fig. 14-39).
3. Com o desimpactador de Rowe, apoiam-se suas pontas ativas no maxilar próximo ao ponto de união entre os processos palatino e alveolar, perto do sulco vestibuloalveolar, e se promove a compressão (Fig. 14-48).

Pós-Operatório

O paciente deve permanecer no leito por um ou dois dias, de acordo com a extensão do trauma e duração do procedimento cirúrgico.

A medicação analgésica deve ser indispensável, assim como a utilização de antibióticos, principalmente se as feridas forem numerosas ou se houver suspeita de comprometimento do crânio, especialmente pela lâmina crivada do etmoide (ver objetivos do tratamento com profilaxia antimicrobiana no início deste capitulo).

O bloqueio intermaxilar e a suspensão devem ser removidos passadas 4 a 5 semanas.

FRATURAS MANDIBULARES

A mandíbula é um osso especial em todos os sentidos. É o único móvel da face, portanto, repleto de inserções musculares fortes, de ossificação endocondral, de osso compacto e em forma de "U".

Apesar de ser um osso robusto, com várias linhas de resistência, é bastante susceptível a fraturas em razão da sua posição anatômica, constituindo-se na segunda incidência em fraturas faciais, perdendo somente para as nasais.

Anatomia

A mandíbula está constituída por um corpo e dois ramos. Compreende o terço inferior da face e possui inserções dos músculos da dinâmica mandibular, alguns músculos da expressão facial e dos ligamentos principal e acessórios da articulação temporomandibular.

Classificação

São várias as classificações propostas para as fraturas mandibulares. A classificação anatômica, por sua relação com as forças musculares e o tratamento, tem sido a preferida (Fig. 14-49).

Fraturas do Corpo

São as fraturas que se estendem em toda a porção de suporte do processo alveolar e dentes, de trígono retromolar direito a trígono retromolar esquerdo.

Fratura Sinfisária

É aquela que atinge a linha vertical mediana da mandíbula, sobre a eminência mentoniana, entre os incisivos centrais da crista alveolar a margem inferior da mandíbula.

Geralmente é causada por impacto na eminência mentoniana, que pode agredir as articulações temporomandibulares e estar associada a fraturas condilares (cabeça ou colo) ou a fraturas do ângulo mandibular bilateralmente.

Fratura Parassinfisária

É aquela que se estende da linha vertical mediana até uma linha vertical imaginária, da crista alveolar a margem inferior da mandíbula, que passa pela face distal do canino direito ao esquerdo.

Geralmente é causada por impacto lateral a eminência mentoniana, que pode agredir a articulação temporomandibular e estar associada à fratura condilar (cabeça e colo) ou de ângulo do lado oposto.

Fratura Lateral

É aquela que se estende de uma linha imaginária vertical, da crista alveolar a margem inferior da mandíbula, que passa pela distal do canino a outra paralela que passa pela distal do

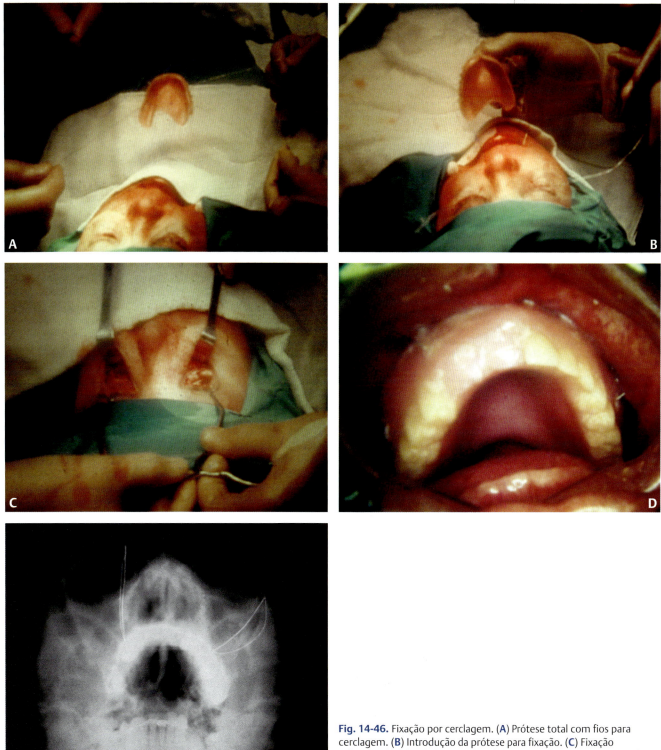

Fig. 14-46. Fixação por cerclagem. (**A**) Prótese total com fios para cerclagem. (**B**) Introdução da prótese para fixação. (**C**) Fixação infraorbital bilateral. (**D**) Vista bucal da prótese fixada. (**E**) Radiografia em mento-naso com os fios.

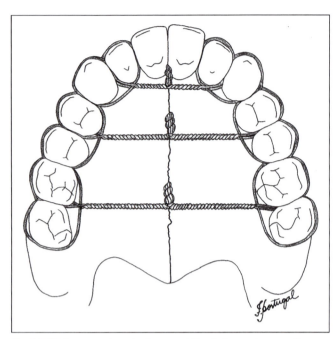

Fig. 14-47. Esquema de redução ortopédica de fratura intermaxilar.

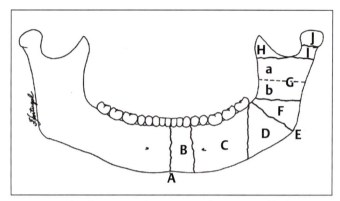

Fig. 14-49. Classificação anatômica para as fraturas mandibulares. **A.** Sinfisária. **B.** Parassinfisária. **C.** Lateral. **D.** Paragoniana baixa. **E.** Goniana. **F.** Paragoniana alta. **G.** Ramo: a) Baixa e b) Alta. **H.** Processo coronoide. **I.** Colo de côndilo. **J.** Côndilo.

terceiro molar, limitado pelo ponto de inserção da margem anterior do músculo masseter na margem inferior da mandíbula.

Geralmente não possui associações a outras fraturas específicas.

Fraturas do Ângulo

São as fraturas que se estendem tanto para o corpo quanto para o ramo, em toda extensão da curvatura vertical da mandíbula. Estão representadas pela inserção do músculo masseter, onde sua margem anterior se fixa no limite com o corpo e sua margem posterior no limite com o ramo.

Fratura Goniana

É aquela que atinge o ponto de união entre o corpo e o ramo, afetando o ângulo diretamente.

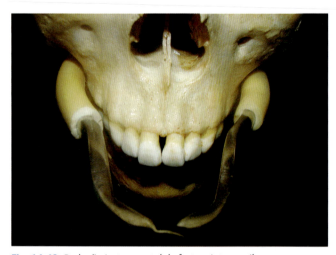

Fig. 14-48. Redução instrumental de fratura intermaxilar. Desimpactador de Rowe.

Fratura Paragoniana

É aquela localizada em toda a curvatura vertical da mandíbula, com exceção da linha goniana. Limita-se, inferiormente, por uma linha vertical que passa pela distal do terceiro molar do trígono retromolar a margem inferior da mandíbula e superiormente por uma linha horizontal que se estende do trígono retromolar a margem posterior do ramo.

A porção que se situa inferiormente, próxima ao corpo, é a paragoniana baixa, e a que se orienta superiormente, próxima ao ramo, é a paragoniana alta.

Geralmente está associada à fratura parassinfisárias do lado oposto.

Fraturas do Ramo

São as fraturas que atingem as porções ascendentes da mandíbula, estendendo-se acima da linha horizontal do trígono retromolar a sua margem posterior.

Fratura Baixa do Ramo

É aquela que se estabelece da linha horizontal que se estende do trígono retromolar a margem posterior do ramo ao segmento situado em sua parte média.

Fratura Alta do Ramo

Situa-se na parte média do ramo para cima, até os seus apêndices: o colo e a cabeça do côndilo, a chanfradura mandibular e o processo coronoide.

Fraturas dos Apêndices

São aquelas que ocorrem no côndilo (cabeça e pescoço ou colo) e no processo coronoide.

Fraturas Condilares

São aquelas que ocorrem no côndilo mandibular, seja na cabeça ou no colo.

Fratura da Cabeça do Côndilo

Ocorre no corpo e na porção articular da mandíbula, acima da inserção do músculo pterigoide externo. É uma fratura intracapsular, considerada fratura articular.

Fratura do Colo do Côndilo

É aquela que ocorre no pescoço do côndilo, na área de maior fragilidade anatômica, sendo extracapsular. Nesta fratura o músculo pterigóideo externo puxa o côndilo para frente e para dentro.

Fratura Coronoide

É aquela que ocorre no processo coronoide, local de inserção do tendão do músculo temporal.

Diagnóstico

Exames Clínicos e Sintomatologia

Inspeção

Pode-se observar edema regional, equimose mucosa ou cutânea, nos tecidos sobrepostos à fratura, que podem apresentar-se avermelhados, azulados ou arroxeados. Nas fraturas de corpo estão associados à ferida da fibromucosa gengival.

Em razão das forças musculares, principalmente ligados aos músculos da dinâmica mandibular, observa-se desnivelamento mandibular e má oclusão, com frequentes deformidade facial e sialorreia pelo estímulo às glândulas salivares maiores e dificuldades de deglutição.

Palpação

Pode-se verificar desnivelamento do contorno ósseo e do alinhamento do arco dental, associado ou não à crepitação, durante a dinâmica mandibular.

Mobilidade

Pode-se verificar a mobilização dos cotos ou segmentos fraturados, principalmente naquelas de corpo e ramo.

Sintomatologia

Geralmente o paciente queixa-se dor durante a mobilização mandibular com incapacidade funcional.

As fraturas de corpo, ângulo e baixa de ramo lesam ou comprimem o nervo alveolar inferior implicando em queixas de parestesia no lábio inferior, dentes e mento. Não existe parestesia apenas nas fraturas altas de ramo, acima da língula da mandíbula, nas fraturas de apêndices e nas fraturas sinfisárias.

Pode-se observar, ainda, halitose causada por restos de alimentos, coágulos sanguíneos, excreções e muco.

Exame por Imagem

Radiográfico

O exame radiográfico da mandíbula é um auxiliar eficiente do diagnóstico, podendo todas as regiões mandibulares ser examinadas.

Para o corpo, as principais incidências faciais são: panorâmica, PA e lateral oblíqua para o lado desejado, e a bucal é a oclusal anteroinferior.

Para o ramo são: panorâmica, lateral oblíqua para o ramo desejado e Reverchon, para côndilo e colo.

- *Panorâmica para mandíbula:* observam-se toda a mandíbula e arcadas dentárias em uma só radiografia. A nitidez fica um pouco prejudicada na região sinfisária em razão da superposição com a coluna cervical. É excelente para visualização de corpo, ângulo e ramos.
- *Posteroanterior (PA) da mandíbula:* observam-se frontalmente a sínfise, a parassínfise, a porção lateral do corpo, margem anterior do ramo e processo coronoide. Tem-se que ter cuidado apenas com a superposição entre a sínfise e a coluna cervical.
- *Lateral oblíqua:* observam-se lateralmente o corpo, o ângulo e o ramo com os respectivos acidentes anatômicos (apêndices) situados em sua margem superior: processo coronoide, chanfradura mandibular e côndilo da mandíbula.
- *Reverchon:* observa-se o ramo mandibular posteriormente, principalmente o côndilo (cabeça e colo).
- *Oclusal:* observa-se o arco mandibular no sentido horizontal, permitindo a visão da sínfise, parassínfise e porção lateral.

Tomográfico

A tomografia linear e a helicoidal ou em 3D é o exame mais completo para auxiliar no diagnóstico das fraturas. Deve ser solicitada de forma a esclarecer a área que se deseja observar sendo linear, via de regra, nas incidências: frontal, perfil e axial e na helicoidal (3D) para a face (Fig. 14-50).

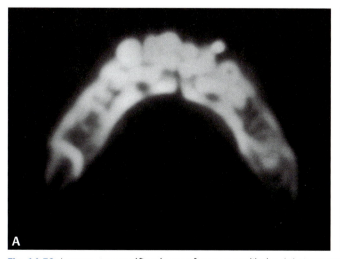
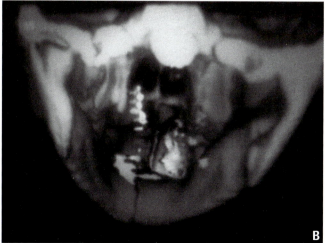

Fig. 14-50. Imagem tomográfica de uma fratura mandibular. (**A**) Linear axial. (**B**) Helicoidal (3D).

Tratamento

A mandíbula é um osso bem diferente dos outros faciais. Em razão da compacticidade e ossificação endocondral, a sua reparação é bem mais lenta do que aqueles porosos de ossificação intramembranosa. Ao passo que os demais ossos iniciam sua calcificação com cerca de 15 dias, a mandíbula o faz por volta dos 30. Entretanto, seu tratamento deve ser feito de imediato ou o mais rapidamente possível, melhorando a recuperação do paciente.

A redução imediata restaura as relações anatômicas e fisiológicas, reduz o tamanho da ferida, diminui a sintomatologia e acelera o processo cicatricial.

Não se pode deixar de atentar para o tratamento de urgência que consiste em liberarem-se as vias aéreas, em especial nas fraturas parassinfisárias bilaterais e no combate à hemorragia.

Anestesia

Muitas fraturas, especialmente do corpo, podem ser reduzidas, contidas e imobilizadas corretamente sob anestesia locorregional. Nestes casos a anestesia deve ser aplicada no nível da língula mandibular para bloqueio dos nervos alveolar inferior e lingual. Na impossibilidade ou dificuldade de abertura bucal recomenda-se a anestesia no nervo mandibular próximo a sua saída do crânio pelo forame oval na fossa zigomática, pela técnica transigmóidea (Cap. 1 – Generalidades; Anestesiologia; Técnicas Anestésicas Locorregionais; Técnicas Extraorais ou Faciais; Terço Inferior da Face.) (Fig. 1-44).

Pode-se complementar com a infiltração do nervo bucinador próximo a vestibular do trígono retromolar.

As fraturas múltiplas ou as complexas, principalmente abertas ou expostas, e colocação de fixação por placas e parafusos ou outro meio de contenção indicam a anestesia geral. Quando esta for aplicada, a intubação indicada é a nasotraqueal, para o tubo não interferir no bloqueio intermaxilar. Uma das principais vantagens desta anestesia é o relaxamento dos potentes músculos mastigadores.

Fraturas do Corpo

Redução Fechada ou Incruenta

A reposição imediata do contorno ósseo pela redução geralmente não representa grandes complicações, pois ainda não apresentou fibroses.

A fratura de corpo com pequeno desvio em pacientes dentados consiste em envolver os dedos indicador e polegar com gaze e comprimir os segmentos afastados. Isto é auxiliado pelo alinhamento dentário que tende à oclusão. Mesmo que manualmente não se consiga a redução completa da fratura, as suas margens devem ser aproximadas o máximo possível, sendo completada pela odontossíntese.

Quando o paciente for edêntulo, a impactação for severa ou o desvio grande, a redução fechada (incruenta) fica prejudicada e se tem que fazer a redução em campo aberto (cruenta). Este método permite uma redução precisa e eficiente, pela visão direta da fratura e descolamento dos músculos mastigadores que dificultam a redução. Esta técnica será descrita adiante.

Contenção

A contenção de uma redução fechada (incruenta) de fratura no corpo, em pacientes dentados, se faz por uma odontossíntese horizontal tipo hipocrática ou em escada, podendo-se optar pela colocação de barras de Erich para auxiliar no bloqueio intermaxilar. Esta odontossíntese viabiliza a conclusão da redução fechada.

Se o paciente for edêntulo haverá necessidade de auxílio da própria prótese total do paciente, que terá suas abas fixadas ao osso por auxílio de parafusos 2.0.

Imobilização

A imobilização das fraturas de mandíbula se dá por bloqueio intermaxilar (Fig. 14-51).

No caso de paciente dentado, cuja contenção foi obtida por odontossíntese horizontal, deve-se promover uma odontossíntese vertical independente. Isto porque, se houver rompimento do bloqueio intermaxilar, não implicará perda também da contenção. Se for feita com auxílio das barras de Erich, basta colocar os anéis de elástico para completar a imobilização articular. Este bloqueio auxilia na colocação em oclusão cêntrica.

Sutura das Feridas

Caso exista(m) ferida(s) a(s) sutura(s) só deve(m) ser processada(s) quando encerrarem as manipulações ósseas mandibulares para evitar-se rompimento dos fios ou dos nós. Os pontos internos devem ser feitos com fios reabsorvíveis 4-0 e pontos simples invertidos. A pele deve ser suturada com náilon 5-0 em pontos isolados simples. A mucosa com fios reabsorvíveis 4-0 e pontos simples isolados.

Redução Aberta ou Cruenta

As fraturas de corpo (sinfisária, parassinfisária e lateral) permitem acesso bucal, o que facilita o procedimento cirúrgico.

Pode-se pensar em alternativa de acesso facial ou cervical quando houver uma ferida na região, estando a fratura exposta. Porém, isto deve ser muito bem analisado porque geralmente as feridas se dão em locais que não são apropriados para a redução da fratura. Além disso, estas feridas estão contaminadas e suas margens e paredes irregulares, o que interferem no prognóstico. Entende-se que, nestas condições, a redução aberta seja feita por acesso bucal e as feridas traumáticas sejam devidamente fechadas após as devidas reduções e contenções.

O procedimento descrito parte do princípio do completo controle da biossegurança e de uma eficiente anestesia.

Acesso Bucal

Todas as fraturas de corpo mandibular são fraturas abertas ou expostas, pois rompem à gengiva inserida ao processo alveolar. Esta ferida auxilia na indicação do local da incisão.

Para este acesso o meio de contenção é a fixação interna rígida. Para tanto se deve programar o bloqueio intermaxilar, que pode ser conseguido por odontossíntese vertical, tipo Duclos ou Ermster, ou, preferencialmente, por uso de barras de Erich e anéis elásticos. Estes últimos possuem ações ortopédicas que auxiliam ao posicionamento da oclusão cêntrica. Este

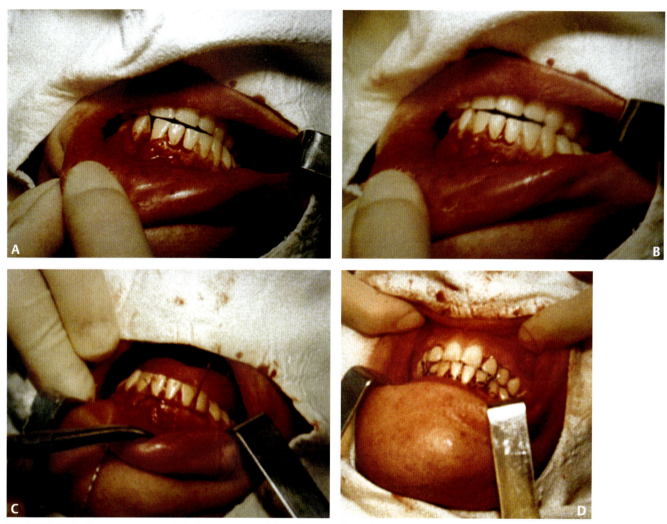

Fig. 14-51. Redução incruenta manual de fratura parassinfisária. (**A**) Caso clínico. (**B**) Posicionamento manual. (**C**) Odontossíntese horizontal em escada. (**D**) Odontossíntese vertical de Duclos e bloqueio intermaxilar.

passo pode ser realizado previamente ao momento cirúrgico ou durante a redução da fratura.

Para os pacientes edêntulos (desdentados) não há possibilidade do bloqueio intermaxilar e a redução é realizada apenas pela avaliação do contorno ósseo, o que depende da experiência e do bom-senso profissional.

Infiltração

A infiltração é a introdução de agente vasoconstritor periférico no interior dos tecidos que serão manipulados para o acesso a fratura. Tem como objetivo reduzir o sangramento, tendo-se um campo cirúrgico limpo e com plena visibilidade, e reduzir a quantidade de anestésico geral, quando for o caso. Esta solução deve ter a concentração de 1/140.000 UI, sendo 1 mL de adrenalina a 1/1.000 UI, 40 mL de lidocaína sem vasoconstritor e 100 mL de solução fisiológica. Pode-se infiltrar até o máximo de 20 a 30 mL da solução a cada 2 horas de procedimento cirúrgico.

A infiltração deve ser realizada nos tecidos superficiais e profundos, tanto pela vestibular quanto pela lingual, em torno de onde se manipula os tecidos moles.

Incisão

Dez minutos após a infiltração, a incisão deve ser executada com cabo de bisturi número 3 e lâmina nº 11 ou 15 de forma vigorosa a envolver a gengiva e o periósteo de uma só vez.

A incisão bucal pode ser realizada nas papilas gengivais (interpapilar) ou no sulco vestíbulo alveolar. A primeira permite uma exposição de toda a fratura e descolamento em ambas as faces, vestibular e lingual. A segunda permite uma melhor reparação por aproximação fisiológica dos tecidos moles. A incisão deve possuir tamanho suficiente para permitir a manipulação dos segmentos ósseos fraturados, geralmente envolvem o tamanho de três dentes a cada lado do traço de fratura. Incisões verticais de alívio devem ser evitadas.

Descolamento

O descolamento é feito com um destaca-periósteo, que tem introduzida sua ponta ativa abaixo do periósteo, a partir daí institui-se um movimento de impulsão, até expor todos os segmentos fraturados e porções dos segmentos adjacentes, suficientes para permitirem a preensão das pinças de redução.

Redução

Com auxílio de duas pinças de redução ou hemostáticas curvas fortes, uma presa a cada lado da linha de fratura, reposiciona-se o contorno anatômico do osso, realinhando suas margens e faces. Isto é conseguido por movimentos opostos as forças musculares locais.

Uma vez reduzido deve-se promover um bloqueio intermaxilar encontrando a oclusão cêntrica para o paciente. Observam-se as chaves de oclusão de molares e de caninos, o contorno da arcada inferior, a mordida e a máxima intercuspidação, respeitando as cúspides para trabalho e para balanceio.

Nos pacientes desdentados isto não é possível. Quando muito, pode-se utilizar a própria prótese total do paciente para se ter alguma referência.

Contenção

Com o acesso bucal a contenção da(s) fratura(s) só pode ser conseguida com utilização de placas e parafusos. Para o paciente dentado, o ideal é que se utilizem dois conjuntos de placas: 1. um conjunto 2.4 para fixação bicortical basilar e 2. um conjunto 2.0 para fixação monocortical alveolar. Desta forma tem-se resistência a todas as forças da dinâmica mandibular. Para o paciente desdentado só se usa a placa 2.4, não havendo opções nesta via de acesso.

Selecionam-se as placas, geralmente reta e com 6 ou 7 furos para a 2.4 e reta com 4 furos para a 2.0. Lembrando-se que não se podem colocar parafusos em traços de fraturas, às vezes pode-se optar por placas com espaçadores para que estes fiquem sobre os traços ou apenas despreza-se o furo que coincidir com este traço. As placas devem ser moldadas ao osso onde serão fixadas de forma que não exerça nenhuma força sobre ele, a fim de não alterar a redução da fratura.

Inicialmente se fixa a placa basilar, mais espessa e resistente. A perfuração é feita com broca cilíndrica na espessura do parafuso do conjunto 2.4. Atenta-se para a proteção lingual com um instrumento ou maleável qualquer, pois se durante a perfuração a broca romper a cortical lingual, vai bater neste instrumental, evitando-se acidentes com os tecidos moles adjacentes. Com medidor específico do fornecedor, se mede a distância entre as corticais, incluindo a placa, para selecionar o comprimento do parafuso. Como a espessura do corpo mandibular é variável com a região, cada furo deve ser medido isoladamente. Geralmente os parafusos são autorrosqueáveis e são aplicados de forma a manter a placa no local selecionado. Para os parafusos não rosqueáveis há necessidade de se fazer rosca com instrumental específico, antes de introduzi-los. O ideal é que sejam fixados 3 parafusos a cada lado da fratura, sendo aceitável um mínimo de 2, em casos ou condições especiais.

A placa alveolar é bem menor e de maior simplicidade de fixação. A perfuração é feita com broca cilíndrica na espessura do conjunto 2.0, no terço apical dental. Atenta-se para o fato que a broca deve possuir um limitador que impeça a sua penetração além da cortical externa vestibular, desta forma evita-se comprometer as raízes dentarias adjacentes. O comprimento do parafuso deve ser no mínimo 4 e no máximo 7 mm, de acordo com o fabricante e com a região a ser manipulada, lembrando-se que quanto mais anterior for, menor é a quantidade de osso alveolar pela vestibular. O ideal é que sejam fixados 2 parafusos a cada lado do traço de fratura.

Em condições especiais pode-se considerar a fixação utilizando-se 2 placas 2.0, paralelas, desde que sejam respeitados os princípios descritos acima. Portanto a inferior ou basilar tem que possuir fixação com parafusos bicorticais e com no mínimo 2 parafusos a cada lado do traço de fratura, sendo 3 o ideal. A placa fixada no osso alveolar deve seguir os mesmos princípios descritos acima, evitando-se atingir as raízes dentais e o conduto alveolar inferior.

Imobilização

Após as devidas redução e contenção pode-se desprezar o bloqueio intermaxilar. Caso tenha sido realizado por odontossíntese vertical, deve ser totalmente removida, caso tenha sido por barras de Erich, pode-se apenas remover os anéis elásticos para posterior remoção das barras ou aproveitar-se a anestesia e remover de uma vez.

Sutura

A sutura deve ser realizada preferencialmente com fios reabsorvíveis 4-0 em pontos isolados simples. Caso a incisão tenha sido interpapilar, o ponto deve ser em "U" da vestibular para a lingual e vice-versa. Caso a incisão tenha sido no sulco vestíbulo-alveolar o ponto pode ser isolado simples ou continuo entrelaçado, ambos com excelente resultado.

Curativo

O curativo nestes casos é a bandagem de Barthon, que auxiliará a manutenção da estabilidade óssea (Fig. 14-52).

Acesso Cervical Submandibular

O acesso cervical submandibular permite opções para os meios de contenção. Está indicada, principalmente, quando se for utilizar fixação interna semirrígida, que não é possível ser realizada por acesso bucal, ou quando houver infecção bucal que comprometa o acesso e a colocação das placas e parafusos.

De forma análoga ao acesso bucal, deve-se programar o bloqueio intermaxilar, o qual pode ser conseguido através de odontossíntese vertical, tipo Duclos ou Ermster, ou preferencialmente por uso de barras de Erich e anéis elásticos. Estes últimos possuem ações ortopédicas que auxiliam ao posicionamento da oclusão cêntrica. Este passo pode ser realizado previamente ao momento cirúrgico ou durante a redução da fratura.

Para os pacientes edêntulos (desdentados) não há possibilidade do bloqueio intermaxilar e a redução é realizada apenas pela avaliação do contorno ósseo, o que depende da experiência e do bom senso profissional.

Para a via de acesso cervical submandibular há necessidade de conhecimento anatômico da região supra-hióidea e obedecer às linhas de Langerhan para proceder à incisão.

Demarcação

Com azul de metileno e um palito estéreis ou caneta dermográfica, produz-se a demarcação da margem inferior da mandíbula e da linha de incisão paralela a primeira. Com o dedo indicador da mão auxiliar apalpa-se por compressão

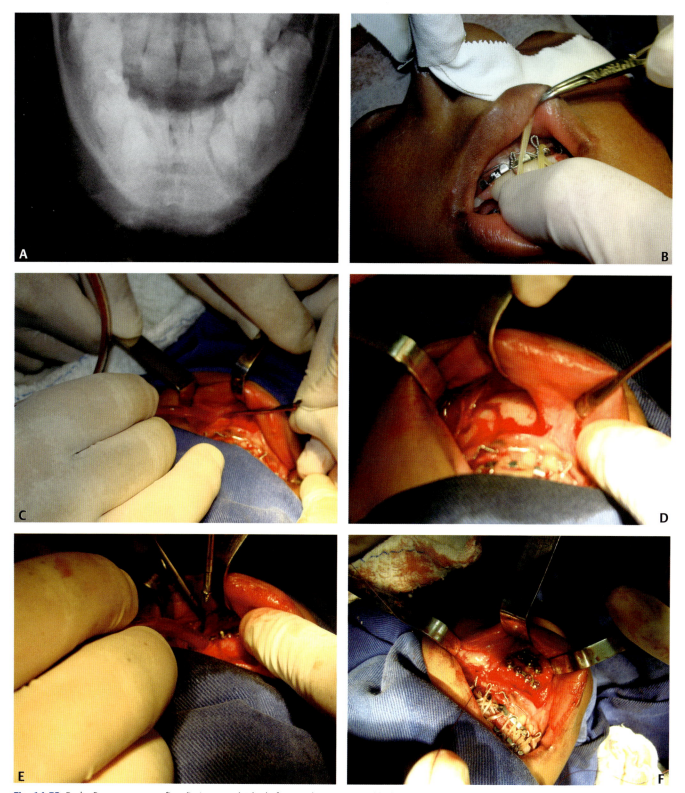

Fig. 14-52. Redução cruenta com fixação interna rígida de fratura de corpo mandibular. (**A**) Radiografia em PA para mandíbula com fratura parassinfisária esquerda. (**B**) Bloqueio intermaxilar. (**C**) Descolamento. (**D**) Exposição da fratura. (**E**) Colocação da placa. (**F**) Aspecto final com as placas.

a margem inferior da mandíbula. Com a mão operadora vai-se demarcando, inclusive a linha de fratura. Após esta demarcação da margem inferior da mandíbula faz-se outra linha paralela abaixo dela com cerca de 15 a 20 mm, para oferecer bom resultado cosmético e evitar elementos anatômicos nobres, como o ramo marginal da mandíbula, oriundo do nervo facial. Esta demarcação deve ter em torno de 40 mm de comprimento e pode estar abaixo da sínfise, parassínfise ou da porção lateral do corpo mandibular, onde estiver a fratura.

Infiltração

Com seringa tipo Luer e agulha fina (30 × 7), infiltram-se os tecidos próximo à fratura, solução vasoconstritora, a fim de viabilizar um campo operatório sem sangue. Esta solução deve ter a concentração de 1/140.000 UI, sendo 1 mL de adrenalina a 1/1.000 UI, 40 mL de lidocaína sem vasoconstritor e 100 mL de solução fisiológica.

Até 30 mL de infiltração em um paciente adulto não apresentam grandes efeitos colaterais, desde que não infundidos em vasos sanguíneos. Por isso, sempre que for injetar solução, antes deve refluir o êmbolo da seringa para aspirara a região e verificar presença de sangue.

O anestesiologista deverá ser cientificado da infiltração a ser feita, tanto do momento da infiltração quanto da concentração e quantidade a ser infiltrada.

Incisões e Divulsões

Dez minutos após a infiltração, a incisão deve ser executada com lâmina nº 11 ou 15 e por planos, da pele ao periósteo.

A cada plano incisado deve-se promover a divulsão, a separação destes planos. Assim deve-se incisar a pele e a separar antes da incisão da tela subcutânea. Incisar o platisma e a separar da fáscia cervical superficial. Estas incisões devem ser realizadas imediatamente abaixo da linha de demarcação. A partir daqui os tecidos incisados e divulsionados devem ser tracionados, com auxílio de afastadores, para cima, de encontro à margem inferior da mandíbula pela vestibular. Desta forma rebatem-se todas as estruturas anatômicas nobres evitando-se suas lesões. Ao mesmo tempo, com o dedo indicador colocado paralelo a margem inferior da mandíbula, comprime-se os tecidos supra-hióideos em sentido medial e cranial, limitando os tecidos pela lingual. Desta forma os tecidos moles ainda não incisados são comprimidos contra a margem inferior da mandíbula. Com a lâmina posicionada para cima, direcionada à margem inferior da mandíbula, procede-se a incisão dos tecidos de baixo para cima (de caudal para a cranial), até o periósteo, inclusive. A cada plano incisado deve-se promover a divulsão com o plano imediatamente abaixo.

Descolamento

O descolamento é feito com um destaca-periósteo, o qual tem sua ponta ativa colocada abaixo do periósteo incisado, sob força de impulsão. O descolamento deve ser amplo e deve expor o traço de fratura e os segmentos ósseos, em dimensão suficiente para permitir a preensão das pinças de redução ou hemostáticas curvas fortes. Devem ser descolados, com o periósteo, os músculos vestibulares e o milioide.

Redução

O reposicionamento dos segmentos fraturados pode ser conseguido com auxílio de duas pinças de redução ou hemostáticas fortes, uma presa a cada lado da linha de fratura. Isto pode ser auxiliado pelo bloqueio intermaxilar e pela observação do contorno anatômico ósseo.

Contenção

A contenção pode ser conseguida de duas formas principais: pela fixação interna rígida com placas e parafusos ou pela fixação interna semirrígida com fios de aço inoxidável flexível. Esta última só encontra suas indicações, quando não se tem acesso às placas e parafusos. Se tivesse acesso a elas, a melhor indicação de acesso seria a via bucal.

A fixação interna rígida deve ser realizada de forma idêntica àquela descrita acima, no acesso bucal, quando de alguma forma estiver indicada.

A fixação interna semirrígida deve ser levada a efeito com auxílio de um trépano com broca cilíndrica. Produzem-se perfurações à direta e à esquerda do foco de fratura, duas de cada lado, separadas em torno de 0,5 a 1 cm do traço de fratura e entre elas, uma sobre a outra. O fio de aço flexível é fixado em "X", passando pelas perfurações, sendo suas extremidades contorcidas. O excesso é recortado e o remanescente introduzido em uma das perfurações (Fig. 14-53).

Depois das 4 perfurações, duas a cada lado da fratura, ou quantas em locais forem necessárias, seleciona-se um segmento de fio de aço número 1 de aproximadamente 20 cm e outro de número 2-0 de mesmo tamanho. De forma didática, podendo variar de acordo com o caso, somente como exemplo, descreve-se uma fixação clássica. Com o fio mais espesso, introduz-se uma das pontas em um dos orifícios inferiores de um dos lados. Dobra-se o fio mais fino ao meio e introduz sua dobra no orifício superior do lado oposto. Pela face interna ou lingual da mandíbula abre-se um pouco a dobra do fio mais fino e passa-se por entre eles o fio mais grosso. Funcionando como uma alça, traciona-se o fio mais fino dobrado, que trará consigo o fio mais grosso que está fazendo a contenção. Em seguida passa-se a extremidade do fio mais grosso pelo orifício superior do outro lado, da vestibular para a lingual. De forma análoga à descrita anteriormente, introduz-se novamente sua dobra no orifício inferior do lado oposto. Pela face interna ou lingual da mandíbula novamente abre-se um pouco a dobra do fio mais fino e, repetindo a ação, passa-se por entre eles o fio mais grosso tracionando-se o fio mais fino dobrado, que trará consigo o fio mais grosso. Em seguida o fio dobrado é desprezado e as extremidades do fio, agora pela vestibular. Suas extremidades são contorcidas no sentido horário. Ajusta-se. Corta-se o excesso do fio contorcido e se introduz o restante em um dos orifícios de passagem, concluindo a fixação interna semirrígida (Fig. 14-54).

É necessário evitar lesões radiculares e do conduto alveolar inferior.

Imobilização

A imobilização é feita por bloqueio intermaxilar. Sua manutenção no pós-operatório é desnecessária nas fixações internas rígidas com utilização de placas e parafusos e obrigatórias por 4 a 5 semanas nas fixações semirrígidas com fios de aço inox flexíveis.

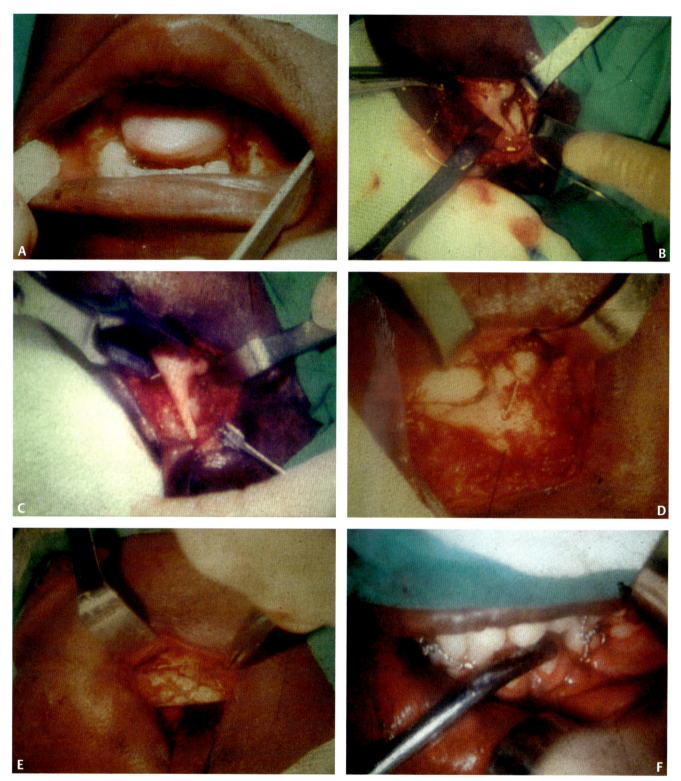

Fig. 14-53. Redução cruenta com fixação interna semirrígida de fratura de corpo mandibular. (**A**) Caso clínico. (**B**) Exposição da fratura, observar cavalgamento. (**C**) Redução instrumental da fratura. (**D**) Ajuste do fio. (**E**) Aspecto do resultado. (**F**) Bloqueio intermaxilar. *(Continua.)*

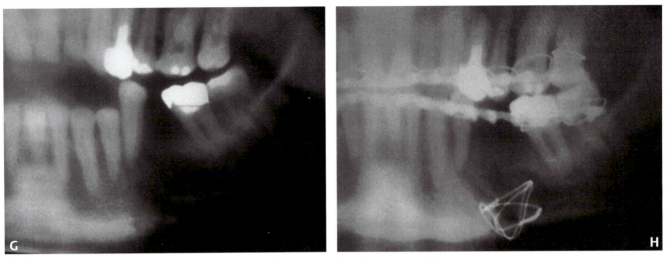

Fig. 14-53. *(Cont.)* (**G**) Imagem radiográfica pré-operatória. (**H**) Imagem radiográfica pós-operatória.

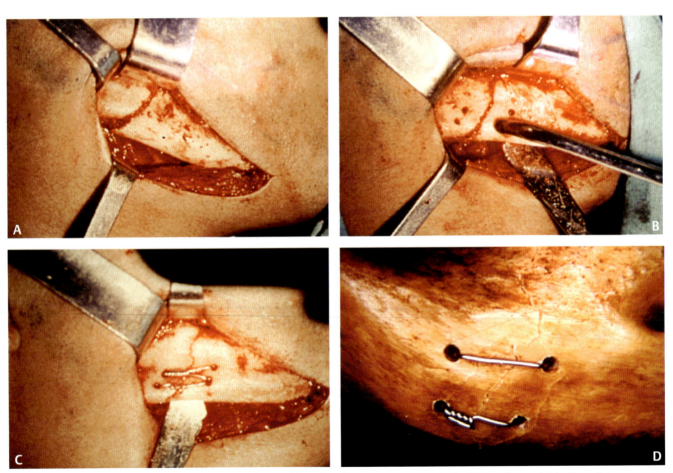

Fig. 14-54. Fixação interna semirrígida. (**A**) Aspecto da fratura. (**B**) Perfurações para a passagem do fio. (**C**) Fixação concluída. Caso clínico. (**D**) Exemplo em mandíbula seca.

A imobilização nos pacientes dentados é realizada por odontossíntese vertical ou barras de Erich e anéis de elástico, conforme já descrito.

Nos pacientes edêntulos (desdentados) é realizada com o auxílio das próteses do paciente. Ambas as próteses totais devem ter suas abas perfuradas e fixadas nos maxilares com auxílio de parafusos de aplicação monocortical. Deve-se atentar para que estas fixações ocorram nas áreas de resistência óssea, evitando-se, nos maxilares, comunicações com as fossas nasais ou com os seios maxilares e, na mandíbula, comunicações com o forame mentoniano e conduto alveolar inferior. Portanto, nos maxilares devem fixar-se próximos à espinha nasal anterior, eminência canina e crista zigomatoalveolar e na mandíbula, evitando-se aqueles acidentes anatômicos.

Sutura

A sutura deve ser realizada plano a plano. Os planos profundos, periósteo, capa muscular e platisma devem ser suturados com fios reabsorvíveis 4-0 em pontos isolados invertidos. A pele deve ser reparada com fio mononáilon 4-0 e em ponto contínuo intradérmico (Fig. 14-55).

Curativo

Sempre que existirem feridas, sejam elas traumáticas ou cirúrgicas, faz-se necessário um curativo compressivo. Aplica-se diretamente sobre a ferida, tiras de micropore e, sobre estas, compressas de gaze dobradas. Depois disso, com o micropore ou esparadrapo, fixa-se todo o conjunto de forma compressiva.

De acordo com a necessidade pode-se ainda colocar uma bandagem, que auxiliará a manutenção da estabilidade óssea.

Fraturas do Ângulo

Redução Fechada ou Incruenta

As fraturas de ângulo podem apresentar pequenos ou grandes desvios variando com o seu traço e com as ações musculares. A redução fechada (incruenta) em paciente dentado consiste no posicionamento da oclusão. Mesmo que manualmente não se consiga a redução completa da fratura, as suas margens devem ser aproximadas o máximo possível, sendo completada pela odontossíntese e pelo bloqueio intermaxilar (Fig. 14-51).

Quando o paciente for edêntulo, a impactação for severa ou fraturas desfavoráveis, a redução fechada (incruenta)

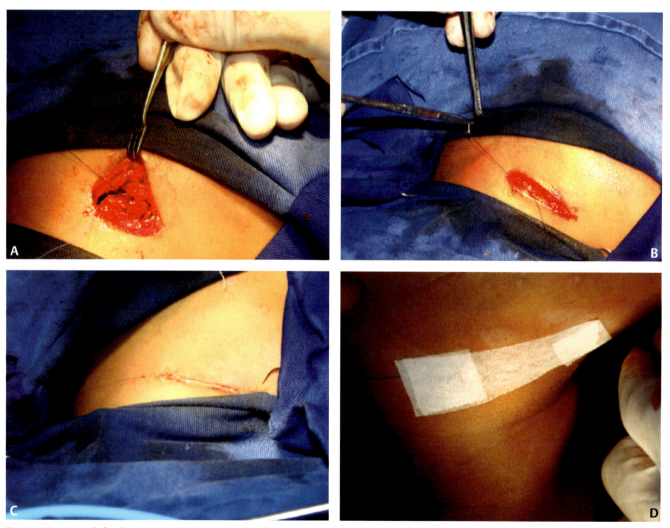

Fig. 14-55. Sutura da ferida cirúrgica. (**A**) Reparação dos planos profundos. (**B**) Planos profundos reparados. (**C**) Pele reparada. (**D**) Curativo com fita adesiva.

está contraindicada e se tem que fazer a redução em campo aberto (cruenta).

Contenção

A contenção de uma redução fechada (incruenta) de fratura no ângulo mandibular, em pacientes dentados, se faz por uma odontossíntese vertical tipo Duclos ou Ermster, podendo-se optar pela colocação de barras de Erich e colocação de anéis elásticos. Esta odontossíntese viabiliza a conclusão da redução fechada colocando o paciente em oclusão cêntrica, respeitando as chaves de oclusão de molares e de caninos.

Se o paciente for edêntulo haverá necessidade de auxílio da própria prótese total do paciente. A fixação da prótese total do paciente é feita por parafusos monocorticais que a prendem no tecido ósseo. Caso o paciente não tenha a prótese total, não será possível a realização por esta técnica.

Imobilização

A imobilização das fraturas de mandíbula se dá por bloqueio intermaxilar.

Sutura das Feridas

Caso exista(m) ferida(s) a(s) sutura(s) só deve(m) ser processada(s) quando encerrarem as manipulações ósseas mandibulares para evitar-se rompimento dos fios ou dos nós. Os pontos internos devem ser feitos com fios reabsorvíveis 4-0 e pontos simples invertidos. A pele deve ser suturada com náilon 5-0 em pontos isolados simples. A mucosa com fios reabsorvíveis 4-0 e pontos simples isolados.

Redução Aberta ou Cruenta

Geralmente o tratamento destas fraturas exige redução em campo aberto e contenção por osteossíntese direta. Os acessos podem ser por via bucal ou cervical.

Para o acesso bucal o meio de contenção é a fixação interna rígida. Neste caso, para a colocação dos parafusos, há necessidade de realizar pequenas incisões faciais para a passagem do trocarte. Para o acesso cervical pode-se utilizar tanto a fixação rígida (placas e parafusos) quanto à semirrígida (fios de aço inox flexíveis).

Seja qual for a via de acesso, há necessidade de prévio bloqueio intermaxilar feito por odontossíntese vertical, tipo Duclos ou Ermster, ou preferencialmente por uso de barras de Erich e anéis elásticos, pela ação ortopédica que auxilia encontrar a oclusão cêntrica. Este passo pode ser realizado previamente ao momento cirúrgico ou durante a redução da fratura.

Para os pacientes edêntulos (desdentados) não há possibilidade do bloqueio intermaxilar e a redução é realizada apenas pela avaliação do contorno ósseo, o que depende da experiência e do bom senso profissional.

Infiltração

A infiltração de agente vasoconstritor periférico nos tecidos que serão manipulados tem a função de reduzir o sangramento. Quantidades de 20 a 30 mL em concentração de 1/140.000 UI introduzidas nos tecidos superficiais e profundos, tanto pela vestibular quanto pela lingual, são suficientes para uma cirurgia limpa. O tempo necessário para a ação é de 5 a 10 minutos.

Acesso Bucal

A incisão deve ser executada com lâmina nº 11 ou 15 de forma vigorosa a envolver a gengiva e o periósteo de uma só vez. Deve envolver a margem anterior do ramo mandibular, cerca de 10 a 20 mm acima do trígono retromolar, estendendo-se até a distal do segundo pré-molar pela vestibular, exatamente na linha bucinadora. Esta incisão permite exposição de toda a fratura e descolamento em ambas as faces, vestibular e lingual, e a manipulação dos segmentos ósseos fraturados. Incisões verticais de alívio devem ser evitadas.

O descolamento é feito com um destaca-periósteo, o qual tem introduzida sua ponta ativa abaixo do periósteo, sequenciado por movimentos de impulsão, até expor todos os segmentos fraturados seja no ramo ou no corpo. Quando o periósteo é descolado e rebatido, leva consigo os músculos inseridos nesta área, o masseter pela vestibular e o pterigoide medial pela lingual.

Acesso Cervical Subgoniano

A incisão deve ser realizada paralelamente a margem inferior do ramo, cerca de 2 cm abaixo dela, com lâmina nº 11 ou 15. Com azul de metileno ou caneta dermográfica demarca-se a margem posterior da porção baixa do ramo, todo o ângulo e parte distal do corpo mandibular. A demarcação para incisão deve ser cerca de 20 mm abaixo da linha de demarcação das margens mandibulares na região supra-hióidea. Esta incisão oferece bom resultado cosmético, simulado pelas pregas do pescoço causadas por contração do músculo platisma, e evita elementos anatômicos nobres, como o ramo marginal da mandíbula, oriundo do nervo facial, e os vasos faciais. Deve-se estar atento à artéria e veia faciais que passam pela margem anterior do músculo masseter, que devem ser evitadas ou dissecadas e ligadas se a fratura for mais próxima do corpo mandibular.

A cada plano incisado deve-se promover a divulsão, a separação com o plano imediatamente mais profundo. Assim deve-se incisar a pele e a separar tela subcutânea antes de incisar o músculo platisma. Incisar o platisma e o separar da fáscia cervical superficial. Estas incisões devem ser realizadas imediatamente abaixo da linha de demarcação, estando os tecidos bem estirados para evitar irregularidades. A partir daqui, depois de incisado à fáscia cervical superficial, os tecidos incisados e divulsionados devem ser tracionados para a vestibular, com auxílio de afastadores, para cima, de encontro à margem inferior do ramo. Ao mesmo tempo, com o dedo indicador colocado paralelo à margem inferior da mandíbula, comprime-se os tecidos supra-hióideos em sentido medial e cranial, expondo bem as estruturas moles contra a margem inferior do corpo e ângulo mandibulares. Com a lâmina em ângulo reto com estas margens mandibulares, efetua-se a incisão vigorosa de baixo para cima (de caudal para cranial), a fim de seccionar todos os tecidos e o periósteo de uma só vez, por cerca de 4 cm de extensão. Depois de incisado, descola-se o periósteo a lateral e a medial, com os músculos masseter e pterigoide medial, expondo o ramo mandibular.

Redução

Sejam quais forem os acessos, com auxílio de duas pinças hemostáticas curvas fortes, uma presa a cada lado da linha de fratura, procura-se o contorno anatômico do osso, realinhando suas faces e margens.

Uma vez reduzido deve-se promover um bloqueio intermaxilar encontrando a relação cêntrica para o paciente, respeitando as chaves de oclusão de molares e de caninos.

Nos pacientes desdentados isto não é possível. Quando muito, pode-se utilizar a própria prótese total do paciente para se ter alguma referência.

Contenção
Fixação Interna Rígida

Com o acesso bucal a contenção da(s) fratura(s) só pode ser conseguida com utilização de placas e parafusos. Para o paciente dentado, o ideal é que sejam utilizados dois conjuntos de placas: 1. um conjunto 2.4 para fixação bicortical basilar e 2. um conjunto 2.0 para fixação monocortical na linha bucinadora. Desta forma tem-se resistência a todas as forças da dinâmica mandibular.

Para o paciente desdentado só se usa a placa 2.4, não havendo opções nesta via de acesso.

Selecionam-se as placas, geralmente curvas e com 6 ou 7 furos para a 2.4 e com 4 furos com ou sem espaçador para a 2.0. As placas devem ser moldadas ao osso onde serão fixadas de forma que não exerça nenhuma força sobre ele, a fim de não alterar a redução da fratura. Para o ângulo a placa deve ser modelada de forma a acompanhar as margens inferior e posterior do ramo, com ângulos que variam entre 90 e 120° graus.

Inicialmente se fixa a placa 2.4, mais espessa e resistente. A perfuração é feita com broca cilíndrica na espessura do parafuso do conjunto. Atente-se para a proteção dos tecidos moles a medial do ângulo com um instrumento ou maleável qualquer, pois se durante a perfuração a broca romper a cortical lingual, vai bater neste instrumental, evitando-se acidentes com estes tecidos moles adjacentes. Devem-se fazer as perfurações de forma alternada, isto é, uma no segmento do corpo e outra no ramo, até que sejam fixados todos os parafusos. Após cada perfuração, com medidor específico, mede-se a distância entre as corticais, incluindo a espessura da placa, para selecionar o comprimento do parafuso. Como a espessura do corpo, ângulo e ramo mandibulares são diferentes, cada furo deve ser medido isoladamente. Geralmente os parafusos são autorrosqueáveis e são aplicados de forma a manter a placa no local selecionado. O ideal é que sejam fixados 3 parafusos a cada lado da fratura, sendo aceitável um mínimo de 2. Caso os parafusos não sejam autorrosqueáveis, deve-se promover rosca utilizando um rosqueador que faz parte do conjunto de placas e parafusos.

A placa 2.0 é bem menor e de maior simplicidade de fixação. A perfuração é feita com broca cilíndrica e a fixação pode ser monocortical. Deve-se ter atenção para não comprometer o feixe vasculonervoso alveolar inferior, principalmente em edêntulos, quando o conduto fica mais próximo da basilar.

No acesso bucal há necessidade de produzir pequenos orifícios nos tecidos moles para a colocação temporária de um "trocarte", por dentro do qual passam a broca para a perfuração óssea, o medidor e o parafuso com a respectiva chave. As incisões devem ser realizadas com bisturi número 15 de forma a transfixar de uma só vez a pele, a tela subcutânea, a fáscia masseterina, o músculo masseter e o periósteo, já

rebatidos após a incisão bucal. Após esta transfixação coloca-se o "trocarte" e se dá segmento na colocação das placas conforme descrito anteriormente. Cada orifício serve para a fixação de um ou dois parafusos, portanto para a colocação das duas placas tem-se a necessidade de se promover de 4 a 6 orifícios, em média. Estes orifícios podem deixar cicatrizes evidentes na região masseterina, o que pode induzir a preferência ao acesso cervical.

Em condições especiais pode-se considerar a fixação utilizando-se 2 placas 2.0, paralelas, desde que sejam respeitados os princípios descritos acima. Portanto a basilar tem que possuir fixação com parafusos bicorticais e com no mínimo 2 parafusos a cada lado do traço de fratura, sendo 3 o ideal. A placa fixada na linha bucinadora deve seguir os mesmos princípios descritos acima, evitando-se atingir o conduto alveolar inferior (Fig. 14-56).

Fixação Interna Semirrígida

A fixação interna semirrígida deve ser levada a efeito com auxílio de um trépano com broca cilíndrica. Produzem-se perfurações à direita e à esquerda do foco de fratura, duas de cada lado, separadas em torno de 0,5 a 1 cm do traço de fratura e entre elas, uma sobre a outra. O fio de aço flexível é fixado em "X", passando pelas perfurações, sendo suas extremidades contorcidas. O excesso é recortado e o remanescente introduzido em uma das perfurações.

Depois das 4 perfurações, duas a cada lado da fratura, ou quantas em locais forem necessárias, seleciona-se um segmento de fio de aço número 1 de aproximadamente 20 cm e outro de número 2-0 de mesmo tamanho. De forma didática, podendo variar de acordo com o caso, somente como exemplo, descreve-se uma fixação clássica. Com o fio mais espesso, introduz-se uma das pontas em um dos orifícios inferiores de um dos lados. Dobra-se o fio mais fino ao meio e introduz sua dobra no orifício superior do lado oposto. Pela face interna ou lingual da mandíbula abre-se um pouco a dobra do fio mais fino e passa-se por entre eles o fio mais grosso. Funcionando como uma alça, traciona-se o fio mais fino dobrado, que trará consigo o fio mais grosso que está fazendo a contenção. Em seguida passa-se a extremidade do fio mais grosso pelo orifício superior do outro lado, da vestibular para a lingual. De forma análoga a descrita anteriormente, introduz-se novamente sua dobra no orifício inferior do lado oposto. Pela face interna ou lingual da mandíbula novamente abre-se um pouco a dobra do fio mais fino e, repetindo a ação, passa-se por entre eles o fio mais grosso tracionando-se o fio mais fino dobrado, que trará consigo o fio mais grosso. Em seguida o fio dobrado é desprezado e as extremidades do fio agora passam pela vestibular. As suas extremidades são contorcidas no sentido horário. Ajusta-se. Corta-se o excesso do fio contorcido e se introduz o restante em um dos orifícios de passagem, concluindo a fixação interna semirrígida (Fig. 14-54).

É necessário evitar lesões radiculares e do conduto alveolar inferior

Imobilização

Para as fixações internas rígidas, após as devidas redução e contenção pode-se desprezar o bloqueio intermaxilar, seja ele por odontossíntese vertical ou por barras de Erich.

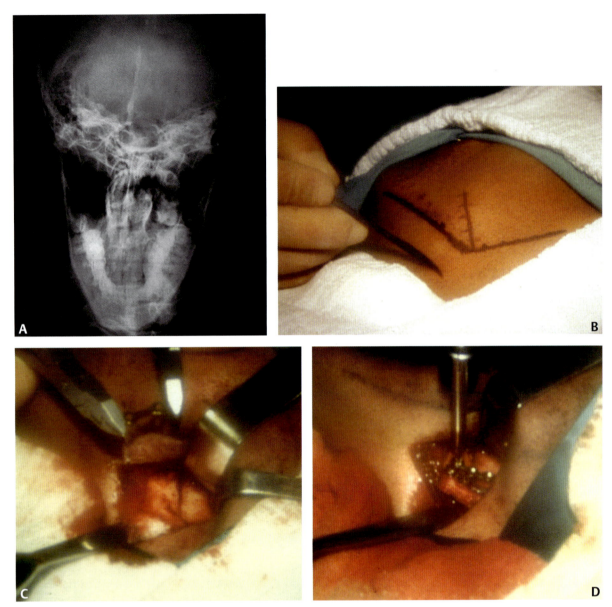

Fig. 14-56. Redução cruenta com fixação interna rígida de fratura de angulo mandibular com acesso cervical. (**A**) Radiografia em PA com fratura de ângulo esquerdo. (**B**) Demarcações. (**C**) Fratura reduzida e modelagem da placa. (**D**) Fixação das placas.

Para as fixações internas semirrígidas, o bloqueio intermaxilar deve permanecer por 4 a 5 semanas, a fim de evitar deslocamentos e auxiliar na reparação óssea.

Nos pacientes desdentados não há bloqueio.

Sutura
A sutura da ferida bucal deve ser realizada preferencialmente com fios reabsorvíveis 4-0 em pontos isolados simples. A ferida cervical deve ser reconstruída por planos com fios reabsorvíveis 4-0 em pontos isolados invertidos e a pele com fio de náilon em ponto contínuo intradérmico.

Curativo
Sempre que existirem feridas, sejam elas traumáticas ou cirúrgicas, faz-se necessário um curativo compressivo. Aplica-se diretamente sobre a ferida, tiras de micropore e, sobre estas, compressas de gaze dobradas. Depois disso, com o micropore ou esparadrapo, fixa-se todo conjunto de forma compressiva.

De acordo com a necessidade pode-se ainda colocar uma bandagem, que auxiliará a manutenção da estabilidade óssea.

Fraturas Baixas do Ramo
A maioria das fraturas do ramo ascendente apresenta pequenos deslocamentos e raramente se complicam, pois, as ações dos músculos masseter, externamente, e pterigoide medial, internamente, tendem a aproximar os segmentos fraturados. Por ser uma fratura considerada favorável muitas vezes o tratamento consiste apenas em um bloqueio intermaxilar com reposição da oclusão (Fig. 14-57).

Se o paciente for edêntulo a imobilização se fará através de sua prótese, conforme descrito anteriormente.

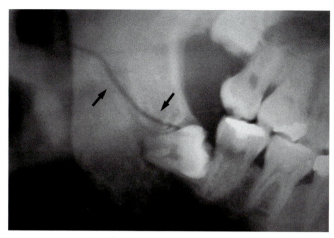

Fig. 14-57. Aspecto radiográfico de uma fratura baixa de ramo.

Redução Aberta ou Cruenta

Acesso Cervical Subgoniano

Para as fraturas de ramo o acesso indicado é o cervical subgoniano, evitando-se o acesso bucal para o tratamento destas fraturas.

Incisão e Divulsão

A incisão deve ser realizada paralelamente a margem inferior do ramo, cerca de 2 cm abaixo dela. As incisões e divulsões seguem exatamente conforme descrito para as fraturas de ângulo por possuírem o mesmo acesso.

Redução

Com auxílio de duas pinças hemostáticas curvas fortes, uma presa a cada lado da linha de fratura, procura-se o contorno anatômico do ramo do osso, realinhando suas faces e margens.

Uma vez reduzido, deve-se promover um bloqueio intermaxilar encontrando a relação cêntrica para o paciente, respeitando as chaves de oclusão de molares e de caninos.

Nos pacientes desdentados isto não é possível. Quando muito, pode-se utilizar a própria prótese total do paciente para se ter alguma referência. Nestes casos a redução baseia-se única e exclusivamente no contorno e alinhamento ósseo.

Contenção

Fixação Interna Rígida

Tanto para o paciente dentado quanto desdentado, o ideal é que seja utilizado o conjunto de placas 2.0 para fixação bicortical.

Selecionam-se duas placas retas com 4 furos. As placas devem ser moldadas ao osso onde serão fixadas de forma que não exerçam forças sobre ele. Geralmente são retas e conforme fabricadas, sem nenhuma adaptação de forma.

Inicialmente a perfuração é feita com broca cilíndrica na espessura do parafuso do conjunto. Atenta-se para a proteção dos tecidos moles a medial do ramo com um instrumento ou maleável qualquer, pois se durante a perfuração a broca romper a cortical lingual, vai bater neste instrumental, evitando-se acidentes com estes tecidos moles adjacentes. Devem-se

fazer as perfurações de forma alternada, isto é, uma a caudal e outra a cranial, até que sejam fixados todos os parafusos. Após cada perfuração, com medidor específico, mede-se a distância entre as corticais, incluindo a espessura da placa, para selecionar o comprimento do parafuso. Como a espessura do ramo possui praticamente a mesma espessura, geralmente possuem o mesmo comprimento. Geralmente os parafusos são autorrosqueáveis e são aplicados de forma a manter a placa no local selecionado. O ideal é uma placa, mais próxima da margem posterior do ramo e a outra placa paralela a ela mais a ventral (anterior).

Fixação Interna Semirrígida

A fixação interna semirrígida deve ser levada a efeito com auxílio de um trépano com broca cilíndrica. Produzem-se perfurações à direta e à esquerda do foco de fratura, duas de cada lado, separadas em torno de 0,5 a 1 cm do traço de fratura e entre elas, uma sobre a outra. O fio de aço flexível é fixado em "X", passando pelas perfurações, sendo suas extremidades contorcidas. O excesso é recortado e o remanescente introduzido em uma das perfurações. É exatamente idêntico à fratura de ângulo.

Imobilização

Para as fixações internas rígidas, após as devidas redução e contenção pode-se desprezar o bloqueio intermaxilar, seja ele por odontossíntese vertical ou por barras de Erich.

Para as fixações internas semirrígidas, o bloqueio intermaxilar deve permanecer por 4 a 5 semanas, a fim de evitar deslocamentos e auxiliar na reparação óssea.

Nos pacientes desdentados não há bloqueio.

Sutura

A ferida cervical submandibular, goniana, deve ser reconstruída por planos com fios reabsorvíveis 4-0 em pontos isolados invertidos e a pele com fio de náilon em ponto continuo intradérmico.

Curativo

Sempre que existirem feridas, sejam elas traumáticas ou cirúrgicas, faz-se necessário um curativo compressivo. Aplicam-se diretamente sobre a ferida tiras de micropore e, sobre estas, compressas de gaze dobradas. Depois disso, com o micropore ou esparadrapo, fixa-se todo conjunto de forma compressiva.

De acordo com a necessidade pode-se ainda colocar uma bandagem, que auxiliará a manutenção da estabilidade óssea.

Fraturas dos Apêndices do Ramo

Fraturas do Processo Coronoide

Raramente ocorrem estas fraturas, excetuando quando os traumas são diretos sobre o processo coronoide.

Em razão da inserção do músculo temporal que se estende até o trígono retromolar, na grande maioria das fraturas os fragmentos ósseos não se afastam muito. Por isso estas fraturas não exigem tratamento especial, quando associadas a desconforto local ou a alteração da oclusão, indica-se um bloqueio intermaxilar por 15 dias (Fig. 14-58).

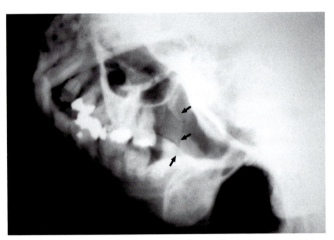

Fig. 14-58. Aspecto radiográfico de uma fratura de processo coronoide.

Fraturas do Processo Condilar

O côndilo é frequentemente fraturado por traumatismo indireto principalmente em nível de sínfise ou parassínfise.

Fraturas da Cabeça do Côndilo

Geralmente são raras estas fraturas porque o colo é bem mais delgado e mais susceptível à fratura. Porém, quando ocorrem, podem trazer graves complicações para o paciente. Por ser intracapsular, quando o organismo processa a ossificação, poderá produzir uma ancilose ou ancilose da ATM. Alguns autores indicam a remoção do côndilo fraturado, trazendo outros malefícios ao paciente como alterações na oclusão e desvio de linha media mandibular, quando não reabilitado por prótese condilar, e desgaste da fossa mandibular quando colocado próteses. Estes desgastes aparecem entre 2 e 5 anos após a cirurgia. A fisioterapia com formação de pseudoartrose tem sido a melhor opção, pois além de conservadora e econômica, produz excelente resultado.

Ambas as opções se complicam quando em crianças, pois a mandíbula ainda está em crescimento, que se dá a partir de seu côndilo. Nestes casos, a urgência será executada pelo bloqueio intermaxilar e o tratamento definitivo, pelo especialista, em razão de sua alta complexidade.

Para a condilectomia ou síntese direta, o acesso é pré-auricular e a imobilização, por bloqueio intermaxilar. Para as induções a pseudoartroses o acesso é subgoniano e a tração, pericraniana.

Condilectomia

Demarcação – Acesso de Al Kayat

Com azul de metileno e um palito estéreis ou com uma caneta dermográfica fazem-se as demarcações. O acesso é pré-auricular e a demarcação deve iniciar-se pelo arco zigomático, através de palpação digital. Em seguida demarca-se a incisão. Esta deve estender-se em toda a porção anterior da implantação da orelha de baixo, acima do trágus, passando o mais próximo possível dele, estendendo-se em linha curva para a ventral. Isto permite uma cicatriz cosmética e evita à artéria temporal superficial que passa pela região.

A incisão não deve ultrapassar ao ponto inferior de inserção, porque pouco abaixo dela passa o tronco do nervo facial (Fig. 14-59).

Infiltração

A infiltração deve ser realizada nas áreas próximas à incisão para minimizar o sangramento. A técnica está descrita na cirurgia em campo aberto do corpo da mandíbula.

Incisão

Deve ser realizada com lâmina nº 11 ou 15 e por planos, até alcançar a articulação. São incisadas e divulsionadas: a pele, a tela subcutânea, a fáscia articular, a cápsula articular e o periósteo.

Descolamento

É feito com um destaca periósteo expondo toda a articulação, inclusive a cápsula, com exposição óssea.

Remoção do Côndilo

A remoção do coto é feita com o auxílio de uma pinça de preensão. Lentamente, em todas as margens do côndilo, vai-se desprendendo as suas inserções, ora a anterior, ora a posterior, ora a lateral e ora a medial, até que o côndilo fraturado se desprenda totalmente.

Colocação da Prótese Condilar

É o passo mais difícil da cirurgia. A prótese condilar possui forma e tamanho definidos, assemelhando-se ao côndilo natural, porém é pré-fabricado e não anatômico a fossa mandibular. Após a amputação do côndilo o paciente deve ser colocado em oclusão cêntrica preferencialmente por anéis de elástico em barras de Erich, obedecendo rigorosamente às chaves de oclusão de molares e de caninos bilaterais e a intercuspidação de trabalho.

A prótese deve ser modelada ao ramo e a fossa mandibular no temporal de forma que seja fixada com pelo menos 3 parafusos no ramo. A prótese deve ser colocada abaixo do disco ou menisco articular.

A perfuração é feita com broca cilíndrica na espessura do parafuso do conjunto. Atenta-se para a proteção dos tecidos moles a medial do côndilo com um instrumento ou maleável qualquer, pois se durante a perfuração a broca romper a cortical medial, vai bater neste instrumental, evitando-se acidentes com tecidos moles adjacentes, em especial a artéria

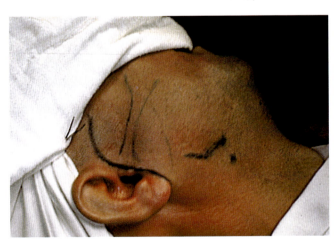

Fig. 14-59. Demarcação de Al Kayat para acesso a ATM.

maxilar que está bem próxima. Devem-se fazer as perfurações sequenciais, até que sejam fixados todos os parafusos. Após a perfuração, com medidor específico, mede-se a distância entre as corticais, incluindo a espessura da placa, para selecionar o comprimento do parafuso. Como a espessura do ramo possui praticamente o mesmo comprimento. Geralmente os parafusos são autorrosqueáveis e aplicados de forma a manter a placa no local selecionado.

Imobilização

Após as devidas adaptações pode-se desprezar o bloqueio intermaxilar. Nos pacientes desdentados não há bloqueio.

Sutura

Os planos profundos devem ser reconstruídos com fios reabsorvíveis 4-0 em pontos isolados invertidos e a pele com fio de náilon também 4-0 em ponto contínuo intradérmico ou 5-0 em pontos isolados simples.

Curativo

Sobre os pontos e ferida cirúrgica colocam-se compressas de gazes dobradas, fixadas por esparadrapo ou micropore, em média compressão (Fig. 14-60).

Indução à Pseudoartrose

Demarcação – Acesso Subgoniano

O acesso é exatamente igual a todos de ângulo e ramo (Fig. 14-61).

Infiltração, Incisões, Divulsões e Descolamento

Todos estes itens são exatamente idênticos a todos os anteriores de ângulo e ramo.

Perfuração Goniana para Tração

Com um trépano, promove-se uma perfuração ao nível do gônio. Por este é passado um fio de aço inox flexível número 2 com aproximadamente 10 cm de comprimento. A seguir, as extremidades do fio são torcidas a fim de formar um círculo de aproximadamente 1 cm de diâmetro.

Sutura

Os planos profundos são suturados com fio reabsorvível 4-0 em pontos isolados invertidos, deixando a alça em seu centro. A pele é suturada com fio de náilon 5-0 em pontos isolados simples, permitindo a exteriorização da alça.

Contenção

A contenção é feita por um apoio pericraniano. Este apoio é possibilitado com a confecção de um capacete gessado ou utilizando-se um aparelho de Crawfort. A este capacete gessado é acrescentado um semicírculo em metal rígido com extremidades dobradas e paralelas ao chão. Nestas extremidades existem perfurações por onde passam hastes ajustáveis, que terminam em "S" itálico, próximo à alça previamente colocada.

Mobilização

A mobilização sob tensão é conseguida através da união da alça com haste por anéis de elásticos. A medida que se ajusta o aparelho, os elásticos aumentam a tração e a alça do gônio puxa o segmento fraturado para baixo. A pseudoartrose formar-se-á porque o paciente estará em constante mobilização foniátrica e mastigatória.

O capacete e a tração deverão permanecer por 4 a 5 semanas (Fig. 14-62).

Fraturas do Colo de Côndilo

As fraturas do colo de côndilo são bastante comuns em razão de sua fragilidade. Grande parte dos autores acha que a melhor terapêutica em fraturas com pequeno deslocamento deve-se resumir a um bloqueio intermaxilar em oclusão cêntrica obedecendo as chaves de oclusão de molares e de canino por 4 semanas, com resultados satisfatórios. Contudo, as fraturas com grandes deslocamentos exigem terapêutica cirúrgica. As técnicas propostas são: de redução e síntese direta e de tração subgoniana.

Redução e Síntese Direta

Demarcação, infiltração e incisão são subgonianas e idênticas às escritas para as técnicas de tratamento das fraturas de ângulo e ramo (Fig. 14-61).

Redução

O colo de côndilo deslocado é reduzido com o auxílio de um destaca periósteo ou outro instrumental que o cirurgião tenha habilidade. Quando necessário, tracionar o ramo pelo ângulo auxilia muito neste tratamento, pois as próprias ações musculares regionais ajudam a aproximação dos segmentos ósseos fraturados, favorecendo a redução.

Contenção

A contenção pode ser realizada através de uma fixação interna rígida, a ideal, ou semirrígida.

Para a fixação interna rígida, seleciona-se uma placa 2.0 reta com quatro furos. A placa deve ser modelada e colocada na face lateral do colo de côndilo. Com um trépano e uma broca cilíndrica, promovem-se orifícios em cada furo da placa, sendo preferencialmente de forma alternada, uma no ramo e outra no côndilo, depois se repetindo as ações. Os fragmentos são fixados com parafusos mono ou bicorticais.

Sutura

Os músculos são repostos às faces lateral e medial do ramo ascendente da mandíbula. A ferida é fechada como as descritas anteriormente, com pontos isolados invertidos com fios reabsorvíveis 4-0 para os tecidos profundos e ponto continuo intradérmico com fio mononáilon também 4-0 (Fig. 14-63).

Curativo

Devido ao grande descolamento muscular, aconselha-se a confecção de um curativo compressivo e uma bandagem de Barthon.

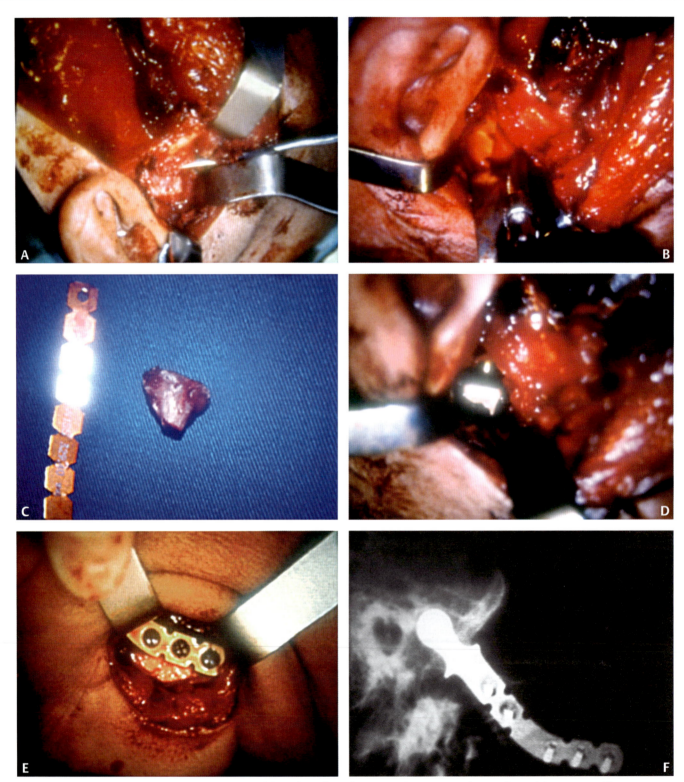

Fig. 14-60. Colocação de prótese condilar (imagens cedidas pelo prof. Nicolas Homsi). (**A**) Exposição da articulação. (**B**) Secção condilar. (**C**) Extirpação condilar. (**D**) Colocação do implante condilar. (**E**) Fixação da prótese. (**F**) Imagem radiográfica pós-operatória.

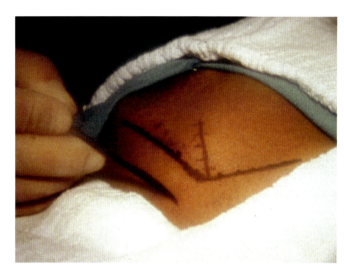

Fig. 14-61. Demarcação subgoniana.

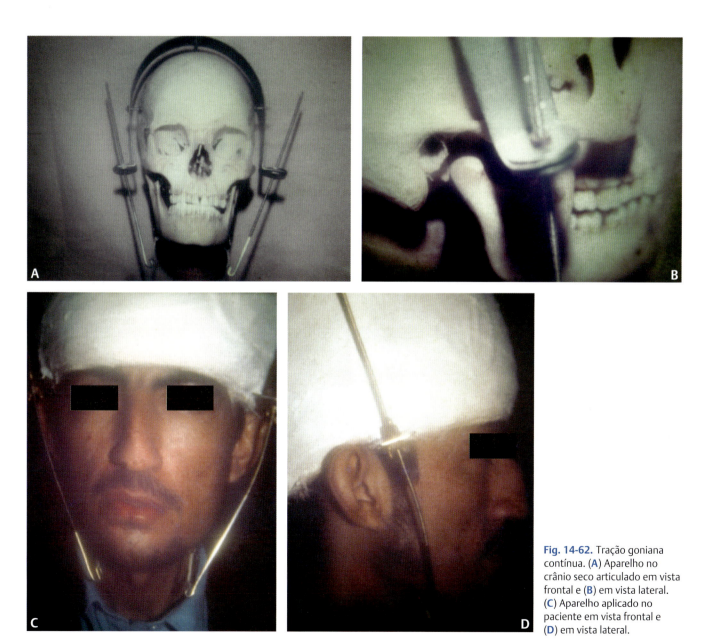

Fig. 14-62. Tração goniana contínua. (**A**) Aparelho no crânio seco articulado em vista frontal e (**B**) em vista lateral. (**C**) Aparelho aplicado no paciente em vista frontal e (**D**) em vista lateral.

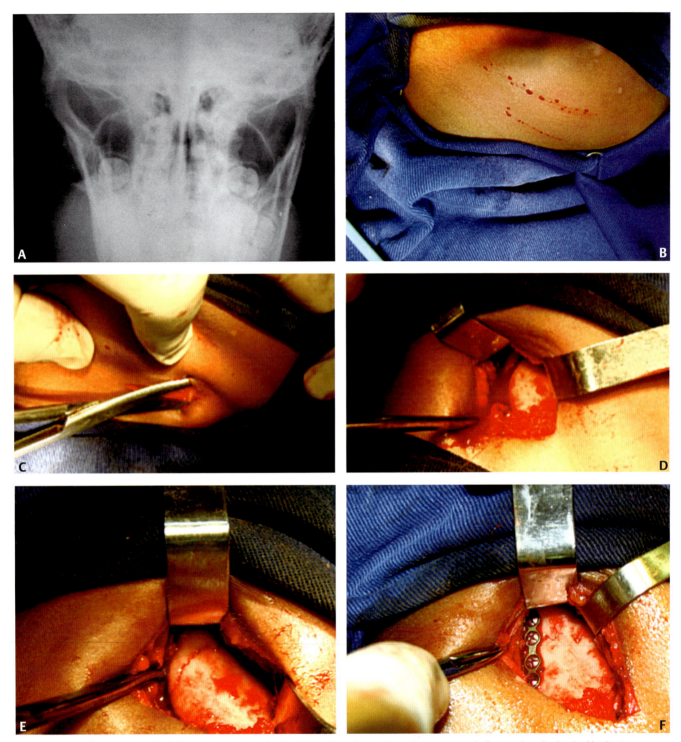

Fig. 14-63. Fixação interna rígida de fratura de colo de côndilo. (**A**) Radiografia em Reverchon mostrando fratura de colo de côndilo direito. (**B**) Acesso subgoniano. (**C**) Divulsão. (**D**) Exposição da fratura. (**E**) Redução da fratura. (**F**) Fixação concluída.

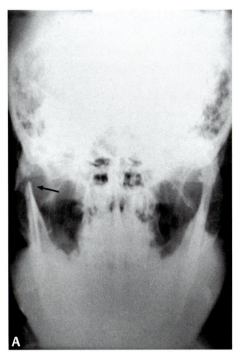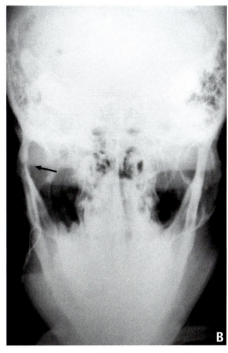

Fig. 14-64. Imagens radiográficas mostrando fratura de colo de côndilo. (**A**) Pré-operatório. (**B**) Após tração goniana contínua.

Tração Subgoniana

A técnica de tração subgoniana é idêntica à técnica de indução de pseudoartrose da cabeça de côndilo. Quando a fratura está abaixo da cápsula articular, frente à tração, os cotos da fratura tendem a aproximar-se. A tração deve ser ajustada de 2 em 2 dias, e deve permanecer de 4 a 5 semanas (Fig. 14-64).

FRATURAS COMINUTIVAS POR PROJÉTIL DE ARMA DE FOGO

O aumento progressivo da violência urbana tem afetado o mundo como um todo e sua frequência tem aumentado consideravelmente nos últimos anos.

As fraturas por PAF relacionam-se com a dissipação de energia cinética para os tecidos moles e duros próximos ao trauma, o que torna a velocidade do projetil fator significante nesse tipo de traumatismo. Esses ferimentos podem estar relacionados com extensa destruição e avulsão de tecidos duros e moles, podendo ainda ocorrer desvitalização de tecidos adjacentes em fraturas ósseas, mesmo que essas estruturas não tenham sido atingidas diretamente.

Em muitos casos, a vítima com fraturas por PAF em face ocorre risco de morte e o tratamento inicial é realizado de acordo com as prioridades. Quando as vias aéreas estão comprometidas ou quando há hemorragia significativa em razão da gravidade dos ferimentos bucomaxilofaciais, o cirurgião deve realizar procedimento emergencial. É considerado, dentro do segmento trauma, como o segundo colocado em causas "mortis", sendo superado pelos acidentes automobilísticos. Deve-se considerar que os traumatismos por projetil de arma de fogo produzem grande edema facial, o que pode implicar em obstrução das vias aéreas.

Esse tipo de fratura é de grande desafio ao cirurgião por causarem grandes prejuízos estéticos, funcionais e psicológicas.

A conduta terapêutica tem como objetivo a diminuição de complicações e sequelas. Vários fatores influenciam neste tipo de fratura, tornando complexo o tratamento inicial e o definitivo pela imprevisibilidade do mesmo.

As fraturas maxilomandibulares tem sido o principal local de incidência de fraturas por PAF na face. Elas participam diretamente das funções básicas, como deglutição, fonação e mastigação, também da oclusão dentária.

O tratamento cirúrgico de fraturas ocasionadas por projetis de arma de fogo é desafiador, principalmente pela perda de substância decorrente da trajetória do projetil que produz fratura cominutiva e perda de estruturas ou partes ósseas, pela localização da face em relação ao complexo cerebral e pelas próprias complicações possíveis inerentes ao ato cirúrgico (Fig. 14-65).

Tão desafiador quanto contraditórias são os tratamentos propostos para as destruições causadas pelo PAF. Preconizam-se

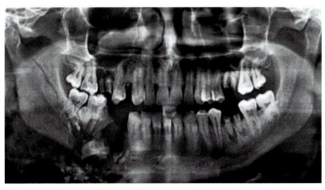

Fig. 14-65. Radiografia panorâmica mostrando fratura por PAF na porção lateral do corpo mandibular à direita.

os tratamentos conservador e invasivo radical. O conservador consiste em:

1. Bloqueio intermaxilar em oclusão o mais cêntrica possível, respeitando as chaves de oclusão de molares e caninos sempre que possível.
2. Remover corpos estranhos e tecidos necróticos.
3. Prevenir infecções.
4. Aguardar que o organismo se regenere. Posteriormente fazem-se reparos necessários, caso existam.

O tratamento invasivo definitivo consiste em:

1. Colocar-se uma placa de reconstrução mandibular de imediato, acompanhado ou não de enxerto ósseo.
2. Remover corpos estranhos e tecidos neuróticos.
3. Redução dos maiores segmentos ósseos fraturados.
4. Prevenir infecções.
5. Aguardar que o organismo se regenere. Posteriormente fazem-se reparos necessários, caso existam.

Não é indicado um padrão único de tratamento destas fraturas, porém, os protocolos de limpeza cirúrgica imediata, antibioticoterapia devem ser seguidos em todos os tratamentos a serem realizados. As características de cada paciente devem ser analisadas detalhadamente. Em casos de grande exposição, deve-se realizar o tratamento definitivo o mais breve possível.

As fraturas causadas por PAF têm como principal característica a liberação de energia cinética aos tecidos vizinhos, além da destruição tecidual por onde passa o projetil.

Diagnóstico

É importante identificar características de cada tipo de fratura por projétil de arma de fogo, pois o tratamento é individual para cada paciente.

Na anamnese desse paciente deve-se obter o máximo de informações possíveis, do paciente, acompanhante, ou do resgate, como: direção do impacto, perda de consciência antes ou depois do traumatismo, tipo de arma de fogo que provocou o ferimento pode ajudar no diagnóstico e na suspeita de lesões secundárias.

Exame Físico

O exame físico é realizado fazendo comparações entre as duas hemifaces, verificando diferenças de tamanho e forma. Observa-se também a presença de desvios faciais, limitação de abertura bucal e desvios do mento.

O osso frontal, os olhos, os rebordos infraorbitários, as eminências zigomáticas, nariz, incluindo a largura da base alar, as áreas paranasais, a morfologia do lábio, o relacionamento dos lábios com os incisivos e todo o relacionamento proporcional da face nos sentidos vertical e transversal, também devem ser examinadas.

Uma agressão localizada na face não envolve apenas os tecidos moles e ossos, por extensão, pode acometer o cérebro, olhos, seios e dentição. Quando o trauma ocorre por impacto de grande velocidade e energia cinética, lesões concomitantes, que podem ser mais letais do que o trauma facial em si.

Exames Complementares

Os exames complementares são fundamentais no estabelecimento do diagnóstico definitivo das fraturas faciais por projéteis de arma de fogo, especialmente as imagens.

Radiografias Convencionais

As principais incidências radiográficas faciais:

A) Para o terço médio facial são: 1. mento-naso; 2. perfil; 3. PA e 4. axial ou Hirtz.
B) Para o terço inferior facial são: 1. PA (posteroanterior); 2. lateral oblíqua para corpo e ramo do lado afetado; 3. Reverchon e 4. panorâmica.

Tomografias

As principais faciais são:

A) A tomografia computadorizada linear em cortes: 1. coronais; 2. laterais e 3. axiais e a tomografia helicoidal.
B) Em 3D (terceira dimensão).

Tratamento

O tratamento de fraturas faciais alcançou grande progresso nas últimas décadas. Trata-se de um trauma de abrangência multidisciplinar, envolvendo as especialidades como cirurgia geral, cirurgia plástica, cirurgia e traumatologia bucomaxilofacial, neurocirurgia, oftalmologia e otorrinolaringologia.

O impacto do projetil comumente gera fraturas cominutivas e grandes alterações tegumentares com grandes edema e sangramento. As fraturas mais graves podem provocar obstrução das vias aéreas superiores, em razão de seu deslocamento, em especial as fraturas mandibulares com perda concomitante de contenção dos músculos da língua, tornando a sínfise um fragmento livre que se retrairia posteriormente, mas um simples manuseio, reposicionando os ossos fraturados pode aliviar essa obstrução.

Acreditava-se que fraturas por projéteis de arma de fogo eram estéreis, pelo calor gerado ao sair do cano da arma, porém, estudos mostram que projetis já contaminados se mantêm contaminados, além de fragmentos de pele e tecidos (pelos, roupas etc.) podem levar bactérias à lesão.

Biossegurança

Para não haver contaminação cruzada, existe a necessidade de estabelecer barreiras. A barreira mecânica é utilizada para impedir que microrganismos provenientes do paciente, da equipe ou de objetos sejam contaminados.

Procedimentos Emergenciais de Proteção à Vida

No tratamento inicial de um paciente vítima deste tipo de traumatismo deve-se ter a prioridade a identificação e resolução de situações que trazem risco imediato à vida do paciente. Sendo assim, deve-se fazer desobstrução das vias aéreas; recuperação e manutenção da respiração; controle das hemorragias. Lesões por PAF com destruição significativa de tecidos moles e duros, com a necessidade de reparação de partes moles e de osteossíntese com auxílio de barras de Erich para manter bem posicionados os segmentos ósseos remanescentes necessitam de tratamento imediato.

Tipos de tratamento

Sempre que possível, os tratamentos por PAF deve ser tratado no atendimento primário, embora algumas feridas não possam ser identificadas devido a edemas.

Traumas PAF na região bucomaxilofacial provocam fraturas fragmentadas que dificultam a escolha do tratamento. Nesses casos dependerá do deslocamento e do grau de fragmentação. O atendimento rápido, com estabilização do quadro, é essencial para a prevenção de sequelas e restabelecimento de uma oclusão adequada.

Tratamento Cirúrgico Conservador

Durante muito tempo os cirurgiões acreditaram na necessidade de uma abordagem primaria mais conservadora limitada apenas para se fazer à limpeza dos ferimentos e bloqueio maxilomandibular. As outras medidas seriam realizadas caso necessário e depois de um período inicial do trauma. Entretanto, a literatura contemporânea apresenta outras opções de tratamento, possibilitando a reintegração do paciente. Mesmo assim, muitos serviços não apresentam o material necessário, principalmente o conjunto de placas e parafusos. Assim, muitos profissionais ainda são obrigados a manterem o tratamento conservador como a condição possível de tratamento.

Esta forma de tratamento clássica das fraturas maxilomandibulares por arma de fogo se constitui da redução fechada com barra de Erich para bloqueio mandibular.

O bloqueio intermaxilar com barras de Erich e anéis de elástico, deve ser realizado quando o tecido remanescente ficar muito reduzido (Fig. 14-51).

A barra de Erich deve ser adaptada ao colo anatômico dos dentes através de sua face lisa e os ganchos voltados para a vestibular com seus espaços abertos para a gengiva e sulco vestibuloalveolar. Com fios de aço inoxidável flexível número zero deve-se fixar a placa em cada dente remanescente em seu colo anatômico, mantendo o arco dentário para os pacientes onde houve perda de dentes e ou estruturas ósseas. Após fixadas a cada dente, isoladamente, os fios são contorcidos, cortados e suas pontas introduzidas nos espaços interdentários. A placa fixada não deve permitir nenhum movimento. Os ganchos servem para permitir a passagem e fixação dos anéis de elásticos de borracha, que passam e fixam também na arcada antagonista.

Fixadores externos podem ser utilizados para estabilização da fratura e prevenção da contração do tecido mole. O uso de fixadores externos é mais uma opção para tratamento dos ferimentos por PAF em mandíbula, sendo uma escolha incomum no tratamento dessas fraturas em virtude do uso de placas e parafusos, além de ter indicação restrita, mas essencial em pacientes HIV soropositivos.

Tratamento Cirúrgico Radical

As fraturas por PAF têm perda de substância, necessitam de restituição do osso perdido e são necessárias, na maioria das vezes, as placas de reconstrução. O osso perdido pode ser substituído com enxertos ósseos. A fixação adequada é essencial, devem ser colocados no mínimo três parafusos bicorticais em cada lado da fratura.

A redução aberta com fixação interna rígida por meio de placas e parafusos é uma alternativa interessante para o tratamento de fraturas por disparo de PAF. Deve ser realizada como descritas em cada fratura em que se encontra neste capítulo.

Cuidados Pós-Operatórios

Os principais cuidados com esse paciente consistem na manutenção da antibioticoterapia, mantida a higiene oral, alimentação líquido-pastosa por algumas semanas, com ajuda de canudos ou colheres pequenas, manutenção da imobilização completa da ATM.

Em caso de vômito pós-operatório, proceder com o rompimento do bloqueio a fim de se evitar asfixia ou broncoaspiração. É prescrito uso de enxaguatório bucal como o gliconato de clorexidina para reduzir a quantidade de placa.

O pós-operatório é variável com a extensão e complexidade do caso. Os casos mais simples são orientados quanto às possíveis complicações, principalmente no caso de o paciente estar com bloqueio intermaxilar. Os mais graves, no leito hospitalar, exigem mais cuidados por até 3 dias, com acompanhamento de enfermagem.

A medicação analgésica deve ser indispensável, ainda mais nos casos de reduções cruentas. Pode ser para uma analgesia fraca (Dipirona®, AAS®) ou para uma analgesia moderada (Tylex 30®) numa posologia de 1 comprimido a cada 4 ou 6 horas, de acordo com o limiar de sensibilidade do paciente.

A medicação antibiótica também é indispensável. De um modo geral está bem indicado para os pacientes hospitalizados, a maioria absoluta dos casos, a oxacilina 2 g por via EV diluída em 80 mL de solução fisiológica em 30 microgotas/min de 6/6 horas, e também a gentamicina EV 5 mg/kg/peso a cada 24 horas.

Caso o paciente seja alérgico à penicilina indica-se a Cefazolina 1 g EV de 6/6 ou 8/8 horas, somados à amicacina 1 g por via EV de 8/8 horas, conforme a extensão e profundidade.

Lembrando que estas medicações e posologias são sugestões e devem ser revistas antes da administração, pois são drogas que variam muito e que podem perder suas indicações com o tempo.

Considerações Especiais

Apesar de muitas controvérsias e discussões entre aqueles que defendem o tratamento conservador, por bloqueio intermaxilar, e o tratamento cirúrgico invasivo imediato, através da colocação de placa de reconstrução em fixação interna rígida com enxerto ósseo ou não, conclui-se que ambas as situações possuem suas indicações.

O tratamento conservador deixa que o organismo reaja à agressão, reorganizando os tecidos ósseos em fraturas cominutivas e neoformação óssea. Porém, um bloqueio intermaxilar em cerca de 8 semanas pode retardar muito o retorno do paciente as atividades normais. Além disso, pode ser necessária uma cirurgia reparadora posterior. Em fraturas próximas às articulações, deve-se considerar a possibilidade de uma ancilose fibrosa.

O tratamento cirúrgico invasivo imediato com colocação de placa de reconstrução imediata viabiliza ao paciente retorno às atividades em torno de 3 semanas. Deve-se considerar o custo do procedimento e a possibilidade de infecção, que deve ser combatida de forma profilática.

BIBLIOGRAFIA

Alvarez DB, Ribeiro TV, Igreja FF, Ribeiro NR. Fratura cominutiva de mandíbula por projétil de arma de fogo: Relato de casos, Doutor Diego Alvarez. (Acesso em: 2016 ago 16). Disponível em: http://drdiegobalvarez.com.br.

Alves E. Cirurgia de urgência, 3.ed. Rio de Janeiro: Ed. Guanabara Koogan, 1977.

Araújo A, Gabrielli MFR, Medeiros PJ. Aspectos atuais da cirurgia e traumatologia bucomaxilofacial. São Paulo: Ed. Santos, 2007.

Bagheri SC, Bell BR, Khan HA. Terapias atuais em cirurgia bucomaxilofacial. Rio de Janeiro: Elsevier, 2013.

Baig MA. Current trends in the management of maxillofacial trauma. Ann R Australas Coll Dent Surg 2002 Oct.;16:123-7.

Baptista e Silva AD. Condilectomia e tratamento cirúrgico das fraturas condileanas. Rio de Janeiro: Ed. Anais, 1965. v.II.

Barros F, Mendonça NTEP, Oliveira RP. Traumatismo na coluna vertebral por projéteis de arma de fogo: Estudo epidemiológico. Rev Bras Ortop 2004;24(3):163-8.

Bavitz JB, Collicott PE. Bilateral mandibular subcondylar fractures contributing to airway obstruction. International Journal of Oral and Maxillofacial Surgery 1995;24(4):273-5.

Bennett RC. Anestesia local e controle da dor na prática dentária, 7.ed. Rio de Janeiro: Ed. Guanabara Koogan, 1986.

Bermejo PR, Coléte JZ, Momesso GAC et al. Tratamento cirúrgico de fratura mandibular decorrente de projétil de arma de fogo: relato de caso. Arch Health Invest 2016;5(6):330-5.

Bianchini EMG, Moraes RB, Nazario D, Luz JGC. Terapêutica interdisciplinar para fratura cominutiva de côndilo por projétil de arma de fogo – Enfoque miofuncional. Rev. CEFAC 2010;12(5):881-8.

Bolourian R, Lazow S, Berger J. Transoral 2.0-mm miniplate fixation of mandibular fractures plus 2 weeks maxillomandibular fixation: a prospective study. J Oral Maxillofac Surg 2002;60(2):167-70.

Bombona AC. Manual ilustrado de anestesia local aplicada à clínica odontológica, 3.ed. São Paulo: Ed. Panamericana, 1988.

Boraks S. Medicina bucal: tratamento clínico-cirúrgico das doenças bucomaxilofaciais. São Paulo: Artes Médicas, 2011.

Brunetti FR. Disfunção da A.T.M. e sua possível relação com a acuidade auditiva. ARS CVRANDI 1974;(7):421.

Camuzard JFF et al. Fractures of the floor of the orbit. a critical study of methods of repair. Rev Somatology Chirurgy Maxilofacial 1988.

Carlini JL, Gomes KU. Diagnóstico e tratamento das assimetrias dentofaciais. R Dental Press Ortodon Ortop Facial 2005;10(1):18-29.

Catone GA et al. A retrospective study of untreated orbital blow-out fractures. J Oral Maxillofacial Sugery 1988 Dez;46(12):1033-8.

Colombini EP. Fixação interna rígida em cirurgia maxilo-facial. São Paulo: Ed. Pancast, 1988.

Côrtes MGW, Marques ACM, Guedes LJ. Fratura cominutiva grave de mandíbula por arma de fogo: relato de caso. Rev Méd 2010;20:415-8.

Cuellar Erazo GA, Baccarini Pires MT. Manual de urgências em pronto-socorro, 2.ed. Rio de Janeiro: Ed. Médica e Científica, 1987.

Cunningham L, Haug RH, Ford J. Firearm injuries to the maxillofacial region: an overview of currents thoughts regarding demografics, pathophysiology, and management. J Oral Maxillofac Surg 2003;61(8):932-42.

Dahan JA. Simple digital procedure to assess facial asymmetry. Am J Orthod Dentofacial Orthop 2001;122(1):110-6.

Delijaicov F, Ruman RJ, Barone JR et al. Tratamento de fratura mandibular cominuta ocasionada por projétil de arma de fogo. Rev Brasileira de Cirurgia Buco-Maxilo-Facial 2010;10(1):69-76.

Demand K et al. Influence of age orbital floor. J Oral Maxillofacial Sugery 1991 Dez.

Dantas RMX, Malaquias PTIA, Spínola LG et al. Tratamento conservador de fratura condilar por projétil de arma de fogo: relato de caso. Rev Odontológica de Araçatuba 2013;34(1):71-4.

Demetriades D, Chahwan S, Gomez H et al. Initial evaluation and management of gunshot wounds to the face. J Trauma 1998;45(1):39-41.

Dimitroulis G. Management of fractured mandibles without the use of intermaxillary wire fixation. J Oral Maxillofac Surg 2002;60(12):1435-8.

Dingman RO, Nativig P. Cirurgia das fraturas faciais. São Paulo: Santos, 1983.

Dutton JJ. Management of blow-out fractures of the orbital floor (editorial). Surv-Ophtalmologyc 1991 Jan-Fev.

Ellis III E, Moos KF, El-Attar A. Ten years of mandibular fractures: an analysis of 2,137 cases. Oral Surg 1985;59(2):120-9.

Ellis III E. Lag screw fixation of mandibular fractures. J Craniomaxillofac Trauma 1997;3(1):16-26.

Ellis III E, Walker LR. Treatment of mandibular angle fractures using one noncompression miniplate. J Oral Maxillofac Surg 1996;54(7):864-71.

Elsas T, Anda S. Orbital CT in the management of blow-out fractures of the orbital floor. Acta-Ophtalmol 1990 Dez.

Erich B. Traumatic injuries of facial bones: an atlas of treatment. Philadelphia: Ed. Lourdes Company, 1944.

Everhard-Halm YS, Koorneef L, Zonneveld FW. Conservative therapy frequently indicated in blow-out fractures of the orbit. Ned-Tijdschr-Geneeskd 1991 Jul. 6.

Ferrario VF, Sforza C, Ciusa V et al. The effect of sex and age on facial asymmetry in healthy subjects: a cross-sectional study from adolescence to mid-adulthood. J Oral Maxillofac Surg 2001;59:382-8.

Forrest LA, Schuller DE, Strauss RH. Management of orbital blow-out fractures. Case reports and discussion. Am J Sports Med 1989 Mar-Abr.

Gaetti-Jardim EC. Ferimento facial por projétil de arma de fogo. Avaliação dos resultados e complicações de 52 pacientes tratados. 2013. 69p. Tese Doutorado (Programa de Pós-Graduação em Odontologia) – Faculdade de Odontologia de Araçatuba, Universidade Estadual Paulista, Araçatuba, 2013.

Gil JN. Contribuição ao estudo da traumatologia buco-maxilo-facial. Tese. Rio de Janeiro: UFRJ, 1990.

Ginestet G et al. Cirúrgia estomatológica y máxilo-facial. Paraguay: Ed. Mundi, 1970.

Glapa M, Kourie JF, Doll D, Degiannis E. Early management of gumshot injuries to the face in civilian practice. World J Sung 2007;31(11):2104-10.

Graziani M. Traumatologia maxilo-facial. Rio de Janeiro: Ed. Guanabara Koogan, 1982.

Haug HR, Barber JE, Reifeis RA. Comparison of mandibular angle fratures plating techniques. Oral Surg Oral Med Oral Pathol Oral Radiol Endod 1996;82(3):257-63.

Haug RH. Management of low-calibre, low-velocity gunshot wouds of the maxillofacial region. J Oral Surg 1989;47(11):1192-6.

Hida MM. Traumatismos oculares. Revista Clínica Médica 1991 Nov-Dez;6:11-20.

Hirota Y et al. Types and treatments of blow-out fractures. Nippon-Jibiinkoka Gakkai-Kaiho 1989 Abr.

Hoki S et al. CT evaluation of blow-out fractures. Rinsho-Hoshasen (Japão) 1990 June.

Hollier L, Grantcharova EP, Kattash M. Facial gunshot wounds: a 4-year experience. J Oral Maxillofac Surg 2001;59(3):277-83.

Howe LN, Williams JL. Maxillo-facial injuries. New York: Ed. Churcill Livingstone, 1985.

Howe NL. Fracturas of the facial skeleton. London, S/ed., 1955.

Iro H. Funcional results following surgical management of isolated orbital floor fractures (blow-out fractures). HNO 1989 June.

Jacobsen I. Traumatic injuries to the teeth. Copenhagen: Sistematic Approacj, 1976.

Jones RW. Fraturas e lesões articulares. Rio de Janeiro: Guanabara Koogan, 1972.

Kallela I, Ilzuka T, Laine P, Lindqvist C. Lag-screw fixation of mandibular parasymphyseal and angle fractures. Oral Surg Oral Med Oral Pathol Oral Radiol Endod.1996;82(5):510-6.

Kluba J, Lutze B. Blow-out fractures in childhood. Kinderarztl-Prax 1991 Jun-Ago.

McLean JN, Moore CE, Yellin SA. Gunshot wounds to the face-acute management. Facial Plast Surg 2005;22(3):191-8.

Morais HHA, Carvalho RWF, Rocha NS et al. Tratamento imediato de fratura de mandíbula por projétil de arma de fogo. Rev Gaúcha Odontol 2010;58(3):399-403.

Moreschi E, Casaroto AR, Trento CL et al. Trauma facial decorrente de arma de fogo: Uma revisão de literatura. Rev Saúde e Pesquisa 1009;2(1):115-7.

Motamedi MH. Primary treatment of penetrating injuries to the face. J Oral Maxillofac Surg 2007;65(6):1215-8.

Motamedi MH. Primary management of maxillofacial hard and soft tissue gunshot and sharapnel injuries. J Oral Maxillofac Surg 2003;61(12):1390-8.

Motamedi MK. Management of firearm injuries to the facial skeleton: outcomes from early primary intervention. J Emerg Trauma Shock 2011;4(2):212-6.

Muller ME, Allgöver M, Schneider R, Willeneger H. Manual of internacional fixation, 3rd ed. Berlin: Springer-Verlag, 1995.

Nelson CP. Fixação interna rígida em cirurgia maxilo-facial. São Paulo: Ed. Pancast, 1988.

Nogueira ML, Salla VCM, Marson GBO et al. Fratura cominutiva de mandíbula por ferimento de arma de fogo: Relato de caso. Brazilian Journal of Surgery and Clinical Research – BJSCR 2017;18(1):58-62.

Oliveira JAGP, Santos AM. Fratura de mandíbula exposta associada à lesão da artéria carótida comum por projétil de arma de fogo (PAF). Rev Bra de Cirurgia Buco-maxilo-facial 2011;11(1):39-44.

Peterson LJ et al. Cirurgia oral e maxilofacial contemporânea. Rio de Janeiro: Ed. Guanabara Koogan, 2000.

Peterson LJ, Hupp JR, Ellis ER, Tucker MR. Cirurgia oral e maxilofacial contemporânea, 6.ed. Rio de Janeiro: Elsevier, 2015.

Phalen JJ, Baumel JJ, Kaplan PA. Orbital floor fractures: a reassassment of pathogenesis. Nebr-Med-J 1990 Maio.

Prado R, Salim MA. Cirurgia bucomaxilofacial: diagnóstico e tratamento. Rio de Janeiro: Ed. Guanabara Koogan, 2004.

Resende R, Varella R, Santoro F, Meirelles M. Fratura de mandíbula provocado por projétil não letal: Relato de caso. Rev Cir Traumatol Buco-Maxilo-Fac 2012;13(2):31-6.

Ribeiro ILH, Cerqueira LS, Dultra FKA et al. Tratamento de fratura mandibular por projétil de arma de fogo com uso de fixador externo: relato de caso. Rev Cir Med Biol 2012;11(3):341-5.

Rocca A et al. Fractures of the orbital floor. Apropos of a homogeneous series of 70 patients. Ann Chir Plast Esthet 1991.

Rode SM, Rode R. Amarrias em traumatologia Bucomaxilofacial. São Paulo: Ed. Médica Ltda., 1978.

Roter M. Fratura mandibular após injúria por projétil de arma de fogo: relato de caso clínico. Rev Odontol UNESP 2012;41(2):133-8.

Sailer HF, Pajarola GF. Cirurgia bucal. Porto Alegre: Artmed, 2003.

Scapini DA, Mathog RH. Repair of orbital floor fractures with marlex mesh. Laryngoscope 1989 Jun.

Shvyrkov MB. Primary surgical treatment of gunshot wounds of facial skeleton. Stomatologia 2001;80(4):36-40.

Sicher H, DuBrul EL. Anatomia oral, 8.ed. São Paulo: Artes Médicas, 1991.

Silva, AD'AB. Tese sobre Contribuição ao Estudo do Estímulo Mecânico aos Músculos Mastigadores. Apresentado à UFF, 1976.

Siqueira P, Carvalho PH, Duarte BG et al. Rigid fixation of comminuted mandibular fractures. J Oral Maxillofac Surg 1993;51(12):1320-6.

Spiessl B. Internal fixation of the mandible. Berlim: Springer Verlag, 1988.

Valente C. Emergências em bucomaxilofacial. Rio de Janeiro: Ed. Revinter, 1999.

Valente C. Técnicas cirúrgicas bucais e maxilofaciais. Rio de Janeiro: Ed. Revinter, 2003.

Vayvada H, Menderes A, Yilmaz M et al. Management of close-range, high-energy shotgun and rifle wounds to the face. J Craniofac Surg 2005;16(5):794-804.

Walker RV, Frame JW. Civilian maxillo-facial gunshot injuries. Int J Oral Surg 1984;13(4):263-77.

Weider L, Hughes K, Ciarochi J, Dunn E. Early versus delayed repair of facial fractures in the multiply injured patient. Am Surg (Dallas) 1999;65(8):790-7.

Wulkan M, Pereira Jr JG, Botter DA. Epidemiologia do trauma facial. Rev Assoc Med Bras 2005;51(5):290-5.

Xavier LR, Macedo EB, Padilha WWN, Quintanilha LELP. Incidência e tratamento inicial das fraturas mandibulares por arma de fogo na cidade do Rio de Janeiro. Rev. FOB 2000;8(1-2):31-5.

Yoon HJ, Kim HG. Intraoral mandibular distraction osteogenesis in facial asymmetry patients with unilateral temporomandibular joint bony ankylosis. Int J Oral Maxillofac Surg 2002;31(5):544-8.

Zaidon JT et al. Tratamento imediato dos traumatismos faciais. Rio de Janeiro: Ed. Gráfica Muniz S.A., 1969.

Zanini AS. Cirurgia e traumatologia buco-maxilo-facial. Rio de Janeiro: Ed. Revinter, 1990.

15 Traumatismos da Articulação Temporomandibular

INTRODUÇÃO

A articulação temporomandibular é uma articulação única do corpo humano, é uma diartrose (articulação com movimentos plenos), bicondiliana (com o côndilo mandibular e pela eminência articular do osso temporal) e bilateral (direita e esquerda). É uma articulação totalmente dependente da oclusão dental, que interfere diretamente em suas estruturas anatômicas e funcionamento.

É bastante frequente a presença de enfermidades nesta articulação, acompanhadas de grande sensibilidade dolorosa. Geralmente por problemas na oclusão dental, contatos prematuros, migrações, ausência dental e outras, atuando como predisponentes a alterações.

Traumatismos envolvendo a mandíbula, hábitos viciosos, aberturas ou forças exageradas podem agredir esta articulação podendo estar acompanhadas de grandes dores ou impossibilidade ou impotência funcionais, com ou sem alterações anatômicas. Atendimentos emergenciais, exigem do profissional atendente ações resolutivas e imediatas, pelos conhecimentos e habilidades relacionadas com estas questões. Cabe ao cirurgião dentista detectar o problema ou enfermidade, saber das limitações e exigências impostas por ele e oferecer um atendimento o mais resolutivo possível.

Os principais problemas emergenciais relacionados com a articulação temporomandibular estão associados às disfunções, às entorses e às luxações.

REVISÃO ANATÔMICA DA ATM

Principais elementos e acidentes anatômicos da ATM:

1. *Ósseos:* côndilo da mandíbula, eminência articular do temporal e fossa mandibular do temporal.
2. *Cartilagem articular:* envolve e protege toda a área articular, possuindo espessura variável e sendo mais espessa onde recebe mais atrito.
3. *Cápsula articular:* envolve a área articular da base do osso temporal ao colo de côndilo mandibular. É de tecido conjuntivo fibroso e bastante resistente.
4. *Menisco articular:* placa de tecido fibrocartilagíneo de concavidade para baixo, para a mandíbula, e de convexidade e concavidade para cima para o temporal, para a fossa mandibular e para a eminência articular respectivamente, servindo como amortecedor entre as estruturas ósseas. É móvel acompanhando os movimentos articulares, pela inserção de fibras do músculo pterigóideo lateral.

5. *Espaços articulares:* suprameniscal e inframeniscal. Espaços que permitem a mobilização da mandíbula e do menisco. Está preenchido por liquido sinovial.
6. *Liquido sinovial:* pobre de nutrientes e energéticos, sendo transparente e viscoso com as funções de lubrificar e umedecer as estruturas articulares.
7. *Ligamento articular principal ou ligamento temporomandibular:* limita os movimentos articulares, sendo constituído de tecido conjuntivo fibroso e localizado nas faces laterais da eminência articular e colo de côndilo mandibular.
8. *Ligamentos articulares acessório:* com funções e constituição semelhantes ao ligamento principal.
   - Ligamento pterigomandibular – inserido no gancho do processo pterigoide do esfenoide e no trígono retromolar.
   - Ligamento esfenomandibular – inserido na base do esfenoide e na língula da mandíbula.
   - Ligamento estilomandibular – inserido no processo estiloide do osso temporal e na margem posterior da mandíbula, acima do gônio (Fig. 15-1).

DISFUNÇÕES DAS ATMs

Conceito

São alterações que interferem diretamente no funcionamento da articulação temporomandibular. Estão intimamente ligadas à oclusão dental e qualquer alteração nesta oclusão atua diretamente sobre a ATM. Estas alterações podem implicar manifestações diretas na articulação e/ou à distância, como disfunções das musculaturas mastigadora e cuticular.

Etiologia

São alterações que surgem a partir de modificações oclusais dentais e de hábitos viciosos.

Determinantes:

1. Alterações oclusais:
   - Perda(s) dental(is).
   - Migração(ões) dental(is).
   - Trauma(s) oclusal(is).
   - Trauma(s) mandibular(es).
   - Prótese mal adaptada.
   - Outras.
2. Hábitos viciosos:
   - Mascar chiclete.
   - Roer unhas.

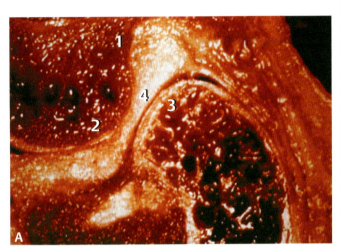
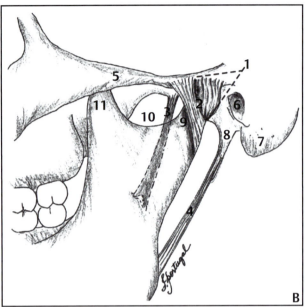

Fig. 15-1. Articulação temporomandibular. (**A**) Elementos articulares: **1**. fossa mandibular; **2**. eminência articular; **3**. côndilo mandibular; **4**. menisco articular. (**B**) Cápsula articular e ligamentos acessórios: **1**. cápsula articular; **2**. ligamento principal temporomandibular; **3**. ligamento esfenomandibular; **4**. ligamento estilomandibular; **5**. arco zigomático; **6**. conduto auditivo interno; **7**. processo mastoide; **8**. processo estiloide; **9**. colo de côndilo mandibular; **10**. chanfradura mandibular; **11**. processo coronoide.

- Morder os lábios.
- Ranger os dentes (bruxismo).
- Morder objetos (canetas).
- Outras.
3. Traumatismos.
4. Distúrbios de desenvolvimento.
5. Neoplasias.
6. Processos inflamatórios.
7. Subluxações crônicas.

Predisponentes:

1. Má postura.
2. Qualidade do sono.
3. Tipos de alimentação.
4. Fatores psicológicos.
5. Outras.

Sinais e Sintomas

Locais:

1. Dores na ATM e na musculatura mastigadora e cuticular.
2. Crepitações articulares de dinâmica.
3. Hipofunção de movimentos e força.
4. Desvios mandibulares involuntários.
5. Espasmos musculares mastigadores e cuticulares.
6. Outros.

À distância:

1. Cefaleias.
2. Dores na nuca.
3. Otalgias (dores de ouvido).
4. Dor e pressão retro ocular.
5. Depressão.
6. Outras.

Diagnóstico

É alcançado após apurada análise da anamnese, exames físicos locais e a distância e exame por imagem.

Exame por Imagem

1. Radiográfico:
   - Seriografia das ATMs. Boca em abertura máxima, em repouso e em oclusão com esforço.
   - Verificar o deslocamento condilar em relação a fossa mandibular (Fig. 15-2).
2. Tomográfico:
   - Linear ou helicoidal.
   - Verificar o contorno dos elementos ósseos das ATMs (Fig. 15-3).
3. Magnético:
   - Ressonância magnética da ATM.
   - Verificar as estruturas moles articulares.

Tratamentos

Atualmente cerca de 80% dos tratamentos NÃO são cirúrgicos.

Objetivos dos Tratamentos

1. Readaptar a mandíbula a relação cranial.
2. Reduzir a sintomatologia.
3. Melhorar a mobilização mandibular.
4. Reduzir ou eliminar processos inflamatórios.
5. Outros.

Tipos de Tratamentos

1. Sintomatológico:
   - Medicamentoso.
   - Fisioterápico.
2. Etiológico.

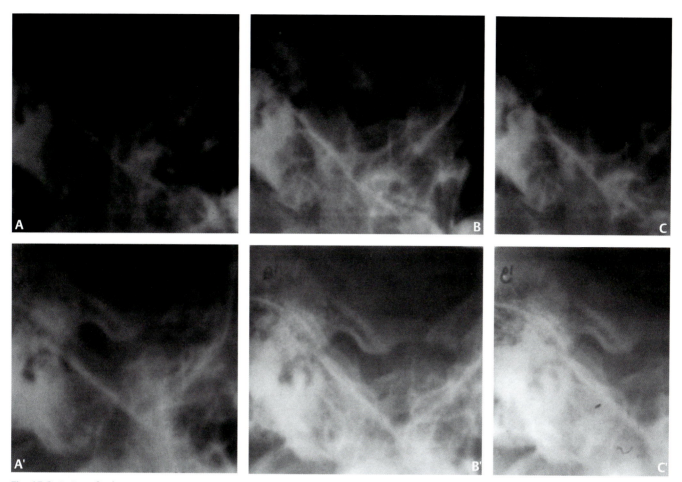

Fig. 15-2. Seriografia das ATMs. Imagens superiores correspondem ao lado direito e os inferiores ao esquerdo. (**A** e **A'**) abertura máxima. (**B** e **B'**) oclusões com esforço. (**C** e **C'**) repouso.

Tratamento Sintomatológico Medicamentoso

O controle da dor pode ser feito por analgesia leve, por meio de analgésicos convencionais como pirazolônicos (Dipirona®), paracetamol (Tylenol®) e salicilatos (AAS®). A analgesia moderada, por meio de analgésicos combinados como codeína com acetaminofen (Tylex®).

Os anti-inflamatórios devem ser evitados porque fatalmente interferem no processo de reparação tecidual. Deve-se optar pela aplicação de compressas quentes.

Os miorrelaxantes podem ser considerados devidos as manifestações musculares seguidas de dores e outras manifestações próprias como cãibras. O uso de relaxante muscular (Dorflex®, Tandrilax®) por via oral de 6/6 horas muito ajuda no tratamento imediato.

Tratamento Sintomatológico Fisioterápico (Sinesioterapia)

Os tratamentos fisioterápicos mais utilizados são massagens sobre as musculaturas craniofaciais afetadas e compressas quentes sobre os mesmos, 10 minutos a cada 2 horas nas primeiras 48 horas, são excelentes para o alívio sintomatológico das manifestações à distância dos distúrbios das ATMs.

Exercícios leves de abertura e fechamento e de lateralidades mandibulares auxiliam na recuperação. Devem-se conhecer os limites funcionais e não os ultrapassa. Podem produzir dores iniciais, mas que cedem à medida que os exercícios evoluem.

Tratamento Etiológico

É a eliminação da causa da lesão. Pode ser emocional, vicioso (hábitos bucais) e traumas oclusais.

Para o emocional deve indicar-se um acompanhamento psicológico.

Para os hábitos bucais viciosos como: mascar chiclete, roer unhas, morder os lábios, ranger os dentes (bruxismo), morder objetos (canetas, lápis etc.) e outras, devem ser eliminadas imediatamente.

Para os traumas oclusais estão muito bem indicados no tratamento emergencial às placas miorrelaxantes,

Responsáveis por cerca do alivio imediato da sintomatologia em 75% das disfunções, e desgaste seletivo oclusal. Os tratamentos definitivos são ortodônticos e/ou protéticos.

ENTORSE

Conceito

Entorse ou distorção é a lesão articular decorrente de movimento súbito e violento, ultrapassado seu limite fisiológico, mas sem solução de continuidade de suas estruturas. Há movimento além dos limites normais, porém sem alteração anatômica.

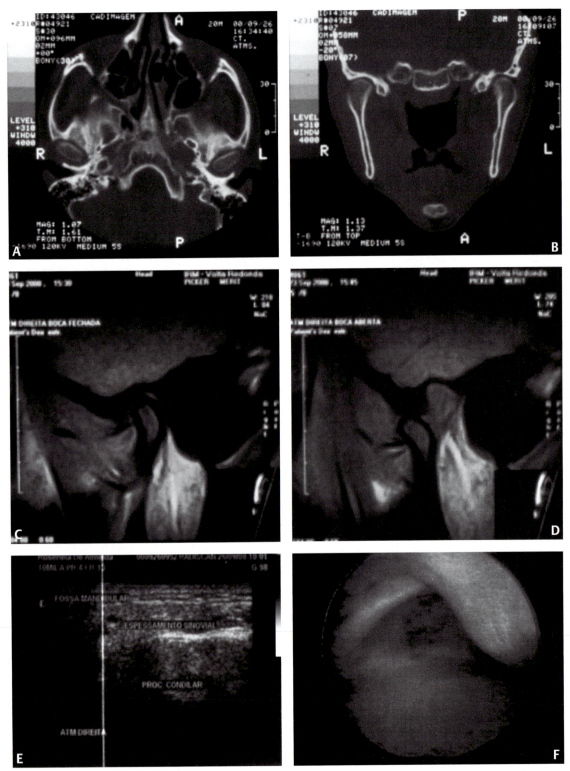

Fig. 15-3. Outras imagens das ATMs. (**A**) Tomografia em corte axial. (**B**) Tomografia em corte coronal. (**C**) Ressonância magnética em corte perfil. (**D**) Ressonância magnética em corte coronal. (**E**) Ultrassonografia. (**F**) Imagem de uma artroscopia.

Etiologia

Determinantes:

1. Traumatismos articulares de qualquer intensidade.
2. Movimentos articulares bruscos.

Predisponentes:

1. *Idade:* quanto mais avançada, menor a elasticidade tecidual e maior a possibilidade da lesão articular.
2. *Problemas oclusais:* quanto pior for a oclusão dental do paciente (contato prematuro, ausência dental, apinhamentos etc.), maior a possibilidade de lesão articular.
3. *Hábitos orais:* quanto mais hábitos orais, relacionados a bruxismo, roer unha, morder objetos etc., maior a possibilidade de lesão articular.
4. *Hábitos posturais:* hábitos noturnos como dormir em uma só posição, geralmente em decúbito ventral apoiando a mandíbula no travesseiro, ou dormir com a mão abaixo do rosto e hábitos diurnos de apoiar o braço na mesa e a mandíbula na mão, forçam muito a articulação temporomandibular, podendo ser predisponente ou determinante quando em excesso ou em queda da resistência orgânica do paciente.

Diagnóstico – Sinais e Sintomas

1. Dor moderada e difusa, sendo inicialmente contínua e, com o passar do tempo, ao estimular ou mobilizar a ATM.
2. Edema periarticular, de formação relativamente rápida e evolutiva, pela instalação de processo inflamatório pós--traumático.
3. Hemartrose, o derrame sanguíneo na articulação, em decorrência de lesão vascular intra ou periarticular, confirmado por uma punção.
4. Impotência funcional, redução da capacidade de dinamizar a mandíbula, pela dor e pela congestão inflamatória.

Tratamentos

O tratamento imediato consiste no controle sintomatológico através de aplicação de compressas de gelo sobre a articulação e de prescrição de analgésicos.

Em um saco plástico, colocar algumas pedras de gelo, e aplicar sobre a(s) ATM(s) protegida por um lenço aberto durante 10 minutos a cada hora nas primeiras 48 horas. Deve-se proteger com o lenço aberto, porque o contato do gelo diretamente na face produz queimaduras. Este procedimento físico tem como função promover vasoconstrição local, diminuindo o edema e a sensibilidade dolorosa.

Geralmente a sintomatologia dolorosa cede à analgesia leve com a administração de pirasolônicos (Dipirona®, Novalgina®) ou de salicilatos (AAS®, Melhoral®) de 4/4 horas, durante 3 dias. Como a lesão é uma movimentação além dos limites de normalidade, há possibilidade de ter-se uma distensão muscular, de um ou mais músculos mastigadores. Em casos de dores musculares deve-se complementar a prescrição com um relaxante muscular (Dorflex®, Tandrilax®) por via oral de 6/6 horas. Todas as medicações acima devem ser administradas por via oral, somente em casos muito agudos devem-se fazer os pirasolônicos de forma injetável, por via endovenosa.

Em dores mais intensas podem-se usar a artrocentese e infiltrações anestésicas com corticoide intra-articulares, para anestesiar e controlar o processo inflamatório.

Artrocentese significa a lavagem da articulação e substituição do liquido sinovial por água destilada. Consiste na colocação de uma agulha de seringa Luer no espaço supra-meniscal intra-articular. Para isto o paciente deve estar em abertura bucal máxima. Nesta posição o côndilo da mandíbula sai da fossa mandibular, deixando uma grande depressão a frente do trágus da orelha. A agulha deve penetrar 10 mm a frente deste trágus, rente ao osso temporal na fossa mandibular, devendo aprofundar-se entre 10 e 15 mm. Em seguida, com outra agulha adaptada em uma seringa Luer com 20 mL de água destilada, introduz-se paralelamente a primeira, distanciando apenas alguns milímetros. Após introduzidas, as agulhas, infiltra-se a água destilada. À medida que a água vai entrando por uma agulha, o liquido sinovial vai saindo pela outra. A lavagem com 20 mL é o suficiente.

Infiltração significa a introdução de anti-inflamatório hormonal diretamente nos espaços supra ou inframeniscal da articulação. O corticoide tem ação anti-inflamatória e o anestésico com vasoconstritor ações de eliminar a dor e manter o anti-inflamatório o maior tempo possível na articulação. Faz-se uma solução com três mL, sendo um de anestésico e dois de corticoide. Para a infiltração intra-articular o paciente deve-se infiltrar de 1 a 1,5 mL da solução lentamente a cada lado, se for o caso.

Assim, após a artrocentese, remove-se uma das agulhas e na outra se faz a infiltração.

Geralmente este procedimento é bastante eficaz e raramente há necessidade de repetir as ações no espaço inframeniscal, porem se houver, ambas as agulhas devem ser removidas e reintroduzidas, agora rente ao côndilo mandibular.

Esta medida produz efetiva redução da sintomatologia, porém não deve ser repetida mais que uma vez e não deve ser feita em intervalo de tempo menor que três dias (Fig. 15-4).

Em casos mais graves, a imobilização articular pode ser necessária, através de bloqueio intermaxilar, por bandagem de Barthon. Esta bandagem é realizada com atadura crepom de 15 cm, a qual envolve a cabeça e a face, passando por baixo da sínfise mentoniana, dificultando ou limitando a dinâmica mandibular, principalmente o abaixamento. O tempo de imobilização é em torno de uma semana. Durante este período

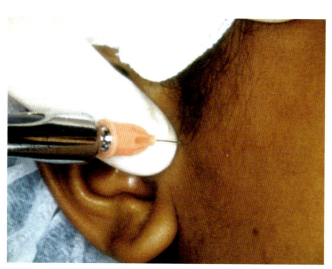

Fig. 15-4. Técnica de infiltração articular. Paciente em abertura bucal máxima com depressão pré-auricular. Penetração da agulha.

a dieta do paciente deve ser líquida ou pastosa hiperproteica e hipercalórica. Depois de removida a bandagem a dieta vai evoluindo a sólida, porém a partir de alimentos macios, como arroz, feijão, saladas, peixe etc.

Mesmo que não se proceda à bandagem, em pacientes com entorses estão contraindicados abertura bucal além de 2 cm e dieta sólida, por período mínimo de 1 semana.

Após 30 dias da entorse o tratamento consiste em fisioterapia, com exercícios direcionados de acordo com os movimentos mandibulares. Inicialmente os exercícios são para a abertura. O próprio paciente deve executá-lo. Com suas próprias mãos, com as pontas dos dedos indicadores na margem incisal dos incisivos inferiores e com as pontas dos dedos polegares na oclusal dos pré-molares superiores, força-se a abertura bucal. Os exercícios consistem em movimentos de abertura e fechamento bucal até atingir a abertura máxima de 4 cm. Deve-se fazer durante 5 minutos no período da manhã, 5 no período da tarde e 5 à noite. Este tempo é o suficiente, tempos menores são insuficientes e maiores que 10 minutos por período fatigante e doloroso. É frequente a presença de dores durante os exercícios, porem o paciente deve insistir e se necessário usar analgésico uma hora antes (Fig. 15-5).

LUXAÇÃO

Conceito

Luxação ou disjunção é o conjunto de lesões articulares decorrentes de um movimento súbito e violento, ultrapassado o seu limite fisiológico funcional, com perda da relação entre as superfícies articulares, não permitindo o retorno do côndilo mandibular à posição original por impactação do côndilo mandibular na eminência articular do temporal. Há movimento além dos limites normais, com rompimento de estrutura anatômica. A luxação pode ser uni ou bilateral (Fig. 15-6).

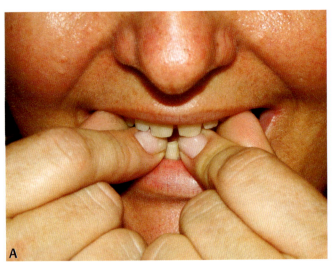
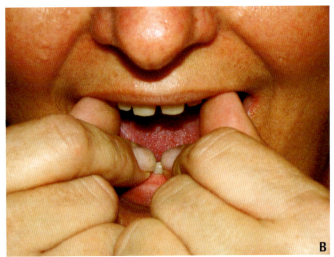

Fig. 15-5. Autofisioterapia de abertura bucal. (**A**) Posição dos dedos em boca semifechada. (**B**) Posição dos dedos em abertura máxima.

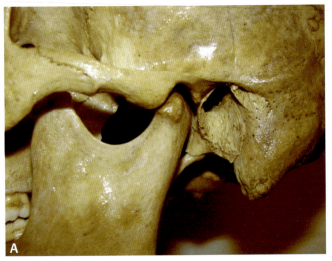
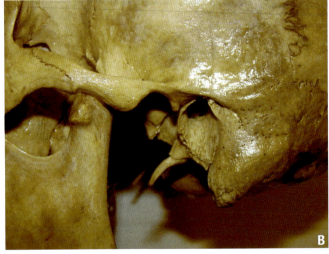

Fig. 15-6. Simulação da luxação da ATM no crânio seco articulado. (**A**) Posição normal – côndilo mandibular na fossa mandibular do temporal. (**B**) Posição de luxação – transpasse e impactação do côndilo mandibular na eminência articular do temporal.

Etiologia

Determinantes:

1. Traumatismos diretos sobre a ATM como, por exemplo, um impacto no corpo da mandíbula, entre outros.
2. Traumatismos indiretos como, por exemplo, traumas oclusais, apinhamento e má oclusão.
3. Acidentes cirúrgicos como, por exemplo, avulsão dental, exérese de tumores, alveoloplastia e outros de ação mandibular.
4. Contração muscular excessiva dos abaixadores e propulsores, mobilizando a ATM além de sua capacidade funcional, como por exemplo, um bocejo exagerado.

Predisponentes:

1. *Idade:* quanto mais avançada, menos flexíveis são os tecidos, maior a possibilidade de luxação. Exceto quando o paciente é muito idoso, onde há menos amplitude dos movimentos articulares, e a presença de doenças como osteoporose, favorecendo a fratura em vez de luxação.
2. *Problemas oclusais:* quanto pior for a oclusão dental do paciente (contatos prematuros, ausência dental, apinhamento etc.), maior a possibilidade de luxação. Pacientes com perda da Dimensão Vertical, são os mais predisponentes. Próteses antigas, oligo ou anodontias, são exemplos clássicos.
3. *Hábitos bucais:* quanto mais hábitos orais relacionados ao bruxismo, roer unha (onicofagia), morder objetos etc., maior a possibilidade de luxação. Distúrbios articulares temporomandibulares induzem ao auto reflexo mental, de acomodação oclusão, que pode induzir ao hábito de projeção mandibular, predispondo à luxação.

Diagnóstico

O diagnóstico é dado pela observação de que:

A) Há uma abertura bucal com abaixamento mandibular além dos limites de normalidade e impossibilidade de fechamento devido a fatores mecânicos e sensitivos ao nível da(s) articulação(ões).
B) Há discreto prognatismo se for bilateral ou um laterodesvio para o lado oposto ao afetado se for unilateral.
C) Há um aumento da salivação (sialorreia), em razão da respiração bucal e estímulo à produção de saliva e baba, escorrimento de saliva pelas comissuras labiais, e pela dificuldade de deglutição.
D) Há dificuldade de deglutição e impossibilidade de mastigação, por impactação mandibular (côndilo e eminência articular).
E) Há um espaço vazio pré-auricular pela falta do côndilo mandibular na fossa mandibular do temporal, à palpação da região pré-articular (Fig. 15-7A e B).
F) Ao exame radiográfico (perfil, lateral oblíqua para ATM ou panorâmica), vê-se claramente a ausência do côndilo mandibular da fossa mandibular do temporal, e sua projeção à frente da eminência articular do temporal (Fig. 15-7C).
G) Há sensibilidade dolorosa aumentada ao esforço.

Formas Clínicas

1. Luxação recente, quando a lesão ocorreu dentro das primeiras 12 horas antes do atendimento.
2. Luxação antiga, quando a lesão ocorreu há dias ou semanas antes do atendimento.
3. Luxação recidivante, quando se reproduz ao menor esforço ou movimento, por ruptura persistente do menisco, da cápsula articular ou dos ligamentos. Neste caso o paciente pode conseguir reduzir a própria luxação.
4. Subluxação, quando é incompleta, se forma e se reduz espontaneamente. Houve lesões dos elementos anatômicos e acomodação destes elementos.

Tratamentos

Tratamento Ortopédico

Normalmente a luxação da articulação temporomandibular recente é de fácil execução, resguardadas a técnica e as orientações.

Luxação Recente

1. O paciente deve sentar-se em cadeira ou banco com o dorso e a cabeça apoiados firmemente em algum lugar resistente (p. ex., parede).
2. Caso esteja insuportável à sensibilidade dolorosa, devem-se anestesiar ambas as articulações (direita e esquerda), com meio tubete anestésico de seringa Carpule a cada lado. A agulha deve penetrar cerca de 1 cm a frente do trágus. Nas luxações recentes e recidivante raramente se faz necessário.
3. O profissional, em pé, à frente do paciente, com os polegares envoltos por gazes ou compressas, apoiadas na face oclusal dos molares inferiores, até que suas pontas encontrem o trígono retromolar, e os outros dedos apoiados por baixo do corpo mandibular.
4. Solicita-se que o paciente abra ainda mais a boca. A tendência é que o paciente queira ajudar fechando a boca. Ao agir assim, cada vez mais o paciente impacta o côndilo mandibular na eminência articular. Ao abrir a boca, os abaixadores e propulsores puxam o côndilo mandibular para frente, promovendo a desimpactação entre ele e a eminência.
5. Em seguida, o cirurgião força os polegares para baixo na altura dos trígonos retromolares. Com isto auxilia-se a desimpactação.
6. Uma vez desimpactado, força-se a mandíbula para baixo, para trás e para cima, de forma sequencial e contínua, havendo espontaneamente a redução.
7. Neste momento, ao côndilo assumir a sua posição original no centro da fossa mandibular, pode haver uma contração brusca dos músculos elevadores da mandíbula, os quais estão fatigados pela distensão, o que pode prender os dedos polegares do operador. Para evitar esta situação, ao reduzir a luxação, removem-se imediatamente os polegares da linha de oclusão.
8. Em casos de dificuldade de uma redução simultânea em ambos os lados, devem-se reduzir primeiro um dos lados e em seguida o outro. Fazer os procedimentos descritos acima de um lado e depois o outro (Figs. 15-8 e 15-9).
9. Após a redução da luxação, faz-se necessária uma imobilização intermaxilar, por meio de uma bandagem de Barthon, conforme descrito acima em Entorse.

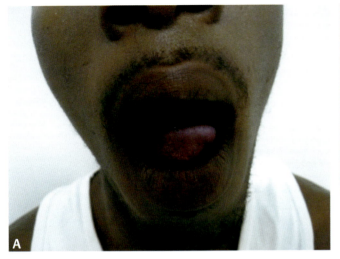

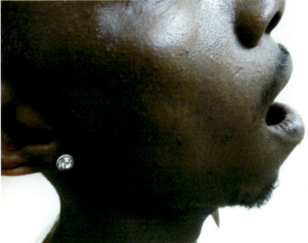

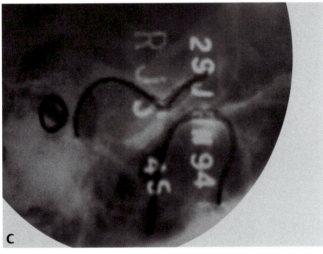

Fig. 15-7. Aspecto de luxação bilateral das ATMs. (**A**) Imagem frontal do paciente. (**B**) Imagem lateral do paciente. (**C**) Imagem radiográfica em lateral oblíqua para ATM, mostrando o côndilo mandibular fora da fossa mandibular do temporal.

Obs.: Jamais se golpeia o mento para trás ou para cima, o que fatalmente provocaria uma fratura de colo de côndilo mandibular. Por este processo a articulação retorna à posição original lentamente.

Luxação Antiga

Para as reduções ortopédicas antigas podem-se encontrar-se dificuldades em relação aos processos álgicos e uma acomodação dos elementos anatômicos a nova posição.

Com a distensão e fadiga destes elementos, as manipulações tornam-se mais dolorosas. Nestes casos pode haver a necessidade de sedar o paciente (p. ex., Valium® 10 mg, 1 ampola 1 hora antes da intervenção) e a anestesia se faz obrigatória. A anestesia é aplicada dentro da própria articulação, 5 minutos antes do procedimento.

Nestes casos a aplicação de compressas quentes, as quais auxiliam o relaxamento muscular e a sedação, que são indispensáveis ao tratamento de uma luxação, com aplicações continuas de 15 minutos imediatamente antes a realização do procedimento.

Nestas luxações antigas, em que não se consegue promover a redução ortopédica devido a estas forças musculares, às vezes para os tratamentos imediatos deve-se indicar a anestesia geral, onde a narcose, associada às drogas curarizantes, seria o ideal pelo relaxamento muscular.

Depois de sedado e anestesiado, a redução deve seguir os mesmos passos descritos acima.

Depois de reduzida à luxação antiga, aconselha-se uma imobilização intermaxilar por odontossíntese vertical ou colocação de barras de Erich e anéis de elásticos durante 2 ou 3 semanas, a fim de que haja um restabelecimento das fibras articulares comprometidas, evitando-se a luxação recidivante e a dor durante a mobilização da mandíbula.

A recuperação funcional da articulação terá início após a remoção do bloqueio, em ambulatório especializado. Esta recuperação será feita mediante massagens, mecanoterapia e fisioterapia, que, gradualmente, restabelecem a dinâmica mandibular (Fig. 15-5).

Caso remoto de insucesso, de não conseguir reduzir a luxação nestes moldes, pode-se lançar mão de dois outros métodos ortopédicos como opções de tratamento:

1. Colocam-se dois pedaços simétricos de cortiça entre os molares superiores e inferiores à direita e a esquerda. Uma vez em contato no plano oclusal dos molares, faz-se uma bandagem de Barthon tracionando somente a região sinfisária da mandíbula. A atadura elástica tracionará a

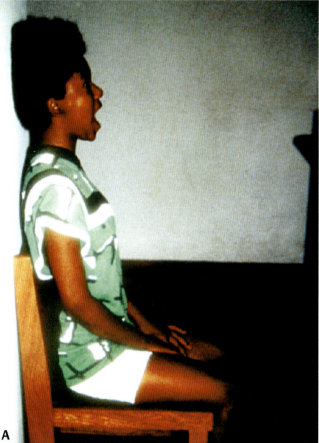

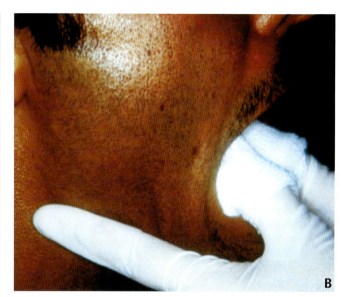

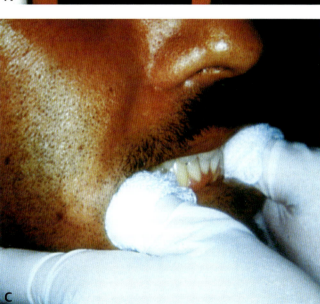

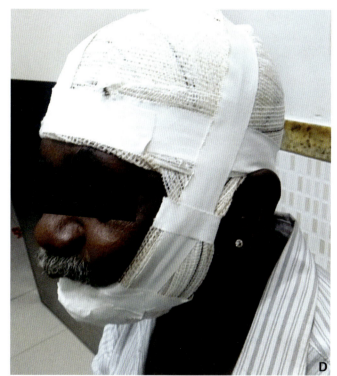

Fig. 15-8. Redução de luxação bilateral das ATMs (junção de casos). (A) Paciente posicionado com o tórax e a cabeça devidamente apoiadas em superfície dura; simulação. (B) Posicionamento das mãos do operador. (C) Redução ortopédica. (D) Paciente com imobilização intermaxilar por bandagem de Barthon.

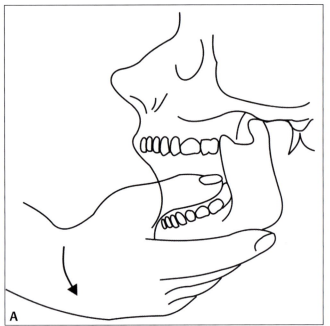

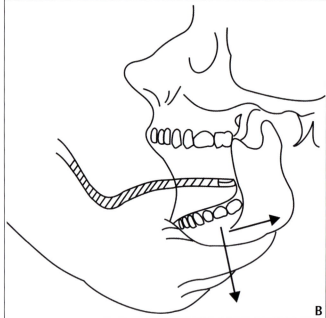

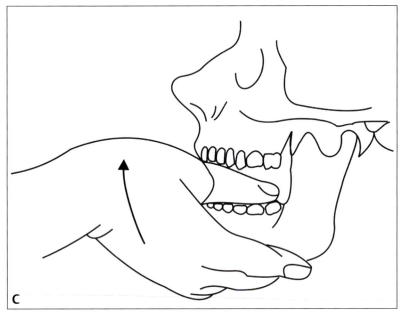

Fig. 15-9. Ilustração dos movimentos para a redução ortopédica da luxação da ATM. (**A**) Tracionamento para baixo, ao passo que se solicita ao paciente para abrir ainda mais a boca. (**B**) O cirurgião aperta as pontas dos polegares, no trígono retromolar, para baixo e para trás, desimpactando o côndilo da mandíbula da eminência articular do temporal. (**C**) Ainda pelo trígono retromolar, pelos polegares, mobiliza-se o côndilo para trás e a sínfise para cima.

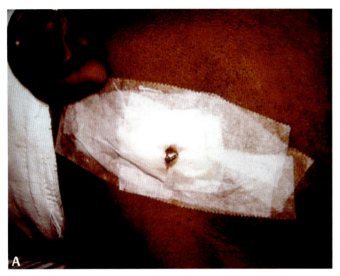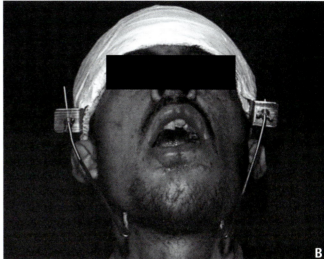

Fig. 15-10. Aspecto de tração subgoniana contínua com apoio pericraniano para a redução mecanoterápica da luxação antiga da ATM. (**A**) Ferida, curativo e a alça para tração. (**B**) Aparelho de tração goniana em ação.

sínfise para cima e as cortiças vão fazer a desimpactação do côndilo na eminência articular. Espera-se que este procedimento solucione a questão em poucos dias, sendo indicado fazer estímulo elástico na sínfise diariamente.

2. Coloca-se um capacete gessado pericraniano para tração goniana contínua, como em casos de algumas fraturas do côndilo e colo. A este capacete, que contém um arco para fixação das hastes em "s" itálico, fixar-se-ão elásticos cujas extremidades superiores estão ligadas a fios de aço inoxidável, flexível, aderidos ao gônio mandibular após pequena incisão. Feita a incisão sob anestesia local e posterior divulsão, a exposição óssea, com auxílio de uma perfuradora, promove-se um orifício para dar passagem ao fio. O fio tem suas extremidades unidas e torcidas como um anel. Os tecidos são suturados deixando-se exposto o anel metálico, que permitirá a fixação dos elásticos (Fig. 15-10).

Luxação Recidivante e Subluxação

Nestas modalidades de luxações já houve uma acomodação da articulação as lesões de seus elementos anatômicos. A redução pela técnica descrita para a luxação recente é realizada de forma muito tranquila, entretanto a recidiva é frequente.

Para o tratamento da recidiva e tentativa de recuperação anatômica, deve-se promover um bloqueio intermaxilar através de odontossíntese vertical ou por aplicação de barras de Erich, preferencialmente. Este bloqueio deve ser por 30 dias, a partir do qual se inicia o processo de recuperação funcional. Esta fisioterapia deve ser bastante parcimoniosa evitando-se alimentos sólidos e aberturas excessivas de boca. A abertura normal em um paciente adulto, de margem incisal entre os incisivos centrais superior e inferior, é de 4,2 a 4,5 cm, entretanto, nestas condições deve-se limitar aberturas de até 3,5 cm. Mesmo com tais cuidados, dependendo das lesões e do tempo de luxação recidivante, a terapêutica pode falhar e a luxação persistir após algum tempo. Caso isto aconteça, o tratamento cirúrgico para a luxação da ATM será inevitável.

O bloqueio intermaxilar, através de colocação de barras de Erich e anéis elásticos é o método mais eficiente. Este tipo

de imobilização tem ação ortopédica e a oclusão tende a procurar sua posição cêntrica. O cirurgião tem que obedecer aos princípios básicos da oclusão, como as chaves de molares e caninos, bem como encontrar a melhor oclusão possível para o paciente. O inconveniente é que este bloqueio deve permanecer por cerca de 4 a 5 semanas e o paciente tem que conviver com as limitações funcionais, em especial com uma dieta líquida e pastosa. É um tratamento de técnica simples, resultado eficaz e de baixo custo operacional. Posteriormente o paciente e suas fraturas devem ser avaliados e se for necessário programa-se outro tempo para complementar as reduções e concluir o tratamento (Fig. 15-11).

Tratamento Cirúrgico

Os tratamentos cirúrgicos específicos para a redução destas luxações são: encurtamento dos músculos masseter e pterigóideo medial, aumento de a eminência articular do temporal e eliminação desta eminência. Qualquer procedimento que seja eleito deve ser realizado por especialista em cirurgia e traumatologia bucomaxilofacial em caráter eletivo.

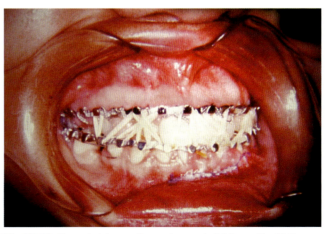

Fig. 15-11. Bloqueio intermaxilar por barras de Erich e anéis elásticos.

Com aplicação dos métodos ortopédicos descritos acima, seja com auxílio de cortiças e bandagens elásticas, ou seja, com o auxílio do capacete gessado e tração goniana contínua, a redução das luxações antigas tidas como "irredutíveis" torna-se frequente. Todavia, quando isto não for conseguido, a redução cruenta torna-se indispensável.

Indicações

São consideradas indicações do tratamento cirúrgico:

A) Luxações "irredutíveis" pelos processos ortopédicos.
B) Luxações recidivantes.
C) Subluxações crônicas.

Técnica

A partir da antissepsia e colocação dos campos em decorrência do controle da biossegurança.

Anestesia

Preferencialmente a geral, com relaxamento muscular e intubação nasotraqueal.

Incisões

Para a redução cirúrgica da luxação da ATM, há necessidade de um acesso para a ATM e outro para o gônio mandibular.

O acesso mais comum para atingir-se a ATM, por uma visão mais direta, é o pré-auricular preconizado por "Al Kayat".

A incisão pré-auricular inicia-se na linha homônima à frente do lóbulo da orelha até a margem superior da hélice da orelha, quando inicia uma curva, de concavidade inferior, de aproximadamente dois centímetros, invadindo a região temporal. Esta incisão atinge a pele, tela subcutânea, fáscia epicraniana, fáscia temporal, músculo temporal e periósteo.

Para acesso ao gônio, uma pequena incisão de aproximadamente 2 cm localizada horizontalmente a 2 cm abaixo do gônio em uma das linhas cervicais é o ideal.

A incisão subgoniana inicia e termina abaixo do gônio mandibular. Esta incisão atinge a pele, tela subcutânea, platisma, fáscia cervical superficial, tendão de inserção dos músculos masseter e pterigóideo medial e periósteo.

Divulsão

Deve ser realizada plano a plano concomitante com a incisão. A cada plano incisado verticalmente deve-se separá-lo horizontalmente do plano imediatamente abaixo. Deve ser realizada com tesoura de Metzembaum.

Na incisão pré-auricular deve-se ter real atenção à artéria temporal superficial que passa paralela à linha de incisão (Fig. 15-12).

Na incisão subgoniana a atenção se dá ao nervo marginal da mandíbula, ramo do facial.

Em ambas as incisões o periósteo deve ser descolado. Na subgoniana deve-se descolar o periósteo com o músculo masseter em toda a face lateral ou externa do ramo mandibular e com o músculo pterigóideo medial no terço inferior da face medial do ramo. Isso tem a função de liberar as forças mastigadoras elevadoras da mandíbula, liberando a ATM.

Fixação para Tração Goniana

Após a exposição do gônio, com auxílio de uma perfuradora com broca cilíndrica, promove-se um orifício próximo a ele, a fim de permitir a passagem de um fio de aço inox flexível número 1, que é torcido de forma a fazer um anel, onde se fixará um afastador forte para tração. O excesso de fio é cortado.

Redução

Expostos os elementos articulares e descolados os músculos mastigadores elevadores, com um afastador forte fixado ao anel de fio de aço no gônio, traciona-se para baixo o ramo mandibular, o que, sem muita resistência, reduz a luxação. Se necessário, com um instrumento rombo, no acesso pré-auricular, empurra-se o côndilo mandibular para baixo e para trás, facilitando a redução.

Reparos Articulares

Uma vez reduzida a luxação, os elementos articulares devem ser identificados, principalmente, a cápsula e o ligamento principal temporomandibular, e reconstruídos por suturas, se for o caso, deixando o menisco em sua posição original.

Nos casos de subluxações está indicada a desinserção de parte do músculo pterigoide lateral ao nível do colo do côndilo mandibular. Isto diminuirá a sua força de propulsão dificultando a permanência da subluxação.

Nos casos de luxações recidivantes crônicas, o músculo pterigoide lateral deve ser totalmente desinserido do colo do côndilo mandibular.

Em razão da maior complexidade do tratamento cirúrgico, nas luxações recidivantes o caso deve ser encaminhado ao especialista em cirurgia e traumatologia bucomaxilofacial para a terapêutica definitiva, devendo o atendimento de urgência se prender somente à redução imediata e na imobilização. Entretanto, esta atitude deve ser avaliada, pois a redução feita por especialista é definitiva, o que compensaria a invasibilidade e agressividade cirúrgica.

Sutura por Planos

Estabelecendo a forma original, recompondo plano a plano com pontos simples invertidos e fio reabsorvível para os profundos e com pontos isolados simples ou continuo intradérmico e fio em náilon para a pele.

Bloqueio Intermaxilar

Em razão de odontossíntese vertical ou barras de Erich preferencialmente, que permanecerá por 4 semanas.

Recuperação Funcional

Deve ser feita pelo especialista em cirurgia e traumatologia bucomaxilofacial ao nível ambulatorial, onde, através de massagens, mecanoterapia e fisioterapia, restabelecer-se-á a dinâmica em todos os seus movimentos.

Obs.: Os movimentos de propulsão e lateralidade ficarão diminuídos nos casos de desinserção do músculo pterigóideo externo, mas sem grande prejuízo para o paciente em razão do aprimoramento funcional da dinâmica mandibular.

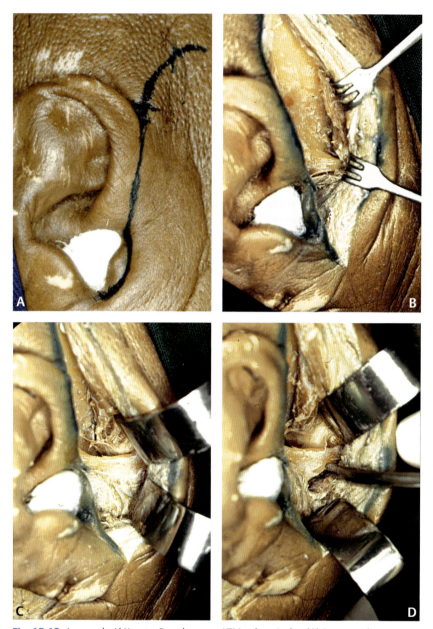

Fig. 15-12. Acesso de Al Kayat e Bramley para ATM pré-auricular. (**A**) Demarcação pré-auricular. (**B**) Descolamento e rebatimento. (**C**) Descolamento. (**D**) Exposição da ATM.

BIBLIOGRAFIA

Albrecht E, Bloc S, Cadas H, Moret V. Manual prático de anestesia locorregional ecoguiada. Rio de Janeiro: Ed. Revinter, 2016.

Almeil SLTR et al. Tratamento sintomático das disfunções agudas da A.T.M. pela Eletroestimulação. RGO 1988;6:415-7.

Araújo A. As disfunções da A.T.M. como de obstrução da tuba auditiva. ARS CVRANDI 1974;7:314.

Baptista e Silva AD. Condilectomia e tratamento cirúrgico das fraturas condileaneas. Rio de Janeiro: Ed. Anais, 1965. V. II.

Beers MH e Berkow R. Manual Merk: Diagnóstico e tratamento, 17.ed. São Paulo: Roca, 2000.

Bennett RC. Anestesia local e controle da dor na prática dentária, 7.ed. Rio de Janeiro: Ed. Guanabara Koogan, 1986.

Behsnilian V. Oclusion e rehabilitacion, 2nd ed. 1974.

Bevilacque F et al. Medicina interna, 9.ed. Rio de Janeiro: Ed. Guanabara Koogan S.A., 1979. Tomo II.

Brown AFT et al. Rece ituário de bolso – Emergências médicas. Rio de Janeiro: Ed. Thieme Revinter, 2017.

Brunetti FR. Disfunção da A.T.M e sua Possível Relação com a Acuidade Auditiva. ARS Cvrandi 1974;7:421.

Brunicardi FC, Andersen DK, Billiar TR et al. Tratado de cirurgia, 9.ed. Rio de Janeiro: Ed. Revinter, 2013.

Carvalho MCJ et al. Luxação da ATM. (Periódico?) 1991;1:4.

Cline DM et al. Manual de emergências médicas, 7.ed. Rio de Janeiro: Ed. Revinter, 2014.

Cuellar Erazo GA, Baccarini Pires MT. Manual de urgências em pronto-socorro, 2.ed. Rio de Janeiro: Ed. Médica e Científica Ltda, 1987.

Cunha E.S. Patologia geral (Apontamento para Cirurgiões-Dentistas e Estudantes de Odontologia), 3.ed. Rio de Janeiro: Ed. Científica, 1957.

Dawson PE. Avaliação, diagnóstico e tratamento dos problemas oclusais. Ed. Médicas, 1980.

Felício MC et al. Síndrome dor - Disfunção Maxilofacial. OM 1991;918:5.

Goldenberg N. Aspectos Cirúrgios da Articulação Têmporo-Mandibular. Anais. Rio de Janeiro, 1965. v. II.

Jones RW. Fraturas e lesões articulares. Rio de Janeiro: Ed. Guanabara Koogan, 1972.

Júnior CO. Tratamento das disfunções da A.T.M. Rev Paulista de Odontologia 1988;10(7).

Lasco EG, Mell BJ. Disfunções Dolorosas da A.T.M. Técnica de Artroplastia Conservadores de Menisco. ARS Cvrandi 1979;6:4.

Lima R. Manual de Farmacologia Clínica - Terapêutica e Toxicologia. Rio de Janeiro: Ed. Guanabara Koogan, 1992.

McCarty MF. Emergências em odontologia prevencion y tratamento, 2.ed. Lisboa: Ed. Atheneo, 1973.

Miller CS. Diagnóstico e tratamento bucal. Argentina: Ed. La Médica, 1963.

Mongini F. Oclusão. Rio de Janeiro: Ed. Quintessence, 1988.

Oliveira GM et al. Exames radiográficos da A.T.M. RGO 1990;(6):38.

Peterson LJ et al. Cirurgia oral e maxilofacial contemporânea. Rio de Janeiro: Ed. Guanabara Koogan, 2000.

Prado R, Salim MA. Cirurgia bucomaxilofacial: diagnóstico e tratamento. Rio de Janeiro: Guanabara Koogan, 2004.

Ramjord SP, Ash MM. Oclusion, 2nd ed. Rio de Janeiro: Ed. Guanabara Koogan, 1972.

Rego FJ. Displegia facial traumática. Arq. de Neuropsiquiatria 1975 Dez;33(4):389-93.

Rode SM, Rode R. Amarrias em traumatologia Bucomaxilofacial. São Paulo: Ed. Médica Ltda., 1978.

Rojas LAH, Furtado JHC. Artroplastia sem material de interposição no tratamento da anquilose têmporo-mandibular. Odontólogo 1986 Ago;8(7).

Schwartz L. Afecciones de la Articulacion Temporamandibular. Argentina: Ed. Mundi S.A., Argentina, 1963.

Shafer WG, Hine MK, Levy BM. Tratamento de patologia bucal, 4.ed. Rio de Janeiro: Ed. Interamericana, 1985.

Silva D'AB. Tese sobre Contribuição ao Estudo do Estímulo Mecânico aos Músculos Mastigadores, Apresentado na UFF. Favor rever. Faltam dados

Singi ML. Estudos semiológicos dos distúrbios da A.T.M. 1989;16:7.

Souza JA. Síndrome da articulação mandibular. RGO 1990;38:4.

Tamaki T et al. Etiologia e tratamento das disfunções da A.T.M. em edêntulos totais. RBO 1990;10:1.

Valente C. Emergências em bucomaxilofacial. Rio de Janeiro: Ed. Revinter, 1999.

Valente C. Técnicas cirúrgicas bucais e maxilofaciais. Rio de Janeiro: Ed. Revinter, 2003.

Wrderson SK. Disfunções e Desordens Têmporo-Mandibulares, 2.ed. São Paulo: Ed. Santos, 1985.

Yunen JR. UTI – Consulta em 5 Minutos. Rio de Janeiro: Ed. Revinter, 2015.

Zaidon JT et al. Tratamento imediato dos traumatismos faciais. Rio de Janeiro: Ed. Gráfica Muniz S.A., 1969.

Zanini AS. Cirurgia e traumatologia buco-maxilo-facial. Rio de Janeiro: Ed. Revinter, 1990.

Acidentes e Complicações Cirúrgicas

INTRODUÇÃO

A cirurgia bucomaxilofacial é bastante ampla, abrange situações clínicas e cirúrgicas simples, como também de grandes complexidades. Contudo, por mais simples que possa parecer um procedimento, este deve ser bem avaliado, pois poderá apresentar condições perigosas e confusas de gravidade bastante variável.

Durante o ato operatório certamente podem-se deparar com imprevistos que podem modificar toda a programação cirúrgica. Estes imprevistos são chamados de acidentes, que podem ser facilmente sanados sem grandes dificuldades ou não serem solucionados e deixarem sequelas importantes.

Depois de concluído o ato operatório podem-se apresentar situações desagradáveis previstas ou não que podem alterar toda programação. Estas situações são chamadas de complicações, as quais tem consequências muito variáveis.

ACIDENTES CIRÚRGICOS

Acidentes são condições inesperadas, de intensidade e gravidade variáveis, de consequências singulares ou complexas, que exigem pronto-atendimento com reconstrução dos tecidos e área lesados ou limitação do dano.

Os acidentes são decorrentes de problemas durante o transoperatório, que podem tornar-se irreversíveis, podendo estar relacionado ao estado geral do paciente, condição de apresentação da lesão, anatomia regional ou problemas técnicos profissionais, relacionados à imperícia (desconhecimento), imprudência (falta de atenção ou cuidado) ou negligencia (descaso) com o procedimento executado. Portanto, os acidentes são de responsabilidade exclusiva do profissional, o qual tem que assumir as responsabilidades do ato, bem como eficazes tratamento e acompanhamento do caso e do paciente, até a sua completa resolução.

Classificação

Os acidentes podem ocorrer de forma muito indefinida e variável, entretanto, relacionam-se abaixo as mais frequentes. Estes acidentes são aqueles considerados para os pacientes hígidos, devendo as condições especiais ser tratadas de forma específica.

1. Comprometimento com a fossa nasal (comunicação e penetração de corpo estranho).
2. Comprometimento com o seio maxilar (comunicação e penetração de corpo estranho).
3. Comprometimento de espaços adjacentes naturais ou patológicos.
4. Fraturas ósseas alveolares e maxilomandibulares (descritas no Capítulo 12 – Traumatismos Alveolodentários e Capítulo 14 – Fraturas do Esqueleto Facial – respectivamente).
5. Lesões de dentes adjacentes (descritas no Capítulo Traumatismos Alveolodentários).
6. Lesões de nervos sensitivos e motores.
7. Lesões de tecidos moles adjacentes (descritas no Capítulo 13 – Traumatismos dos Tecidos Moles).
8. Lesões de vasos sanguíneos (descritas no Capítulo 6 – Hemorragias Bucomaxilofaciais).
9. Luxação da articulação temporomandibular (descritas no Capítulo 15 – Traumatismos da Articulação Temporomandibular).
10. Penetração de corpos estranhos nas vias aéreas.
11. Penetração de corpos estranhos nas vias digestivas.

Comprometimento com a Fossa Nasal

É a relação entre a boca e a fossa nasal durante o ato operatório. As mais comuns são a comunicação buconasal e a penetração de corpos estranhos, geralmente dentes ou seus fragmentos, na fossa nasal.

São acidentes raros que comprometem aos incisivos superiores ou dentes extranumerários nesta região. Geralmente os pacientes acometidos possuem face do tipo prosopométrico euriprosópico, isto é, face larga e baixa, quando os ápices radiculares estão próximos da cavidade piriforme ou, até mesmo, projetados para o seu interior (Fig. 16-1).

Comunicação Buconasal

É a abertura acidental que permite a troca de ar e outros elementos entre as cavidades bucal e nasal. Esta comunicação em cirurgia é extremamente rara, acontecendo somente quando os terços apicais das raízes dos incisivos centrais e laterais superiores mantêm relacionamento contíguo entre as cavidades alveolares e nasal, dentes anteriores inclusos muito

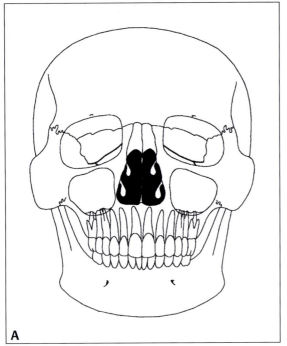 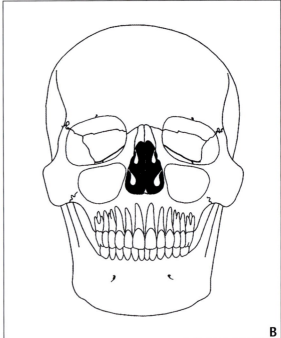

Fig. 16-1. Relação craniométrica e proximidade dos ápices dentais e cavidades craniofaciais nasais e sinusais maxilares. (**A**) Tipo euriprosópico. (**B**) Tipo leptoprosópico.

altos, ectópicos ou quando há uma lesão servindo de união entre eles; não se levando em consideração as inadmissíveis tentativas intempestivas de cirurgias com osteótomos ou alavancas em mãos inexperientes.

A comunicação buconasal pode ter o seu diagnóstico estabelecido por: 1. observação de troca de ar entre as cavidades ao se obstruir as narinas e fechar os lábios e expirar, descrita como manobra de Valsalva ou 2. por introdução de um instrumental fino qualquer, como, por exemplo, a cureta ou sonda exploradora, na cavidade cirúrgica, onde sua passagem se dará além do normal. Na inspeção pode-se constatar uma pequena epistaxe saindo pela narina afetada.

Esta complicação não apresenta gravidade, desde que se evitem materiais sépticos no interior da ferida.

O tratamento consiste em se promover retalhos palatinos e/ou vestibulares com o objetivo de ocluir a comunicação com suturas entre as margens da ferida bucal. Os retalhos podem ser preferencialmente pediculados por rotação, deslizamento ou transposição, podendo ser também livre, em casos de grandes aberturas. Nos casos de retalhos devem-se promover amplos descolamentos, pois não deve haver tensão sobre eles.

Caso o sangramento nasal seja persistente pode haver necessidade de se promover um tamponamento nasal na narina afetada, com o objetivo de conter o sangramento. Este tamponamento deve ser feito com atadura de gaze de 4 cm de largura, lubrificada por pomada cicatrizante, por período de 24 a 48 horas.

Dificilmente é necessária a profilaxia antibiótica.

Penetração de Corpos Estranhos na Cavidade Nasal

É a invasão de um elemento estranho para o interior da cavidade nasal, compreendendo um acidente raro, devido a:

1. Proximidade dos ápices dentais com a cavidade piriforme (estrutura óssea nasal).
2. Inclusões muito altas de dentes anteriores, inclusive extranumerários.
3. Volumosas lesões osteolíticas.
4. Fístulas buconasais, geralmente associados a fissuras palatinas parciais.
5. Outros.

O diagnóstico geralmente é imediato durante o transoperatório devido à fácil observação da anormalidade. Além disso, geralmente, quando em contato com a mucosa nasal, o corpo estranho provoca espirros, os quais podem permitir sua eliminação pela narina durante uma crise.

O paciente deve defletir a cabeça imediatamente após a constatação da penetração do corpo estranho, de forma a dificultar a sua passagem pelas coanas (aberturas posteriores das fossas nasais) e penetração nas vias respiratórias (traqueia) ou digestivas (esôfago).

Caso o paciente não tenha a crise de espirros ou não elimine espontaneamente o corpo estranho, orienta-se a inspirar, pela cavidade bucal, até encher totalmente os pulmões. Após alguns segundos com os pulmões inflados vedam-se os lábios e a narina do lado oposto, e força-se uma expiração vigorosa para a saída do ar com pressão pela fossa comprometida, permitindo a expulsão do corpo estranho.

O corpo estranho não pode permanecer por muito tempo no interior da fossa nasal, pois, além da possibilidade de penetração nas vias aéreas inferiores, poderá causar processo infeccioso purulento, consequentemente complicando o caso.

Na eventualidade de não se conseguir êxito com estas manobras, tem-se que promover a remoção cirúrgica. Em ambas o paciente deve ficar sentado com o tronco e a cabeça em ângulo de 90° com o chão. A anestesia, se necessário, pode ser conseguida por bloqueio do nervo infraorbitário do lado afetado e do nervo incisivo pela face palatina.

Um espéculo nasal é introduzido na narina envolvida, permitindo a inspeção do assoalho da fossa ou cavidade nasal. Ao visualizar o corpo estranho, uma pinça hemostática curva deve ser introduzida pelo espaço deixado pelo especulo na narina comprometida. No interior da fossa nasal, a hemostática deve prender o corpo estranho para a sua remoção. Durante esta manobra o paciente deve prender a respiração, para assim dificultar a penetração nas vias aéreas inferiores.

Removido o corpo estranho, a comunicação buconasal deve ser ocluída totalmente, como descrita na comunicação buconasal, através de retalhos palatino e vestibular com finalidade de ocluir totalmente a ferida de comunicação (Fig. 16-2).

Comprometimento com o Seio Maxilar

É a relação entre a boca e o seio maxilar durante o ato operatório. As mais comuns são a comunicação bucossinusal e a penetração de corpos estranhos, geralmente dentes ou seus fragmentos, no seio maxilar. Estes acidentes comprometem aos pré-molares e molares superiores, em especial o segundo pré-molar e os primeiros e segundo molares, sendo a raiz palatina do primeiro molar superior àquele que mais penetra no seio maxilar. Geralmente os pacientes acometidos possuem face do tipo prosopométrico euriprosópico, isto é, face larga e baixa, quando os ápices radiculares estão próximos do seio maxilar ou, até mesmo, projetados para o seu interior (Fig. 16-1). Além desta relação pode haver ampliação fisiológica do seio maxilar, quando um dos dentes relacionados é removido, chamado de pneumatização sinusal. Na pneumatização sinusal, o seio maxilar amplia seu tamanho até próxima a

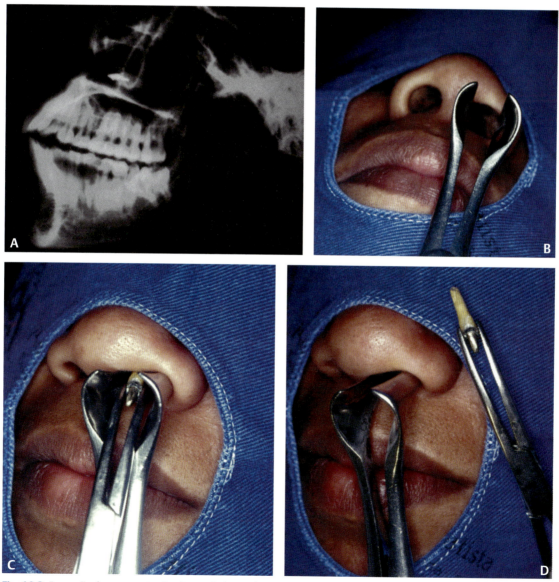

Fig. 16-2. Remoção de corpo estranho da cavidade nasal. (**A**) Radiografia em perfil mostrando o corpo estranho. (**B**) Colocação do espéculo nasal para a visualização do corpo estranho. (**C**) Remoção do corpo estranho com pinça hemostática. (**D**) Corpo estranho removido.

crista alveolar de onde havia o dente perdido e aproxima-se, substancialmente, das raízes dos dentes próximos.

Comunicação Bucossinusal

É a abertura que permite a troca de ar e demais elementos entre as cavidades bucal e sinusal.

A comunicação bucossinusal pode ter como origem:

1. Exodontias muito próximas do seio maxilar, quer proximidade anatômica ou patológica.
2. Perfuração da mucosa sinusal por instrumental operatório.
3. Fratura óssea maxilar, alveolar ou de tuberosidade.
4. Lesões osteolíticas volumosas.
5. Alveolotomia posterior.

A comunicação bucossinusal pode ter diagnóstico estabelecido de imediato pelo teste de Valsalva, que consiste na observação de troca de ar entre as cavidades ao obstruírem-se as narinas, fechar os lábios e expirar. A manobra de Valsalva consiste em orientar o paciente a inspirar profundamente, pela cavidade bucal, até encher totalmente os pulmões. Após alguns segundos com os pulmões inflados, vedam-se as narinas e inspeciona-se a ferida bucal, e força-se uma expiração nasal vigorosa para a saída do ar com pressão. Caso exista comunicação, o ar sairá por ela (Fig. 16-3).

Pode aparecer, também, epistaxe na narina correspondente e algias hemifaciais.

Este acidente deve ser corrigido imediatamente, quando é simples e eficaz. Consiste em promover retalhos a vestibular e a palatina com amplo descolamento, a fim de permitir oclusão das margens da ferida. O descolamento da fibromucosa gengival deve ser de uma vez e meia a distância que se deseja percorrer a cada lado, isto é, a vestibular e a palatina. Com estes descolamentos há um deslizamento fácil e sem tensão, o que permite uma excelente cobertura da comunicação.

Entretanto se negligenciado, a comunicação se transformará em fístula bucossinusal em cerca de 48 a 72 horas e o seio contaminar-se-á e instalará uma sinusite, o que exigirá um tratamento mais complexo (Fig. 16-4).

Quando constatada a comunicação tardiamente, um preciso exame para averiguação da instalação de uma sinusite, faz-se necessário. Caso seja confirmado, os tratamentos da fístula e da sinusite devem ser concomitantes e realizados por um especialista em Cirurgia e Traumatologia Bucomaxilofaciais. Caso não seja confirmado, promove-se desbridamento das margens da fístula e retalhos a vestibular e palatina, objetivando a oclusão da comunicação. Deve-se lembrar que os descolamentos devem ser amplos, pois os retalhos não devem ficar sob tensão e as margens devem ficar totalmente contatadas. Neste caso, prescrevem-se antibióticos de largo espectro.

A comunicação pode ser confirmada por uma radiografia bucal periapical ou oclusal, e a sinusite maxilar, por uma radiografia facial em incidência mentonaso ou posteroanterior (PA).

A fístula bucossinusal também poderá ser diagnosticada pela colocação de água na boca do paciente, que mantendo os lábios fechados, faz pressão na água pela orofaringe, e esta caminhará para a fossa nasal, confirmando a presença de fístula.

Penetração de Corpos Estranhos no Seio Maxilar

É a invasão de um dente, de um resto dental ou outro material estranho ao interior do seio maxilar. Além da proximidade

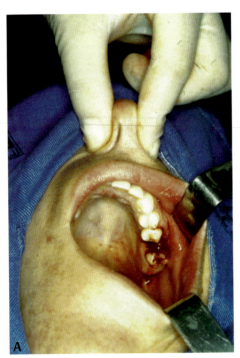 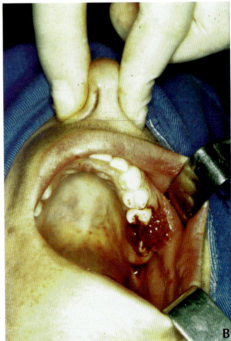

Fig. 16-3. Manobra de Valsalva. (**A**) Compressão das narinas e visão da ferida alveolar antes da expiração nasal. (**B**) Compressão das narinas e visão da ferida alveolar depois da expiração nasal, com presença de bolhas.

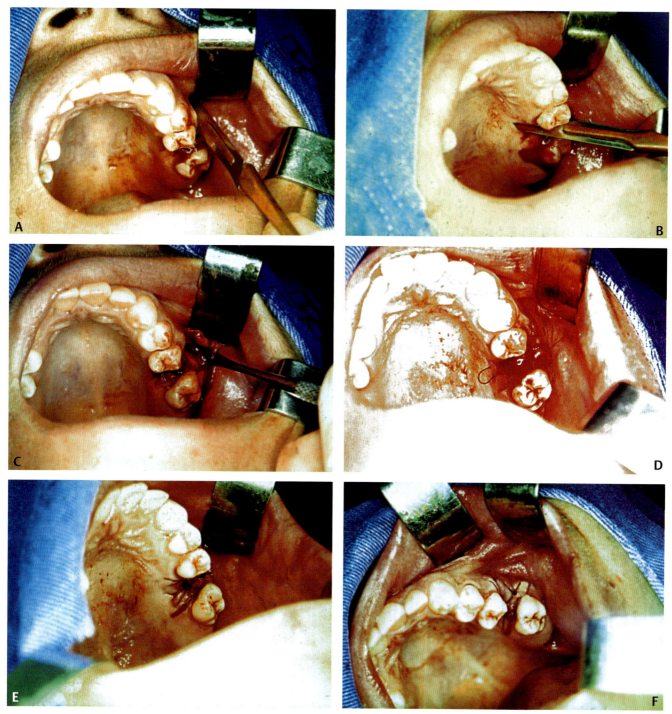

Fig. 16-4. Oclusão de comunicação bucossinusal. (**A**) Incisão vestibular. (**B**) Incisão palatina. (**C**) Amplo descolamento vestibular. (**D**) Início da sutura com ponto em "U". (**E**) Resultado cirúrgico com vista palatina. (**F**) Resultado cirúrgico com vista vestibular.

anatômica, normalmente estão associados a: 1. tentativas intempestivas de remoção dental ou de seus fragmentos; 2. fragilização óssea, como a osteoporose e lesões osteolíticas e 3. ampliação do volume sinusal (pneumatização sinusal).

O diagnóstico geralmente é dado pela verificação da anormalidade durante o ato cirúrgico, quando se observa o desaparecimento do dente, de seu fragmento ou de um material de trabalho. A não observância possibilita a instalação de uma sinusite após passadas 48 a 72 horas, em média.

A localização do corpo estranho no interior do seio maxilar é conseguida pela análise radiográfica de tomadas faciais nas incidências: panorâmica, mento-naso, posteroanterior (PA) e perfil, e bucais nas incidências: periapical e oclusal, da região comprometida.

O corpo estranho deve ser removido o quanto antes, a fim de evitar a instalação de uma sinusite, entretanto, deve-se evitar alargamento do alvéolo, devido a carente recuperação e grande possibilidade de reabsorção óssea, o que pode complicar ainda mais ao prognostico. Pequenas ampliações podem ser toleradas, para a tentativa de um tratamento conservador. Com instrumental rotatório ou de impacto amplia-se parcimoniosamente o espaço apical, em seguida procede-se à oclusão das narinas, com os dedos indicador e polegar, e orienta-se ao paciente para uma expiração nasal com pressão. Isto produz um turbilhonamento intrassinusal que pode expulsar o resto dental ou corpo estranho pelo próprio alvéolo dentário, caso sejam de pequeno volume. Isto pode ser tentado até 3 ou 4 vezes, se não obtido êxito nestas tentativas não adianta insistir e o encaminhamento a especialista em cirurgia e traumatologia bucomaxilofaciais é indicado.

Profissionais mais experientes podem remover o corpo estranho pela técnica com acesso através da fossa canina descrita por Caldwell-Luc no próprio momento do acidente. A técnica é simples e eficaz. Complementa-se a anestesia locorregional infiltrativa ao nível do forame infraorbitário e do palatino maior, do lado acometido. Deve-se infiltrar um pouco de anestésico com vasoconstritor na fossa canina a fim de diminuir o sangramento causado pela incisão.

A incisão deve ser retilínea e realizada com lâmina de bisturi 11 ou 15 e cabo número 3, de forma vigorosa a alcançar e incisar inclusive o periósteo, no sulco alveolovestibular da mesial do segundo molar a distal do canino. Deve incluir concomitantemente a mucosa e o periósteo de uma só vez. Esta incisão possibilita excelentes vascularização e readaptação das margens da ferida após a sutura pelas próprias forças musculares locais.

O descolamento deve ser feito por rugina ou outro descolador de preferência, a qual deve ter a ponta ativa introduzida abaixo do periósteo incisado, ora a cranial e ora a caudal, deslizando até suficiente exposição de toda fossa canina.

O rebatimento pode ser conseguido com afastador(es) de Farabeuf concomitante ao lábio e bochecha. Neste passo deve-se atentar para o feixe vasculonervoso infraorbitário e para o processo zigomatoalveolar.

A osteotomia, trepanação óssea na fossa canina, não apresenta grandes dificuldades em razão da espessura bastante delgada do maxilar nesta região. Deve ser inicialmente realizada com cinzel goivo bastante afiado e martelo, de modo que seu diâmetro permita a penetração da pinça goiva ou da pinça Citelli, as quais, sem nenhum traumatismo, complementam a abertura

do seio. A forma da osteotomia deve ser arredondada ou ovalada e comprometer boa parte da fossa canina e tamanho entre 15 e 25 mm em sua maior dimensão, possibilitando eficazes visibilidade e acesso ao interior do seio maxilar.

O corpo estranho deve ser removido por pinça hemostática curva, de dissecação ou Allis, através de preensão. Não se pode esquecer que, devido à posição do paciente em decúbito dorsal com a cabeça voltada para o lado oposto ao intervisto, o corpo estranho situa-se, geralmente, na porção posterior ou no ângulo posteroinferior-medial do seio.

Aspirações podem ser realizadas, porém com cuidado para não sugar o corpo estranho sem que se possa visualizar e não ficar procurando por um corpo estranho que já foi aspirado.

Nestas antrotomias imediatas, onde ainda não houve infecção sinusal, pode-se desprezar a contra-abertura nasal descrita na técnica de Caldwell-Luc.

A sutura pode ser realizada preferencialmente com fios reabsorvíveis em pontos simples isolados ou continuo entrelaçado, até a completa oclusão da ferida.

Removendo-se ou não o corpo estranho, a comunicação bucossinusal deve ser fechada.

A prescrição pós-operatória deve envolver analgésico e antibiótico de forma profilática (Fig. 16-5).

Comprometimento de Espaços Adjacentes Naturais ou Patológicos

É o comprometimento de espaços anatômicos (p. ex., fossa pterigomaxilar e fossa submandibular) e de espaços patológicos (p. ex., cistos, tumores e abscessos). São áreas vulneráveis as quais são passíveis de problemas.

Os fatores determinantes destes acidentes são erros de técnica e utilização de instrumental inadequado, sendo os predisponentes a proximidade da área manipulada, falhas no planejamento e condições inadequadas para cirurgia.

Dos comprometimentos, os mais comuns são ligados a corpos estranhos, geralmente dentes ou seus fragmentos.

Quaisquer das áreas vulneráveis podem ser acometidas pelo acidente, todavia, as fossas pterigomaxilar e submandibular são as mais frequentes pela penetração dos terceiros molares inclusos superiores e inferiores, respectivamente.

A detecção deste acidente torna-se difícil sem um exame radiográfico, pois os exames clínicos, na maioria das vezes, não possuem aplicações, visto que o corpo estranho, ao se deslizar junto ao osso, fixa-se na intimidade dos tecidos, dificultando sua palpação e visualização. As tomadas radiográficas indicadas para o diagnóstico e localização são: panorâmica, axial, perfil e PA para face.

Em razão de os espaços vulneráveis serem profundos, o transoperatório torna-se trabalhoso e exige vasto conhecimento da anatomia regional, pelos inúmeros elementos anatômicos importantes que se localizam no trajeto de acesso cirúrgico.

Comprometimento da Fossa Pterigomaxilar

A fossa pterigomaxilar situa-se entre o processo pterigoide do esfenoide e a tuberosidade maxilar, com forma triangular de base para a face inferior do esfenoide e ápice para a junção entre estes acidentes anatômicos.

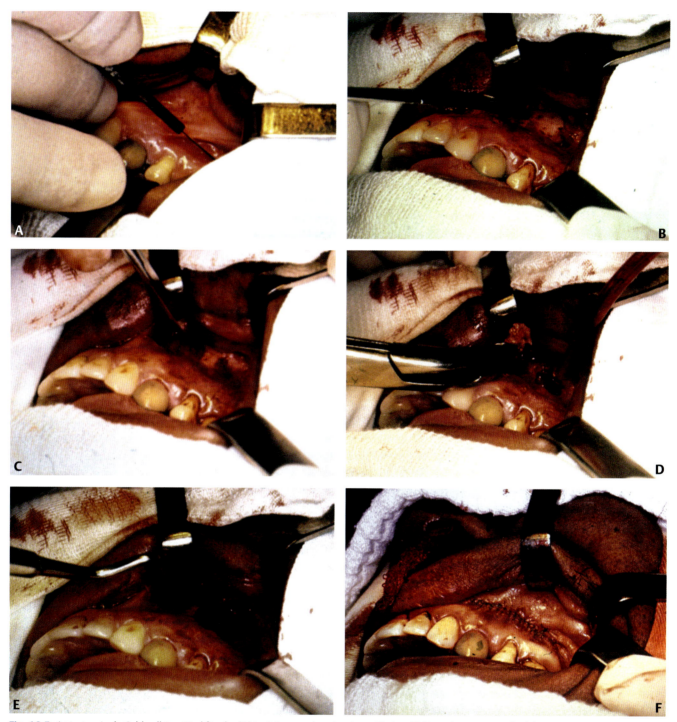

Fig. 16-5. Antrotomia de Caldwell-Luc Modificada. (**A**) Incisão no sulco alveolovestibular. (**B**) Descolamento amplo. (**C**) Osteotomia com cinzel. (**D**) Osteotomia com pinça goiva. (**E**) Curetagem para remoção de corpo estranho. (**F**) Sutura.

Movimentos intempestivos com alavancas para avulsão de terceiros molares superiores podem comprometer esta fossa, profunda e rica em elementos anatômicos nobres, como grande parte: 1. das artérias derivadas da maxilar; 2. de veias que compõem o plexo venoso pterigoide e 3. de ramificações do nervo maxilar, o que exige do operador conhecimento anatômico e destreza manual (Fig. 16-6).

É aconselhável a anestesia geral como de eleição, exceto nos casos onde a penetração fica entre o periósteo e o osso. Porém, nos casos de remoção imediata pode-se contar com a anestesia infiltrativa locorregional do nervo maxilar, na porção mais superior e posterior da fossa.

Geralmente o corpo estranho, na região pterigomaxilar, penetra de tal forma que alcança a base do crânio, deslizando abaixo do periósteo. A via de acesso deve ser semelhante, porém um pouco mais ampla, à preconizada para remoção de terceiros molares superiores inclusos. A incisão de alivio deve ser próxima a crista zigomatoalveolar e a horizontal o mais posterior possível da tuberosidade. A incisão deve ser firme e atingir concomitantemente a mucosa e o periósteo.

O descolamento do periósteo e tecidos moles tem que ser realizado cuidadosamente e rente ao osso, para proteger os elementos nobres. Caso haja qualquer desvio do instrumento, poderá ocorrer lesão da artéria da maxilar, indicando na ligadura da carótida externa de acordo com o grau da hemorragia, que geralmente é abundante e sem acesso para a pinçagem e ligadura. A lesão dos nervos acarretará parestesia da área inervada.

Sempre com visão direta e iluminação de profundidade, com uma pinça hemostática curva procura-se prender e remover o elemento estranho com precisão e delicadeza para não romper o periósteo e para não aprofundar ainda mais o corpo estranho.

Revisa-se a hemostasia e os tecidos remanescentes. A sutura deve ser realizada com fio reabsorvível 4.0 e pontos isolados simples.

Comprometimento da Fossa Submandibular

A fossa submandibular situa-se na face medial da mandíbula, abaixo da região de molares, com forma ovalada. Neste espaço acomoda-se a glândula submandibular e quanto mais próxima do trígono retromolar mais delgada é a lâmina cortical óssea, a qual pode ser rompida com certa facilidade.

Esta fossa é profunda e de difícil acesso, estando abaixo do músculo milioide em uma região muito vascularizada e inervada. O corpo estranho pode correr entre o osso e o periósteo ou pode penetrar sob o músculo milioide.

Devido aos nervos milioide e lingual e dos vasos homônimos que passam próximo a face medial da mandíbula, não se podem fazer incisões de alivio vertical. A incisão deve ser papilar pela lingual da distal do terceiro molar a primeiro pré-molar. Para melhor visibilidade e acesso o paciente deve estar sentado e a cabeça inclinada para o lado operado.

O descolamento deve ser delicado e envolver simultaneamente a mucosa e o periósteo, sempre rente ao osso. O rebatimento pode ser feito com o próprio descolador.

O dedo indicador da mão não operadora comprime a glândula submandibular de baixo para cima, rente à margem inferior da mandíbula e sua face medial, a fim de projetar o corpo estranho para cima, facilitando sua remoção. Com pinça hemostática curva faz-se a preensão e remoção do corpo estranho.

A sutura deve ser com fio reabsorvível 4-0 e os pontos isolados simples, nos espaços interdentais.

Caso a penetração se faça muito baixa, a via de acesso indicada pode ser a cervical, submandibular.

Se o tratamento for imediato faz-se uma complementação anestésica infiltrativa no plexo cervical e no local, se tardio a anestesia deve ser geral.

O paciente deve ficar em decúbito dorsal e a cabeça estendida e lateralizada para o lado oposto.

Resguardados os preceitos de biossegurança, a demarcação para a incisão deve estender-se por aproximadamente dois a três centímetros abaixo da margem inferior da mandíbula, distanciando-se cerca de dois centímetros do ângulo mandibular. Um auxiliar, com o dedo indicador, empurra as estruturas moles, inclusive a glândula submandibular, em direção contrária a demarcação, evidenciando o corpo estranho.

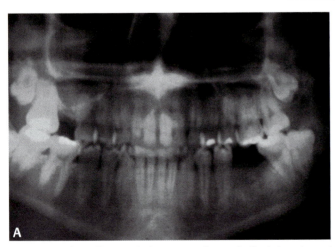
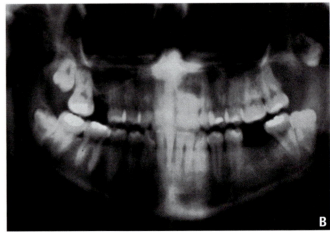

Fig. 16-6. Radiografia panorâmica mostrando a projeção do terceiro molar superior para fossa pterigomaxilar. (**A**) Pré-operatória. (**B**) Após acidente.

A incisão e a divulsão seguem rigorosamente os planos: pele, tela subcutânea, músculo platisma e fáscia cervical superficial. Acessa-se a glândula, a qual deve ser rebatida para expor o corpo estranho. A divulsão por planos deve ser realizada cuidadosamente com tesoura de Metzembaum.

Com uma pinça de preensão prende-se o corpo estranho para a cuidadosa remoção.

A sutura profunda deve ser realizada com fio reabsorvível 4.0 em pontos isolados simples invertidos. A pele deve ser reparada com mononáilon 4.0 em ponto continuo intradérmico.

Completa-se com eficaz curativo compressivo para o controle do edema e do sangramento capilar.

No pós-operatório deve ser prescrito analgésico e antibiótico.

Comprometimento de Espaços Patológicos

É o comprometimento de processos de reação degenerativa, neoplásica ou infecciosa, de origem dental ou não.

As principais condições determinantes deste acidente cirúrgico são:

1. Proximidade da área manipulada com o processo patológico.
2. Técnica cirúrgica inadequada.
3. Falha pré-operatória de diagnóstico ou plano de tratamento.
4. Outros.

Quando este acidente acontece, o planejamento cirúrgico do processo patológico deve ser acelerado e se o acidente for penetração de corpo estranho, este deve ser incluído no planejamento. Para as lesões císticas dá-se preferência a enucleação e para as tumorações, a extirpação com margem de segurança. Para os processos infecciosos deve-se atentar a possibilidade de complicações. Seja qual for à lesão, uma vez manipulada, a sua tendência é o agravamento do quadro clínico-cirúrgico.

Devido à vasta variação da modalidade, localização, extensão e agressividade da moléstia, se fazem inevitáveis à profilaxia antimicrobiana e o aceleramento da cirurgia. Medidas paliativas ou tentativas de remoção do corpo estranho se forem o caso, devem ser contraindicados, pois agravam e complicam a lesão.

Quando se tem penetração do corpo estranho em um processo purulento, o tratamento exigido varia com o tipo de infecção, localização anatômica, grau de virulência do microrganismo, extensão da lesão e resposta orgânica do paciente. Tudo depende de um conjunto muito variável, que impede uma descrição terapêutica padrão. Assim sendo, quando, após vários estudos, a conduta mais sensata for a de não intervir imediatamente, aconselha-se participar ao paciente o acidente e a conclusão chegada, medicando-o com um antibiótico específico e bochechos com água morna e sal (para manter a temperatura mais tempo) com o objetivo de drenar o processo preparando-o para uma intervenção planejada no momento correto. Quando a conduta for de remoção imediatamente à sua penetração, como um prolongamento da técnica, devem-se remover as arestas da parede óssea, ampliando-se a abertura. Em seguida, por

curetagem, preensão ou aspiração cuidadosas, remove-se o corpo estranho junto com os sequestros ou demais tecidos necróticos ou patológicos que porventura existirem.

Quando não for possível a remoção por esta técnica, aplica-se um tamponamento ou dreno de gaze ou borracha na cavidade e se parte para um novo planejamento. Para a colocação do dreno, incisa-se a mucosa ou a pele em um ponto o mais próximo possível de onde está o elemento estranho.

É sumamente importante nestes casos uma medicação antibiótica.

Fraturas Ósseas Alveolares e Maxilomandibulares

São as fraturas ósseas em decorrência de um ato cirúrgico. As mais comuns são as fraturas do processo alveolar, do maxilar (geralmente tuberosidade) e da mandíbula (geralmente corpo ou ângulo).

Fraturas de Processos Alveolares

São as fraturas ósseas geralmente em decorrência de cirurgias envolvendo o dente e o próprio processo alveolar (exodontias, exérese de inclusos, alveoloplastias), processos degenerativos destrutivos (cistos) ou construtivos (exostoses) ou processos neoplásicos (odontoma, ameloblastoma). Muitos fatores podem individualizar o caso, como dilaceração radicular, ancilose e hipercementose, e as fraturas podem ser simples ou complexas, de acordo com a localização e extensão. Porém, estas fraturas podem ocorrer em qualquer das arcadas (superior ou inferior), em qualquer das faces (vestibular, palatina ou lingual) e em qualquer das regiões (incisivos, caninos, pré-molares e molares).

Medidas preventivas têm sido o melhor tratamento, assim, caso o procedimento em execução esteja exigindo forças anormais, em vez de insistir, o replanejamento e a ampliação da osteotomia são o caminho. Para evitar estas fraturas deve-se atentar a anatomia alveolodentária, pela forma e disposição da(s) raiz(es) e a área de menor resistência óssea.

Quando a fratura atinge apenas a sustentação de um dente, pode passar despercebida, sem qualquer consequência, contudo, quando maior pode ser danosa para o paciente, interferindo na oclusão e na configuração anatômica. Assim o tratamento depende do seu tipo e de sua gravidade.

Na hipótese do osso fraturado ser removido com o dente não deve ser reposicionado, pois seu alto índice de reabsorção implicará no insucesso. Assim, o osso removido deve ser desprezado e o remanescente tratado por osteoplastia, eliminando-se espículas e esquírolas ósseas. Na hipótese de não ter sido removido, mantendo seu pedículo nutritivo, o osso deve permanecer, apenas coadaptando as margens da ferida mucosa, através de sutura e, se necessário, retalhos.

Na possibilidade de a fratura ter comprometido dentes hígidos, deve ser reduzida e contida por odontossíntese horizontal. Raramente há necessidade de bloqueio intermaxilar.

Nas grandes fraturas, além da redução e odontossíntese, podem-se exigir uma osteossíntese direta ou bloqueio intermaxilar (Fig. 16-7).

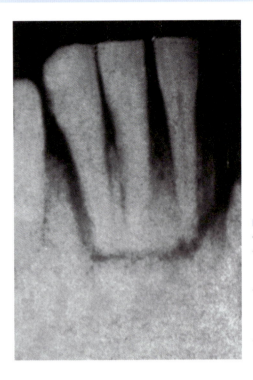

Fig. 16-7. Fratura de processo alveolar. Radiografia periapical da região de incisivos inferiores mostrando fratura regional alveolar inferior.

Fraturas Maxilares (Tuberosidade)

As fraturas do maxilar são raras, inclusive da tuberosidade. Porém, quando acontece à fratura de tuberosidade torna-se um acidente importante, pois serve de apoio para a prótese total mucossuportada dando-lhe estabilidade e retenção. Estas fraturas podem complicar-se com comunicação bucossinusal, sinusite maxilar e mutilação da área chapeável protética.

Caso o osso fraturado tenha sido removido com o dente deve ser desprezado e o remanescente tratado por osteoplastia, eliminando-se espículas e esquírolas ósseas, apenas ocluindo as margens da ferida mucosa. Caso o osso fraturado permaneça no local, o dente ou lesão deve ser dele desprendido, preferencialmente com instrumental rotatório. Deve permanecer no local e a mucosa suturada (Fig. 16-8).

Fraturas Mandibulares

As fraturas da mandíbula decorrentes de acidentes cirúrgicos são raras, pois a mandíbula é um osso resistente e compacto e quando acontecem estão associados a terceiros molares ou grandes lesões osteolíticas, sendo resultantes de forças excessivas ou grandes osteotomias.

Quando presentes as fraturas mandibulares devem ser tratadas por redução, contenção e eventual bloqueio intermaxilar, realizado por especialista em cirurgia e traumatologia bucomaxilofacial em ambiente apropriado, porém, ao detectar a fratura o cirurgião-dentista tem que

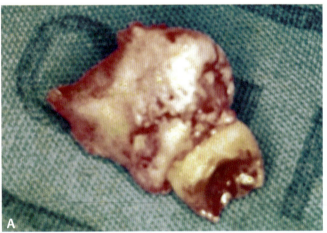

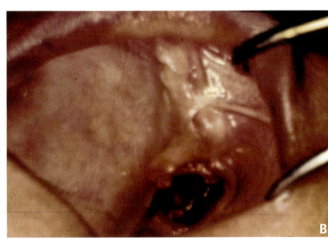

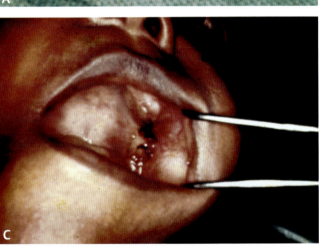

Fig. 16-8. Fratura de tuberosidade maxilar. (**A**) Bloco fraturado, osso e dente. (**B**) Aspecto do leito remanescente. (**C**) Aspecto final.

oferecer os primeiros atendimentos. Ao detectar a fratura, o pior já aconteceu, então se deve concluir o tratamento planejado. A ferida deve ser suturada de forma a ocluir as margens da ferida mucosa com fios reabsorvíveis 4.0 e pontos isolados simples. Sempre que possível deve-se oferecer um bloqueio intermaxilar, procurando uma oclusão cêntrica. O bloqueio pode ser com fio de aço inox zero ou um, através de odontossíntese de Duclos ou Ermster, ou com colocação de barras de Erich e anéis elásticos, preferencialmente. Caso o paciente esteja com aparelho ortodôntico fixo, este pode ser útil para a fixação dos anéis elásticos, promovendo o bloqueio. Em última análise, uma bandagem de Barthon pode ser útil para minimizar a sintomatologia.

O tratamento definitivo deve ser redução cruenta com osteossíntese direta (Fig. 16-9).

As fraturas ósseas alveolares e maxilomandibulares são descritas nos capítulos 12 e 14, respectivamente. No Capítulo 14 – Fraturas do Esqueleto Facial descrevem-se as técnicas de bandagem de Barthon e bloqueio intermaxilar com barras de Erich.

Lesões de Dentes Adjacentes

São lesões que afetam dentes não incluídos no planejamento de um ato cirúrgico. As mais comuns são as remoções de restaurações, fraturas, luxações e avulsões.

Durante um procedimento cirúrgico é possível a remoção de restaurações, especialmente as infiltradas por cárie. Quando possível, se deve recimentar a restauração em seu local de origem, quando não é possível, uma nova restauração será inevitável.

As fraturas dentais surgem por uso inadequado do instrumental e da técnica cirúrgica. Allis classificou em 8 distintas condições que variam de uma simples fratura de esmalte, que exige apenas polimento dental, a complexas fraturas, que exigem até avulsão do mesmo.

De forma análoga as fraturas, as luxações podem ser classificadas em leve, moderada ou severa e o prognóstico dependente do trauma e do tratamento efetuado (Fig. 16-10).

Estas lesões estão descritas no Capítulo 12 – Traumatismos Alveolodentários.

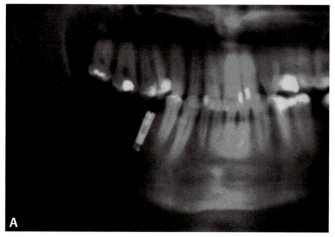 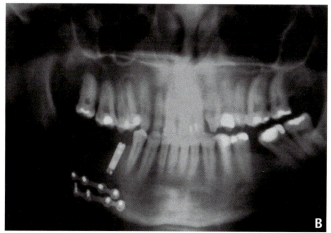

Fig. 16-9. Fratura de mandíbula. (**A**) Fratura de corpo durante a exérese de terceiro molar inferior direito. (**B**) Fixação interna rígida de fratura de corpo.

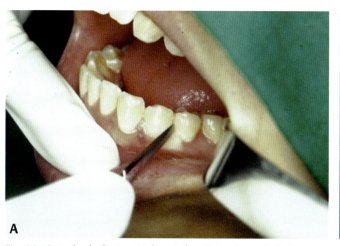 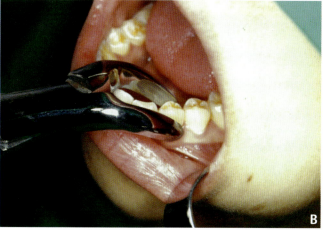

Fig. 16-10. Lesão de dentes vizinhos. Aplicação inadequada do instrumental cirúrgico. (**A**) Aplicação de alavanca no espaço interproximal. (**B**) Aplicação de fórceps sem obediência ao paralelismo dos longos eixos da ponta ativa do instrumental e do dente.

Lesões de Nervos Sensitivos e Motores
São as manipulações ou mesmo secção de um nervo em decorrência de um ato cirúrgico.

Quando a lesão é em um nervo sensitivo, o resultado consiste em uma parestesia, sensação de anestesia, de dormência tecidual, não havendo respostas a estímulos que acarretam dor.

Quando ocorre em um nervo motor, o resultado é uma paralisia, a imobilização dos músculos por ele inervados, mantendo-se em repouso. Ver Capítulo 1, revisão anatômica dos nervos trigêmeo, facial e hipoglosso.

Lesão de Nervo Sensitivo
São as manipulações ou mesmo secção de um nervo sensitivo, geralmente ramo do trigêmeo. Os ramos mais afetados são:

1. Alveolar inferior, pela proximidade dos ápices dos molares.
2. Incisivo, pela necessidade de via de acesso a afecções localizadas no palato.
3. Mentoniano, pela proximidade com os ápices radiculares dos pré-molares inferiores.
4. Lingual, pela proximidade dos terceiros molares inferiores.
5. Infraorbitário, pela proximidade da parede anterior do seio maxilar.

O tempo de permanência do sintoma depende do tipo de agressão:

1. Onde só houve manipulação, o processo é reversível e temporário, geralmente entre um dia e uma semana.
2. Onde houve considerável trauma, sem secção da fibra nervosa, o processo também é reversível e temporário, variando entre um a três meses.
3. Onde houve secção da fibra nervosa, porém, seus cotos estão aproximados, podendo o processo ser reversível em período entre seis e doze meses.
4. Onde houve secção da fibra nervosa e seus cotos estão separados, distantes, neste caso podendo ser irreversível, apenas diminuindo a sintomatologia com o passar do tempo, por meio de ramificações colaterais.

Portanto, se a parestesia ultrapassar a 12 meses, torna-se praticamente irreversível, apesar de poder existir uma ação compensatória colateral.

Sua reparação está intimamente ligada à espessura das fibras sensitivas. As lesões de fibras muito delgadas e pequenas se reparam espontaneamente em poucos dias, já as lesões de fibras de maior diâmetro e comprimento podem demorar meses ou ano. A parestesia poderá ser definitiva caso o nervo tenha sido extirpado ou seus cotos muito distantes.

As neurites aparecem quando há contaminação do herpes-zóster ou da poliomielite. As neuralgias são dores intensas de curto período de tempo surgidas a partir do toque de uma zona de gatilho inespecífica. O seu tratamento é complexo e exige estudos diferenciados, contudo, com fim didático, pode ser clínico medicamentoso através da carmabazepina (p. ex., Tegretol®), ou alcoolização do tronco nervoso, ou mesmo a neurectomia.

Há possibilidade de regeneração de todos os nervos mielínicos lesados, com exceção dos extirpados. Portanto, devem-se aproximar ao máximo os cotos de nervo lesionado, se possível até promover neurorrafias, e protegê-lo bem por meio de retalhos. Nos casos em que os cotos são bem aproximados a reparação se dá de sete a noventa dias. Nos casos mais complexos, esta reparação orgânica exige mais tempo.

Independentemente do processo pode-se obter bons resultados com a administração de complexos vitamínicos (B1, B6 e B12 = Citoneurin®) 3 vezes ao dia por 30 ou 60 dias e com fisioterapia com estímulos por correntes farádicas (choques) e por aplicação de infravermelho.

Lesão de Nervo Motor
São as manipulações ou mesmo secção de um nervo motor, geralmente ramo do facial e do hipoglosso.

A lesão do nervo facial pode trazer sérias complicações, principalmente em cirurgias realizadas nas parótidas devido a sua divisão, no interior das mesmas, em temporofacial e cervicofacial, ou em incisões mal planejadas por toda a face, em especial as subgonianas. Quanto mais espesso for o nervo, mais sequela deixa (Fig. 16-11).

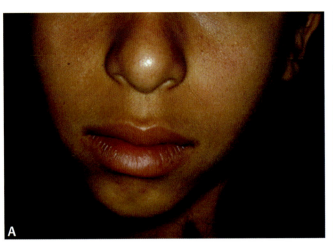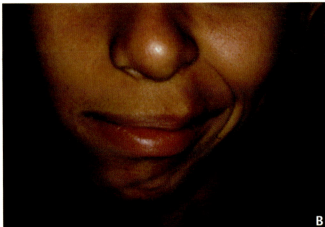

Fig. 16-11. Paralisia hemifacial por lesão do tronco do nervo facial ao nível da parótida.

O hipoglosso, responsável principalmente pela mobilidade lingual, pode ser lesionado em manipulações do assoalho de boca ou na região glossossupra-hióidea.

Assim como as dos nervos sensitivos, as lesões dos nervos motores trazem consequências variáveis com o tipo de agressão e do nervo ou tronco nervoso acometido. Quanto mais espesso for o tronco, maior é a área agredida e menores são as chances da compensação colateral, sendo obrigatória a aproximação dos cotos nervosos, sob pena de irreversibilidade.

A possibilidade de regeneração destes nervos é bem mais remota que a dos sensitivos. Anteriormente chegou-se até em pensar na irreversibilidade da lesão. Atualmente sabe-se que excelentes resultados são obtidos a partir da síntese dos cotos lesionados pela microcirurgia, em semanas ou meses. Entretanto, nos casos de avulsão de segmento do nervo sem possibilidade de síntese, a irreversibilidade é evidente.

Alguns autores usam drogas vasodilatadores, como, por exemplo, a histamina e outros ruborizantes de ácido nicotínico para acelerar e melhorar os resultados finais de reparação. Mas recentemente a opção tem sido idêntica àquelas empregadas para nervos sensitivos, através da administração de complexos vitamínicos (B1, B6 e B12 = Citoneurin®) 3 vezes ao dia por 30 ou 60 dias e com fisioterapia com estímulos por correntes farádicas e por aplicação de infravermelho.

Lesões de Tecidos Moles

São lesões que afetam os tecidos moles adjacentes não incluídos no planejamento de um ato cirúrgico. Geralmente se originam de manobras intempestivas. As mais comuns são as contusões, escoriações, feridas e avulsões.

A laceração de retalhos mucosos com ampliação da incisão ou criação de uma indesejada de alívio geralmente está associada à incisão pequena e insuficiente para o proposto, não permitindo suficientes acesso e visibilidade. Lacerações podem ocorrer por movimentos bruscos ou excesso de tração por afastamento. Incisão pequena não é sinônimo de conservador, ao contrário, incisões pequenas são muito traumatizadas pelos afastadores e afastamentos macerando as suas margens e rasgando seus ângulos. As feridas indesejadas devem ser suturadas com pontos isolados simples, respeitando os planos anatômicos.

Outros tipos menos frequentes são as abrasões e queimaduras por instrumento rotatório ou má posição da ponta ativa do eletrocautério. Estas feridas devem ser cobertas por vaselina ou pomada cicatrizante, adicionada ou não de antibióticos.

Escapes de instrumentais como as alavancas também podem produzir lesões nos tecidos moles adjacentes.

Lesões de Vasos Sanguíneos (Hemorragia)

São lesões que afetam os vasos sanguíneos adjacentes não incluídos no planejamento de um ato cirúrgico, com escape anormal de sangue. A boca e os maxilares são altamente vascularizados, além das feridas ósseas poderem ficar abertas, em casos como exodontias.

Lesões vasculares como acidentes ocorrem por incisões mal planejadas ou fraturas ósseas. Seja qual for a causa, o tratamento consiste em procedimentos cirúrgicos eficazes que correspondem a compressão, pinçagem, ligadura, eletrocoagulação, sutura e tamponamento.

A área de sangramento deve ser bem limpa e visível, auxiliado por eficaz aspirador, para que as medidas locais sejam aplicadas.

Em determinados acessos cirúrgicos entram no planejamento a dissecação, a pinçagem e a ligadura de vasos sanguíneos, por estarem no trajeto. Tem-se como exemplo a artéria e a veia faciais que se localizam na região supra-hióidea e se estendem próximo à margem anterior do músculo masseter. Assim, acessos submandibulares para o ângulo da mandíbula ou para o corpo na região de molares, o comprometimento destes vasos torna-se inevitável (Fig. 16-12).

Estas lesões estão descritas no Capítulo 6 – Hemorragias Bucomaxilofaciais.

Luxação da Articulação Temporomandibular

Luxação é o movimento súbito, além dos limites normais, com lesão de elemento anatômico articular, não permitindo o retorno a posição original. Como acidente cirúrgico é uma condição relativamente rara.

O diagnóstico clínico é simples, pois o paciente não consegue fechar a boca, apresentando um discreto prognatismo,

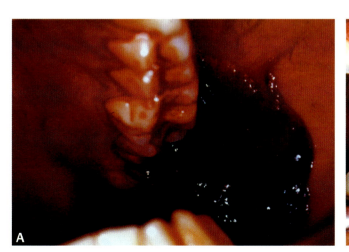
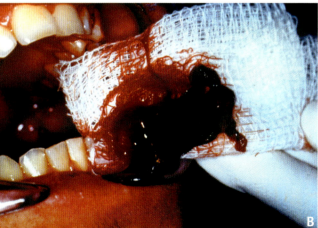

Fig. 16-12. Hemorragia. (**A**) Aspecto no local pós-cirúrgico. (**B**) Aspecto do coágulo removido.

dificuldade de deglutição com salivação abundante e depressão pré-auricular.

O tratamento consiste na redução ortopédica. O paciente deve ficar sentado com a cabeça apoiada em local firme, como a parede, por exemplo. O profissional situa-se à sua frente. Os polegares envoltos por gaze devem posicionar-se na oclusal dos últimos dentes, o mais próximo do trígono retromolar e da margem anterior do ramo mandibular. Os demais dedos envolvem a mandíbula por baixo, na região supra-hióidea. Neste momento sugere-se que o paciente abra a boca para desimpactar o côndilo mandibular da eminência articular do temporal, ao passo que se força os polegares para baixo, para trás e para cima.

Após a redução da luxação, torna-se indispensável uma bandagem de Barthon, a fim de promover-se uma imobilização articular, evitando-se luxações recorrentes.

Estas lesões estão descritas no Capítulo 15 – Traumatismos da Articulação Temporomandibular.

Penetração de Corpos Estranhos nas Vias Aéreas Inferiores

É a invasão de corpos estranhos nas vias aéreas através da traqueia, podendo constituir-se em um sério problema para a cirurgia bucomaxilofacial, sendo o acidente mais grave, colocando o paciente em risco com sua vida. Ao detectar o acidente, imediatamente alguém deve solicitar ajuda por meio dos atendimentos pré-hospitalares 192 ou 193.

Os principais corpos estranhos deste acidente são: dentes e seus fragmentos, próteses dentais unitárias ou múltiplas e seus segmentos, restauração metálica fundida e material de consumo.

Nas obstruções parciais inicialmente deve-se fazer uma inspeção com varredura da cavidade bucal, objetivando localizar o corpo estranho, o qual pode estar no istmo da garganta. Caso esteja visível, proceder a sua remoção manual ou com auxílio de pinça de preensão (Fig. 10-6 do Capítulo Procedimentos de Emergência).

O elemento em questão pode penetrar na laringe, na traqueia ou nos brônquios e, mais dificilmente, nos bronquíolos, estando na dependência de sua forma e de seu tamanho. Os maiores e irregulares ficam mais altos, os menores e mais regulares podem alcançar os pulmões.

Este acidente pode surgir por causa de: 1. uso inadequado do instrumental para exodontia, osteotomia ou manipulações em tecidos moles, deixando escapar peças anatômicas ou fragmento destas; 2. alterações do estado geral do paciente durante a intervenção cirúrgica (p. ex., síncope, convulsão ou choque); 3. posições cirúrgicas do paciente (p. ex., decúbito dorsal com cabeça estendida) e 4. idiopáticas.

O diagnóstico em razão do acidente ocorrido é evidente, imediato e, às vezes, dramático, podendo variar desde uma simples tosse até uma grave asfixia. Quando o corpo estranho atinge a laringe, provoca agitação, inquietude e tosse expulsiva, que podem evoluir a espasmo glótico e edema, que podem obliterar a passagem de ar e provocar asfixia. Quando o corpo penetra diretamente pela traqueia, a evolução clínica está na dependência de seu tamanho. Aqueles pequenos e lisos deslizam até os bronquíolos e produzem obstrução de pequenas áreas pulmonares. À medida que os corpos estranhos aumentam de volume, as obstruções vão sendo mais altas, atingindo áreas pulmonares maiores. Quanto maior a área comprometida, maior a dispneia.

Raramente o corpo inspirado é tão grande a ponto de obstruir totalmente a traqueia e provocar asfixia de imediato. O corpo estranho inicialmente localizado nas vias aéreas provoca irritações que produzem secreção mucosa e edemas, os quais associados vão lentamente obstruindo as vias aéreas até obstruírem totalmente a passagem do ar, produzindo asfixia.

Ao enfrentar o acidente, o paciente deverá relaxar-se ao máximo, exigindo, assim, o mínimo da respiração.

Na tentativa de se expulsar o corpo estranho das vias aérea inferiores, inicialmente coloca-se o paciente de pé e promovem-se impactos fortes em suas costas, aproximadamente no centro do tórax. Tais impactos objetivam pressionar o mediastino, o que pode expulsar o ar dos pulmões e consequentemente o corpo estranho. Porém, pequenos impactos não têm qualquer valor clínico (Fig. 16-13A e B).

Nos casos de insucesso deve-se lançar mão da manobra de Helmich. O paciente e o profissional postam-se de pé, estando o profissional por trás, apoiando o seu tórax (clavícula e cabeça do úmero) na porção superior do tórax do paciente (escápulas) e suas mãos, uma sobre a outra, posicionadas sobre o processo xifoide do esterno. Com compressões simultâneas, tracionando as mãos em encontro ao tórax, comprime-se e diminui o espaço do mediastino, consequentemente comprimindo os pulmões, retirando todo o ar de seu interior. Com a saída mais ou menos brusca do ar dos pulmões, há grande possibilidade de se expulsar o corpo estranho (Fig. 16-13C).

Se realizadas as tentativas sem êxito, não se deve pensar em tentativas inúteis para remoção do corpo estranho, e sim encaminhar imediatamente o paciente para endoscopia e subsequente remoção do mesmo, em centro especializado que tenha pneumologia e cirurgia torácica. O tempo tem importância fundamental, pois à medida que passa, deve-se lembrar que o corpo estranho irrita as paredes dos tubos das vias aéreas produzindo edema e secreção mucosa, que podem evoluir até sua obstrução total e asfixia.

Nas pequenas obstruções e em locais de pouco recurso, administrar dose única de corticoide para inibir a produção de muco. Indica-se a dexametasona via EV 10 mg, o que corresponde a 2,5 cc em dose única.

Também é indispensável no tratamento emergencial a cobertura antibiótica para combater a infecção inevitável, até que o paciente seja atendido definitivamente pelo especialista. Penicilina semi ou sintética, cefalosporina e cefalexina encontram suas indicações. Como exemplo de dosagem, a Cefazolina® ou Cefalotina®, na posologia de ataque com 2 gramas, por via endovenosa.

Para pacientes alérgicos a penicilina, cefalosporina e cefalexina a clindamicina em dose de ataque com 600 mg, por via endovenosa.

Nas grandes obstruções, a traqueotomia pode ser a solução.

Caso o paciente perca a consciência, deve ser colocado no chão em decúbito dorsal. O reanimador deve sentar-se sobre as coxas do paciente, posicionando as mãos abaixo do processo xifoide do osso esterno. Comprimir, com força e vigor ligeiramente para cima por 5 vezes, quando se deve inspecionar por varredura a orofaringe, onde pode estar o corpo estranho que deve ser removido.

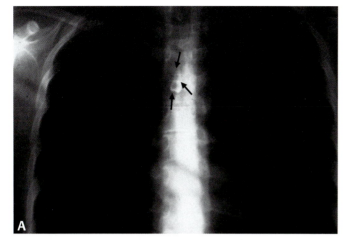

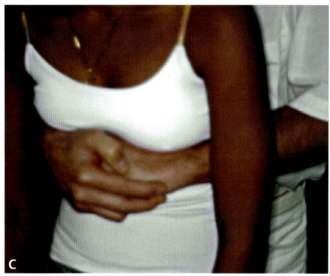

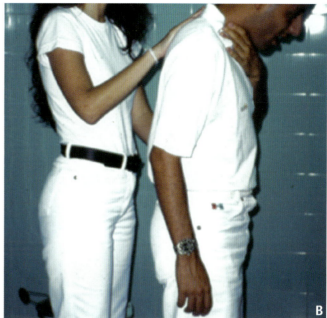

Fig. 16-13. Técnicas para a desobstrução de vias aéreas (simulação com alunos). (**A**) Radiografia de tórax mostrando elemento dental na traqueia sobre a coluna vertebral. (**B**) Impacto no dorso do tórax. (**C**) Manobra de Helmich – posicionamento e pressão torácica, enfatizando a porção superior e posterior do tórax.

Penetração de Corpos Estranhos nas Vias Digestivas

É a invasão de corpos estranhos nas vias digestivas através do esôfago. Este acidente não traz grandes complicações, constituindo-se na maioria das vezes em problema simples, pelo fato de que mais cedo ou mais tarde o elemento deverá ser eliminado juntamente com as fezes. Entretanto, aqueles que tiverem pontas ou arestas afiadas podem romper a parede do estômago ou os intestinos durante os movimentos fisiológicos de peristaltismo com escape de fezes para o abdome, complicando gravemente a situação.

Os principais corpos estranhos deste acidente são: dentes e seus fragmentos, próteses dentais unitárias ou múltiplas e seus segmentos, restauração metálica fundida e material de consumo.

O diagnóstico é facilitado pelo relato do paciente, o qual informa ter engolido um elemento estranho, não apresentando nenhuma característica semelhante à penetração das vias respiratórias. Não produz tosse, ruídos respiratórios ou outro sinal que levaria a suspeita de ter penetrado nas vias aéreas.

Este acidente não deverá trazer complicações consideráveis, sendo o tratamento com base, especificamente, na prevenção de possíveis ferimentos a serem causados pelo corpo estranho no tubo digestivo, principalmente os intestinos, onde o peristaltismo é intenso. Assim, indica-se a ingestão de flocos de algodão, a fim de que estes se unam ao corpo estranho auxiliado pelo próprio peristaltismo, envolvendo-o e protegendo o tubo digestivo de pontas e arestas (Fig. 16-14).

Além do algodão, alguns autores indicam a administração de laxante (p. ex., Laxol®, Nujol® etc. – 1 vidro) com finalidade de auxiliar na eliminação do corpo estranho o mais rápido possível.

De qualquer forma convém: fazer acompanhamento radiográfico a cada 4 ou 6 horas até sua eliminação e tranquilizar o paciente explicando-o da pouca possibilidade de uma complicação diante do tratamento oferecido, evitando-se, assim, especulações a respeito do caso.

COMPLICAÇÕES CIRÚRGICAS

Complicações são situações confusas e desagradáveis apresentadas durante o pós-operatório imediato ou mediato (tardio), em decorrência de: um transoperatório trabalhoso e traumatizante, por problemas técnicos e/ou táticos, má indicação ou utilização inadequada de instrumental, debilidades orgânicas fisiológicas ou patológicas do paciente, deficiência no controle da biossegurança e outros fatores. Suas origens podem ser em decorrência de problemas relacionados ao paciente, ao caso cirúrgico e ao profissional,

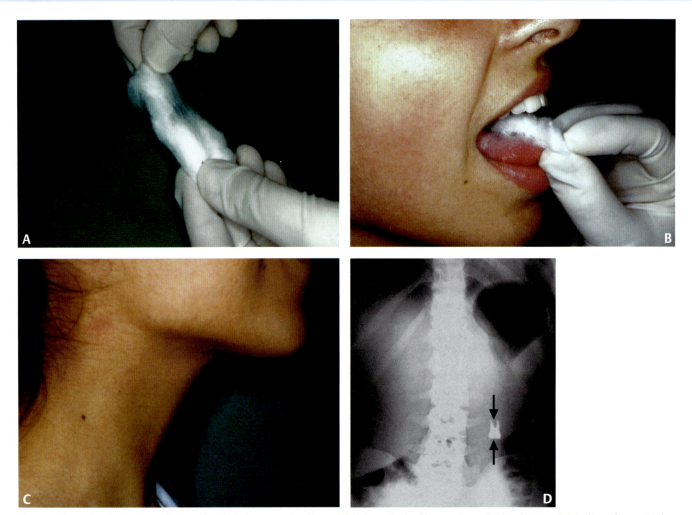

Fig. 16-14. Deglutição de fibras de algodão. (**A**) Estiramento das fibras. (**B**) Colocação das fibras na boca. (**C**) Deglutição. (**D**) Radiografia em PA de abdome, mostrando elemento dental na alça intestinal a esquerda.

porém, a responsabilidade é sempre do cirurgião o qual tem que resolver o problema e assumir as consequências e seus transtornos pessoais, sociais, profissionais e econômicos.

A maior parte destas complicações, de acordo com o caso clínico, é esperada como algias, edema e equimose.

Classificação

As complicações geralmente surgem de formas imprevisíveis, sendo as mais comuns as relacionadas abaixo:

1. Algias (dores) pós-operatórias.
2. Alveolite.
3. Edema.
4. Equimose, hematoma e hemorragia.
5. Infecção.
6. Retardo cicatricial.

Algias (Dores) Pós-Operatórias

Algias ou dores pós-operatórias são sintomas mórbidos extremamente desagradáveis que podem surgir naturalmente devido às agressões contínuas nos tecidos moles e duros, que promovem a inflamação indispensável à reparação e cicatrização da ferida cirúrgica.

Embora comuns esta sintomatologia pode desmerecer, por parte do paciente, um procedimento realizado de forma correta e impecável. O aparecimento de dor está ligado ao paciente e ao procedimento realizado. Em relação ao paciente depende do seu limiar de sensibilidade e estado psicológico, sendo mais frequente em homens e em pacientes tensos, estressados e nervosos. Em relação ao procedimento aplicado podem depender:

1. Dos traumatismos cirúrgicos e do tempo de exposição das superfícies cruentas.
2. Da agressividade produzida pelos afastadores.
3. Dos pontos sob tensão (apertados) de uma sutura energética.
4. Das possíveis fraturas ósseas, espículas e esquírolas abaixo dos retalhos.
5. Da presença de corpos estranhos na intimidade da ferida.
6. De outros fatores não especificados.

Mesmo não existindo qualquer das condições acima, as algias ainda podem estar presentes e devem ser vistas como uma consequência normal do ato operatório, principalmente na reparação pós-traumática, não possuindo grande importância em razão da possibilidade de ser debelada facilmente na maioria dos casos.

As dores pós-operatórias ou pós-traumáticas podem ser classificadas em leves, moderadas e fortes. As leves são aquelas suportáveis, mas que incomodam. As moderadas são aquelas que muito incomodam e que exigem uma ação de controle, geralmente medicamentosa. As fortes são insuportáveis e descompensam a serenidade do paciente que não consegue se conter.

O diagnóstico torna-se evidente ante o relato do paciente e ao exame clínico, onde há presença de um fator causal qualquer descrito anteriormente, podendo ser também constatadas tumefações dos gânglios linfáticos regionais, causadas em alguns casos pela própria solução anestésica infiltrada.

Para aquelas dores cuja causa seja definida, deve-se removê-la, após nova anestesia, se necessário. Para as indefinidas deve-se medicar com analgésicos.

Nas dores leves, as mais frequentes, o paciente relata dor fraca e constante ou ao estímulo, de modo que perturba o seu estado de normalidade. Prescrições de analgésicos fracos do grupo dos pirazolônicos (Dipirona®, Novalgina®) e do Paracetamol (Tylenol®, Dôrico®), um ou dois comprimidos administrados de 4/4 horas controlam satisfatoriamente a sintomatologia.

Nas dores moderadas o paciente já apresenta estresse emocional, nervosismo, ansiedade e angústia. Prescrições de analgésicos mais fortes como codeína associada ao acetaminofen (p. ex., Tylex® 30), administrados também de 4/4 horas, fazem-se necessários em pacientes adultos.

Nas dores fortes, raras no pós-operatório exceto decorrentes de cirurgias mais complexas e demoradas ou de grande trauma ou processo infeccioso, o paciente apresenta descontrole emocional associada a intensa ansiedade e angustia. Prescrições de solução com analgésicos fortes fazem-se necessárias. O paciente deve estar hospitalizado, pois analgésicos fortes não podem ser utilizados em regime ambulatorial. A solução analgésica deve ser composta de uma ampola de Dolantina com 2 mL, uma ampola de Dipirona com 5 mL, uma ampola de antiemético (p. ex., Plasil®, Eucil®) com 2 mL e uma ampola de água destilada com 3 mL. Devem-se administrar, por via endovenosa, 3 mL de 4/4 horas. Caso se deseje um efeito ainda maior e estimulo ao sono, deve-se associar a solução uma ampola de anti-histamínico (p. ex., Fenergan®) com 2 mL, em pacientes adultos.

Se concomitante a esta dor houver perda da função muscular local, deve-se prescrever miorrelaxante, em administrações de 6/6 horas.

No caso onde o elemento psíquico é importante, deve-se prescrever também barbitúrico.

Nos casos em que há tumefação ganglionar, aconselha-se a aplicação de infravermelho, que, associado ao anti-inflamatório, produzirá os resultados satisfatórios. Anti-inflamatórios interferem no processo cicatricial, podendo retardá-lo, portanto, devem ser prescritos com muita parcimônia. Nos casos de manipulação óssea pode-se prescrever um anti-inflamatório do tipo anti-histamínico, o qual reduz o processo álgico e inflamatório sem alterar a reparação tecidual.

Via de regra, o prognóstico é muito bom, contudo se as dores persistirem, um exame clínico apurado da ferida deverá ser feito, o qual mostrará a presença de outra complicação associada (Fig. 16-15A).

Alveolite

Alveolite é a inflamação com infecção do osso alveolar após exodontia ou outro procedimento neste osso, que em geral aparece de 24 a 48 horas pós-operatórias, se prolongando por vários dias. Caracteriza-se por odor fétido putrescente e dor contínua e irradiada, que desafia as drogas analgésicas convencionais, possuindo aspecto de osso desnudo, sem coágulo e coloração escura, com margens gengivais necróticas e irregulares, infectadas por estrepto e estafilococos. As feridas podem apresentar restos alimentares e, mais raramente, exsudato purulento (Fig. 16-15B).

São apontados como causas: 1. hiperaquecimento ósseo por manobras bruscas ou violentas ou a utilização de aparelho de baixa ou alta rotação para a odontossecção ou osteotomia sem irrigação suficiente; 2. vasoconstrição local acentuada por excesso de anestésico ou vasoconstritor em altas concentrações; 3. problemas com a biossegurança e má higiene bucal; 4. debilidade do estado geral do paciente (p. ex., desnutrição, diabetes, avitaminoses) e 5. fatores irritativos locais (p. ex., restos alimentares, pontos com muita tensão).

A etiopatogenia não é bem estabelecida. Alguns atribuem ao hiperaquecimento ósseo e/ou à isquemia local por excesso de vasoconstritores do agente anestésico local; outros atribuem à falta de esterilização adequada do instrumental cirúrgico ou à septidez do meio bucal. Na verdade, com a aplicação de rígidos controles no âmbito da biossegurança, estas complicações estão cada vez mais raras, praticamente desaparecidas, o que leva a crer que a prevenção pelo controle da biossegurança e higienização sejam a melhor conduta.

Existem várias técnicas e métodos terapêuticos para a alveolite, que se baseiam, principalmente, no combate à dor e à infecção. A maioria dos autores indica um tratamento direcionado unicamente à higiene da ferida com o emprego de irrigações e curativos dos mais variados. Em casos considerados mais graves, a antibioticoterapia adequada faz-se necessária.

Entende-se que o tratamento mais eficaz para esta complicação seja a remoção de todo o tecido necrótico e de corpos estranhos, ao passo em que se produz sangramento nas margens ósseas alveolares.

Para higiene da ferida alguns autores indicam a curetagem local, a fim de eliminar o tecido necrosado e infectado. Este procedimento exige anestesia, o que pode dificultar o sangramento alveolar e a curetagem um considerável trauma em uma área já debilitada, removendo-se também o tecido mesenquimal indiferenciado, fato que retarda a reparação biológica e permite a invasão dos microrganismos além da defesa orgânica local precária de um alvéolo desnudo. Embora seja uma terapêutica consagrada, desaconselha-se o uso por poder agravar o quadro clínico atual e possuir método mais simples e eficaz, descrito abaixo.

Portanto, um eficaz método para a higiene da ferida, é a irrigação sob pressão de solução oxigenada e fisiológica homogeneizadas. Este método dispensa a anestesia e a curetagem e obtém resultados formidáveis, sem interferir no tecido mesenquimal indiferenciado da reparação óssea.

Consiste em lavar, sob pressão, o alvéolo, através de irrigações interalveolares com solução fisiológica e água oxigenada a 10% meio a meio (50% de cada), introduzidas sob máxima pressão com auxílio de seringa Luer de 20 ou 50 mL e agulha espessa. Há necessidade de uma eficaz aspiração. Isto remove os tecidos necróticos e estimula o sangramento pelas paredes alveolares, quando realizado repetidas vezes, até que haja sangramento leve e espontâneo.

Não se deve indicar nenhum tipo de tamponamento, pois tudo que for introduzido na ferida será considerado corpo estranho e danoso à reparação tecidual. Nestes casos deve-se ter cuidado para não haver penetração de restos alimentares no interior do alvéolo com repetição diária ou bicotidiana da irrigação, conforme a gravidade do caso, até que toda sintomatologia desapareça e o processo cicatricial se efetive. Geralmente este método se resolve em 48 a 72 horas.

Não se aconselha a auto-hemoterapia (retirada de sangue total de um vaso e colocação no interior da ferida) em razão de sua ineficácia, pois o que se necessita é que os tecidos locais reajam com a produção de seu tecido de granulação e neoformação vascular. A colocação simples de sangue total no interior da ferida não auxilia a reparação.

Nos casos mais graves recomendam-se bochechos com solução de água oxigenada (10 volumes) a 10% em água filtrada ou fervida morna de quatro a seis vezes ao dia. Se houver enfartamento ganglionar cervical deve-se prescrever um antimicrobiano de largo espectro para combater os estafilococos e estreptococos. Como exemplo cita-se a indicação de amoxicilina (500 mg) por via oral, a cada 6 horas por 7 dias.

Hoje em dia é uma condição em extinção.

Edema

Edema ou inchaço é o aumento de volume de uma determinada área ou região por diminuição da drenagem linfática e venosa. A sua intensidade está relacionada ao trauma cirúrgico, a anatomia local e ao estado geral do paciente.

O edema em geral atua diretamente na reparação tecidual, quando dilui o pH (potencial de hidrogênio) ácido de um processo inflamatório, diminuindo a agressividade celular. Quando muito intenso passa a possuir espaços, aumentar a tensão tecidual e afastar as margens da ferida, produzindo pressão nos pontos de sutura, o que implica em dor e cicatriz. Possui processo evolutivo nas primeiras 24 horas, ficando estacionada de 24 a 72 horas, a partir do qual começa a regredir.

Inicialmente o edema excessivo deve ser controlado, porém, os anti-inflamatórios retardam o processo cicatricial, o que não é interessante no pós-operatório e, quando indicado, deve ser usado com muita parcimônia. Seu controle sem a utilização de medicamentos é proporcionado por meios físicos como a aplicação de gelo sobre a região traumatizada ou operada, sem contato direto com a pele, quando pedras de gelo são colocadas em um saco plástico e este aplicado na face protegida por um lenço aberto. Intervalos de 10 minutos a cada hora, durante as primeiras 24 horas, exceto no sono, promovem uma vasoconstrição local, o que dificulta a mediação química e evolução do edema.

Após 72 horas a indicação é de aplicação de compressas quentes para acelerar o processo de regressão do edema, pela promoção de vasodilatação dos linfáticos e venosos, drenando a região mais rapidamente. O calor deve ser pela aplicação de um lenço quente, aquecido por ferro elétrico de passar roupas, sobre a região afetada em intervalos de 10 minutos a cada hora, até a regressão.

Caso o edema persista por período acima de 96 horas, devem-se prescrever antibióticos, pois há instalada uma infecção.

Equimose, Hematoma e Hemorragia

São afecções relacionadas com vasos sanguíneos e a perda de sangue, de aparecimento algumas horas após o procedimento cirúrgico.

Equimose

É o derramamento e aprisionamento de sangue no interstício celular, em consequência a ruptura de pequenos vasos sanguíneos, geralmente capilares, causadas por traumas de pequena intensidade. Quanto mais idoso e leucodermo (branco) for o paciente maiores são as chances de se ter uma equimose. Isto pelo ressecamento do epitélio de revestimento e a transparência cutânea e mucosa.

Surgem da manipulação dos vasos sanguíneos durante o ato cirúrgico, que perdem sangue para o epitélio. Inicia com uma coloração arroxeada escura evoluindo a amarela até desaparecer totalmente entre 10 e 15 dias. Esta coloração e evolução são dadas pela hemoglobina, que inicialmente está muito ativa e é lentamente absorvida.

Não requer nenhum tratamento específico, pois só apresenta alteração estética temporária. Aplicações de compressas quentes após 48 horas aceleram a reabsorção da hemoglobina em razão da vasodilatação dos linfáticos e venosos, drenando a região mais rapidamente. O calor deve ser pela aplicação de um lenço quente, aquecido por ferro elétrico de passar roupas, sobre a região afetada em intervalos de 10 minutos a cada hora, até a regressão geralmente entre 5 e 7 dias (Fig. 16-15C).

Hematoma

É o derramamento e aprisionamento de sangue entre os planos anatômicos, aumentando a pressão entre eles, causando suas separações e deformação morfológica por aumento na região. Isto implica em deficiência nutricional, podendo levar a necrose os tecidos adjacentes e o epitelial, que se faz por difusão, não possuindo nutrição própria.

O sangue aprisionado pode coagular-se, dificultando a sua reabsorção e diminuindo o pH local, o que também pode levar à necrose dos tecidos adjacentes.

Aplicação de gelo sobre a região traumatizada ou operada, sem contato direto com a pele, através de pedras de gelo em um saco plástico colocado na face protegida por um lenço aberto em intervalos de 10 minutos a cada hora, durante as primeiras 24 horas promove uma vasoconstrição local, o que dificulta o aumento do hematoma. Curativos compressivos também podem ser muito úteis para a prevenção desta afecção.

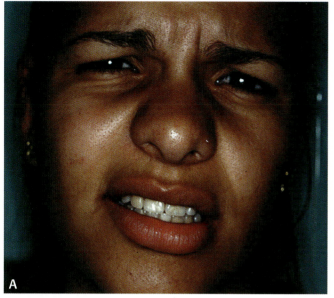

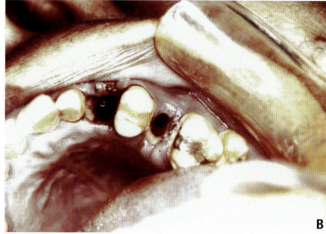

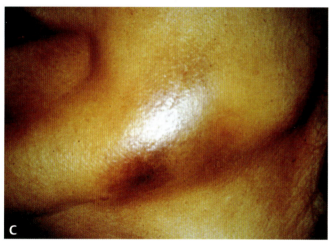

Fig. 16-15. Complicações cirúrgicas. (**A**) Algias ou dores (simulação com aluna do UniFOA). (**B**) Alveolite nas regiões de canino e segundo pré-molar superiores esquerdos. (**C**) Equimose na região de pré-molares e molares inferiores esquerdos.

Quando formado, o hematoma tem que ser drenado, pois sua presença pode necrosar os tecidos adjacentes ou induzir a formação de fibroses de substituição (Fig. 16-16).

Hemorragia

É o derramamento e escapamento anormal de sangue de um vaso sanguíneo.

Como complicação cirúrgica aparece na forma secundaria ou reacional, que é aquela de surgimento após oito horas da intervenção, podendo ser 1. venosa, de sangue escuro, de baixa pressão e rico em dióxido de carbono; 2. arterial, de sangue vermelho vivo, de forte pressão e rico em oxigênio; ou 3. capilar, de porejos, formando sangramento em lençol.

Este tipo de hemorragia pode surgir até mais que trinta dias após a cirurgia, após o paciente ter-se exposto ao sol ou praticado esforço físico. Após 8 dias pode sangrar por sucção após a remoção dos pontos ou pela irritação causada pela má higiene, nas feridas bucais.

Para as hemorragias leves, muitas das vezes, basta uma compressão, apertar o local de sangramento com vigor por em torno de 10 minutos. Para as hemorragias mais rebeldes e fortes faz-se necessária uma nova sutura, preferencialmente com pontos duplos em "U". Outros tipos de tratamento devem ser evitados.

Geralmente não se trata este tipo de sangramento com utilização de fármacos hemostáticos por via sistêmica, entretanto na persistência da hemorragia após os tratamentos locais pode-se lançar mão dos fármacos hormonais a base de estrógeno (p. ex., Styptanon®) intramuscular ou endovenosa, de acordo com a necessidade e urgência.

Caso as perdas de volume tenham sido grandes a reposição de volume em regime hospitalar pode ser de grande utilidade. O volume pode ser reposto com solução fisiológica ou glicosada, se a perda de volume foi entre um e dois litros. Perdas até 3 litros podem exigir reposição de concentrado de hemácias de mesma tipagem e fator Rh. Acima disso exigem reposição de sangue total, também observando tipagem e Rh. Isto para pacientes adultos, sadios e com mais de 70 kg.

Estas lesões estão descritas no Capítulo 6 – Hemorragias Bucomaxilofaciais.

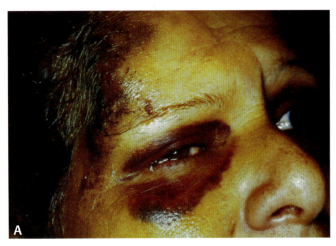
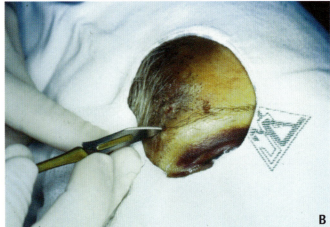
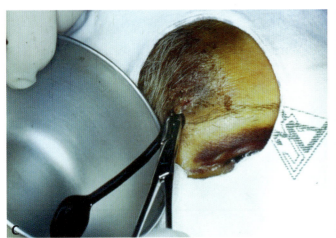
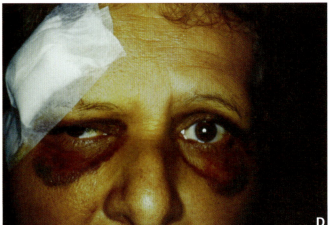

Fig. 16-16. Drenagem de hematoma. (**A**) Caso clínico. (**B**) Incisão. (**C**) Divulsão e drenagem. (**D**) Curativo compressivo.

Infecção

É a contaminação da ferida ou loja cirúrgica, sendo a complicação mais deprimente da cirurgia pela sua relação com a quebra da cadeia asséptica ou do controle da higiene, embora possa estar correlacionada com fatores ligados aos pacientes como: obesidade, extremos de idade, desnutrição, diabetes, anemia, baixa imunidade e outras.

A infecção pode ser superficial, quando atinge a pele ou mucosa, a tela subcutânea e outros mais superficiais, ou pode ser profunda, quando atinge planos mais profundos, inclusive o osso.

A evolução do quadro está na dependência direta de três fatores: 1. predisposição do hospedeiro, através de subnutrição, má higiene, alterações sistêmicas e outras; 2. virulência do microrganismo, pelo seu poder destrutivo, agressivo e multiplicativo e 3. resistência anatômica da área acometida.

É importante ressaltar que nem sempre a infecção é imediata, podendo ocorrer entre 30 e 60 dias após o ato cirúrgico, sendo mais comum entre o quinto e o décimo dias pós-operatórios, estando relacionadas a exercícios físicos ou exposição ao sol, e mais raramente até um ano depois, quando se inclui material ortopédico (placas e parafusos, por exemplo). A infecção pode ser endógena quando tem origem de microrganismos próprios do paciente, como a flora gastrointestinal e respiratória, e exógena quando tem origem de microrganismos estranhos ao paciente, tais quais de: materiais e instrumentais contaminados, equipe contaminada, hospital contaminado.

Os sinais e sintomas mais comuns das infecções cirúrgicas são: drenagem de secreção purulenta, febre, sinais inflamatórios locais (edema, hiperemia, dor e calor).

Os microrganismos mais frequentes nestas infecções são: estafilococos áureos, estafilococos coagulase-negativos, enterococos, *Escherichia Coli*, *Pseudomonas*, *Enterobacterias*, *Proteus*, estreptococos, *Candidas*, *Bacteroides* e outros.

Seja qual for o momento ou a causa, uma vez detectada a infecção, imediatamente deve-se providenciar drenagem, sempre que for o caso, irrigação abundante, curativo e administração de antibióticos de largo espectro.

Caso a antibioticoterapia não esteja controlando a infecção, a drenagem cirúrgica será inevitável. Para isto prescrevem-se bochechos ou compressas quentes, o que estiver mais próximo da ferida cirúrgica, ou seja, a melhor opção para via de acesso. Este calor produzirá o ponto de flutuação, melhor local para a drenagem.

Estas lesões estão descritas no Capítulo 5 – Coleções Purulentas da Face e do Pescoço e Vias de Acesso.

Retardo Cicatricial

É a alteração do processo de estabilização tecidual, atrasando o tempo normal por fatores determinados.

A cicatrização se dá por regeneração, mesmo tipo histológico de células, ou por reparação, tecido conjuntivo neoformado.

Os fatores que atrasam o tempo cicatricial podem estar ligados ao paciente e a ferida. Em relação ao paciente são:

1. *Desnutrição:* ausência de energéticos, proteínas e vitaminas A, C e D, dificultam a quimiotaxia e a proliferação tecidual.
2. *Distúrbios endócrinos:* alterações hormonais, especialmente diabetes, onde há grande concentração de glicose tecidual e intersticial, dificultam a proliferação celular e facilitam a proliferação microbiana.
3. *Envelhecimento:* catabolismo maior que anabolismo implica em dificuldade de proliferação celular, perda da elasticidade tecidual e deficiência metabólica hormonal. Tais processos agravam-se após os 60 anos.

Em relação à ferida são:

1. *Contaminação:* infecção possui exsudação ácida, consumo energético local pelo microrganismo e destruição celular.
2. *Corpos estranhos:* produzem irritação e inflamação. Podem ser restos de materiais ou alimentos nas feridas bucais e espículas e esquírolas ósseas.
3. *Tensão da ferida:* pontos apertados com necrose das margens da ferida.
4. *Edema e hematoma:* produz deformidade anatômica e tensão da ferida, interpondo células e humor entre as margens da ferida e dificultando a irrigação celular.
5. *Mobilização tecidual:* não permite a adesão entre as margens cruentas da ferida, rompendo a rede de fibrina e estimulando a fibrose.

BIBLIOGRAFIA

Aguiar SA. Atualização na clínica odontológica. São Paulo: Artes Médicas; 1992.

Alvarez DB et al. Fratura cominutiva de mandíbula por projétil de arma de fogo: Relato de casos, Doutor Diego Alvarez. [acesso em 16 ago 2016]. Disponível em: http://drdiegobalvarez.com.br.

Alves DF. Antibioticoterapia em odontologia. Revista Odontológica Moderna. 1989 nov-dez;16(11-2).

Alves E. Cirurgia de urgência. 3.ed. Rio de Janeiro: Guanabara Koogan; 1977.

Andreasen JO. Traumatismo dentário. São Paulo: Panamericana; 1971.

Araújo A. As disfunções da A.T.M. como de obstrução da tuba auditiva. ARS CVRANDI 1974;7:314.

Araújo A, Gabrielli MFR, Medeiros PJ. Aspectos atuais da cirurgia e traumatologia bucomaxilofacial. São Paulo: Santos; 2007.

Bagheri SC et al. Terapias atuais em cirurgia bucomaxilofacial. Rio de Janeiro: Elsevier; 2013.

Bassat et al. Effects of trauma to the primary incisors on their permanent sucessors. Jour Dent Children 1991 Mar-Apr.

Bennett RC. Anestesia local e controle da dor na prática dentária. 7.ed. Rio de Janeiro: Guanabara Koogan; 1986.

Bermejo PR et al. Tratamento cirúrgico de fratura mandibular decorrente de projétil de arma de fogo: Relato de caso. Arch Health Invest. 2016;5(6):330-5.

Bianchini EMG et al. Terapêutica interdisciplinar para fratura comunutativa de côndilo por projétil de arma de fogo – Enfoque miofuncional. Rev. CEFAC. 2010;12(5):881-8.

Bier O. Microbiologia e imunologia. 2.ed. Rio de Janeiro: Interamericana; 1990.

Birn H e Winter J. Manual de pequena cirurgia oral. São Paulo: Manole; 1979.

Bobbio A. A surpresa da paralisia a frigore do facial. Rev Assoc Paul Cirur Dent. 1972 jan-Fev;1.

Bokk K et al. Doenças e sintomas da cavidade bucal e da região perioral. São Paulo: Manole; 1988.

Brower RG e Fesseler HE. Mechanical ventilation in acute lung injury and acute respiratory distress syndrome. Cl Chest Med. 2000.

Brunetti FR. Disfunção da A.T.M e sua Possível Relação com a Acuidade Auditiva. ARS Cvrandi. 1974;7:421.

Carlini JL e Gomes KU. Diagnóstico e tratamento das assimetrias dentofaciais. R Dental Press Ortodon Ortop Facial. 2005;10(1):18-29.

Cuellar Erazo GA e Baccarini Pires MT. Manual de urgências em pronto-socorro. 2.ed. Rio de Janeiro: Médica e Científica; 1987.

Cunningham L et al. Firearm injuries to the maxillofacial region: an overview of currents thoughts regarding demografics, pathophysiology, and management. J Oral Maxillofac Surg. 2003;61(8):932-42.

Demetriades D et al. Initial evaluation and management of gunshot wounds to the face. J Trauma. 1998;45(1):39-41.

Dimitroulis G. Management of fractured mandibles without the use of intermaxillary wire fixation. J Oral Maxillofac Surg. 2002;60(12):1435-8.

Dingman RO e Nativig P. Cirurgia das fraturas faciais. São Paulo: Santos; 1983.

Ellis III E et al. Ten years of mandibular fractures: An analysis of 2,137 cases. Oral Surg. 1985;59(2):120-9.

Ellis III E. Lag screw fixation of mandibular fractures. J Craniomaxillofac Trauma. 1997;3(1):16-26.

Ellis III E e Walker LR. Treatment of mandibular angle fractures using one noncompression miniplate. J Oral Maxillofac Surg. 1996;54(7):864-71.

Ferraz EM. Manual de controle de infecção em cirurgia. São Paulo: Pedagógica e Universitária; 1982.

Filho NP. Microcirurgia do trigêmeo. Rev Medicina de Hge. 1980 Nov-Dez;6(68):14.

Gonçalves RJ et al. Terapêutica antimicrobiana em infecção graves. JBM. 1985 Nov-Dez;49(5): 125-9.

Gregori C. Cirurgia odontológica para o clínico geral. São Paulo: Sarvier; 1990.

Howe GL. Cirurgia oral menor, 3.ed. São Paulo: Santos; 1988.

Hollier L et al. Facial gunshot wounds: A 4-year experience. J Oral Maxillofac Surg. 2001;59(3):277-83.

Iório PAC. O nervo trigêmeo e seus ramos maxilar e mandibular. Ramos nervosos terminais de interesse às anestesias locais. Odontól Moder. 1978;(5):7-12.

Jacobsen I. Traumatic injuries to the teeth. Copenhagen: Systematic Approach, 1976.

Jawetz E et al. Microbiologia Médica. 15.ed. trad. por Maria de Fátima Azevedo. Rio de Janeiro: Guanabara Koogan; 1984.

Jones RW. Fraturas e lesões articulares. Rio de Janeiro: Guanabara Koogan; 1972.

Junior TO, Settane PAF. Nevralgia do nervo trigêmo. Rev Médica do IAMSPE. 1985;7(17):32.

Lehmans J. Vademecum de odontoestomologia. São Paulo: Organização Andrei; 1976.

Lima R. Manual de farmacologia clínica: Terapêutica e Toxicologia. Rio de Janeiro: Guanabara Koogan; 1992.

Marzola C. Anestesiologia. São Paulo: Panamed, 1989.

Marzola C et al. Acidentes em exodontia. Rev Odont. Mod. 1980:278-80.

McCarty MF. Emergências em odontologia prevencion y tratamento. 2.ed. Lisboa: Atheneo; 1973.

McLean JN et al. Gunshot wounds to the face-acute management. Facial Plast Surg. 2005;22(3):191-8.

Morais HHA et al. Tratamento imediato de fratura de mandíbula por projétil de arma de fogo. Rev Gaúcha Odontol. 2010;58(3):399-403.

Motamedi MH. Primary treatment of penetrating injuries to the face. J Oral Maxillofac Surg. 2007;65(6):1215-8.

Motamedi MH. Primary management of maxillofacial hard and soft tissue gunshot and sharapnel injuries. J Oral Maxillofac Surg. 2003;61(12):1390-8.

Neto VA et al. Estado infeccioso. Rio de Janeiro: Sarvier; 1972.

Nogueira MJC. Cuidados pós-exodontia. OM. 1978;15(1):30.

Nogueira MJC. Cuidados pós-exodontia. Rev Odontológica Moderna. 1988;25(1):47-62.

Nogueira MJC. Exodontia e alveolites. Rev Odontológica Moderna. 1987;16(7):7-13.

Nogueira MJC. Exodontia. Contra-indicações. Rev Odontológica Moderna. 1985;12(10):21-8.

Nogueira MJC. Exodontia. Indicações. Rev Odontológica Moderna. 1980;9(4):40-5.

Nogueira ML et al. Fratura cominutiva de mandíbula por ferimento de arma de fogo: Relato de caso. Brazilian Jour Surg Clin Res. 2017;18(1):58-62.

Oliveira JAGP, Santos AM. Fratura de mandíbula exposta associada à lesão da artéria carótida comum por projétil de arma de fogo (PAF). RevBra de Cirur Buco-maxilo-facial. 2011;11(1):39-44.

Pechere GJ. Como reconhecer, entender e tratar as infecções. 2.ed. São Paulo: Andrei; 1986.

Peterson LJ et al. Cirurgia oral e maxilofacial contemporânea. Rio de Janeiro: Guanabara Koogan; 2000.

Peterson LJ et al. Cirurgia oral e maxilofacial contemporânea. 6.ed. Rio de Janeiro: Elsevier; 2015.

Pichler H, Trauner R. Cirurgia bucal y de los maxilares. Barcelona: Labor; 1952.

Prado R, Salim MA. Cirurgia bucomaxilofacial: Diagnóstico e tratamento. Rio de Janeiro: Guanabara Koogan; 2004.

Rode SM, Rode R. Amarrias em traumatologia bucomaxilofacial. São Paulo: Médica; 1978.

Sanson RD. Infecção focal. Rev Bras Cir. 1945;14(12):51-7.

Sailer HF, Pajarola GF. Cirurgia bucal. Porto Alegre: Artmed, 2003.

Shafer WG, Hine MK, Levy BM. Tratamento de patologia bucal. 4.ed. Rio de Janeiro: Interamericana; 1985.

Sicher H, DuBrul EL. Anatomia oral. 8.ed. São Paulo: Artes Medicas; 1991.

Souza JA. Cuidados pós-operatórios nas exodontias. Rev Quintessence. 1987;35(2):121-7.

Szabó J. Tratado de odontologia práctica. Barcelona: Gustavo Gili; 1932.

Valente C. Emergências em bucomaxilofacial. Rio de Janeiro: Revinter; 1999.

Valente C. Técnicas cirúrgicas bucais e maxilofaciais. Rio de Janeiro: Revinter, 2003.

Wulkan M, Pereira Jr JG, Botter DA. Epidemiologia do trauma facial. Rev Assoc Med Bras. 2005;51(5):290-5.

Zaidon JT et al. Tratamento imediato dos traumatismos faciais. Rio de Janeiro: Gráfica Muniz; 1969.

Zanini AS. Cirurgia e traumatologia buco-maxilo-facial. Rio de Janeiro: Revinter; 1990.

Índice Remissivo

Entradas acompanhadas por um *f* ou *q* em itálico indicam figuras e quadros, respectivamente.